叢書・ウニベルシタス　1086

胎児の条件

生むことと中絶の社会学

リュック・ボルタンスキー
小田切祐詞 訳

法政大学出版局

目次

序論 …… 1

生命の領域に影響を与えた様々な変動の中で中絶が占める位置
二つの理論的目的
語彙の問題
協力してくれた人びと
謝辞

第一章　中絶の人類学的次元 …… 19

ジョルジュ・ドゥヴルーの比較論的アプローチ
その可能性がどこでも知られている実践
総非難の対象
中絶に対する寛容さ
表象の貧しさ
中絶が社会学に提起する諸問題

目を開くことと目をつぶること
社会科学と生むことの問題
個別的アイデンティティの確立
個別性の社会的製造
個別性と親族
類別的名称と固有名
一般性への上昇と個別性への上昇

第二章　生むことに課せられる二つの制約……68

人間をつくること——仕様書
差異の構築
肉とことばが切り離されるとき——肉としての人間だがことばによる人間ではない
肉とことばが切り離されるとき——ことばによる人間だが肉としての人間ではない
生むことに課せられる第一の制約に向けて
触知可能な人間性と（ことばによって）個別化された人間性
生まれてくる子どもをことばによって認証すること——母親による子どもの迎え入れ
母親によって与えられる認証はどのようにして行われるのか？
取り替え可能な（a）と個別化される（b）
母親による迎え入れをどのように理解したら良いか——中絶の可能性
第二の制約の定義に向けて
C1によって区別される諸々の存在を接近させるC2
C1とC2の矛盾と可逆性の問題
C1とC2の差異——「取り替え可能」が意味することに関する二つの視点

第三章　取り決め…………107
二つの制約の間で生じる緊張を曖昧にする取り決め
母親の権力は外的権威に従う
他者の問題
公式的なものと非公式的なもの
創造主との霊的取り決め
親族との家政的取り決め
産業国家と社会的有用性で結ばれた取り決め
国家の目から見た中絶
国家との取り決めにおける公式的なものと非公式的なもの

第四章　親となるプロジェクト…………161
新たな類型の取り決め？
プロジェクトによる子ども
プロジェクトによる市民体
つながり重視の世界における人間関係
プロジェクトによる市民体の枠組みにおける親となるプロジェクト
プロジェクトを立てて生むことの非公式的側面
「避妊の失敗」から生むことの失敗へ
プロジェクト不在による事故としての妊娠
プロジェクトを延期する手段としての中絶
プロジェクトの失敗

第五章　胎児のカテゴリーの構築……232
胎児の存在論的操作
エコー検査が映し出す二つの胎児
「赤ちゃん」、「胎児」、「胚」、「初期胚」、「配偶子」など
他の類型の取り決めに登場する胎児の批判的再規定
カテゴリー化の作業が直面する危機
分類不可能なケースや係争中のケースが表象する危険
新たな胎児のカテゴリー――テクノ胎児
表象と可視的なものの問題
脱構築を通じた胎児の社会的世界への参入
社会技術としての構築主義
構築主義と存在論

第六章　中絶の正当化……294
非処罰化、合法化、正統化
中絶の合法化を求める抗議
中絶と国家
中絶を非処罰化する法律
中絶の正統化
オール・オア・ナッシングのジレンマ
「ヒト」対「人」

生態全体における胎児の価値
闖入者としての胎児——歓待は道徳的義務か?
生命権の条件としての承認
脱構築主義的批判
正統化の企てとそれへの批判

第七章　中絶の経験……355

リベラルな枠組みからの脱出
道徳カテゴリーから自己認識の言語へ
生むことと中絶における自己経験について語るための局所論
充足と不安の狭間に位置する妊娠経験
意志の葛藤としての「アンビバレンス」
自己の中にある他者の痕跡
肉の意志からプロジェクトへのコミットメントへ
「私の肉の肉」
中絶について説明する——正当化、理由、弁解
出来事に意味を与える
文法的アプローチから経験の解釈へ

結論　中絶を忘れる……432

中絶をめぐる論争の終結

矛盾を最小化する二つの方法
中絶の消滅を目指して？
矛盾の消滅？
人間学的問題

訳者あとがき …… 463
注 …… (17)
参考文献 …… (1)
事項索引 …… (ix)
人名・固有名索引 …… (i)

胎児の条件——生むことと中絶の社会学

凡例

・本書は Luc Boltanski, *La condition fœtale : Une sociologie de l'engendrement et de l'avortement*, Gallimard, 2004 の全訳である。

・原文中のイタリックは、強調については傍点を付し、書名の場合は『 』とする。大文字で表記されたり、ラテン語などの単語でイタリックで表記されている場合は、ルビや「 」、《 》など、文脈と読みやすさを考慮して柔軟に表示する。

・原文中の « » は「 」とし、中略は（…）とする。（ ）や［ ］はそのまま合わせる。

・〔 〕は訳者による補足である。原語を挿入する場合は（ ）をもちいる。

・原注はアラビア数字で（ ）に括り番号をふり、原書に準拠して章ごとに通し番号を付け、巻末にまとめて掲載する。

・引用にあたっては、既訳があるものについては参照し、その書誌を〔 〕で補うが、翻訳にあたっては、原文の文脈にあわせて適宜変更を加えた場合もある。

この研究を完成させる過程で重要な仕事を果たしてくれた、国立科学研究センター（CNRS）で助教を務めるマリー＝ノエル・ゴデに感謝の意を表したい。同様に、インタビューの実現に協力してくれた、社会科学高等研究院（EHESS）の博士号取得準備者であるスザーナ・ブレイユと、革新社会学センターのリサーチアシスタントであるヴァレリー・ピエにも感謝の意を表したい。

ジャンヌのために

「……宵の明星とは明けの明星である……」

ゴットロープ・フレーゲ『意義と意味について』

序論

生命の領域に影響を与えた様々な変動の中で中絶が占める位置

二〇世紀最後の三分の一の時期を特徴づける主要な変動のうち、非常に重要なものとして、たとえば新たな「資本主義の精神」の形成以外に、通常生命の領域と言われているもの、特に生殖、妊娠、誕生の条件に影響を与えた変容を間違いなく挙げることができる。これらの変動は、一方で社会における女性の位置の変化、家族の表象、ジェンダー間の関係、性生活や感情の様相、より一般的には私生活の主要な領域に関わっている。他方でこれらの変動は、科学技術の発達によってもたらされる諸々の可能性と我々が取り結ぶ関係とも関わっている——この関係は、うっとりするほどの魅惑から、不安によるためらいにまで及んでいる。これらの変動は直ちに非常に多くの論評の対象となった。なぜなら、人間に属するものと考えられていたものを変更したり、さらには、これまで自明のものとして西洋社会で支配的だった人間学の諸領域を再検討する道を切り開くと考えられたからである。そう考えられるのも理由がないわけではなかったが、次の点には留意しておこう。すなわち、これらの変動に好意的なまなざしを向けるものであろうが、しばしばそうであったように批判的なまなざしを向けるものであろうが、これらの分析は、最も人目を集める革新にとりわけ集中していたことである。その中でも特に言及されたのが、生殖補助医療（PMA）の発達と結びついていた革新、すなわち、比較的まれな実践――たとえば代理母の使用――、もしくは、まだ存在していない実践――たとえば人間のクローン化。人間のクローン化は今まで一度も実現していないにもかかわらず、この問題に関するおびただしい文献が数年の間につくられた――である。[(1)*]

あらゆる形態を取りうるこのテーマ群を様々な側面から把握しようというプロジェクトは、我々に行いうる範囲をはるかに超えている。そのため、このテーマ群に間接的に取り組む方が良いように思われた。間接的にとはこの場合、ある限定された出来事ではあるが、進行中の進化にとりわけ重要な役割を果たしたと思われるものを対象として選ぶという意味である。本書で取り上げられるのは、中絶の合法化である。これは、一九六〇年代半ばから一九七〇年代半ばまでの間に西洋の主要な国々で生じたものである。この期間はちょうど、これらの変動が姿を現したか、無視できないほど重要な流れとなった時期である。中絶の合法化が、女性運動と結びついた変動に一定の役割を果たすと同時に、家族や感情、性に関わる私生活の部分に影響を与えた変動にも一定の役割を果たしたという点について、疑義を挟む余地はないだろう。だが、次のように考えることもできる。子宮内の生命や胚に関する研究の障害となっていた中絶の禁止が取り除かれていなければ、生物工学やとりわけ生殖補助医療（PMA）の技術の発達は、大きな困難に直面していただろう。

我々をこの問題に取り組む気にさせた二つ目の理由は、他ならぬその難しさである。中絶の問題は論争の中心に位置づけられ、多くの場合論争は激しい形態を取った。しかも、それはいつ再燃してもおかしくない。研究に必要とされる平然とした態度でこの問題に取り組むことは不可能であるように思われる。それゆえ、中絶の問題は、社会学者にとって扱いにくい対象の典型なのである。この点について証言してくれるのが、フランスについて言えば、一九八二年（この年に、フランソワ＝アンドレ・イザンベールとポール・ラドリエールの監修による、中絶を扱った『フランス社会学誌』の卓越した特別号が出版された）からここ二年間（この期間に中絶を扱った複数の著作が出版された）、すなわち約二〇年もの間、このテーマに関する出版物がほとんどなかったという事実である。アメリカにおいては反対に、中絶に関する出版物は非常に多かった。この膨大な文献の中には、とりわけ現代世界をフィールドとする人類学者によって行われた、真の誠実さと科学的価値を備えた仕事を多く見つけることができる。とはいえ、非常に多くの場合、これらの文献は、中絶に好意的な立場（プロチョイス）を強固なものにすることを目的とした論争的な著作や論文だった——反対の立場（プロライフ）を強固なものにしようとする動きは、少なくとも大学人の中ではごくまれであった。この問題に対するこれら二つの立場の取り方——すなわち、この問題を避けようとする立場と、この問題を論争の場に投げ込んで闘おうとする立場——は、さらに、中絶の問題がアメリカとフランスで提示された二つの異なる仕方も示している。前者の場合、中絶の問題は、市民戦争に近いものとなることさえある主要な対立として提示されたのに対して、後者の場合、中絶の問題は、それを冒すことは軽率な行動であるとみなが感じているような避けられるべきタブーとして提示されたのである。

原注＊　注はこの本の終わりにまとめられている。〔本訳書では巻末に横組みでまとめている〕

だが、本書における我々の意図はまさに、中絶を、あたかも社会学の対象の一つとして、また、他の社会学の対象と同じものであるかのように扱うことにある。すなわち、原則として主張することは簡単だが実際に採用することは難しく、それでも社会学を大学の学問として構築することを可能にした公理の一つである、例の「価値中立性」を引き合いに出すことによって中絶を扱おうとすることにある。対象が研究テーマとしてすでにしっかりと構築されている場合は、大きな損失を伴わずにこの公理を避けて通ることができるが、これまでのところ紛争のレトリックの中でしか知的存在に到達していなかった問題に取り組むためには、この公理は依然として必要不可欠である。社会学の方法を用い、社会学の言語で検討するためには、あたかも外から、いわば無責任に考察することができるかのように、実践上の緊急性から距離を取ってこれらの問題に取り組もうとすることが何よりも必要になる。すなわち、『学者と政治家』というタイトルでフランス語で出版されている有名な講演の中でマックス・ウェーバーがきっぱりと述べた分業に従って、活動家であれば避けることができない問題を（自分に）提起することを拒否するのである。価値中立性という概念は、暗黙のうちに、距離を取るということを含意しているが、これから読まれるこの著作においても、モデル化の作業が有する要求と制約によってその課題が担われている。モデル化とはすなわち、社会的世界の中に置かれている多様な言表と痕跡から出発し、その一貫性と堅牢性をテストしながらそれらを組織化しようとする作業を意味する。この過程は、いわゆる「自然」科学が、採取され、規定通りにラベルが貼られ、研究室という設備の整った空間の中に運ばれたサンプルの分析に没頭するために、一般に「自然」と呼ばれているもの——たとえば、我々が歩いていて出会うようなそれ——をまさに顧みないやり方と類似している。[2] つまり、——今なお激しい議論の的となっている大半の問題と同様に——中絶に関する著作から普通の読者ならみな期待するもの、すなわち意見を、この本で定式化することはしない。たとえ、中絶に関する意見が、我々がその論理を再構築しようとしているデータのまさに一部を成すとしてもである。我々は、ある時代を知っているがゆえに、そのような立場が疑惑や拒否を呼び起こすことが大いにありうることを知らないわけではない。その時代とは、自分の所属を明らかにするよう強く促されることなく（「お前はどこからしゃべっているんだ？」）、ある社会的テーマ――たとえば社会階級――について論じることが不可能であった、一九七〇年代である。しかし、我々はこの立場から離れるつもりはない。

二つの理論的目的

我々は、本書の研究対象を構成する様々な要素の中で、政治と直接関わる部分から相対的に距離を取る。このような立場の採用が容易になった背景には、次のような事実がある。すなわち、中絶の検討を行うという決定は、少なくとも、人びとが正統にも社会学者に期待する社会的世界の現況に対する注意ばかりでなく、理論的考察に従って下されたという事実である。社会学理論の観点から言うと、我々の研究は二つの目的を指向するものであった。この二つの目的には、ある共通の関心がある。それは、今から二〇年前、一九六〇年代と一九七〇年代の社会学を支配していた問題系と距離を取った際に、我々が熟慮の末に遠ざけた諸問題に再び取り組むという関心である。これらの問題系に対して、我々は特に、そこで中心的な位置を占めていた次のような対立と袂を分かとうとした。それは、無意識の現実と欺かれている意識との対立、構造の秩序に属するものと現象に属するものとの対立、そしてとりわけ、現実に存在するものの隠されている、利害関心によって支配された動機と、行為者がしばしば自分の行為の根拠にしようとする、見せかけのものでしかない利他的な理由との対立である。そのときに我々が意図していたのは、道徳社会学――これはデュルケム社会学の関心の中心にあったものだが、一九六〇年代から一九七〇年代の間の構造主義的実証主義が、マルクス主義と精神分析の狭い捉え方を土台にして捨ててしまったものである――の領域において研究プログラムを再開することであった。ところで、行為者が依拠する道徳的準拠枠組みの全てを額面通りに受け取らなければ、道徳社会学を実践することができないというわけではない。そうであるとはいえ、道徳社会学は少なくとも次の点を要求する。すなわち、今ある世界を批判するために、あるいはそれとは反対に自身を正当化することによって批判に応えるために、行為者自身が規範的要求と現実との隔たりをどのように扱っているのかを研究することができるくらいに、道徳的準拠枠組みを真剣に捉えるという点である。

批判的操作や正当化を対象とするプログラムを展開したいという思い、言うなれば批判社会学を批判の社会学に置き換えたいという思いが我々にはあった。だが、こうした思いが、一般社会学であれば無視することができないある問題を脇に置くことにつながった。それは、次の二つの差異に関する問題である。すなわち、その時代のある瞬間において、沢山の光にさらされている社会的世界の構成要素と、知られていないわけではないけれども誤認されている構成要素との間の差異である。この誤認は、まるで、その構成要素に対して目をつぶることについてある種の暗黙の合意が存在するかのように行われる。この著作における第一の理論的目的は、強い意味での無意識の問題系を経由せずに、次の問題を新たな基礎の下で再び取り上げることである。それは、手っ取り早く言えば、社会的自己欺瞞の問題、公式に知られているものと非公式なものの様式で知られているもの、こう言って良ければ、暗黙知の様式で知られているものとの分離の問題である。我々はずっと以前からこの問題に慣れていた。というのも、この問題は、ピエール・ブルデューの人類学の中心にあったものであり（ブルデューは授業の中で、マルセル・モースに依拠しながら、「社会はいつもその硬貨という偽りの貨幣で支払いを受ける」ことを度々指摘していた）、彼の指導の下で社会学のやり方を学んだからである。この問題は、ローラン・テヴノー[3]と協同して行われた批判と正当化に関する仕事において、全く不在であったというわけではない。そこでは、この問題は、我々が一緒に展開した正義の日常感覚のモデルにおいて中心的な対立、すなわち、目を開く瞬間と目をつぶる瞬間との対立という形で現れている。しかしながら、我々は、授業においてもその後の仕事においても、十分な関心をこの問題に与えていなかったように思う。この本を読めば、中絶が、その可能性においても実践においても、社会的に重要とされる諸々の物が様々な形で知られ、伝えられるさまを分析するのに、どれだけ適した研究対象であるかがわかるだろう。それは、要求や影響という形態を取る場合もあるし、倫理的もしくは政治的一般性をもって語られる場合も、あるいは逸話として語られる場合もある。逸話は様々な事実を題材とするが、それらはまるで一つ一つが別のものであるかのように扱われる。逸話においては、系列化が回避され、同種の他の諸事実と関連づけられるとしても、そこから結論が引き出される必要がないような形で行われるのである。

　系列化の回避という手続きに注意を向けることで、我々は、ある問題――社会科学という場においては古典的なものであるが、正当化と行為との関係を扱ったこれまでの我々の仕事においてはその重要性が評価されていなかった――をこの著作の中心に据えるようになった。それは矛盾と、矛盾を和らげたり回避することを目指す社会的装置の問題である。本書の結論部でより詳細に検討されるように、我々は矛盾の問題を規範性の問題と結びつけ、矛盾の取り扱いに関する様々な定式を――もちろん余すところなくというわけではないが――記述することを試みる。我々はとりわけ、次の二つの解決策を区別するつもりである。一つ目は、時間的に異なる状況や場面（séquences）に、——相矛盾する普遍的妥当性が人びとによって与えられている——異なる種類の規範的要求を割り当てるという解決策である（これはかなりの程度、『正当化の理論』で探究された道である）。もう一つは、本書の分析対象がとりわけ浮き彫りにするものだが、最小悪の論理に従って行為の様々な帰結を序列化するという解決策である。

我々の二つ目の理論的目的は、一つ目のそれと無縁ではない。それは、折り合いのつかないことが多い、諸々の知的伝統と結びついた、異なる三つのアプローチを収斂させようとすることであった。一つ目は、文法的と形容することのできるアプローチである。それは、資料体から取り出された様々な事実を検討し、それらを組織化して一つのモデルを確立しようとするものである。このモデルによって、それらの事実は、明瞭にかつ余すところなく統合することを可能にするような一つの論理に従って、互いに関連づけつつ配置されることになる。このようなモデル化の作業は、言語学の方法に類似している。というのも、音韻論は弁別的特徴を確立しようとし、統語論は生成図式を確立しようとするからである——諸々の生成図式を組織化することによって、一つの言語能力[4]（compétence）のモデルが定義されることになる。対象に対して外在的な位置を取り、こう言って良ければ客観主義的性格をもつこのようなアプローチは、現象について考えることを必要としない。現象とは、モデルを通じて体系的に表象される諸々の事実と関係を取り結ぶ際に、人びとが世界を感受するその仕方を指す。我々は、新たな人間存在の製作にのしかかる諸々の制約を種別化することによって、生むこと（engendrement）の文法と呼ぶことができるものを素描していくことにする（第二章）。これらの制約が満たされるとき、新たな人間存在は、すでにそこにいる人間の間だけでなく、さらに、記憶の中に残り続ける限りにおいて現前する死者の間に、それほど支障をきたすことなく位置を占めることができるのである。我々は、社会学に最も深く関わり、社会学にとって最も興味深い中絶の諸々の特性（とりわけ、中絶という実践が、少なくとも可能性としては普遍的に知られているという特徴）を、第一章で提示するつもりである。中絶の問題は、生むことの文法を構成する諸々の要素を明らかにするための作用素（opérateur）として役立つことになるだろう。中絶はいわば、これらの構成要素を、その矛盾する次元を際立たせることによって暴き出すのである。人間存在の生成を枠づける社会的装置（とりわけ、親族という装置）は、まさにこの矛盾する次元を乗り越えることをねらいとしている。

我々が本書で展開しようとした二つ目のアプローチはまさに、人びとの経験から再出発することにある。このアプローチは、モデルの中に組み入れられていた行為の構成要素や決定要因と出会うとき、人びとがその出会いをどのように感受するのか――ここで検討される事例で言えば、肉の中でどのように感受するのか――を記述することを目的としている。だが、我々は、構造的アプローチにしばしば見られるように、文法的アプローチによってもたらされる教えと経験的アプローチのそれとの距離を強調しようとはしなかった。それとは反対に、我々は、これら二つのアプローチをどのようにすれば収斂させることができるのか、あるいは、文法的アプローチによってその関与性が示された諸々の構成要素を、経験――ただし、別の言語で記述されたそれ――から出発して探し出すことはいかにして可能なのかを示そうとした。それゆえ、我々は、理論の位相を根本的に変えることによって、現象学的伝統の中で展開されたある概念場に依拠することになるだろう。そのねらいは、現象学的伝統と文法的アプローチとの間の鋭い緊張を乗り越える（もしくは、少なくとも回避する）ことにある。行動に内在する意図の記述へと向かう現象学的伝統に対して、我々が最初に利用する文法的アプローチは、社会的なものを規則で計算できる宇宙に還元しようという野心をもつものであり、この野心のために文法的アプローチはしばしば現象学から批判される[3]。両アプローチの緊張を乗り越えるというこの道は、それがどんなに曲がりくねって落とし穴の沢山あるものだとしても、おそらく実践概念を明確にすることができる唯一のものである。実践は、外在的な位置から確立される〔言語〕能力のモデルと、人びとが自分の人生について打ち明ける物語を接合するための概念である。物語は、人びとが自分の人生を――ポール・リクールの定式化を用いると(6)――「筋立て」、行為の背後にあった意図や動機についてあれこれと考える際に打ち明けるものである。かくして肉概念が用いられるわけだが、本書の最初の方ではそれは厳密に構造的なやり方で用いられる。なぜなら、肉とは何かとは、――肉として生むこと（engendrement par la chair）とことばによって生むこと（engendrement par la parole）との区別を基礎づけるような仕方で――ことば概念と対置されることによってのみ決定されるからである。第七章で肉概念は異なる方向性から再び取り上げられ、再精緻化される。そこでは、妊娠中の肉の経験は、〔女性が〕自己の身体と取り結ぶ関係の一つの次元として説明されることになる。

最後に、三つ目のアプローチは歴史的な（*historique*）性格を有している（もしくは、もしこの用語が形而上学的含意の負荷がそれほどかかっていないのだとすれば、歴史本来的（*historial*）と言った方が良いだろう）。このアプローチは、人類学的な（それゆえ、いわば非歴史的な）次元をもつと考えられる諸々の制約が時間性の中に置かれたときに、現実の様々な状態がどのように生み出されたのかを考察しようとするものである。それらの状態は、少なくとも部分的に共在することもありえるが、連続して生じたものとして記述されると、より理解しやすいものとなる。我々は、どのようにしてこれらの制約（最初の二つの章で記述されるのはこれである）が異なる歴史的文脈――この歴史的という用語はかなり広い意味で用いられている――において異なる形で出現し、その結果、その制約を受けていた人びとの行為に異なる形で影響を及ぼしたのかを示していきたいと思う（これが、続く四つの章の対象である）。このとき、いくつかの要因が言及されることになるが、それらは、大半の人びとにとっては外生的なものとして扱われうるような要因である。外生的とは、これらの要因が――経済学の用語を使うと――外部性のように生じることを意味する。つまり、本書の最初の方で提示される生むことのモデルを構成する諸々の文法的要素を根本的に修正することなく、これらの構成要素と人びとが取りうる関係に影響を与えるのである。

いずれわかることだが、この研究を通じて、我々は、当初は予想していなかったが、我々が専門としていない社会科学の様々な領域における多様な分野を歩き回ることになった。しかし、我々にとってこのことはまさに、この研究の主要な関心の一つであった。我々の属する世代はおそらく、このような「素人芸」を敢行したり、もしくは、かなりの寛容さをもってそれを大目に見てもらえた最後の世代である。このような「素人芸」から、今日「古典」と見なされている社会科学の多くの著作がつくられたわけだが、我々の学問の専門化――いわゆる「厳密」科学の進展だったと考えられているものに、おそらく間違って似せてつくられた専門化――はこれを永久に消滅させてしまう恐れがある。ここで表面的に触れられる諸々の学問分野で卓越した仕事を残している様々な同僚が、我々に惜しみないアドバイスを与えてくれた。だが、それでもやはり、我々はこの企ての非常に不完全な性格を意識しており、もしこの企てを完璧に実現しようとすれば、一般に言われるように、「一生」が要求されただろう。

語彙の問題

語彙に関するいくつかの正確な説明。我々はたいていの場合、自由意志に基づく妊娠中絶（IVG）という用語よりも中絶（avortement）という用語を好んで用いた。ＩＶＧは新語であり、その出現は一九七五年のヴェイユ法にさかのぼる。ＩＶＧという用語は、我々が研究したいと思っていた非常に広範な現象に適合したものとなるためには、あまりにも歴史性と社会性が印づけられているように思われた。(7) 同種の問題が、性行為の結果肉の中に組み込まれるようになる存在を規定することが必要となる場合にも生じた。現在の慣用となっているのは、妊娠の発達段階に応じて複数の用語を用いることである。たとえば、初期胚(préembryon)、胚(embryon)、生育力のない胎児(fœtus non viable)、生育力のある胎児(fœtus viable)などである。しかし、これらの用語が指し示すと見なされている諸存在間の境界は、それについて争われていなくても、しっかりと確立されているというわけでは全くない。このことに加えて、このような専門用語の確立が我々の対象の一部を成していることは、我々にとって明らかだった。したがって、その論理を記述することを任務としている以上、我々はこれらの用語を馬鹿正直に踏襲することはできなかった。そういうわけで、我々は、当該存在を指し示すために、慣例通りに、胎児(fœtus)という用語しか用いないという解決策を選択した。新しい存在の人間世界への参入(もしくは非参入)に伴って生じる出来事の象徴的次元を何よりも強調しようとした結果、我々は、医学的、生物学的、もしくは人口統計学的な起源や含意をもつ用語、たとえば、「生殖」(reproduction)や「生殖行為」(génération)、もしくは「母胎」(matrice)(これを我々は、現象学を起源とする肉という用語に置き換えた)を、我々の語彙から排除した。反面、女性が——かつて言われたように——「太った＝妊娠した」(grosse)状態にあるときに生じることを指し示すために、我々は、たとえば「子どもを産むこと＝出産」(enfantement)という用語よりも、生むこと(*engendrement*)という用語を選んだ。というのも、この事実が我々の研究のまさに中心にあることなのだが、生み出された全ての存在が子どもの誕生を引き起こすわけではないからである。

最後に、我々は、ここで用いられるモデル化の方法を指し示すために構成主義(*constructivisme*)という用語を用い、「現実の社会的構成」（la construction sociale de la réalité）と呼ばれるアプローチについて語るためには構築主義（*constructionnisme*）という用語を用いることにする。

協力してくれた人びと

多くの人びとからの協力や共同作業がなければ、この研究を首尾よく行うことは不可能だっただろう。医療施設で行われた調査や観察は、国立科学研究センター（CNRS）で助教を務めるマリー＝ノエル・ゴデによるものであった。十八ヶ月もの間、彼女は、パリ地域圏の主要な家族計画機関の一つや、ノール県の中都市の一つに位置するある病院の婦人科に、週に何度も足を運んだ。そこで行われる事前面談や医者の診察を受ける女性たちは、カップルでやってくることもあったが、大半は一人だった。それに同席することで、ゴデはおよそ百ほどの事例に関するデータを収集することができた。もちろん、テープレコーダーで録音することは許されなかったが、彼女は、その日に聞いた発言の本質的な部分を、記憶をもとに書き写すことができた。このことは、非常に充実した資料を蓄積することを可能にした。マリー＝ノエル・ゴデは、これらの機関や民間の婦人科の診察室で働いている人びとと多くのインタビューを行った。彼女は、医者と看護師が直面している問題が議論される、約六つの内部の会議に出席することができた。また、総合手術室に入ることも二度許可された。他方でマリー＝ノエル・ゴデは、中絶の合法化を可能にした運動において重要な役割を果たした人物——たいていの場合は医者——と、十五回にもわたる一連のインタビューを行い、ここ三〇年間の中絶の進展に関わる複数の側面（とりわけ法的もしくは医学的側面）に関する資料を集めた。最後に、マリー＝ノエル・ゴデは、彼女の臨床心理士としての知識や精神分析の分野における能力を活かすことで、調査の間ずっと積極的な役割を果たした。彼女は、社会生活を構成する諸々の要素の中には、社会学で普段用いられている概念や方法では直接接近することができないものがあるということを絶えず思い出させてくれた。あるいはこう言って良ければ、彼女は、心的生活のとりわけ感情に関わる次元は、相対的に自律した性格を有していることを強調してくれた。

病院で集められた百件前後の観察に加えて、中絶を経験したことのある人びととの四〇回に及ぶ対面式のインタビューが綿密に行われた（一時間から二時間継続して行われ、テープレコーダーで録音された）。たった一つのインタビューを除いて、インタビュー相手はいつも女性であった。方法がなかったために、男性と並行してインタビューを行うことができなかったことが、我々の後悔の一つである。これらのインタビューのいくつかはリュック・ボルタンスキーによって行われたが、残念ながら、女性ではなく男性であることが、この企てを行う上で不利に働いていた。インタビューはとりわけ、社会科学高等研究院（EHESS）の博士号取得準備者であるスザーナ・ブレイユと、革新社会学センターのリサーチ・アシスタントであるヴァレリー・ピエによって行われた。彼女たちは、インタビューした人びとと信頼関係を築くことができた。三〇年ほど前から合法化されているにもかかわらず、中絶は今でもなお、語ることの難しい人生の出来事の一つである。インタビューが良い条件で行われるために、すなわち、インタビューが、我々に話すことを承諾してくれた人びとにとって一つの試練とならずに、我々に欠けている知識を与えてくれるようにするために、我々は、すでに人間関係の輪に属している人びとに最初に出会い、次に彼らに知り合いを紹介してもらえるように頼むという解決策を選んだ（「スノーボール」と呼ばれるサンプリング方法）。この方法の欠点は当然、調査が行われる社会的な場の範囲が制限されることである。かくして、我々がとりわけ接触したのは都会に暮らす若い女性であり、彼女たちは学生かサービス業の仕事に従事しており、大半が信仰をもたなかった。だが、綿密なインタビューによってもたらされたデータと、社会階級や地理的もしくは宗教的素性の幅がずっと大きい病院で集められたデータを突き合わせてみても、そこまで大きな相違は見つけられなかった。このことは、インタビューで集められた情報が一般化可能であるということを我々に納得させてくれた。(8) マリー＝ノエル・ゴデは、病院で収集されたデータの分析に参加し、スザーナ・ブレイユはインタビューの分析に参加した。

ヴァレリー・ピエはさらに、リュック・ボルタンスキーとともに図像学的研究を行い、胎児の画像を収集した。この画像のおかげで、我々は、二〇〇二年の春にカールスルーエ・アート・アンド・メディア・センターでブルーノ・ラトゥールが担当した展覧会「イコノクラッシュ」の一環として、インスタレーションを行うことができた。

私リュック・ボルタンスキーは、資料収集の大半を行った。このことは、社会科学の多様な領域を、おそらく多少不安定な軌道を経ながら、歩き回ることにつながった。私は、政治・道徳社会学グループ（EHESS-CNRS）の枠内で共同作業を主導した。しかし、私の主要な仕事は、収集されたデータを統合し、これから読まれるこの著作を書くことを可能にする分析枠組みを構築することだった。したがって、私がこのテクストの唯一の責任を負っているのであり、間違いなくここで見つけられるであろう誤りは、主として私に帰せられるべきものである。

謝辞

私はこの著作を準備し執筆する過程で、多くの人びとからの支援と援助を得た。エリザベート・クラヴリーとの議論はほぼ毎日のように行われ、全体の構想を決定する上で非常に重要な役割を果たした。この本は部分的には彼女のものでもある。ジャン゠エリー・ボルタンスキーからは、第二章で提示される生むことの文法を確立する上で、多大なる協力を得た。彼の形式言語学の分野における能力を、私が彼に提示した突飛な対象に応用することによって、この文法は確立されたのである。同様に、クリスチャン・ボルタンスキーとハンス・ウルリッヒ・オブリストからも多くを学んだ。個別性（singularité）とその否定の問題が提起されるに至る様々な道について、社会学や人類学、あるいは造形芸術や詩といった観点から、様々な意見を交わした。

読者がこれから読まれるページは、シリル・ルミューに言い尽くせないほど多くを負っている。彼は、途中段階の複数の草稿を自ら進んで読み、コメントを提供してくれた。また、彼は、この作業の間ずっと、私との長時間の議論に付き合ってくれた。同様に、フレデリック・ケック（彼のおかげで私は、――読んではいたもののしっかりと理解できていなかった――クロード・レヴィ＝ストロースのいくつかの著作に立ち戻ることができた）や、セバスチャン・ラウルーとのやり取りにも多くを負っている。ラウルーは、現象学の分野における彼の知識を私に分け与えてくれた。最後に、私は、自分の話を聞かせ、正確さと保証を手に入れるために遠慮なく質問攻めにした友人や同僚――とりわけ、ＥＨＥＳＳの同僚――から、多くの点に関して助言を得ることができた。思いつくままにここに彼らの名前を挙げておく。カトリーヌ・アレス、ジェローム・アレクサンドル、アンドレ・ビュルギエール、フィリップ・デスコラ、マリー＝アンジェル・エルミット、クロード・アンベール、ポール・ジョバン、ローズ＝マリー・ラグラーヴ、エルヴェ・ル・ブラ、ニコラ・オッフェンスタット、ジョアン・スターヴォ＝デボージュ、アンヌ・クリスチーヌ・テイラー、イザベル・ティロー。また、ＥＨＥＳＳの私のゼミに外部から参加してくれた数名からも多くを学んだ。とりわけ、ロゼール・キュッソ、カロリーヌ・イボ、カトリーヌ・レミー、ベネディクト・ルソー、アンヌ・パイエ、イザベル・バスツアンガーである。同様に、シリル・ルミュー、ドミニク・ランハール、エマニュエル・ディディエが進行を務めている秘密に関するゼミや、ポール・ラビノウがＥＨＥＳＳやＥＮＳ（高等師範学校）で行ったゼミに私自身が参加したことからも多くを学んだ。

読者がこれから読まれるページはまた、「コンクリートの打ちっ放し」状態の原稿を喜んで読んでくれた人びと――ダミアン・ド・ブリック、サビーヌ・シャルヴォン、エヴ・シャペロ、カロリーヌ・イボ、ブルーノ・ラトゥール――からの批判やコメントからも多くを負っている。

この研究の草稿は、いくつかのシンポジウムやゼミで発表された。とりわけマリオ・ペルニオーラに感謝の言葉を述べておきたい。彼は、二〇〇二年二月に彼自身がローマ・トルヴェルガタ大学で主催したシンポジウム「自然、耕作、文化（Natura, Coltura, Cultura）」で研究報告を行うことを勧めてくれた（私の報告原稿は、雑誌『アガルマ』に掲載された）。ブルーノ・ラトゥールは、国立パリ高等鉱山学校で報告することを勧めてくれるだけでなく、二〇〇二年五月にカールスルーエ・アート・アンド・メディア・センターで彼が主催した展覧会「イコノクラッシュ」に私のための場所を用意してくれた。クロード・アンベールは、人類学者や歴史学者、社会学者や哲学者を一堂に集めたシンポジウムを二〇〇三年六月にケンブリッジ大学（トリニティ・カレッジ）で主催したが、彼女のおかげで私はそこで自分の研究を紹介することができた。フィリップ・デスコラは、人類学者たちの前で私の研究を紹介する機会を与えてくれた。彼は、二〇〇四年一月に、自身がコレージュ・ド・フランスで進行を務めている一般人類学のゼミに私を招待し、研究発表を行うよう勧めてくれた。

この企ては、政治・道徳社会学グループ（EHESS-CNRS）と、EHESSの院長であるジャック・ルヴェルからの支援を得て行われたものである。エリック・ヴィーニュの温かい配慮がなければ、この企てを首尾よく成し遂げることはできなかっただろう。彼が社会科学の刷新において果たした役割は、一人の編集者から通常期待できるものを大きく超えている。

最後に、家族計画課に我々を迎え入れてくれたり、我々とのインタビューに応じることによって、我々の調査を可能にしてくれた全ての人びとに、心から感謝を述べたい。これから読まれるこの本は、彼らの寛大さがなければ実現しなかっただろう。

第一章　中絶の人類学的次元

ジョルジュ・ドゥヴルーの比較論的アプローチ

実践のもつ最も一般的な性質に言及することは、現在の社会科学では評判が良くない。というのも、おそらく今日ほど社会科学が、文化を指向する学問と自然を指向する学問との分離を認めたことはなかったからである。後者の学問を拠り所としているのが、諸々の不変項（*invariants*）の一覧表を打ち立てようとするプロジェクトである。不変項が普遍的性格をもつのは、それが生物学的論理に根を下ろしているから（とりわけ、心が生物学的論理に根を下ろしているから）、あるいは、ほぼ同じことだが、（食べる、子を産む、死ぬなどのような）人間存在の生物学的性格によって決定される諸々の制約が社会生活に影響を及ぼしているからであるとされる。反対に、前者の学問の仕事とされるのが、残りの目録を作成すること、すなわち、異なる信念体系を信奉することから主に生じるとされる、人間集団間の違いの目録を作成することである。自然の領域では全てのものが至るところで同一であるとされ、文化の領域では全てのものが至るところで異なるとされる。ところで、実証主義が安定的な形で見せていたまさにこうした分割に抗する形で、一般社会学と社会人類学は一世紀以上前につくられた。これら二つの学問のプロジェクトは、その当初から、比較論的な（*comparatiste*）ものとして定義されていたのである。それゆえ、一般社会学と社会人類学の主要な仕事は、類似の認められる様々な実践（たとえば、デュルケム学派の場合であれば、犠牲、祈り、交換、親族、分類実践、誓い、犯罪など）が、異なる社会の中で異なる形で行われる仕方に関する目録をつくることにあったのである。同様の指摘を精神分析に対して行うことができる。少なくとも文化人類学との出会いを果たしたあとの精神分析は、基本概念（無意識、抑圧など）を放棄することなく、たとえば次のような問題について検討することを試みていた。すなわち、様々な形で行われる無意識的衝動の組織化は、様々な形で実践される社会化といかにして一致しうるのかという問題。あるいは、それぞれの文化に固有の緊張を考慮に入れることが、いかにして、集合的な神話から個人の見る夢へと通じる道、もしくはその逆の道を描き出すことにつながるのかという問題である。

我々が本書で検討する対象に関して言うと、中絶という実践に関して初めて体系的な研究を行ったのが、――社会人類学者であり精神分析家である――ジョルジュ・ドゥヴルーである。彼は、中絶という実践を、その一般的側面と、それが様々な社会で取っている特殊な形態の両面から考察を行った。一九五五年に『原始社会における中絶の研究』[1]を出版した際にジョルジュ・ドゥヴルーが己に課した目的は、彼が自身の著作の導入部分で説明しているように、何よりも理論的なもの、より正確に言えば「方法論的」なものであった。彼は次の四つの目標を達成しようとしていた。（a）「文化の多様性は、人間行動の並外れた可塑性と可変性を例証しているという公理」の妥当性を、経験的に強固なものにすること。（b）（デュルケムとフロイトに依拠して）「たった一つの社会におけるたった一つの制度の分析でも、普遍的に妥当する結論の基礎を提供することができるという定理」と、それとは反対の、「多くの社会で見られる同様の文化的特性や制度の違いを対象としても、同一の結論に達することができるという定理を証明するための」経験的データを提供すること。それは、「深く掘り下げる研究と広範囲にわたって行う研究とを同時に正当化する」ような仕方で行われる。（c）文化的行動と情動との間には正確な対応関係が存在するという理由から、人類学的アプローチと精神分析的アプローチの両立可能性を例証すること。[2] ジョルジュ・ドゥヴルーは、中絶が、彼が行おうとしている例証にとりわけ適した実践であると考えていた。なぜなら、——この特性が我々にとって帯びている重要性をこれから検討していくのだが——「中絶の実践は、どこであっても、文化の中で中心的な位置を占めることはない」ため、正確かつ明確な「文化的規制」の対象とならない中絶は、個人的行動の多様な可能性を大きく残すからである。最後に、（d）この著作の最後の目標、それは、将来の研究を容易にするように、中絶に関してほとんど全てを網羅するようなデータを提示することである。

実際、ジョルジュ・ドゥヴルーは、四百もの「前産業社会」を対象とする資料体を集めた（そして彼は、その資料体を、彼の本の参考資料として余すところなく出版した）。彼は、主な情報源として、イエール大学の地域別人間関係資料（Human Relations Area Files）を使用した。イエール大学で彼を指導したのは、ラルフ・リントン（彼は死の直前にこの大学の人類学科に復帰した）と、とりわけジョージ・ピーター・マードックである。マードックは、一九三八年から、比較人類学と「通文化」人類学を発展させるという目的から、地域別資料を作成した人類学者である。ジョルジュ・ドゥヴルーは、彼が個人的に所有していたアーカイブの中から資料を取り出したり、——口頭によるものにせよ書面によるものにせよ――様々な同僚とのコミュニケーションを活用することによって、資料収集を完成させた。地域別資料は、（本や論文、もしくは未発表の原稿という形で出版された）これまでに知られているほとんど全ての人類学の文献だけでなく、十分に信頼できる資料的価値をもつと考えられる前人類学的な重要文献と呼ぶことのできるようなもの（旅行者や宣教師、植民地行政官などによって書かれた物語）を綿密に検討することを通じて作成された、一つの膨大な量の資料ファイルである。この資料ファイルへのデータの記録は、二重の分類体系に従って行われた。一つは文化圏と社会による分類、もう一つはテーマによる分類である。妊娠と中絶に関する諸々の問題を扱った項目と、中絶を索引に載せる小項目が存在する。(3) G・ドゥヴルーが資料体を作成した当時からずっと、地域別資料は蓄積され続けている。コレージュ・ド・フランスの社会人類学研究室には地域別資料の写しが保管されており、この写しは、（資料ファイルの古さとデジタル転写の選択に応じて）三つの異なる媒体で存在する。それは、書類ファイル、CD-ROM、そして有料登録によって使用できるインターネットである。したがって、この資料ファイルを参照することによって、ジョルジュ・ドゥヴルーの著作に含まれている情報を完全なものにする（もしくは、疑うのであれば確かめる）ことができる。(4)

地域別資料に含まれている情報は、体系的な処理に向いていない――統計的な処理は言うまでもない。それは主に、これらの情報が、収集された時代も社会も様々であり、理論的な指向も民族学者としての能力も多様な人びとが全く異なる方法を用いて収集したものであるがゆえに、非常に不均質で、それがもつ価値も一様ではないからである。G・ドゥヴルーも指摘しているように、たとえば、同一の社会に関する観察でも、それを行う研究者が異なれば、観察内容も異なってくるということは起こりうるのである。したがって、情報の詳細な検討からいくつかの主張を引き出すとしても、確実な事実に基づく主張ではなく、推定の領域を出ない主張で諦めなければならない。

ジョルジュ・ドゥヴルーと理論的前提の全てを共有しなくても、また、情報は豊富に含まれているものの、かなり意表をつくような構成となっている彼の本で展開されている（優れた直観をしばしば含む）内容の全てに従わなくても、この大全に含まれている観察や考察、地域別資料の中にある補足調査の結果を土台にして、中絶の実践が社会学に提起するいくつかの主要な問題を浮かび上がらせる大枠を描き出すことはできる。本書では、中絶の四つの特性を、少なくとも仮説として強調することにした。これらの特性は、G・ドゥヴルーが明確に引き出しているわけでもないし、彼が強調しているわけでもない。だが、それでもやはり、彼の資料や時には分析に含まれている多くの情報が、四つの特性へと収斂しているのである。

その可能性がどこでも知られている実践

一つ目の特性は、それ自体、G・ドゥヴルーによってはっきりと主張されているものである。それは、この実践がおそらく普遍的な性格を有しているという点である[5]。G・ドゥヴルーが示すところによれば、地域別資料に項目が立てられている約六〇％の社会で、中絶に関する情報を入手することができる。もちろんこのことは、残りの四〇％では中絶が知られていないということを意味するわけではない。ただ単に——これらの資料ファイルの中に含まれている情報が異種混合的な性格をもつことを見れば——、民族学者が自身のモノグラフにおけるその存在の大きさを常に考慮に入れているわけではなかったこと、もしくは、インフォーマントがそれについて語らなかったことを意味しているだけなのである。さらに、普遍的だと思われるのは、自由意志に基づく中絶が実践されていることではなく、むしろ、この実践の可能性が認められていることなのである――実践としての自由意志に基づく中絶は、（信頼するに足る統計データが確立されることはほとんどありえないが）社会や時代によって様々な形で認められるように思われる。この点について質問を受けたインフォーマント――いわんや、女性のインフォーマント――が、何が話題になっているのかわからないといった状況や、たとえ教えられてもそのようなものが存在しうることに驚くといった状況が存在した例はない。それゆえ、生まれてくる前から殺すつもりで胎児を子宮の外に出すという可能性は、社会に住まう人間の基本的枠組みの一部を成しているように思われる。

　この目的を達成するために使用される手段は非常に多く、その存在は今日よく知られている。このことが当てはまるのは、民族学が研究する社会だけではない。古代社会、とりわけ古代ギリシャ・ローマや中世[6]・近代西欧社会、中国、日本[7]にも当てはまる。その中で最も普及している方法は、堕胎作用のある薬物の使用である。この薬物は、（催吐作用、緩下作用、瀉下作用、収斂作用などをもつ）植物由来のものが多く、情報を入手できるほとんどあらゆる社会でその存在が事実上知られている。次に、（植物の茎を膣の中に入れるといった）内的なものにせよ、（飛び跳ねたり、殴ったり、ベルトでお腹を締めつけたり、お湯や灰、石といった熱い物質を腹部に押し当てたりといった）外的なものにせよ、機械的手段の使用も挙げられる。さらには、薬物を膣の中に入れるといったこれらの方法の組み合わせや、性器の操作も挙げられる。化学的な方法にせよ機械的な方法にせよ、これらの様々な方法はその都度、生殖と妊娠に関するその土地特有の理論と関係づけられなければならない。というのも、方法の有効性に対する信頼は、その土地特有の理論を支えとしているからである。同様に、（ある木の上に座る、ある食べ物を食べたり飲んだりする、お守りを身につけるなどのような）呪術的な手段も使用される。通常、機械的もしくは化学的な手段と明確に区別されるこれらの呪術的な手段は、非常に多くの場合、（禁じられている食べ物を摂取するなどの）侵犯行為の達成に基礎を置いている。G・ドゥヴルーは、彼が「心身相関的」と呼ぶ手段がホピ族のインディアンで存在する可能性を指摘している。すなわち、中絶したいという強い欲求を抱けば、それだけで堕胎効果をもつと見なされるのである。情報を入手できる大半の社会で、中絶を実践するために用いられる手段は、実践知（*savoir commun*）の部類に属すものであるように思われる。たとえ、他の人よりも知識があり、熟達していると考えられる人びと（通常は助産婦の役割も果たす）が、一定数存在するとしてもである。実際、中絶を行うために使用される多くの手段は、実行に移すことが困難であり、多かれ少なかれ危険なものであるということが知られている。これらの手段は不安を引き起こす。しかしながら、このことは、中絶がどうしても避けられないような場合にそれらの手段に訴えることの妨げとはならない。

総非難の対象

中絶の二つ目の特性は、非常に多くの場合激しい非難(8)の対象となることである。中絶が基本的な方針として認められることは、中絶が頻繁に実践される社会も含めて滅多にない。この「恥ずべき」もしくは「恐ろしい」行為に対する反応は、衝撃とともに反対を表明するというものから、激しい憤りを向けるというものにまで及ぶ。さらに、中絶の実践は、しばしば隣人や隣村の住民のせいにされ、「自分たちのところでは」知られていないものとして提示される。このような憤りは、（たとえば、旅行記や宣教師による回想記を情報源とする場合のように）中絶に反対しているように見える外的観察者の期待を満足させようとして行われる、単なる見せかけの行為とは思えない。このような憤りへの言及は、高度な専門性を備える民族学者が書いた報告書の中にも見出される。また、それは男性に固有の態度というわけでもない。というのも、女性もしばしばこのような行為を思い出して同様の「嫌悪感」を示すからである。たとえ、彼女の憤りを、男性的な価値の内面化の兆候として解釈することを妨げるものが、何一つ存在しなくてもである。中絶とは、語られない、もしくは気詰まりを伴いながらでしか語られないような何かなのである。たいていの場合、中絶の語りは、「それが存在する」ことを知ってはいるが、このような実践が自分の近しい人たち（親類縁者の成員）にも、自分の所属する集合体にも関わりをもつはずがないということをはっきりと示そうという関心から行われる。

最後に、〔中絶に対する〕反対がどれくらいの強さで表明されるかは、社会によって異なるだけでなく、同一の社会において情状（circonstances）がどの程度考慮されるかによっても異なるように思われる。情状がどの程度考慮されるかは、考察対象の文化の特徴によって変わってくる決疑論との関連で決められる（たとえば、非常に多くの場合、――ナバホ族で見られるように――近親相姦や動物との性行為が疑われる場合。もしくは、とりわけ父系社会において、母親が非嫡出子を産むに違いないと見なされている場合や、とりわけ、――父子関係の多数性を認める社会を除いて[9]――潜在的な父親が多数いるせいで、本当の父親が誰なのかを特定することができないが、妊婦と結婚せざるをえないような場合。もしくは、ヒバロ族や、さらには多くの社会で見られるように、母親の妊娠は悪魔によるものと考えられたり、化け物を産むのではないかと考えられたりする場合などである）[10]。とはいえ、胎児は近代の映像技術が登場する以前には未知の存在であったのだから、胎児の特徴に基づいて酌量されるべき情状に言及がなされたとしても、それは額面通りに受け取られるべきではなく――明確に統制された検査と結びついているのであれば、額面通りに受け取られるべきなのかもしれないが——、中絶に対する非難を和らげることが望まれるたびにもち出すことのできる議論の幅を描き出すものとして、受け取られるべきなのである。こういうわけで、生んだとしてもその子どもは非正統な存在になってしまう（すなわち、多くの伝統社会において、名前も親族ももたない）[11]から中絶したのだという議論は、いわば、「腑に落ちてしまう」部分をもっているのである。現実には、中絶とは別の可能性、たとえば、妊娠した若い女性に、彼女が宿している子どもの父親となることを引き受けてくれる夫を見つけるといった可能性に訴えることがしばしばできるとしても。

中絶に対する寛容さ

中絶のもつ三つ目の重要な特性は、次の事実の中に見出すことができる。それは、中絶を非難するのと並行して、中絶の話に憤っている人びとでさえも、この実践に対してかなり寛容な態度を示しているように見えるという事実である。明示される規範——もしくは、成文法が存在するような社会であれば法律——と、それが用いられる語用論的条件との間に隔たりが生じる多くの事例を、様々な領域で示すことができるとはいえ、我々が検討している事例における規則とその適用とのずれはとりわけ明白であり、そのようなずれは、情報を入手できる大半の社会で、様々な形で見つけることができるように思われる。多大な努力を払ってまで、中絶について責任を取るべき人物が誰なのかを特定し、その人物を訴え、罰するといったことは、滅多に行われない。しかも、このような特性が中世西洋社会にも近代西洋社会にも当てはまることを、第三章で確認することになるだろう。これらの社会においてキリスト教会の影響力は絶大であり、神父は中絶を非難していた。しかしながら、大雑把に言って十九世紀後半以前は、当局がこの行為を激しく非難したり、この行為の禁止を指摘することはあっても、そのことが具体的な効果をもつことはほとんどなかった――警察による捜査が促されることも、中絶の実践が改められることもなかった[12]。中絶を行う人びとも、それを手助けする人びとも、大半の場合、訴えられることもなく、罰せられることもなかったが、だからといって制裁が行われなかったというわけではない。多くの社会において、インフォーマントは制裁の存在に言及しているが、それは、（不妊症のような）それによって当然起こるような制裁か、もしくは――違反行為が世界の秩序に影響を与える場合によくあるように――親族集団もしくは集合体全体にも影響を与えるような広範囲にわたる制裁[13]（たとえば、中絶された胎児の霊が行う復讐の結果として生じる制裁）のどちらかであった。

民族学のデータを集成することによって、憤慨‐寛容の対と一致するもう一つの興味深い特性を明らかにすることができる。中絶が実践されるところでは、中絶は一般的に、秘密裏に、もしくは、少なくとも暗闇の中で行われる。しかし、それは大半の場合、「公然の秘密」と俗に呼ばれるものである。このタイプの形象は、我々の注意を、ある対立へと向けることになる。この対立は、我々の対象にとって重要な役割を果たすものであり、その含意については第三章で展開される。それは、――とりわけピエール・ブルデューの民族学的な著作、特に親族について書かれたものの中で分析された――「公的、正式、集合的」性格をもつ公式的なものの領域に属するものと、「恥ずべき」ものとして、さらには「闇の（clandestin）」中に隠されるものとして存在することが余儀なくされる、非公式的なものに属するものとの間の対立である[14]。この対立は、行為を様々な類型に区分したり、権力を様々な形態に区分したりすることと関わっている。この対立は、ピエール・ブルデューがカビル族の社会を対象にして行った研究の中では、男性と女性との対立、男性社会と女性社会との対立と関連づけられている。男性ないし男性社会は、明確に集合的で公的なもの、とりわけ、親族の表象に対する公式的な権力を保持している――P・ブルデューは、親族が、伝統社会においてきわめて政治的な性格を帯びる領域であることを強調している。女性ないし女性社会も権力を行使するが、それは、（この著者によれば、とりわけ結婚が関わる場合）紛れもなく存在しているのに隠されたままであり、「男性にはその痕跡を残すだけである」。

公式的世界――成文法にせよ慣習法にせよ法律、宗教、政治、公共広場、外側の世界――としての男性世界と、人びとによって隠される「私的で」非公式的な世界――内側、家、魔法、魔術の世界――としての女性世界との区別――男性支配の形態を研究した多くの人類学者によって主題化された区別[15]――はおそらく、かなり一般的な性格を有している。この区別は、何よりもまず、妊娠や誕生に関わる全てのことと関係している。妊娠や誕生は、大半の伝統社会では、女性に固有の秘密の中にとどめ置かれている領域であり、家（公私の対立に対応する、外部と対立するものとしての内部）を自らの場所とする領域である。さらに、家の内部には、女性にしか認められていない空間[16]が存在し、それは、多くの社会では、たとえばフィリップ・デスコラ[17]が研究したアシュアール族やモーリス・ゴドリエ[18]が研究したバルヤ族では、男性が禁じられている空間である[19]。この空間、すなわち家の空間は、都市国家（cité）の政治的論理、すなわち、正義の領域と、より根底的には、語の近代的意味での「社会」の手の届かないところに位置している[20]。

だが、この公式的なものと非公式的なものとの区別は、我々が検討している対象ととりわけ関連性をもつということを指摘しておかなければならない。女性の極と結びついているあらゆる実践の中でも、中絶はおそらく、公共空間から最も遠ざけられており、暗がりの中で、もっぱら女性たちだけで行われる実践の一つである。このことはとりわけ、なぜ中絶の実践に関する情報が欠落しており、確かめるのが非常に難しいのかを説明してくれる。少なくとも、中絶の実践に関する情報と、たとえば、親族の用語体系に関する利用可能な情報と比較してみれば、そう言うことができる。というのも、親族の用語体系は、男性的知識の一部を成しているため、男性のインフォーマントによって同性の人類学者へと非常に容易に伝達される可能性があるからである（さらに、生むことに関連する諸々の実践を研究する人類学が真に展開されるためには、人類学者の職に就く女性が増大したこの三〇年を待たねばならなかったことを我々は知っている）。さらに、ピエール・ブルデューによって強調された男性の公式的な権力と女性の非公式的な権力との区別を用いると、中絶は、（親族とその表象に作用する権力と対立する）本質的に女性的な権力のパラダイムであると考えることができる。このことはとりわけ、公共空間と家政的空間との間に相同性が存在し、生殖に関わるあらゆる実践が何よりも重視されていた、伝統社会に当てはまる。だが、この権力は、男性の知らないところで使われたり、男性に損害を与えるために（子どもを殺害することによって父親の不貞に復讐をするために）使われようが、もしくはその反対に、——次の二つのタイプの事例は、G・ドゥヴルーが作成した「動機」に関する用語体系の中に記載されている——とりわけ性に関して男性と共謀して使われたり、男性の利害関心に沿う形で（男性が、妊娠期と授乳期に性的交渉を行うことを禁ずる決まりに従う必要がなくなるように）使われようが、それ単独では非正統で隠されたものであり続ける。

だが、公式的で公的なものと、非公式的で黙秘されるものとの区別が当てはまるのは、行為の領域だけではない。この区別はまた、B・マリノフスキーが報告している有名な事例、すなわち、トロブリアント諸島の若い男性が、母方のいとこ、つまり母親の姉妹の娘とともに外婚の規則を破った事例に見られるように、知識の異なる様態も指し示している。この事実は誰でも知っており、非難もされるけれども、娘の恋人がその犯人を公然と侮辱し、近親相姦を行ったかどで共同体の全ての成員の前で犯人を非難するということにはならない。翌朝、その若い男はココヤシによじ登り、集まった共同体の成員の前で空中に身を投げ、その場で自らの命を絶つ[21]。ここで作用しているのは、情報の差異の領域に属するものではなく（情報は、それが公式的に知られていようが非公式的に知られていようが、同じものである）、非難の領域、それゆえ帰責の領域と結びついているものである。自分で全責任をもって公然と非難することを引き受ける者が誰も出てこない限り、いくつかの事実は、非公式という形でしか知られることはなく、それゆえ大した結果をもたらすこともない。だが、公然と非難が行われると、状況は全く異なる様相を呈するようになる。非難の真偽が決められるようになり、その結果、過ちを犯した人に対してであろうが、いわれのない非難を行った人に対してであろうが、制裁が加えられる過程が開始されるのである。中絶は公式的には非難されているが、非公式的には容認されると言われるときにも、同じ種類の過程が関わっている。中絶が容認されるのは、中絶が、公共空間からではうかがい知ることのできない文脈、すなわち女性の世界の中で行われるからだけではない。何がそこで行われているのかを知るために必要となる努力が、何一つ行われないからだけでもない。ある意味ではそのことを非常によく知っているにもかかわらず、自分には関わりがないと振る舞ったり、あるいはこう言って良ければ、目をつぶったり、それを知らないかのように振る舞うことができるからである。

表象の貧しさ

これまで我々は、一つの問題系を確立するのにとりわけ適当であるように思われる、中絶に関する一般的な特徴を簡潔に示してきた。我々は、四つ目の特性の存在を提示することによって、この作業を終えたいと思う。この四つ目の特性は、我々の考えでは、確実ではないとしても、かなりの確率で存在するように思われるものであるが、それを正式な形で例証することは不可能であるか、できるとしてもそれは非常に困難である――このことは我々の立場を悪くしてしまうに違いない。すなわち、我々が提案したい仮説とは、中絶は多くの場合十分に表象されてこなかったというものである（さらに、おそらくこのことは、中絶が「文化の中で中心的な位置を占める場所などどこにも存在しない」と主張する際にG・ドゥヴルーが意味していたことである）。このような特性を証明することは難しい。なぜなら、これを証明するためには、一方で、中絶に関して知られている全ての表象を記した一種の一覧表に依拠することができることが前提とされるからであり、他方で、様々な種類の実践には、表象のいわば「正常な」レベルが存在するという考えに操作的な意味を与えることできるということが前提とされるからである。しかしながら、この事例において表象が不足しているという印象、もしくは、中絶と中絶された胎児をある象徴的な位相で書き写すことに対して集合的なためらいが存在するという印象を遠ざけることは難しい。

　実際、中絶も中絶された胎児も、事物やイメージで頻繁に形象されるということはなかったように思われる。それは、未開社会や伝統社会にも、古代文明や西洋絵画にも言えることである（しかしながら、日本には、河童という、殺された新生児と／もしくは胎児を連想させる怪物の表象と、こけしという、中絶された子どもを表象し、それに対して奉納が行われることもある人形が存在する）[22]。中絶とはおそらく、示すことは困難だが、語ることであればより容易に行うことができる実践なのである。しかし、中絶は、（少なくとも最近までは）物語においても不在であったか、たとえ存在するとしても婉曲的にしか表現されていないように思われる。神話やおとぎ話、少なくとも自然主義小説以前の文学作品の中で、中絶が直接言及されている箇所を見つけることは難しい。自然主義小説には、中絶が批判的な調子で（しかも、時々嬰児殺しと多かれ少なかれ混同される形で）書かれているシーンを、数はそこまで多くないが見つけられる。このようなテクストが現れたのは、中絶が十九世紀に禁止され、その結果法律に書き込まれることによって、中絶の実践が、「社会の害悪」として医療や法律の中ではっきりと姿を見せるようになったあとのことである。中絶の実践は、衛生学者から着想を得たある主題系に従って、庶民階級の間で見られるアルコール中毒や売春と結びついた「社会の害悪」として考えられていたのである（この点については第三章で検討する）。しかし、文学作品や映画作品の中で中絶が直接表象されるようになったのは、とりわけここ三〇年のことである。それでも、この最後のケースにおいてでさえ、大半の場合、中絶を物語や映像で表現することには、政治的もしくは道徳的な正当化を伴う。この種の正当化によって、物語や映像による中絶の表現は、既存の秩序の批判の中に組み込まれることになる。だが、中絶がそのままの姿で、すなわち自明性という様式で、物語や映像によって表現されることは滅多にない。中絶は、頻繁に実践されてはいるものの（フランスではおそらく、避妊法が発達する少し前まで、二回の出産に一回の割合で中絶が行われていた。今日では、統計調査が行われる時期や様式によって異なるが、三回もしくは四回の出産に一回の割合で中絶が行われている――第四章を参照のこと）、日常的な実践として扱われているわけでは決してない。

医療を主題とするテクストを除いて、哲学の著作の中で中絶が言及されることは滅多になく、とりわけ古典哲学によって中絶は完全に無視されていた点も指摘することができる。中絶の可能性は、たとえば（社会学が成立してすぐにこの学問のひいきの対象にもなった）自殺と異なり、西洋哲学が人間の条件について発展させてきた諸概念になんら影響を与えることはなかったように思われる。確かに、宗教や法律、医学といった分野で標準的なものとなっている西洋のテクストの中に――とりわけ何人かの教父の間で――、中絶への言及は存在する（第三章でいくつかの事例が示されるだろう）。だが、それでも中絶が言及されることは比較的まれなことであり、その言及が展開されることはほとんどなく、おそらくごく限られた人びとの間でしか言及されてこなかったのである。

最後に、中絶が何らかの形態の儀礼主義や象徴主義と結びついている場所は、どこにも存在しないように思われる。中絶された胎児は、焼却という形だろうが水没という形だろうが、不作法に葬り去られるのであり、胎児の殺害に特定の振る舞いやことばが伴うことはない。しかしながら、多くの社会で（おそらく実質的には全ての社会で）、中絶された胎児は霊へと姿を変えるという信仰が存在するように思われる。しかも、いくつかのケースでは、中絶された胎児は特に、（とりわけホピ族に見られるように）危害を加える危険な霊へと姿を変え、なんらかの祈りを唱えることによってそれから身を守る必要があると信じられている。[23]

中絶がかなりの程度表象の領域から遠ざけられているという事実を、我々がすでに言及した二つの特性と関係づけることができる。一つは、中絶が、諸々の女性的実践から成る非公式的な世界と結びついているという特性。もう一つは、中絶が、一般的に激しい非難の対象となるものであり、それゆえ、（公式的には）侵犯的なものと見なすことのできる実践であるという特性である。しかしながら、これらの論証では不十分なように思われる。我々は、全くもって女性的でありながら多くの表象の対象となる実践（たとえば同性愛的な実践）の事例を挙げることができる。さらには、たとえば近親相姦や家族間殺人、嬰児殺しのように、はっきりと侵犯しているが、まさにそうであるがゆえに神話や物語、イメージなどでしばしば形象化される実践の事例も挙げることができる。先に引用したミュリエル・ジョリヴェの論文によれば、嬰児殺しは、日本でそれが非常に広く実践されていた江戸時代から明治時代にかけて、仏教寺院の壁にしばしば形象化されていたという。[24]

このように中絶が十分に表象されないことは、おそらく、次のようなより一般的な事実の次元と結びつけられなければならない。それは、現在生きている人間存在だけでなく、場合によっては死者、動植物、超自然的存在、さらには来たるべき存在などのいる社会関係の場に、胎児が最近まではほとんど登場しなかったという事実である（この点については第五章で再び取り上げられる）。確かに、未開と言われる多くの社会で、程度の差はあれ、避妊や妊娠、生殖に関する諸々の考えが展開されてきた。[25] 同様に、西洋社会でも古代文明以来、主として医師によって（自然哲学や神学と反響しながら）、生殖とそれゆえ胎児に関する様々な考えが展開されてきた。[26] しかし、これらの考えは、比較的限定された知の領域の中に依然として閉じ込められたままであり、胎児が社会の中に真に存在できるようにしているわけではない。社会的に見て、すなわち、日常生活者や制度にとって重要なのは、一方の妊婦と他方の乳幼児なのであって、胎児は、最近まで、特定のアイデンティティを備え、それ自体で価値のある存在として認められてこなかった。このことをとりわけ立証しているのが、胎児に関する表象が貧しいことや、胎児に関する法的資料が少ないこと、あるいはまた、自然流産や先ほど見た誘発流産が起きて、胎児が生者の世界を出て死者の世界へと向かっても、それに伴って儀礼がほとんど行われないことである。実際、とりわけ十八世紀後半から増大した医者や助産婦の教育を目的とした人形や画像[27]を別にすれば、胎児は、奇妙なことに、視覚的な表象においても（聖母の胎内にいる胎児としてキリストを表象する宗教的図像は、極めてまれである）、[28] 詩や文学、神話、言説一般においても、ほとんど存在しない。同様に、胎児は、相続に関する厄介な問題の解決を目的とするローマ法の中には明記されているけれども、[29] 法律や宗教にはほとんど存在しない。すなわち、胎児は、都市国家や政治、より一般的には、社会秩序に重ねられ、社会秩序それ自体を構築する象徴的体系には、存在しないも同然なのである。予定日よりも前に子宮から出てしまい、生き残ることのなかった胎児は、名前を受け取ることもなければ、いかなる葬儀の対象ともならない。ところで、葬儀の対象となるということは、人間社会に属していることを示す非常に重要なしるしの一つである（先史学者は、この種の儀礼の有無を、人間化の過程において決定的な役割を果たす基準と見なしている）[30]。胎児が「死ぬ」と言われることはほとんどない。それではまるで、生まれていなければならないかのようである。死ぬことができるためには、生きて生まれなければならないのである。このような不在は、西洋哲学の歴史においてはやはり注目すべきことである。西洋哲学は、フィシス[31]としての自然に関するギリシャの著作と、それが自然哲学に与えた影響を除いて、このような状態の人間存在〔＝胎児〕を考慮に入れることはほとんどなかった。このことはとりわけ古典哲学に当てはまる。古典哲学は、政治的なそれを含む[32]人間性の存在論を構築するために、可死性の地平に絶えず関心を寄せてきたが、ごく少数の例外は別にして、古典哲学は、胎児だけでなく、より一般的には、他ならぬ出生の問題[33]も無視してきたのである。この点は、P・リクールが記憶と歴史との関係に関する著作の中で指摘している[34]。

中絶が社会学に提起する諸問題

これまで指摘してきたいくつかの内容は、細分化されたものではあるけれども、ある点を示唆している。それは、中絶のもついくつかの特性が、この対象に、規範社会学にとって非常に興味深くもあり厄介な性格を付与することになるかもしれないという点である。我々はとりわけ、これからこの著作で明らかにしようとする次の二つの問題を強調しておきたい。一つ目の問題は、中絶の正統性と、中絶が禁止と許可との対立との関係で占める位置に関わるものである。実際、中絶は、侵犯的なものの領域に属するものと受け入れ可能なものの領域に属するものとの間で宙吊りにされており、これら二つの正反対の立場の間で揺れ動くことを余儀なくされているように思われる。中絶は、原則的には多くの人から批判されるが、実際にはしばしば容認される。それはあたかも、中絶という行為の妥当性の問題が一般的な観点から提起されるとその正統性を認めることは難しいが、いくつかの状況では中絶を許すこと、とりわけ、この可能性について目をつぶり、無視することは常に可能であるかのように行われる。

二つ目の問題は、今言及したばかりの問題と無関係ではないように思われる。それは、中絶の一般性とその可視性との関係に関わっている。おそらく中絶の可能性は普遍的に知られており、中絶の実践もおそらくよく見かけられるものである（その度合いは社会や歴史の時期によって異なるだろうが）。それでもなお、中絶は、大半の場合暗闇の中にとどまり続けている。そのうえ、受け入れ可能なものと禁止されるものとの緊張がそこまで激しいものとならずに、この実践が曖昧な位置にとどまり続けることができるのは、おそらく、まさにそれが暗闇の中に置かれているからなのである。可能性としての中絶は、語ることが避けられている。実践としての中絶に関しては、大半の場合隠されている。だが、その隠され方は、次の二つの間を揺れ動く。一つは、厳密な意味での秘密＝非合法性（clandestinité）（これはとりわけ、およそ十九世紀半ばから二〇世紀後半までの時期に該当する。この時期、西洋諸国では中絶が非合法なものとなり、処罰化された）。もう一つは、中絶について何も知りたくない人びとに、何事もなかったかのように振る舞うことを可能にするような、目立たない実践である（十九世紀までの西洋がそうであった）。まさにこのような目立たなさこそが、中絶の研究を難しくしている。それは、中絶に関する人類学や歴史学の情報源が少なく、欠落しているからだけではない。中絶が合法化されている現代社会においても、中絶を経験した人びとが、匿名性を保証する「社会学者」に対してでさえ、それについて語ることにためらいを頻繁に見せるからである。だが、何にもまして、より一層興味を引くのは、中絶がほとんど表象されないことである。この特徴は、中絶を、正統な実践とも、（近親相姦や殺人、窃盗などのような）明確に非正統的で侵犯的な実践とも対立させる。正統な実践であれば、称賛の精神から、見本を示すことを目的として、像や物語が頻繁につくられる。非正統な実践も像や物語が頻繁につくられるが、それは批判の精神から行われるものであり、人びとにそのような行為を思いとどまらせることを目的としている。[35] あるいは、――これら二つは結びつくこともある――それらがもつ見世物的な性格ゆえに、「崇高さ」や「カタルシス」の論理と似た論理に則って、像や物語が頻繁につくられる。[36]

目を開くことと目をつぶること

中絶は、規範性の次元に対して曖昧でかつ不安定な位置を占めており、表象の領域から遠ざけられている。このことが提起する諸々の問題は、次のようなより一般的な問いへと到達する。それは、明白なものと覆い隠されているものとの緊張、明確なものと暗黙のものとの緊張、簡単に直視できるものと目をつぶる方が容易に思えるものとの緊張に対して、社会学はいかなる役割を認めるべきなのかという問い、また、「自己欺瞞」や「幻想」、さらには「無意識」といった概念に対して、社会学はいかなる地位を与えるべきなのかという問いである。周知のように、これらの概念は問題を引き起こす。なぜなら、これらの概念が用いられると、ある乗り越え不可能な非対称性の存在がしばしばほのめかされるように思われるからである。それは、〔一方の〕だまされている社会的行為主体と、〔他方の〕ただ一人幻想と関係を断ち、隠れた現実を暴くことのできる、全知の観察者の立場にいる社会学者との非対称性である。この種の認識論的立場の主要な欠点は、一方で、行為者の行動と盲目とを同時に説明することのできる、(「利害関心」や「力関係」のような)基底的な一般的同等性の探求へと至ることであり、他方で、人びとが判断を形成したり批判を行う能力に対して、研究者がほとんど注意を払わなくなることである。そこから、正反対の方法論的要求が生じる。すなわち、人びとが述べていることのできるだけ近くにとどまり、人びとが行う正当化や批判、より一般的には、人びとが引き合いに出す道徳的要求を真剣に受け取るという方法論的要求である。[37]

しかしながら、だまされている行為主体対啓蒙されている分析者という極端な区別がつけられてしまうと、全く必要のない制限が加えられることになる。人びとが公然と強調するものと、人びとが目をつぶるものとの間には、おぼろげで曖昧な一致――もしくは、こう言って良ければ、ずれ――が存在する。行為者が記述し、報告する内容を理解することによって、このような一致が存在することを明らかにすることができる。さらに、行為者は大半の場合、この存在に気づいている。たとえ、見たり強調したりしない方が良いとされているものが、行為者の行う報告の中では残余的な性格をもつとしてもである。より正確に言えば、公的な知という地位をもつものの提示が、(とりわけ、統計データのような一般性をもつ形態の中に組み込まれているデータに依拠することができるがゆえに)体系的で一般的な形態を容易に取りうるのに対して、目を開かない方が良いものは、付随的で偶然的、二次的で状況依存的なものという様式、すなわち、逸話という様式で見るべきものとして与えられる。

これら二つの知識の様式の間で主張はどのように配置されるのだろうか。我々は次のような考えを提示することにしたい。それは、主張の配置は、理想主義的で、道徳的理念を指向するものであると同時に、著しく現実主義的であるということ、すなわち、行為への関わり方によって変化するという考えである。目をつぶる方が良いものとは、何よりもまず、賛同を得られない、もしくは少なくとも善と判断されることはないが、変えることができないもの、より正確に言えば、それを変えようとする努力が善よりも悪を生み出してしまうような予感をもたらすものである。したがって、公式的なものと非公式的なもののずれ、口にするのが良いものと口を閉ざす方が良いものとのずれが生じるとすれば、それはおそらく、情報（全く見たくないために、顔を背けているものが何なのかを本当に知らずに終わることもありうるけれども）や知識、意識の差が原因であるというよりも、特定の形態の善を理想化したり、様々な種類の悪を暗黙のうちに序列化したりすることが原因なのであろう。この種の序列化は、最小悪の論理を選択するよう人びとを導く。このことはとりわけ、矛盾を内包しているあらゆる状況に当てはまる。だが、もしも矛盾が明らかにされれば、人びとは、次の二つのどちらか一方の道を歩むことになるだろう。一つは、何らかの理由で（支配の効果を高めてしまうような理由も含む）所属している社会秩序（欠点が存在するにもかかわらず、「避けられない」ものと考えられている社会秩序）を再考し、多かれ少なかれ根本的に変えようとする道（だが、このことは、大半の場合、不可能なことと思われていたり、解消したい悪よりも害をもたらすと思われている）。もう一つは、一人では何もできない自分や、両義的な欲望をもつ自分に直面するという道である。

この視角から見ると、たとえ研究者に有利に働くような非対称性が存在するとしても、それは主として、研究者が、――プロとして、行為者個々人よりも多くの資源やとりわけ情報を自由に使うことができるという事実に加えて――研究室という特権的な空間を拠り所にすることができるからであろう。この空間は研究者に、――何が善で何が悪であるかをそこまで気にかけることなく――価値への準拠を括弧に入れたり、活動の場から撤退することがあたかもできるかのように思考し、行動する機会を与える。研究者は、非常に特殊で、おそらく現代的な形態のリベラルな社会に特有の職業的位置を占めている。このことを理由にして、研究者は、実践の切迫性から解放される権利、すなわち、活動に直接関与している他の行為者から見れば当然のことながら無責任と判断されるようなやり方で思考する権利をもっているというフィクションを、正統なものとして認めさせることができる。そうである限りにおいて、研究者――この場合「社会学者」――は、公式的なものと非公式的なものを同一の平面の上に置き、それらを突き合わせ、さらには、矛盾を生じさせるというプロジェクトを、己に課すことができるのである。自分が生じさせるこの矛盾に対して、研究者は、何一つ解決策をもち合わせていないが、彼らは、――魔術について語ったジャンヌ・ファヴレ＝サーダの表現を使えば[38]――あたかも自分はそれに巻き込まれていないかのように、矛盾を操作する。とはいえ、このような撤退が可能となるのは、おそらく、次のような文脈や時期、問題に限られるという点を指摘しておく必要がある。それは、解決策を見つけなければならないという要求がそこまで深刻で急を要する形で生じていない、もしくは、そのような要求が激しい紛争を引き起こしていない、より一般的には、これらの問題が絶対に乗り越えられないものとして提示されていないような状況に限られるという点である。それゆえ、イアン・ハッキングが脱構築主義的な企てに関して行った指摘を、公式的なものと非公式的なものとの間に緊張が生じることによって、もしくは、矛盾が明るみに出ることによって生じる問題に移し変えることができる。すなわち、ある信仰のもつ力が弱まり始めるか、あるいはある実践を変える可能性が現れるときにこそ、そのような信仰や実践を脱構築しようとする研究者が多く現れるのである[39]。

ここからは、次のような考えを導きの糸にしていきたい。それは、たった今明らかにした中絶の二つの特性——規範性に対して曖昧であることと、表象の外部に投げ出されていること——が理解可能なものとなるためには、これら二つの特性は、生むこと（*engendrement*）が有しているより一般的な緊張と関係づけられなければならないという考えである。生むこととは、すでにそこで生きている人びとが住まい、死者の思い出が取りついている世界の中に位置を占めるようになる新たな人間存在をつくることである。以下が我々の仮説である。生むことが有する緊張は、生殖や妊娠、誕生の日常的様態においては和らげられている。だが、中絶という状況になると、この緊張ははっきりと顕現し、矛盾という形を取る。矛盾はそのとき、疑う余地のないものとなり、したがって容認することがより困難なものとなる。

したがって、我々は、次の段落から、生むことというより一般的な問題に関心を向けるために、中絶の問題を暫定的に脇に置いておきたいと思う。まず最初に、社会科学がこの問題を検討する際に通常用いている様々な方法について指摘しておきたい。このことによって、しばしば無視されているか過小評価されている、生むことのある次元が前面に置かれることになるだろう。その次元とは、個別化の対象となりうる存在をつくり出すという要求である。それから、次章で我々は生むことの文法的アプローチを提出したいと思う。その目的は、生むことに宿る緊張をモデル化すると同時に、社会学にとって興味深い中絶の諸次元をよりよく理解することにある。

私見では、社会科学は（この点では哲学も同様に）、人間存在の創造に対して相応の注意を与えてこなかった。このように忘れられてきたのは、おそらく、哲学者が、社会科学の創設者たちと同じように、つい最近までほとんど男性ばかりであったからだろう。だが、社会科学、とりわけ社会学の場合、これらの学問が自律（関連する因果関係は内的なものでなければならない――たとえば、「社会的なものによって社会的なものを説明」しなければならない）と一般性（これらの学問が応用される偶然的状況から解放された法則を定式化することが理想とされる）という二重の要求に応えることで「科学」として構築される際に、二つの分類上の対立が果たした役割も考慮に入れなければならない。生むことの場合、そのような分類上の対立は、一方で「生物学的なもの」に属するものと「社会的なもの」に属するものとを区別する方向へと、他方で「個人的なもの」と「集合的なもの」との対立を強調する方向へと〔人びとを〕導いた。

二つの学問が、人間存在の「生産（production）」現場、より正確に言えば、一般的に用いられている用語で言うと、人間存在の「生殖（reproduction）」現場を分かち合った。一方の人口統計学は、本質的に生物学的なものと見なされる諸々の現象を検討し、それが社会に与える影響を、数学的方法を用いて研究しようとする。他方の社会学は、よりはっきりと生物学に対して己の自律を示すことに腐心する。そうすることで、社会学は、生物の論理（biologie）に従って生まれる新生児を社会がどう扱うのか、すなわち、新生児がどのように「社会化」されるのかを、自らの研究対象とする。

人口統計学の発展は、統計学や経済学、公衆衛生学の発展と結びついているが、より一般的には、十八世紀から国家が、ある領土の中にいる人口の生物学的管理が提起する問題を考慮に入れるようになったことと結びついている。このような発展の過程を経て、人口統計学は、人間の集合体にも動物の集合体にも適用可能な包括的概念、たとえば出生率や死亡率、人口といった概念を備えるようになった。[40] 国家がそれ以降対処しなければならなくなった包括的管理や未来の予想という問題に貢献するという関心から、人口統計学は、生むことの問題に統制という点から取り組んだ。そこで立てられたのは、量という点にせよ（人口の衰退、人口過剰、世代交代など）、質という点にせよ（退化、淘汰、遺伝など）、最適な人口を獲得するという目標であった。

このような観点は、中絶に関するごくわずかな研究にも見出される。実際、現代の社会科学の中で、伝統社会における中絶の実践に関心を払っていたのは、主として人口統計学者――とりわけ歴史人口統計学の専門家――である（大半の場合、避妊に関する研究の延長で行われた）。これらの研究は量的な結果を目指して行われるが、上で述べた理由（情報源の希少性など）から達成するのが非常に困難で、疑わしいものが多い。この枠組みにおいて主として提起されたのは、十八世紀以前の伝統社会において、人口の量はどのように統制されていたのかという問題であった。中絶を説明するために引き合いに出された説明原理は、機能主義的な性質のものである。それによれば、中絶とは（避妊、結婚年齢の遅れなどともに）、社会が人口のボリュームと――いくつかの研究によれば――質を統制するために用いた、いくつかの実践の一つと説明される。

このような機能主義的説明を全面的に棄却するということはしないが、我々の考えによれば、このような説明は、中絶がもたらす副次的な利益しか見ておらず、その本質的な部分には触れていない（結婚の例を再び取り上げると、結婚年齢は人口ボリュームを調整するために操作されることがあるという事実は、結婚という制度それ自体については何も語っていない）。他方で、次の点も指摘しておかなければならない。人口統計学的な意味での人口という概念は最近のものであり、とりわけ十七世紀以降、医療や公衆衛生に対する関心（M・フーコーが「生政治」という用語で示しているもの）が、西洋国家の行政的・政治的枠組みの中に漸進的に入ってきたことと結びついている。したがって、ある社会の人口全体のボリュームを統制しようとする意志によって中絶を説明することは、少なくとも古代社会や人類学が研究する社会について語るときには、一つの時代錯誤を生み出してしまう。「科学の」正統性を後ろ盾にしている近代国家を除けば、高みから見下ろす支配者の位置に身を置きながら、空間的にも時間的にも広大な規模で、ある同一の権威の下に置かれている人間の数を統制するというプロジェクトを支えることのできた歴史的行為者など存在しない（人口ボリュームを調整するには、数十年にも及ぶ測定を実施することが前提となる）。人間の質の統制であれば、なおさらである。

社会学に関しては、社会化を好んで対象とすることによって、社会や集団がどのようにして「再生産」されるのかについて、とりわけ関心を払ってきた。こういった視点から、社会学は、教育、とりわけ学校教育の対象としての子どもを特に重視してきた。そうすることで、社会学は、少なくとも暗黙のうちに、次のような分割を認めていた。それは、一方で、主として生物学と医学の研究対象となる、肉の存在としての子どもをつくることと、他方で、生まれたあと社会によって担われる対象としての子ども、すなわち、ある集団の未来の成員もしくは未来の市民であり、それゆえ社会学の研究対象となる子どもを教育することとの分割である。このような観点は——自然と文化の分離に関する狭い考え方から影響を受けたものだが——、たとえば、幼年期の子どもたちの間で繰り広げられる相互作用に関して比較的最近行われた社会学の研究事例の中に認められる。この研究は、社会学の中に適切な道具を見つけられないため、動物行動学から概念枠組みと方法を借りていた。

大まかに言えば、社会人類学——すなわち、公的生活と家族生活が近代国家ほどには厳格に分離していなかったいわゆる「伝統」社会に焦点を当てる学問——と、とりわけ——精神分析に由来する諸々の問題関心を組み入れた——文化人類学のいくつかの潮流からの影響を受ける形で、社会学は、家族による初期教育を通じた子どもの社会化に興味を寄せるようになった[41]。だが、後者のケースにおいても、すでに構築されている集団の再生産に関わる限りでの社会化という問題系が支配的だった。それゆえ、社会学の仕事は、集団がどのようにして、社会的に無定形で多様な能力をもつものとして扱われるこの素材、すなわち生まれたばかりの子どもを捕まえて、ある特殊な形態を付与するのかを、(言語的社会化のモデルから着想を得ながら)示すことにあった。この形態は、個人の違いが存在するにもかかわらず、ある同一の集団の成員全員に見出されるものとされ、彼らは、ある同一の文化に所属しているがゆえに、類似した「社会的アイデンティティ」をもつとされる。したがって、社会学の関心を引くものとは、何よりもまず、人間存在が(民族的、社会的などの)諸々のカテゴリーに属し、諸々のクラスに結びつけられる――人間存在がこの操作をおとなしく受けるにせよ、あるいは反省性を働かせて、自分に関わる分類、または、自分と一定の関係を取り結んでいる人びとに関わる分類を操作しようとするにせよ(ピエール・ブルデューが「分類闘争」と呼ぶもの)――という事実なのである。

個別的アイデンティティの確立

これら二つのアプローチは、――人口統計学的なものにせよ、社会学的なものにせよ――それぞれ固有の領域をもっている。戦争や経済競争への国家の関与が検討されるときに、人間の数や質が重要な変数となるのは間違いない(人間の数や質は、今日ではもはや生物学的な観点からは検討されず、教育の結果として生じる適性や能力――「人的資本」――という観点から検討される)。人間種に属する諸々の存在が教育の対象となり、ある特定の形態が付与されるということ。この点と不可分なことだが、こうして「社会化」されると、それらは分類の対象となるということ。同様に、他所に移動したり亡くなったりすることによって、クラスを満たす諸個人が変化するにもかかわらず、当のクラスは永続するということ——それまで集団や制度を占めていた者たちが空けておいた場所を、新たに到着した者が占めることになる。こういった事実が社会学の中心を占める基本的な現象であることは明らかである。

実際、社会に住まう人間存在は、カテゴリーやクラスと呼ばれるあらゆる種類に従って分類されることが可能でなければならない。分類不可能な存在とは、非社会的な存在なのである。クラスは、（明示的なものにせよ、暗示的なものにせよ）一つの同等性原理に依拠している。この原理によって、何らかの観点においてある個人は別の個人と同等であると言うことが可能となる。したがって、クラスは、二つの水準をもつ形而上学に依拠している。一方の水準は諸々の経験的な標本から成り立っており、もう一方の水準は、それらの標本を関連づける際に参照される一つのもしくは複数の基準から成り立っている。クラスは、それが諸々の特性もしくはそれらの結み合わせを土台としている限りにおいて（もしくは、E・ロッシュのモデルにおけるように[42]、クラスが典型事例の周りに集中する限りにおいて）、様々な個人が同時にあるいは連続して占めることのできる地位を定義する。したがって、このようなクラスは、それを構成する諸個人から相対的に独立しているのである。ここでいう相対的とは、クラスが諸個人と混同されることはないが（もしそうなれば、諸個人はクラスに属することができなくなってしまうだろう）、——言ってみればクラスを定義する序列原理が例証されるように——クラスを満たす成員が一人もいなくなれば、クラスが長期間にわたって存在することはないということを意味する。生きた手本を一つも提供することのできないクラスやカテゴリーは、すぐに廃れてしまうだろう。したがって、人びとは、自らが例証し表象することによって再生産するクラスに属することによって、社会的に構築されるのである。最後に、カテゴリーやクラスは、それらが制度的次元をもつようになると、その存在がいっそうはっきりと示されることになる。制度的次元をもつとは、つまり、物や記号、コード、法律などに根を張ることによって具体化され、（人びとがカテゴリーやクラスに与える承認とは独立した）客観的な性格を備えるようになるという意味である。したがって、個人が死んでも世代から世代へと時間を超えて維持されるもの、これこそがクラスなのであり、クラスが「再生産」されるか（どうか）は、それが用意する場所を新たな個人が占めるようになるか（どうか）で決まってくるのである。

個別性の社会的製造

しかし、これら二つの視角――種の成員として扱われる人間と、集団に所属し、分類の対象となると見なされる人間――だけでは不十分である。これらの視角が脇に置いている別の視角が存在する。それは、人間をその個別性から検討するものである。個別性に言及することは、社会科学では評判が悪い。なぜなら、個別性は頻繁に、そしてしばしば素朴に、社会科学にまさに反するものとして用いられてきたからであり、また、個別性の妥当性に疑いの目を向け、その「非人間的な」性格を告発するために用いられてきたからである。このことは明らかに、個別性というテーマに対する社会学者の敵意を補強するだけであった。社会学者は、このテーマを、非合理的で精神主義的、あるいはまたエリート主義的で「ブルジョワ的な」[43]偏見で汚れたものと見なしていたのである。

そうすることで、社会科学、とりわけ社会学は、もしそうでなければ何よりも興味を抱いていたかもしれないある過程を見逃してしまった。この過程が興味の対象となるのは、それがこれらの学問を支えている原理に反するからではなく、その反対に、これらの学問を深める機会となりうるからである。[44] 実際、個別化されるということは、社会に住まう人間存在のもつ非常に一般的な――もしかしたら最も一般的な――特色の一つである。これらの存在のいる社会的文脈がどのようなものであれ、自分の名前を一つも（もしくは複数）もたない者は存在しない。（たとえば社会的ヒエラルキーの中の）ある同じ地位を連続して占める者が、固有の存在として同定されず、他の存在と区別されず、ほとんど比較されないような社会も存在しない。実際、比較は、同等性をもつ一つの慣行（convention）が存在することを前提とする。もしそれがなければ、あらゆる分類〔学〕は破綻してしまうだろう。だが、同等化が行われ、諸々の人間存在がある観点の下で関連づけられるためには、これらの存在は、固定的に（de façon rigide）同定されなければならない。つまり、人間存在を検討する際の観点がどのようなものであれ、もしくは、『正当化の理論』から借りてきた定式化を用いれば、人間存在が規定され、判断される場である世界がどのようなものであれ、人間存在は同定されなければならないのである。

社会の中で生きる人間存在は、必然的に、様々な分類〔学〕の中に登録される。それゆえ、これもまた必然的に、社会の中で生きる人間存在は、個別的な個人として同定されることが可能でなければならない。このとき、人間存在は、自分をかけがえのない一人の成員として構成する全体との関連で規定される。したがって、自分の同類たちの住まう社会の中に位置を占めるためには、ある種（人間種）の標本となるだけでは十分ではないし、――諸々の特性の一つを考慮に入れることによって人間存在をそのつど捉える――様々なカテゴリーの成員になる（叔父である、何らかの下位集団に属している、あるいは、我々の社会においては、何らかの職業や社会階級に属している、など）だけでも十分ではない。人間存在はまた、それぞれ一つの個別的な存在とならなければならない。すなわち、他のどのような存在も置き換わることができず、自分と全く同じだと主張することができない、唯一の存在とならなければならないのである。もちろん、あるクラスに属する限りにおいて、個人は、そのクラスの成員なら誰にでも開かれている職業や役割、あるいは地位という点で、同一のクラスに属する他の個人の代わりとなることができる。だが、彼もしくは彼女はその取り替え可能な個人と同一人物ではなく、両者の違いは乗り越え不可能であるということは自明なことと見なされているだろう（また、大半の場合、ある個人はその人が占めている役割を他の人よりも多かれ少なかれ首尾よく果たすことができると考えられているだろうし、いずれにせよ、個人が役割を占めるときには必ずその人に固有の印象をその役割に与えてしまうと考えられているだろう）。この意味で、各人はその資格において取り替え不可能であると——倫理的ではなく実証的な意味合いで——言うことができる。たとえ、様々な個別的個人が様々な社会過程を経ることによって、同一のもしくは類似したものと定義される単数もしくは複数の位置を同時にもしくは連続して占めることができるようになっており、それによって制度とクラスの恒常性が確保されているとしてもである。

個別的なものとして人間存在を同定することは、普遍的な性格をもつ現象であるにもかかわらず、社会科学によってかなりの程度無視されてきた[45]。それは、個別化が、とりわけ西洋近代社会で発達した別の過程、すなわち個体化（individuation）と混同されていたからである。確かに、どの程度人間存在が個人として——つまり、主観的権利を保持する自律的な存在として——優先的に見なされるのか、それとも反対に、どの程度人間が、法や義務、運命を共有している集合体に属するものとして見なされるのかは、社会によって異なる。だがそれでも、（たとえば、単なる「物」としてそこに現れるのは除いて）自分のいる世界に全面的に帰属し、その個別的な性格が明示的にも暗示的にも承認されていないと言うことができるような人間存在は、「全体主義的（holistes）」と見なされる社会においてでさえ存在しない。したがって、人間存在が個別化過程の対象とならない社会は存在しないと主張することは難しくない。この過程を通じて、人間存在は、彼もしくは彼女を固有な存在として指し示す単数もしくは複数の名前と、一定の形で秩序立てられている集合（たいていの場合親族体系）における唯一の位置が割り当てられるのである。

ところで、この人間存在の個別化は、社会的なものの外側で行われる過程でもなければ、社会的なものに抗する形で行われる過程でもない（社会的なものの圧力に抵抗することのできる「真正な」主体の性質として個別性を捉え、それを、すでにそこにある社会的なものに受動的に隷属しているものを特徴づける「順応主義」と対比させる場合がそうであり、これはしばしば、社会科学に批判的まなざしを向ける人びとによって行われる）。反対に、個別化は、社会生活のるつぼの中で生じる一つの操作である。したがって、アイデンティティの問題について言えば、社会学は、「社会的アイデンティティ」の形成過程を記述することだけにとどめるべきではない。社会的アイデンティティとは、同一の生活様式を共有し、同一の集団や階級に所属しているがゆえに、異なる諸個人が何か本質的なものを共有していると認め合う際に依拠する様相として理解される。集団や階級のもつ関与的な分類〔学〕的特徴は、諸々の象徴に組み入れられる。諸個人は、これらの象徴と自分自身を「一体化」(s'identifier) させる場合もある。確かに、このような様相は完全に実在する。だが、社会学はまた、個人的アイデンティティの問題にも取り組み、それぞれの人間存在が、他の人間存在と持続的に混同されることのなく、固有な存在として同定される過程も対象としなければならない。

生むという行為、すなわち、新たな人間存在が社会的世界に到来することに責任を負う行為を対象とすることによってこそ、個別化の過程に接近するための道を見つけることができると我々は考えている。このことは、社会学の仕事は社会化や初期教育の研究とともに始まるという考えを放棄することを前提とする。この考えにおいて、新生児はあたかも、もっぱら社会によって社会化されるものとして生物学〔生物の論理〕が社会にもたらす、社会的に無定形な存在であるかのように扱われる[46]。だが、このようなアプローチは放棄される必要がある。というのも、我々の考えでは、人間存在の個別化は、確かに社会化の様々な瞬間で続けられるであろうが、それが始まるのは、受胎から妊娠と誕生を経て、ある社会集団への統合へと至る、連続する過程においてだからである。このような妊娠期間は、（つい最近まで社会学による研究の蓄積が比較的少なかったけれども）特に重要な段階なのである。

このような道へと進むことを可能にする要素を見つけるためには、別の学問に助けを求めなければならない。それは社会人類学である。実際、人類学者は、一方で、我々の社会とは異なる社会で、生むことがどのように実践され、生殖行為に関する考えがどのように展開されてきたのかに多くの注意を払ってきた。他方で、人類学者は、子どもの社会化様式を非常に入念に記述してきた（これら二つの発展を促したのは、人類学と女性研究との出会いである。この出会いによって、子どもを政治社会の潜在的な成員と見なす男性固有の視点を乗り越えることが可能となった[47]）。最後に、人類学者は、人間存在が個別化される社会過程に多くの注意を払ってきた。人類学においても、社会学と同様に、個別性の問題は真正面から取り組まれたわけではなかった。だが、人類学は、固有内在的に結びついており、この学問の歴史において非常に重要な役割を果たした他の二つの問題を媒介にして、自らの進むべき道を示した。それは、親族の問題と、社会によって異なる規則に従いながら割り当てられる固有名の問題である。これら二つの種類の問題を通じて、個別性は、分類過程への関心から間接的に考慮に入れられるようになったのである。

中絶の問題との関連で、社会人類学の文献は我々の対象に関心を示していた。そこでは、人口のポリュームとその統制という量的問題だけなく、象徴的なものの広大な次元、とりわけ、諸々の象徴関係から成る一つの体系としての親族に関連する問題も強調されていた（ただし、すでに見たように、この学問は、少なくとも理論的観点からこの問題に直接取り組むということは滅多になかった）。〔一方の〕人間種の生殖という問題系と、〔他方の〕新たな人間存在がどのように創造され、それが先在する集合体にどのように組み入れられるのかという問題を中心とする問題系との間のずれに真正面から取り組むためには、このような〔強調点の〕移動が必要となる。

我々はここで、親族関係に関する研究と、類別的名称と固有名との関係に関する研究を起点にして、人類学が個別性の問題にどのように取り組んできたのかを示す二つの事例を提示したいと思う。

個別性と親族

親族という広大な次元は、分析上区別することのできる二組の事実が結びつく地点に存在する。一つ目は、人間存在の生殖（reproduction）と、その結果としての人間社会の再生産（reproduction）に関わるものである。二つ目は、親族体系、親族名称、親族関係に関わるものである。生殖と親族との関係が提起する問題は、一般的には、「生物学的なもの」と「社会的なもの」との接合という問題と結びついている。仮に人間種が、他の生物種と同様に誕生と死という生物学的制約の下に置かれており、それゆえ、存在し続けるために繁殖しなければならないのだとしてみよう。そのとき、我々が「社会」と呼ぶ、特殊な調整様式と結びついている集合的形態が発展するためには、このような生殖機能はどのように配置されなければならなくなるだろうか。この問いに対して通常与えられる答えは、親族の制約を生殖の制約と重ね合わせることによって、「生物学的なもの」を「社会的なもの」に従わせるというものである。この論理に従えば、生殖を左右する性行為は、親族によって枠づけられ、拘束されることになる。このような形で親族は、生物学的現象を社会過程へと変容させるわけである。

体系という形で編成される親族の制約は、一般的に、二つの軸に沿って秩序立てられる。一つは出自と子孫の軸、もう一つは婚姻の軸である[48]。出自の軸とは、「その個人がどこからやってきたのかを定義し、記憶する軸である」。それは、ある特定の個人を、多かれ少なかれかなりの数の先祖と結びつける[49]。婚姻の軸に関しては、「それは、個人が誰と結婚することが許されているのか」、あるいは、その体系が規範的なものである場合は、個人が誰と結婚しなければならないのかを明確にする。

クロード・レヴィ＝ストロースの『親族の基本構造』が刊行されて以来、出自の問題は、婚姻の問題よりもかなり下に置かれてきた。生物学的領域の一単位として理解される家族の外部で婚姻が行われなければならないという要求（近親相姦の拒絶）は、交換や贈与、相互依存、循環の必然性と結びついている。ここで問題となっているのは、ある程度の規模をもつ集合体の凝集性である。凝集性をもつ集合体に属している人間存在はそれぞれ、（親族構造という枠組みの中で）相対的に分化していながらも、相互に依存しているというまさにその事実のために、互いに結びついている。それゆえ、（万人の万人に対する闘争へと後退する可能性のある）小規模単位間の闘争を通じた熾烈な競争関係は、競争と協力が結合したより平和的な関係に取って代わる[50]。それゆえ、「社会的なもの」の主要な目印となるのは、婚姻の必然性――すなわち、分化しているが依存している諸々の環節（segments）間の交換によって凝集性を確かなものにする、ある特殊な種類の集合体が構築される必然性――なのである（おそらくこの点において、諸々の人間存在から成る集合体は、動物から成る集合体から明確に区別される）。

どのようにして人間の集合体は――死ぬ運命にある諸個人から構成されているにもかかわらず――永続するのかという問題（これは、国家という形態を取る諸々の社会における政治哲学の中心にある問題である）に関しても、この観点に立てば、婚姻の論理に基づいて引き受けられることになる。集合体を構成するどの環節も、常に、それぞれの時点で、別の環節に対して負債があり、それゆえ、いわば「次の一手」で返礼が行われるのを待っている状態にある。したがって、親族によって生じる凝集性の形態は、決して瞬間的なものではなく、ある時間性の中に組み込まれているのであり、それは、絶え間ない自己維持過程と考えられるのである。この意味で、婚姻の論理は出自の論理を吸収している。こうして、生殖と婚姻との関係を介して生物学的なものは社会的なものとどのように接合されるのかという問題が、人類学にとって本質的な問題となる。生物種や哺乳類、霊長類に共通する生物学的な基体は、人間の場合、婚姻の体系に埋め込まれており、このような接合から「社会的なもの」は生じるとされる。

このように高い水準の一般性で記述されると、親族研究は、いかなる点においても、一方の「生物学的生殖（reproduction biologique）」に属するものと、他方の「社会的再生産（reproduction sociale）」に属するものとを明確に分けるという前提と関係を絶っていないように見えるかもしれないし、分類を指向するアプローチとも関係を絶っていないように見えるかもしれない。だが、ただちに次の点を指摘しておきたい。それは、親族が二種類の記述の対象となりうるという点である。一つは、親族名称について分類分析を行う場合のような、体系の論理に従って行われる記述である。もう一つは、親族関係を強調し、親族関係を図表という形態で記述するような分析である。このとき、図表の始点（エゴ）となるのは、常に個別的な個人である。これら二種類の記述を関連づけることによって提起される問題が、人間存在の個別化という問題系へと至る道を切り開くのである。

我々が今非常に簡潔に指摘したばかりの諸前提――近親相姦の禁止と婚姻の要求――を土台としながら、モーリス・ゴドリエは、『父の死、セクシャリティの犠牲』[51]（精神分析家ジャック・アスンとの対話の中で書かれた著作）の中で、社会生活の生成と人間存在の個別化過程を結びつけることを目的とした、あるシナリオを描いている。[52] M・ゴドリエは、個体化過程を親族制度と関連づけると同時に、親族制度を――この点においてはC・レヴィ＝ストロースに従いながら――次の二点と関連づけている。一つは、家族という狭い範囲の中で妻をめとることが放棄されること。もう一つは、この種の放棄の結果として生ずるものである。つまり、霊長類から人間への進化の過程で現れる、ある形態のセクシュアリティの表出が「犠牲」にされることである。このセクシュアリティは、霊長類にのしかかるいくつかの生物学的制約（とりわけ女性の発情）から解放されているがゆえに、「多形的（polymorphe）」で「多方的（polytrope）」なものである。それは、「想像的なもの」によって「作動」し、どのような存在に対しても向けられる可能性がある。[53] この「欲望」は、「種の再生産過程から――部分的であれ完全にであれ――切り離されている」（p. 29）。否応なく課せられ、力の上に実現されるこのようなセクシュアリティは、「社会的な意味をそれ自体でもたない」（p. 30）。したがって、それは、暴力や不和、無秩序を恒久的に誘発する一要因なのである（ここにおいてM・ゴドリエは、異なる道を辿りながらも、フロイトの語った起原の物語と意見を共有している）。このようなセクシャリティを「飼いならす作業」（M・ゴドリエは「セクシャリティの捻じ曲げ」とも言っている）は、家族が子どもの初期教育を行う中で展開される。というのも、子どもは、自分の身内（父、母、兄弟、姉妹など同性ないし異性の成員、また家畜も含まれる）を性的に獲得することを諦めるという制約を受けており、それゆえ、性的欲望を満足させることができる対象を外部に探し求めるよう促されるからである（p. 34）。

「親族関係」は、それゆえ、「男女両性の諸個人間の関係、もしくは諸個人から成る諸集団間の関係が織り成す、一つのネットワークとして」展開される。このネットワークは、「個人と、その個人を生んだ人びととの間の関係が特定され、識別されること、並びに、これらの関係間の関係も把握されること」を前提としている。最後に、「識別される諸関係の総体は常に、抽象的なエゴを中心としている。抽象的なエゴとは、性別によってしか特徴づけられない個人、すなわち、男性もしくは女性として定義される個人であり、いかなる場合においても、一定数の他者との関係の到着点であると同時に出発点として現れる」（pp. 36-37）。

M・ゴドリエは、身内の外部に性的対象を探し求めるという要求――この種の要求が親族を生み出す――と、個人の個別化過程との間には必然的な結びつきが存在するという考えを展開している。実際、彼が述べるように、「パートナーを身内で見つけることが（…）代々禁止されると、社会と同様に個人もある必要に迫られることになる。それは、今後婚姻関係を結ぶであろう個人と集団、また結ぶに違いない個人と集団を特定しながらも、同時に自分とは何者であり、自己と同一である（あるいは同一でない）ものとは何かを特定し、記憶にとどめたり、自分がどの男女を起原としているのかを覚えておく必要性である」（p. 36）。チンパンジーの社会的世界のような、性別役割分業や禁止された肉体関係が存在せず、「群れ」の形で組織化されている社会的世界であれば（M・ゴドリエ曰く、利用可能な民族学のデータによれば、チンパンジーの社会的世界は、「原初の人類」が経験していたそれと近いと考えることができる、p. 24）、男女の一時的な愛着や、女性とその子どもとの愛着を維持するのに必要なものを超えてまで、個別的なものを同定しようとする努力が押し進められることはないだろう。

最後に、M・ゴドリエは、親族関係の確立と個人の個別化に付随して起こる、ある過程を強調している。それは、彼が「欲望としてのセクシャリティ」と呼ぶものと、種の再生産を行う限りでのセクシャリティ〔性行為〕が、部分的に分離する過程である（p. 29）。親族制度とそれに付随する個人の個別化に加えて、ここで問題となっているのは、「人間の生物学的再生産」ではなく――もしそうであれば、この種の再生産も、「飼いならされて」いないセクシャリティを通じて行われることになるだろう――、「社会が存在するためには人間社会のある程度の範囲まで及んでいなければならない秩序の再生産」（p. 33）である。今や、社会を構成する諸個人の再生産は、セクシャリティといわば切り離されることになる。もちろん、性的関係は常に、新たな存在をつくり出すために必要とされる。だが、これらの存在にある価値――それは、語の経済学的な意味というよりも、言語学的な意味での価値である。なぜなら、この価値は何よりも弁別的なものだからである――が付与されるのは、次のような条件においてのみである。すなわち、新たな存在の出自を特定することができること、また、妥当なものと判断されるその出自が、諸関係の結び目の中に同定可能で個別的な一つの場所を占める可能性を、その存在に付与することである。それはつまり、禁止されていないと考えられる数多くの性的関係の中で（そのような関係は多くの社会で実際に行われているだろうが、それは親族関係の外側で、たとえば青年期に行われる）、ほんの一部の性的関係だけが、種の再生産ではなく――ここで問われているのは種の再生産ではない――、（生物学的再生産との違いを印づけるために）社会の再生産とでも呼べるものを達成するために、すなわち、固有なものとして同定され、個別的な場所を占めることができる存在を生むために、選ばれているかもしれないということである。

性行為と生むこととの分離（これは、M・ゴドリエがセクシャリティの捻じ曲げと呼んでいるものの帰結の一つである）は、一方で避妊技術（生むことなき性行為）と、他方で生殖補助医療技術（性行為なき生むこと）が発達している現代社会において、とりわけはっきりとした形を取っている。だからといって、時折そう書いてあるのを読むように、この分離が根本的に新しいものをつくり出しているわけでは全くないという点は指摘しておこう。それは、大半の社会がそこに向かい、多少なりともうまく成し遂げている一つの地平であるとさえ考えることができる。ジョルジュ・ドゥヴルーは、彼の行った中絶に関する研究の中で、我々がモーリス・ゴドリエの著作から借りてきたばかりのテーマとかなり近いテーマを展開している。だが、彼は、いわば行為者の視点からそれを行っている。とりわけ北アメリカ先住民族のモハーヴェ族に関する研究から（だが、他の社会で見られる事例も取り上げながら）、G・ドゥヴルーは、彼が性行為の根本的に異なる二つの使用として記述しているものの間で生じる緊張に、数ページ[54]を割いている。一つ目の使用は、生むことを全く指向しておらず、性行為を、まさしく性的な意味での快楽の方向へと引き寄せるだけではなく、より一般的には、冗談、偉業、過剰、「楽しみ」、興奮などの方向へと引き寄せるものである。このことは、――G・ドゥヴルーがユーモラスに述べているように――「芝居、コンサート、映画、テレビ、土曜の夜のはしご」がないために、性行為が主な暇つぶしとなっているような社会で起こる。性行為の領域は――我々の著者が述べるところによれば、楽しみもまた――集団生活の制約が非常に厳しい社会においては、ほとんど唯一の「私生活と個人の」領域なのである。性行為の二つ目の使用は、反対に、生むことにいわば従属しており、親族によって確立された正統な諸関係という枠組みの中で達成される。なぜなら、伝統社会における親族は、（婚姻と出自の関係に従っている）政治的関係の中心、すなわち、公的枠組みの内部に位置しているからである。したがって、性行為の二つ目の使用は、真面目さ、責任、労役、集合的制約、欲求不満（とりわけ、妊娠と授乳期間の性交が頻繁に禁じられることに伴う欲求不満）と結びついている。たとえ、このような対立がしばしば若者のセクシャリティと成人のセクシャリティを区別するものであるとしても、この対立が年齢階級と完全に重なり合うわけではない。むしろそれは、人生のあらゆる時期に、比較的敵対しているが、折り合いをつけなければならない二者択一を提示する。なぜなら、人間種の運命に固有内在的なある種の必然性のために、この滑稽で飽きられることのないもの、すなわち性行為は、社会生活、それゆえ人間固有の生活を支えてもきたからである。その結果、性行為は、偶発的なものと制度化されたもの、ゲームと儀礼、瞬間的なものと永続的なもの、個人と集合、要するに、日常生活における全く神聖でないものと最も神聖なものとの間という、不安定で、全く居心地の良くないところに位置づけられているのである。

類別的名称と固有名

クロード・レヴィ＝ストロースは、分類に関する研究を行っている。より正確には、人間存在を同定する手段としての固有名が、象徴の社会的形態を広く従わせている分類の論理に対して突きつけているように見える難題に関する研究を行っている。この研究から出発することによって、C・レヴィ＝ストロースもまた、最終的に、（科学の唯一の可能な対象と見なされる）一般的なものの領域に属するものと、（芸術や文学に委ねられる）個別的なものを対立させる伝統的な捉え方を捨てて、社会に住まう人間存在を把握するこれら二つの様式をつなぐ一続きの通路に関する分析を行っている。

『野生の思考』(55)の中で、C・レヴィ＝ストロースは、言語学者A・H・ガーディナーの仕事を検討している（ガーディナーは、バートランド・ラッセルが提示した考え、すなわち、固有名とはある特殊な対象を指示するラベルであり、それゆえ、述語となるクラス名と対立する可能性があるという考えを援用している)。その中で彼は、(無数の標本を含む)クラス名から固有名への移行には、常に二つの方向が存在することを示そうとしている。分類原理には、様々な変換という犠牲を払って、普遍化の方向に向かうために用いられる場合と、固有名まで延長される特殊化の方向へと向かうために用いられる場合のいずれかがある。このことから彼は次のように結論づけている。固有名の論理を特徴づける命名(nomination)は、分類の論理の中で作動する意味作用(signification)とは別の作動であり、この命名を通じて諸々の存在は「意味され(signifiés)えないがゆえに命名される(nommés)」(p. 226〔二〇六頁〕)と考えられていたが、このような形で意味作用と命名を対立させることはできない。反対に、彼は、いかにして分類の論理が個別化にまで延長されうるのかを示している。したがって、彼が示しているのは、固有名から氏族へと向かうことを可能にする操作、もしくは反対に、その逆の道、すなわち氏族から固有名への道を跡づけることを可能にする操作を行うことは、常に可能であるということなのである(「……変換を援用することによって、個別化の地平から最も一般的なカテゴリーの地平にまで移動しうる」(p. 230〔二〇九頁〕)。

したがって、クラス指標と個別性の同定標識とをつなぐ通路が存在するのは、個別性の同定標識の中に、「変種の一タイプ」もしくは「種」の一つを指示する方法が見出される場合である。「変種の一タイプ」もしくは「種」の一つとは、すなわち、「色々なものの考え方や行動を綜合したものであり、ある種の花が行う綜合と同じように取り替え不可能なもの」である。これは、「単一個体的な」状態としてしか存在せず(それは「おそらく自然界には存在しない」とC・レヴィ＝ストロースは付け加えている)[56]、それゆえ、この「変種」は、「ある個人が死ぬときに」消滅する。したがって、固有名とは、たった一つの標本しか含まない一つのクラス名と見なすことができるのであり、論理を変えずともそうなのである。固有名は、

「たった一つの標本しか含まない変種の一タイプ」に属するものとして、人間存在を捉える。すなわち、固有名は、「取り替え不可能な」性格を各人に付与する「個性を発達させるよう促されている」存在として、人間存在を捉えるのである（たとえ、他の人間存在が、それまで自分が占めていた何らかの場所を占めることができるとしてもである）[57]。したがって、我々は、取り替え可能な成員から成るクラスに依拠する分類の論理から──これらの成員は確かに数的アイデンティティ〔番号で区別されるようなアイデンティティ〕をもっているが、それは二次的なものと見なされている（鳥の場合、数的アイデンティティは、脚環に刻印されている数字によって示すことができる）──、それぞれの存在をまるで一つの種であるかのように扱うことによって、その個別性と取り替え不可能な性格を強調する固有名の論理へと、切れ目なく移行しているのである。実際、それぞれの個体はある種の内部で取り替え可能であるとしても、種を別の種と取り替えることはできないのである（ムシクイの種が絶滅したから、それをツグミの種と取り替えようとは誰も言わないだろう）。

したがって、この分析は、分類を社会的なものの特質とし、個別化を社会的なものに収まらないものとして、両者を対立させることを目的としているのではなく、反対に、個別化過程が、分類的思考に現れる可能な諸操作の一つであることと示すことを目的としているのである。もしくは、次のように言うこともできる。新生児は命名されなければならないため、その出現は分類体系に問題を引き起こし、脅威を与える。そのため、新生児に付与され、新生児を個別化する名前は、「ある分類体系において他の要素と示差的な関係を取り結びうるような、ある意味要素[58]（élément signifiant）」を常に含んでいる。この点を示すことを、この分析は目的としているのである。

一般性への上昇と個別性への上昇

我々が指摘した二つの事例が示唆しているように、人間存在を個別性という点から検討することは、「社会科学」と無縁のものであるというわけでもなければ、人間存在を人間種に属するものとして検討したり（人口統計学の試みの一つ）、クラスへの所属という点から検討すること（社会学にはお馴染みの観点）よりも「科学的」ではないというわけでもない。社会学は（その創設以来）ある誤りを犯してきた。それはおそらく、実証科学に近づき、哲学から遠ざかりたいという思いから仕方なく犯してしまったものである。その誤りとは、社会的なものの標識を、置き換え可能な成員から構成されるクラスとの結びつきに見出していたことである。もしくは、そうでない場合でも、社会学は、生物学を理解するその仕方から着想を得た還元主義のせいで、種としての人間性への所属を好んで対象化し、個別化過程を社会的なものの外に締め出すという誤りを犯してきたのである。まるで、個別的な存在としての個人という生き物（そのうえ、この生き物は、「観念論的」もしくは「唯心論的な」幻想だと短絡的に反対されることがなくても、多くの場合しぶしぶにしか認められない）が、社会学の領域に属さないかのように。(59)

社会生活が人間の条件をどのようにつくり上げるかは、一般化と個別化との絶え間ない往復の中にその本質がある。〔まず第一に〕諸存在が人間に属するものであるということが承認される。〔ついで〕諸存在は、それらの間に類似を生じさせることのできる明確なもしくは暗黙の特性に従って、同等性をもつクラスの中で関連づけられる。それは、ある観点から把握されたこれらの存在を、相対的に取り替え可能なものと見なすことを可能にするような類似である。〔しかし一方で〕これらの存在はまた、同じ操作によって個別化される。この個別化を通じて、各々の存在は、自分自身である限りにおいて、他の誰とも置き換え不可能な存在になることができるのである。固有名が関わっているのは、人間存在のもつアイデンティティの（ソール・クリプキが「固定指示詞」[60]について語る際に用いた用語で言うなら）「固定的な」性格である。この固定的な性格は、人間存在が様々なクラスを割り当てられ、様々な世界（とりわけ、『正当化の理論』で用いられた意味での世界）を移動する間、ずっと人間存在につきまとうものである。さらには次のように考えることもできる。このような形態の固定的な同定が存在しなければ、複数のクラスを割り当て、複数の世界を横断するといったことが維持できなくなってしまうことがただちに明らかになってしまうだろう。なぜなら、社会生活の様々な領域を分節化し、調整することができないからであり、あるいはまた——あとでこのテーマを再び取り上げることになるが——異なる世界に次々と投げ込まれても、同じ身体をもつ特定の存在を、同一の個人と識別するということができないからである（それは、いつもはある文脈の中で、たとえば食料品店で出会う人が、別の文脈、たとえばマーラーの第三交響曲のコンサートで突然目の前に現れたときには、偶然すれ違ったこの人物を識別はできても同定する——「それが誰なのかを知る」——ことができない場合に少し似ている）。

ついでに、次の点も指摘しておこう。二つの方向、すなわち、最も一般的なものから最も個別的なものへという方向と、最も個別的なものから最も一般的なものへという方向へと進むことを可能にする操作を記述するためには、西洋の法律の論理に慣れている解釈者には自明のもののように思われているかもしれないある隠喩を避けるのが望ましい。それは垂直性の隠喩である。垂直性の隠喩とは、たとえば「一般性への上昇」について語られる場合に見られるものであり、このとき上昇の出発点としての個別性は、空間的な関係に近いものにおいて一般性よりも低い位置にあるものと（もしくは一般性に潜んでいるもの）と見なされる。このような隠喩は実際、西洋政治哲学が共有し、社会学が広く取り上げてきた（我々自身もしばしば使用していた）次のような考えを示唆している。それは、個別的なものとはいわば、「集合的なもの」を構築することによって「個人的なもの」から「社会的なもの」へと「移行する」ために寄せ集めなければならない、「基礎的」要素や「煉瓦」のようなものであるという考えである。このとき、「集合的なもの」は、より一般的な水準に位置する実体として理解される。より正確には、個別的な諸要素を関連づけ、それに一つのまとまりを与えることを可能にする、同等性をもつクラスとして理解される。このような隠喩の基礎を近代国家の構築の中に見出すことができるが、垂直性の隠喩はしたがって、基礎的要素や「煉瓦」、すなわち個別的なものが、それを包含している一般的実体や「集合的なもの」と比べて「社会的」ではないということ、少なくとも暗黙のうちには、人間性の生物学的で、さらには動物的な状態により近いということを前提としている。だが、各人がそれぞれもっている個別性は、これらの個別的存在を同化する場合さえある同等性をもつ諸々のクラスと同様に、社会の産物なのである。したがって、別の観点に立てばであるが、「個別性への上昇」について語ることは、「一般性への上昇」について語るのと全く同じように正当なことなのである。(61)

我々はこれから、生むことのモデルに関する一つの素描を提示していく。このモデルは、人間存在が、その創造とともに諸々のクラスに割り振られるだけでなく、一つの個別性を備えるようになるのはいかにしてかという問いを、自らの中心に置いている。このようなモデルを描き出すために、我々は一つの文法的アプローチを採用したいと思う。文法的アプローチの採用とはこの場合、社会的世界の中に位置を占めるようになる新たな人間存在を招き入れるという行為にのしかかる諸々の制約とは何か、という問いを提起することを意味する。我々は中絶を、まるで生むことの最も一般的な条件とは関係のない特殊な問題であるかのように扱うということはしない。また、中絶を単に生むことの正反対のものであるかのように扱うということもしない。そうするよりも、我々は、中絶の問題がいわば生むことの問題にどのような形で組み込まれているのかを示そうと思う。ただし、その組み込まれ方は、中絶を可能性として検討するのか、それとも実践として検討するのかによって異なってくる。

我々が行う論証は二段階に分かれて展開される。最初に、我々は、性的関係をもつことで生じる存在を厄介払いする可能性を考慮に入れることが、新たな人間存在を創造する条件の一つであることを示すつもりである。新たな人間存在は、個別的なものになるためには、肉の中に組み込まれるようになったあと、ある象徴的な様式で、すなわちことば（parole）によって再び取り上げられ、いわば家族として迎え入れられなければならない。それゆえ、人間存在の場合、生むことは、その積極的な次元の中に、すなわち価値創造的な次元の中に、人間存在が否定される可能性、すなわち、とりわけ中絶の可能性を組み込んでいるのである。それから、第二段階では、我々は次のような考えを展開するつもりである。つまり、（外生的な理由ではなく）前述した制約から生じる理由のために、生み出された胎児を破棄すること、すなわち、今回はもはや可能性としての中絶ではなく実行としての中絶は、問題含みの行為となるということ、すなわち、正統化することが難しいか、さもなければ不可能であるような、逸脱的傾向を示す行為となるという考えである。

もしも我々の論証が整合的であるとすれば、生むことの文法は、最小限の表現で理解される場合、相矛盾し、それゆえ双方の間に緊張を潜在的に生み出すような、二つの制約に依拠しているということになる。実行としての中絶が問題を引き起こしてしまうとすれば、それはなによりもまず、暗がりの中にできる限りとどまり続けなければならないこの矛盾を暴露してしまう力を、中絶がもっているからであろう。だが、そういう事情であるために、実行としての中絶の現前は、ぼかされなければならない。このことが具体的に意味しているのは、中絶は避けられなければならないか、実行されるとしてもできる限り目立たない形で、こっそりと行われなければならないということ、もしくは、何らかの理由でたまたま暴露されることがあったとしても、中絶を偶発的なものや、偶然的状況に属するものであって、ある規則性の顕現ではないと考えることができなければならないということである。

次に、我々は、最初に明らかにしておいた二つの制約の間の緊張を和らげるため、それから、実行としての中絶だけでなく、可能性としての中絶でさえも、生むことが置かれている意味場の中に最小限の痕跡しか残さないために導入されなければならない仕様書（と、それに対応する社会的装置）を検討していく。

このような論証の筋道を辿ることで、我々は、先に明らかにした中絶のもつ興味深い特性に光が当てられることを望んでいる。その特性とは、一方で、中絶が非難と寛容との間の不安定な位置を占めているということであり、他方で、中絶が表象の世界から相対的に遠ざけられていることである。

第二章　生むことに課せられる二つの制約

人間をつくること——仕様書

生むことのモデルを素描し、その主要な制約を明らかにするために、我々は、ジョン・ロールズ〔の議論〕を敷衍することによって構成主義的と形容することのできるアプローチを採用したいと思う[1]。最初に、人間存在をつくるために遵守されなければならない最小限の仕様書とは何かを検討していきたい。

第一の要求は、人間種に属すると見なされる存在をつくることである。つい最近まで、この操作は、女性と男性との性的関係を必然的に前提としていた（たとえ、他の行為主体や、とりわけ霊の果たす役割が考慮に入れられることが多かったとしても）。確かに、女性の身体の中に生じた存在のいくつかが、怪物のような性格をもつことはある。たとえば、通常であれば男性に与えられている役割を演じたものが、実際には女性の身体の中に忍び込んだ邪悪な霊であるような場合である。このような場合、生み出された存在が人間種に属しているかどうかは疑わしいものとなり、しばしば外見に現れる徴候によって確かめられることになる。実際、人間種への所属は、触知可能なものの領域、すなわち見られるものの領域、触れられるものの領域、より一般的には、明確に捉えられるものの領域に属するのである。(2) たとえば犬の頭をもった新生児のような怪物がいたとしたら、それが人間種に十分に属するかどうか疑われることになるだろう。

二つ目の要求は、分類することのできる存在をつくることである。分類するとは、諸々の存在をある観点から考察し、それらを人間種に属するいくつかの存在と同等なものとして確立すると同時に、同じように人間種への所属が触知可能なものとして認められる他の存在とはっきりと異なるものとして確立することを意味する。性別も触知可能な性格をもつものであるが、性別の違いを考慮に入れて、諸々の存在をどちらか一方の性別に帰属させることは、分類の最も単純で、おそらく最も原始的な操作である。

三つ目の要求は、個別化することのできる存在をつくることである。この要求は、その性質上、(人間種への所属を左右する) 性行為を通じて生むことによっても、(分類の原型としての) 性別の違いを考慮に入れることによっても、満たすことはできない。だが、人間存在を人間存在として規定することのできる差異を確立するためには、この最後の要求はどうしても欠かすことができない。

差異の構築

この分割線はどこを走っているのだろうか。社会人類学が我々に教えてくれたのは、社会の中で生きる人間の世界と、その残りとしての自然と超自然との間に一線を引くことは軽率であるということである。自然と超自然とは、この場合、動物や植物、岩、川、精霊などのような、場合に応じて現実のものと見なされたり虚構のものと見なされたりする存在が住まう世界を意味する。実際、このような区別は、西洋社会が社会と自然との切断、人間世界と自然的もしくは超自然的宇宙との切断をどのように理解するのかに強く依存しているのである。(3) ところで、人類学の文献は、これらの区別がつけられていないか、もしくは、我々がそれを見つけるのに慣れている場所に分割線が引かれていない社会に関する多くの事例を提供している。フィリップ・デスコラが研究したアシュアール族のケースがそうである。アシュアール族にとって、「自然とは人間と無関係に生じる諸現象の場であるという考えは、全くもって奇妙なものである」。アシュアール族にとって、世界を構成する様々な存在の間には、「父と子と精霊の同一実体性という広大な連続体」が存在するのであり、この同一実体性は「公準として立てられている」。連続体といってもその内部には「内的な境界」が存在するが、この境界は、それが「メッセージを交換する関係(4)」を確立することができるか否かによって、その範囲が確定されている。

同様に、十分に人間的な存在と他の存在との関係を、次のようなやり方で理解することも不十分である。すなわち、我々が種としての人間性に認めている境界を越えて、あまり人間的でないものと、より人間的なものを分ける差異を引き合いに出すというやり方である。このような考え方はかなり頻繁に目にするものであり、多くの社会の成員は自分のことを、自分の知っている他の社会の成員よりも真に人間的であると考えている。だが、ある同一の社会の成員は通常、たとえその社会が強く階層化されているものであっても、人間に共通する質のような何かをお互いに認め合う傾向がある。我々は、同一の社会に属している諸成員がそれぞれ全く異なる扱いを受けているのを頻繁に目にするが、だからといって、人間性への所属という点において異なるクラスが確立されているわけではないし、また、たとえば人間以下、人間、超人といった序列化されたクラスが確立されているわけでもない(そういうケースも時々あるかもしれないが）。

　人間界と自然界との間でもなく、人間の序列化された諸々のクラスの間（より人間的なものとあまり人間的でないものとの間）でもないのだとすれば、人間を他から区別する一線は一体どこに引かれるのだろうか。我々は、それが各人の内側に引かれると主張したい。(5) どの人間存在も、次の二点から考えることができる。一つは肉としての人間（humain *par chair*）である。すなわち、人間存在は一方で、一人の（もしくは、いくつかの社会においては、複数の）男性との性的関係によって妊娠した女性の胎内から生じたものとして考えることができる。もう一つはことばによる人間（humain *par la parole*）である。どの社会でも、新たな人間存在は、消極的に迎えられるだけでなく、人間社会の成員として積極的に認証もされる。積極的に認証する際、社会は、新たな人間存在を、身振りや儀式によって迎え入れる。身振りや儀式は、いずれも新たな人間存在の人間性の承認を示す印なのであり、この承認によって、新たな人間存在は、諸々の集合体、すなわち、一連の象徴的関係へと組み入れられる。諸々の集合体の中で、新たな人間存在は、（それが検討される観点に応じて）複数のクラスへと結びつけられると同時に、個別化されるのである。

　個別化はさらに、所属クラスの多元化、もしくは、こう言って良ければ、世界の多元化をある意味で可能にするものである。実際、この個別化がなければ、同一の人間存在がここでは男性として行動し、あちらでは戦士として行動し、あちらではこれこれの家系に属している、といったようなことを認めることができなくなってしまうだろう。もし個別化されていなければ、当該存在は、異なる文脈や世界で行動するたびに、もしくは、ある点で他者と同等なものと見なされるたびに、絶対的に他なるものと考えられることになってしまうだろう。この場合、当該存在の諸世界間での恒常性を保証するものも、とりわけ時間における恒常性を保証するものも、存在しなくなってしまうだろう。ある人が何時間か前に、数メートル離れた場所で、別の形で姿を見せていたかもしれない場面で殺されてしまったために、その人はもう宴会にやってくることができないのだということを誰も認めず、その人が宴会に姿を見せないことにみんなが驚く、というようなことにもなりかねないのだ。

肉とことばが切り離されるとき――肉としての人間だがことばによる人間ではない

肉としての人間をことばによる人間から区別する一線は、それぞれの人間存在の内側に引かれると我々は述べた。だが、ことばによってつくられた諸々の人間存在の中で、この差異は、大半の状況においてはぼやけたものとなっている。このことの意味を理解するためには、これら二つの人間性への所属の様式が、通常は混同されているのに別々のものとなるケースを長々と論じる必要がある。この点に関するいくつかの事例を以下挙げていきたい。

最初に思いつくのは嬰児殺しの事例である。殺害によるものであれ、遺棄によるものであれ、嬰児殺しが非常に多くの社会の中で頻繁に行われていることは知られている。[6] 一般的な(原型的な)図式は次のようなものである。出産は、公的な集団生活が営まれているところから切り離された、辺鄙な場所で行われる。助産婦は、彼女と近い関係にある女性たちに囲まれ、男性は遠ざけられる。殺害は、母体から新生児が出た直後に行われ、しばしば窒息が手段として用いられる。[7] この行為に伴って、生から死への移行に関する儀式が行われることは全くない。子どもの身体を消すことだけが行われる。公的生活から離れたところで行われるため、このような殺害は正当化される必要がない。人びとは、まるで子どもが生まれなかったかのような、したがって、殺害が行われなかったかのようなふりをする。殺害された新生児は、集合的記憶の中にいかなる痕跡も残さない。殺害された新生児は肉でしかないのである。

それに対し、何らかの象徴的な身振りによって新生児の人間性が儀礼的に認証されると、このような殺害を合法的に行うことはできなくなる。どのような象徴的身振りが行われるかは、社会によって様々である。新生児が他者の面前で母親の胸の中に置かれる場合もあれば、[8]（いくつかのエスキモー社会においては）[9]公に提示される場合、（ローマや古代ゲルマン人の間では）[10]父親によって抱えられる場合、名前が与えられる場合[11]などもある。人間性を承認するこれら全ての象徴的身振りは、子どもの人間社会への参入、すなわち、第一に親族への参入、ついで都市国家（cité）への参入を印づける。都市国家において、子どもは、父系親族の子ども、より一般的には、親族一同の他の子どもと変わらない待遇を受けるものと見なされる。すなわち、子どもは、正義の諸規範によって統御された一つの宇宙に参入するのである。たとえ何が公正とされるかは、家という内部を対象とするのか、それとも公的世界という外部を対象とするのかに応じて、多くの場合異なってくるとしてもである。

嬰児殺しは西欧近代においては訴追を受けるべきものとされている。だが、新生児が社会的世界に参入し、十九世紀にこの犯罪が法的に定義され、裁判所の判例となる以前に、ある潜伏期間が存在した痕跡が残っている。アニック・ティリエが指摘しているように、この犯罪の定義は、一八一〇年の刑法第三百条によって与えられている。「生まれたばかりの子どもの殺害は、嬰児殺しと規定される」。「殺害」への言及は、殺害が前もって計画され、子どもが生きたまま生まれたことを前提としている。「生まれたばかり」という状態に関しては、それは法律によって定義されてはいなかったが、裁判所の手続き上では、この用語は、子どもが誕生してから、身分吏に出生が届け出られるまでの期間に当てはまると考えられた。出生の届出は、民法第五五条によれば、三日のうちに行われなければならない。この期間が過ぎると、その行為は、一般的には、嬰児殺しではなく殺人という罪において再規定される（このことはしばしば、陪審からのより一層厳しい判断を伴う）。「したがって、――一八三五年十二月二四日に破毀院が下した判決によれば――『子どもの生命が共同体による保護をまだ受けておらず、その犯行が子どもの生まれた痕跡を消すことができる限りにおいて』[12]、嬰児殺しは存在する」。

二つ目の事例は疑う余地のないものである。それは奴隷制である。ただし、奴隷制を組み込んでいる装置と嬰児殺しを可能にする装置には緊密なつながりが存在し、奴隷を、親族から切り離され、それゆえ保護のない状態に置かれている新生児と比較することは可能である。これは単なる隠喩ではない。たとえば、古代ローマでは、遺棄された乳幼児、親族のいない人間存在、つまり、その人のための場所が前もって設けられないまま生まれた人間存在は、母胎から出たあとすぐに母親から取り上げられていた。これらの存在は、しばらくの間生かされると、それらを売却目的で育てていた奴隷商人によってしばしば回収されていた[13]。同様に、二つの傑出した仕事、すなわち、セイゴウ王国に関するジャン・バザンの仕事と[14]、植民地時代以前のアフリカで見られた奴隷に関するクロード・メイヤスーの仕事が示しているように、奴隷を手にいれる際に最も頻繁に使用された手段は、強奪もしくは略奪であった。子どもたちはできるだけ遠くに連れ去られ[15]、年齢は若い方が好まれた（それは、若ければ、子どもたちはそれまでの自分のアイデンティティに関する記憶を失うためである）。この誘拐によって、子どもたちは、名前と一定の地位をもつ誰かとして所属していた親族集団から取り上げられる。このとき、子どもたちは、「ストリートチルドレン」[16]や「誰のものでもない子ども」という語が意味するものと近い用語で指示される。それは、彼らが、ある適切な文脈（ここでは親族）の中で個別的な場所を占めることがもはやできないということを強調するためである。この個別的な場所は、子どもたちを固有な存在として指示する名前が与えられることによって、示されるものである。略奪だけでは需要を満たすのに十分ではない場合、次のようなことが行われることもあった。すなわち、未婚の若者を、性的に交わりあうような状況の中に置き、それによって生まれた子どもが、親族の中に組み入れられず、売られる運命にある奴隷として育てられたのである（ジャン・バザンの対人的コミュニケーション）。

このように、奴隷は、親族から引き離されることで人間性への所属から切り離されるわけだが、それがどのように行われるのかを示す別の指標が存在する。それは、奴隷が死んでもいかなる葬礼の対象とならず、「語の本来の意味において、排除される（évacués）」ことである。この排除は、「ごみを捨てるのと同じように行われ、クウェニ語の隠喩に従えば、社会の副産物として、社会文化的廃棄物として捨てられるのである」[17]。同様に、奴隷は結婚することもできなかった。「主人が二人の奴隷の結合を容認するか命じる場合でも、それは厳密に言えば『結婚』ではないというのが通則であった（…）。この結合は、いつ何時でも解消することができるものであった。アンイイ族では、奴隷同士が結合しても、何一つ儀式が行われることはなかった。『というのも、暖め合っているのは雌鶏と雄鶏みたいなものだからである』と主人は述べている」[18]。このような物同然という地位が存在した痕跡は、西洋キリスト教社会においては非嫡出子のケースに見出される。非嫡出子に約束されていたのは最も価値の低い仕事であり、彼らは多くの場合、親族の領域に正統な形で組み入れられた存在には要求することが難しいような性的サービスをもたらすために使われていた。たとえば、マルジェリド山地では十八世紀と十九世紀でもなお、これらの子どもに、洗礼を受けているにもかかわらずいすや窓のような事物の名前が与えられていた[19]。

フローランス・デュポンとティエリ・エロワが説明していたように、[20]古代ローマにおける性的実践を組織化していたカテゴリーは、男性と女性との差異や異性愛と同性愛との差異よりも、自由の身と奴隷の身との差異に訴えるものであった。自由な両親から生まれた自由な男性と女性との間で取り結ばれる性的関係は、結婚の外部では全て禁止され、結婚しているもの同士の性的関係は、「慎ましさ」という規範に従っていた。同様に、自由な男性同士の同性愛的関係はやめさせられたり、非難されたりしていた。だが、反対に、奴隷もしくは解放奴隷を相手にする場合は、自由な男性もしくは女性は、何もかも許されていた。[21]
　もちろん、ここで問われているのは、奴隷が人間種に属しているかどうかではない。触知可能なもの、[22]すなわち、見えるもの、聞こえるもの、感受されるものの点から見ると、奴隷と他の人間とを分かつものは何もなかった。さらに、人間存在として奴隷がもつ能力は、快楽のため、あるいは他の状況では労働のために有効に利用されていたのである。同様に、奴隷をクラスに割り当てることは、可能でありかつ必要なものでさえあった。たとえそれが、奴隷がある一定の活動を専門としていることを印づけるためだけのものであったとしてもである。だが、奴隷は、肉としての（それだけの）人間であって、ことばによる人間ではなかった。[23]奴隷の個別性は、偶発的な（もしくは、さらにこう言って良ければ、文脈依存的な）特性としてしか考慮に入れられていなかったのである。すなわち、奴隷の個別性とは、ある特定の瞬間や状況では識別可能なものだが、他の瞬間や状況――奴隷を取り替えたり、買ったり売ったりすることが重要となるとき――には否定されるような特性だったのである。
　三つ目の事例――ただし、これまでの二つの事例とは異なり、肉への還元は決定的なものではなく過渡的なものである――を我々に提供してくれたのは、ヴィクター・ターナーの通過儀礼に関する仕事、とりわけ、ザンビアのンデンブ族で行われる首長（カノンゲシャ）の任命式を特徴づける儀礼に関する記述である。この儀礼の中で、首長に選ばれるものは、神聖なことばがもつ権力によって首長の位置に就くまでは、自分がそれ以前に占めていた個別的な場所が取り上げられ、肉としての人間、どこにでもいるもの、もしくはこう言ったほうが良ければ、取るに足りないものという地位に還元される。彼は、両性間の差異を否定するようにぼろの腰布を身につけて、自分と同じ格好をした儀礼上の妻（それはしばしば奴隷である）と結びつく。二人とも弱きもの（infirmes）として扱われる。首長への志願者は恥ずかしさを表す姿勢で体を縮め、おとなしく侮辱を受け入れなければならない。彼はまるで口がきけなくなったかのように、この侮辱に答えることができない。ヴィクター・ターナーによると、この修練者は「タブラ・ラサ」、すなわち「白紙の状態」として扱われる。したがって、偉大な人間の地位を占める予定の人びとに、「彼らが土や埃、単なる物質に過ぎず、これらにある形態を押しつけるのは社会であること」を示さなければならないのである。[24]

肉とことばが切り離されるとき——ことばによる人間だが肉としての人間ではない

我々が今言及した三つの分離の事例では、肉としての人間存在は、ことばから恩恵を受けておらず、個別的な地位を与えられていない。この存在は、触知可能なものという点ではすぐれて「人間的」であるが、この人間性は認証されていない。これとは反対に、ことばによる人間性は与えられているが、だからといって肉的なアイデンティティをもっていない諸々の存在の例を見つけることはできるだろうか。この場合、ことばによれば人間的なある同一の存在を、相互に置き換え可能な異なる肉的実体が埋めるということが起こるだろう。このような仮説を立てるためには、注意を向ける対象を、顔立ちのような触知可能な特性から、署名、印、肩書などのような外部の支えに書き込まれたアイデンティティの痕跡へと移すことが必要になる。これらの外部の支えは、資料体の中に置かれ、他者からの承認を受ける可能性、すなわち、常に何らかの形で法律に書き込まれる可能性を有している。法律の機能の一つは、偶然的状況の不安定さから人間存在を（そして、「自然」と呼ばれるものであろうが人工物であろうが、人間との結びつきを通じて他の諸存在を）救い出すことにある。それは、これらの存在に恒常的で固定的なアイデンティティを与えるという形で行われる。この恒常性と固定性によって、無限に多様な異なる状況の中にいる存在を追尾することが可能となる。法律のようなものに訴えることは、この場合、絶対に必要なことである。個別性を指示する様々なものの収斂先である肉の存在がもつ触知可能な特性の中に個別性を認めることはできない。だが、法律への書き込みに訴えることもなく、ヤン・トーマスが言う意味での[25]「法律上の擬制」を確立することもなく、ことばにだけ助けを求めることによって、個別的なものとして扱われる存在に実体を与えることもできないのである。

このような分離は、「王の二つの身体」を扱ったカントロヴィチの著作の中で主題化されていた。ここでは二つの身体が区別されている。一つは肉的身体、それゆえ死すべき身体であり、もう一つは――観念論的傾向のある――政治的身体、より正確に言えば神秘的な身体である。後者の身体は、それに肉体を与える存在がどのようなものであれ、変わらずに自らを維持することができるものである。したがって、この点において、政治的もしくは神秘的身体に肉体を与える存在は、取り替え可能なものとして扱われるのである。妊娠の領域で起きた医療技術の進歩と、中絶に関する法的枠組みの変化が出会うことで、最近いくつかの事件が起きたが、これらの事件（とりわけ、第五章で戻ることになるペリュシュ事件）によって、法学者たちはこのような分離を再活性化するようになった。たとえば、マルセラ・イアキュブは、最近出版された著作の中で、「出生」と「出生の状況」を分けること、すなわち、生まれるべき子どもにだけ人間存在の特性を割り当てることを提案している。生みの親の欲望によって生み出されたこの存在は、それが生じるためにどんなに多くの胎児がつくり出されたり壊されたりしなければならないとしても、変わらないままであり続けることができる。こうして、イアキュブは、「法人格に対する生物学的身体の置き換え可能性」の原則を拡張しながら、権利を保持することができる唯一の存在と見なされる生まれるべき子どもの利益という名の下で、障害のリスクを示している胎児の殺害を正当化しようとする。それゆえ、この推論の進め方を延長することで、イアキュブは、「別様に生まれることが妨げられたことによって生じた損害賠償を受け取る権利」を障害をもつ人間のためにつくることは、全くもって正統であると考える。彼女が当然のことのように述べるところによれば、この場合、実際に告訴するのは生まれるべき子どもである。なぜなら、この子どものもととなった欠陥をもつ胎児は、出生という取り返しのつかないことが起きる前に、より完璧な別の子どもと置き換えられなかったからである。この例を通じて見えてくるのは、法律のことばが有する権力によって、「生まれるべき子ども」を、真に人間的な唯一の実体として構築しようとする——観念論的傾向のある——試みである。この実体は、主観的権利とは結びついているが、肉の存在からは切り離されている。この実体は、肉の存在に組み込まれても、組み込まれなくても、どちらでも良いのである。肉の存在は、そのどれもが、置き換え可能な支えとして扱われる(26)。

我々は、（今検討したばかりの分離の事例とは対照的に）首尾よく形成された人間を、肉として生むこととことばによって生むこととの両方から生じるという事実によって定義したいと思う。我々はこの場合に、肉としての人間をことばによって認証するという行為について語ることができるようになるだろう。この概念は、二つの異なる運動への準拠を前提としている。一つ目は、肉から生じるものとことばから生じるものとを区別することができることである。もしこの区別が実現可能なものでなかったとしたら、それは想像もつかないものとなってしまうだろう。だが、ことばによって生むことが、肉として生むことと対置されながら、差異を生み出す作用素としての役割を果たすことができるためには、この区別は実現可能なものでなければならない。二つ目の運動は、肉から生じるものとことばから生じるものを、一つの実体の中に収斂させることである。すなわち、肉として生み出された存在の人間性が、発話行為によって認証されることである。

この前提をもとにして、我々は、生むことに課せられる一つ目の制約（C1）を提起したいと思う。それは、次のように定式化することができる。肉として生み出された存在とことばによって生み出された存在との差異が示されなければならない。

この制約は、性的関係の産物と、人間たちの中に位置を占めることになる存在との差異をつくり出すことを要求する。性的関係の結果として女性は妊娠する。性行為がつくり出すことのできる存在は、先験的には非常に多く、潜在的な集合を形成する。それは、肉に従えば人間である（a）の集合である。二つ目の操作は、集合（a）を構成する様々な存在の中から、集合（b）を形成する存在を取り出すことを要求する。この集合（b）を形成する存在とは、人間たちの中に位置を占める運命にあり、象徴的関係の世界の中に迎え入れられる存在、すなわち、ことばによる人間である。この取り出しという操作は、後者の存在に、（言語学的な意味で）弁別的な価値を付与する。すなわち、（b）は、それを（a）と対立させる差異によって定義されるのである。

先ほど、我々は肉としての存在とことばによる存在との区別を理解してもらうために嬰児殺しの例を用いたが、嬰児殺しの例でも示唆されていたように、肉として生み出された存在をことばによって認証するこの過程は、誕生の結果として生じるわけではない。認証の過程は、生むことの端から端までを貫いているのである。この意味で、生むことは、たとえ性行為が生むことを仲介する役割を果たしているとしても、性行為と緊張関係にある。人間をつくることについて言えば、性行為は、不可欠なものであると同時に、不十分なものなのである。ここで検討されている観点から考えると、性行為は、人間をつくるために満たされなければならない条件に対して、相対的に不確定な位置を占めており、このことが生むことに多くの問題をもたらす。反対に、生殖の道具であることは、性行為を一つの問題とする。もしも性行為から完全に切り離されてしまえば、生むことは、象徴的機能によってほとんど全て引き受けられることになってしまうだろう。このとき生むことは、たとえば何らかの職務に就くことが運命づけられている存在を指名することと同じようなものになってしまうだろう。もしも生むことから完全に切り離されてしまえば、性行為は、本質的に遊びを指向する実践となってしまうだろう。確かに、そのような遊びを指向する性行為も、あらゆる人間の実践がそうであるように、規範による調整を受けるだろう。だが、既存のあらゆる社会の人間の性行為が従っていたような、こと細かで実行するのが難しい統制に従うことはなくなるはずである。

触知可能な人間性と（ことばによって）個別化された人間性

肉としての人間性にことばによる認証を与えるものとは何だろうか。一組の男女から生まれた存在に、触知可能なものという点から見て人間的と言える性質を付与する諸々の性格が存在するが、肉に直接由来するものにせよ（人間存在の身体——ＳＦに書いてあるようなヒューマノイドの身体ではなく——を所有すること、すなわち、手、足、顔などをもつこと）、第一次社会化や教育を通じて獲得されるものにせよ（立つ、話す、歌うなど）、このような性格がことばによる認証を通じて変化することはない（あるいはほとんどない）。第一次社会化や教育は、ことばによる認証を前提としない。たとえば、奴隷に教育を施したり、竪琴の演奏の仕方を教えることはできる。また、強制収容所の囚人からその人間性を奪っても、その囚人にベートーベンのソナタの演奏を義務づけることはできる（とはいえ、学習がさらに進めば、この磨き抜かれた能力をもつ存在の人間性が十分に認められてこなかったことは、何か奇妙で、明らかに顰蹙を買うような様相を帯びる恐れがある）[27]。ことばによる認証はまた、次のような過程が達成されるのに必要不可欠なものというわけでもない。すなわち、それがどのようなものであれ、ある存在がある集合体へと接近し、あるクラスへと関連づけられる過程、より一般的には、あるカテゴリーの体系へと組み込まれる過程である——このような過程を通じて、その存在を諸々の象徴を使って操作すること（とりわけ、一つ一つ数え上げること）が可能となる。反対に、ことばによる認証だけが、諸存在を人間存在として承認するために欠かすことのできない特性、すなわち、個別性をこれらの存在に付与するのである。

同じことを、取り替え可能と取り替え不可能というカテゴリーを用いることによって述べることができる。肉として生み出されたものである限りにおいて、あるいは諸々のクラスに属するものである限りにおいて、人間存在は置き換え可能である。生むことの様式としての性的関係がもつ問題点の一つは、その極端な寛大さである。すなわち、数多くの人間存在を一貫したリズムでつくることができることである。殺害された存在は、性行為によってすぐに取り替えられる（remplacés）（すでに見たように、人口統計学者が「世代交代（remplacement des générations）」について語る意味で）。n個の標本を含む諸々のクラスに関して言えば、諸存在をそれぞれ置き換え可能なものにすることは、少なくともクラスが諸存在を同等化するという点から考えて取り替え可能なものにすることと、クラスの論理にかなっている。これと同じやり方で、死んだ奴隷は、別の奴隷を購入することによって取り替えられる。たとえ、それが親しい存在で、場合によっては、愛着を覚えてしまった存在であったとしてもである（これは、ペットについても当てはまる）。反対に、妻や母親が夫や死んだ子どもを「取り替えた」と言う場合は、常に隠喩が用いられることになるだろうし、軽蔑や批判のニュアンスを伴うことになるだろう。アカデミー・フランセーズの書記は取り替え可能ではあるが、それはある地位を占める限りにおいてのみである。人間性が認証された存在である限りにおいて、各々の書記は、かけがえのない存在と見なされており、彼らが占めている位置と全面的に同一視されることは決してないし（たとえば、我々は、彼らが「自分の役割を果たす」際に用いた独特の「文体」を論評することができる）、彼らの跡を継いだ者によって完全に覆い隠されてしまうということもない。

このことはまた、性的関係もカテゴリーの付与も人間をつくるには十分ではないということを示している。そうであるならば、三つ目の要素、すなわち、我々の仕様書が満たされるためには必要不可欠で、我々が個別性と呼んだこの要素は、どのように贈与されるのだろうか。我々がこれから展開する議論とは、個別性は常に譲渡されなければならないものであり、個別性を伝えることができるのは、自らの個別性が承認されている存在だけである、というものである。したがって、権威について言えることとほぼ同じことを、個別性について言うことができる。権威と権力は異なる。権力が力の適用という行為を示しているのに対し、権威は、その力の適用を正統化する力を指示している。ところで、この後者の力は、譲渡によってしか獲得されない。それは自然と生じるものではないし、金で買えるものでもないし、暴力によって勝ち取られるものでもない。したがって、この力を保持するためには、別の保持者をいつも前もって参照しなければならないのである。現在この力を利用することができている人は、別の保持者からこの力を受け取ったのであり、自分の番になったらこの力を譲渡することになるだろう[28]。我々はまた――意味論の表現を借りれば――次のように言うことができる。権威とは常に、今話している人が話題にしている以前の発話者が述べた発話の中に位置しているのである。

個別性は、それがすでに与えられている存在によって譲渡されなければ存在しえない。このことは、事物、とりわけ、規格的に生産された事物の場合でも見出せる。規格品は高度な同一性（mêmeté）によって特徴づけられるものだが、それにもかかわらず、個別的な人間の所有物であるという理由から、規格品に弱い形態の個別性が生ずることがある。私の万年筆（シェーファーの「ホワイトドット」というごくありふれたモデル）は、ひとたび私に所有されると、個別性と似通ったものを獲得する。私の万年筆は、それとあらゆる点で似た多数の同一モデルのそばで、生産ラインのベルトコンベアの上を循環していたときには、その個別性をひけらかすことはできなかった。また、私の万年筆は、次のような場合個別性を失う恐れがある。すなわち、私の万年筆がどこかへいってしまって、遺失物取扱所という誰のものかわからないものでごたまぜになっている場所にある場合、もしくは、予期せぬ出来事が起きた結果、夜明けにサン＝

トゥアンの蚕の市に沿って続いている外周環状道路の橋の下で荷ほどきされている「安物品」の山の中に紛れ込む場合である[29]。事物に個別性が生じるのは、それが人間存在と結びつくことによってなのである。また、事物の中には、人間存在との結びつきによって価値が生じるものもある。遺品といった極端な事例や、あるいは贈与者の痕跡を残した財が循環する贈り物の循環といった事例[30]に、この点を見出すことができる。

生まれてくる子どもをことばによって認証すること――母親による子どもの迎え入れ

人間存在は、自分の個別性を示すためには、否定することのできない個別性をもつ存在から個別性を受け取らなければならない。この過程は、家族として迎え入れること（adoption）という隠喩を用いることによって記述することができる。妊娠期間中に母親の肉の中にいる存在を知る者は、はじめは母親しかおらず、数ヶ月間は他の誰にも気づかれないかもしれない。そうである以上、我々は、少なくとも議論のこの段階では、このような迎え入れについて次のように考えることにしよう。すなわち、家族として迎え入れることとは、母親が妊娠中に自分の身に降りかかることに承認を与える際に行うことである、と[31]。したがって、母親が自分の身ごもっているものを家族として迎え入れることとは、妊娠期間中の存在がもつ肉としての人間性を、ことばによって認証することとして現れる。この認証は、たとえそれが明示的に公然と言語化されないとしても、J・L・オースティンが最初に記述したような発話行為と比べることができる[32]。発話行為と類似しているという点から考えると、ことばによる認証は確かに、約束と共通する性格をいくつかもっている。なぜなら、約束は、その発話内的な性格のほかに（我々が検討しているケースでは、この発話内的性格は表に現れないか、あるいは、内言語という領域にいわば閉じ込められたままである可能性がある）、語用論が言うような発話媒介的な性格を有しているからである。発話媒介的な性格は、約束にとって二次的なものではなく、その本質を成すものである。すなわち、約束は、行為へと直接向かうものであり、ある世界の状態を長期にわたって修正しようとする意図を意味作用としてもっている。この意図から切り離されれば、約束は意味を欠いたものとなってしまうだろう[33]。

同時に、この認証は個別化過程を始動させる。肉の中に差し込まれることになる性的関係の産物は、取り替え可能なものとして現れる——首尾よく妊娠したあとに自然流産が頻繁に起きることが、この点を立証している。その一方で、母親の承認を通じて認証された存在は、個別化過程の中に差し込まれる。ポール・リクールが用いた表現を使えば、ここで強調されているのは当該存在の「自己性（ipséité）」であると言うことができる[34]。この存在は、ある起源へと差し向けられており、ある位置へと方向づけられており、この存在のために用意されたある名前を受け取る準備ができている存在なのである。この意味で、母親が胎内にいる存在の人間性を認証することとは、生まれた子どもを社会のある個別的な位置に事前に到達させることなのであり、またその到達への基礎をつくることなのである。その場合、この個別的な位置は、多くの社会で見られるように親族関係をもとにして確立されたものでも、他の枠組みにおいて確立されたものでも構わない。

性行為を通じて自分の身に生じることに母親が与える承認を強調するからといって、母親の関心、とりわけ母親の自律への関心を優先的に取り上げようとしているわけではない。あるいは、近代人の言語で言えば、母親となるかならないかを「選択する」権利を尊重することを、母親の人間性を尊重する条件の一つとすることによって、母親のもつこの権利を優先的に取り上げようとしているわけでもない。これら二つの問題は確かに結びついてはいるけれども、(35) ここで我々が強調しようとしているのは、新たな人間をつくるために必要となる条件なのであって、政治社会を構成する諸個人の自律――この言葉が十八世紀以来もつようになっている意味でのそれ――を尊重するために必要となる条件なのではない。ところで、これらの条件の一つであり、かつおそらく最も重要なものとは、肉として生み出され、集合体の個別的な成員として諸々の人間の中に位置を占めることになる存在が、他ならぬその生む過程の中で、ことばによってつくられることである。自分が身ごもっている存在を母親が家族として迎え入れることこそが、その存在にこのような認証を与えるのである。

母親によって与えられる認証はどのようにして行われるのか?

妊娠中に、肉として成長する存在(a)と、ことばによって認証される存在(b)とを分けるものは何だろうか。何もない。いずれにせよ、触知可能なものの水準、あるいはまた、ポール・リクールの表現を借りれば、「同一性(mêmeté)」の水準では何も存在しない。何よりもまず、胎児は完全に未知の存在である(より正確に言えば、我々がのちにその影響について検討する予定の近代の視覚化技術が出現するまでは、胎児は完全に未知の存在であった)ことを指摘しておこう。胎児がどのような特性をもっているのかは誰もわからないのであり、肉としての存在にも、認証された存在にもこのことは当てはまる。したがって、肉としての存在のいくつかは認証され、それ以外は認証されないのはなぜなのかを述べること、あるいは、認証される方はもっていて、認証されない方はもっていない性質に依拠した理由を説明することは難しいのである。

次の点も付け加えておこう。認証は、触知可能ないかなる特性にも依拠することができないだけでなく、その有効性を示すためには、〔胎児について何もわかっていないという〕無知のヴェールの下で行われなければならない。実際、もしも（a）のクラスを複数に区別するような特性を前もって特定し、その特性を考慮に入れることによって、認証される（b）が選び出されてしまえば——たとえば、（a）と（a'）があり、（a'）は認証され、（a）は認証されないというようなことが起きれば——、認証が行われても、所与という様式で先在する差異がいっそう強化されることにしかならないだろう。このとき、認証は、この差異を再認するだけのものとなり、この差異に対して副次的なものとなってしまうだろう（これは、あとで見ていくように、優生学に基づく選別が行われる場合に起こる）。この場合、認証は、それだけではいかなる弁別的価値もつくり出すことはないだろう。認証が行われたとしても、それは、既存の区分けに従って、人間性の序列化された様々な地位をつくり出すことにしかならないだろう。もしそうなったら、多かれ少なかれ人間性をもち、異なる価値をもつ諸存在を複数のカテゴリーに分けるという、我々が退けた状況に陥ることになるだろう。

取り替え可能な（a）と個別化される（b）

肉の中で生み出された存在を母親が認証することで生じる主要な効果とは何か。それは、取り替え可能な存在を個別化された（この理由で、取り替え不可能な）存在に置き換えるという事実の中にある。肉の中で成長する胎児は、ことばによって認証されない限り、それぞれ取り替え可能なものとして、それゆえ、置き換え可能なものとして見なされる。その一方で、「家族として迎え入れられた」胎児（les fœtus）、より正確に言えば唯一の胎児（le fœtus）は、絶対的に個別的な存在として扱われ、たとえば、生まれる前からこの胎児のために名前が選ばれたりするだろう。その結果、後者の胎児が亡くなったり殺されたりすれば、それは、全く異なる意味をもつ出来事と見なされることになるだろう。すなわち、前者の場合であれば「不慮の事故」もしくは「必然」と見なされるのに対して、後者の場合であれば「埋め合わせる」のが難しい「損失」と見なされることになるだろう。

だが、肉としての存在すなわち認証されない胎児は「取り替え可能である」とは、より正確には何を意味しているのだろうか。この語の使用法を明確にするためには、一方で時間もしくは連続性（série）の次元を導入し、他方で生む人の視点、すなわち母親の視点を採用することが必要となる。

実際、認証されない胎児は「取り替え可能である」と言うためには、ことばによって認証したりしなかったりすることのできる存在を肉として次々と生む過程に準拠する必要がある。このとき、次のように述べるかもしれない誰かの視点が採用されることになる。「私には肉としての胎児が（時間t1に）いて、この胎児をことばによって認証することもしないこともできます。もし殺してしまっても、またあとで（時間t2に）新たに肉として存在する胎児をもち、その胎児をことばによって認証することができると私は確信しています。要するに、確かに私は肉としての存在を生み、ことばによってその存在をつくりかえるつもりではありますが、今それをするのではなく、延期するのです」。

この立場を支える暗黙の公準がいくつか存在する。

一つ目は、――ジョルジュ・バタイユの定式を借りると[36]――「人間の生の浪費」に対する信仰である。すなわち、より正確に言えば、もしこの仮説に対応する母親の視点を採用すれば、母親自身の生殖能力に対する信頼である。「私はいつも、意のままに肉として存在する胎児を産むことができるでしょう」。

二つ目は、肉としての存在をことばによって認証する自分の能力の永続的な性格に対する信頼である。「私はあとでこの肉としての存在を産むことができるでしょうし、そのときにまたことばによって認証することができるでしょう」。

三つ目は、肉として存在する胎児を、同等性をもつ一つのクラスにまとめることができることである。肉として存在する胎児を取り替え可能なものとして、すなわちそれぞれ置き換え可能なものとして扱うことができるのは、まさに同等性をもつ一つのクラスに胎児をまとめることができる限りにおいてなのである。肉として存在する胎児は、男性と性的関係をもった際に女性が（しばしば）体内に宿す種類の存在である（男性と性的関係をもつという条件は、多くの社会では不十分と判断されており、たとえばこの条件に聖霊との交流が付け加えられなければならない）。肉として存在する胎児は取り替え可能であると述べるからといって、彼らがこのクラスの中で数的アイデンティティ〔番号で区別されるようなアイデンティティ〕をもっていないというわけではない。もちろん、時間t1で生み出された存在は、番号という意味では時間t2で生み出された胎児と同一ではない。だが、我々は今のところかなり一般的な水準でモデル化の作業を行っているので、このことはほとんど重要ではない。これらの存在は、（少なくとも最近までは）未知の存在であることを思い出してもらいたい。これらの存在の質的アイデンティティについて何一つ語ることはできないのである。これらの存在は、（目や髪の色が異なるといった）触知可能な性格を何一つもっていない。これらの存在は、もしこのあとで導入する予定の父親という問題を考慮に入れなければ、それ自体で区別することはできない。ただし、一つ目は時間t1で生み出されたものであり、二つ目は時間t2で生み出される（もしくは生み出された）ものといったように、時間の違いによって区別することは可能である。結局のところ、これらの存在はどのような点で同等のものと見なされるのだろうか。それは、ここで何よりも重要な点で、すなわち、これらの存在がそれぞれ同じようにことばによる認証によって個別的な存在へと変えられる限りにおいて、同等なものと見なされるのである。

肉として存在する胎児と異なり、ことばによって認証された胎児は、この置き換え可能性という性格を失う。仮に、家族として迎え入れる操作を受けて個別化過程に組み入れられていた新生児が命を全うせず、再び妊娠した母親が自分の身ごもっている胎児を再び認証したとする。この場合、この新たな存在は、先行する存在と異なるものとして扱われることになるだろう。たとえば、一つ目の存在に与えられていたものと異なる名前が、この新たな存在のために選ばれることになるだろう。このことは、おそらく場合によって程度は様々であろうが、胎児にも当てはまるだろう。

したがって、認証という操作は、(言語学的な意味での)弁別的価値を構築する効果をもつだけではない。それはまた、異なる固有内在的価値をもち、その評価のされ方も異なる諸存在の対立を印づけるのである。一つ目の存在――肉として存在する胎児――は、それ自体では価値をもたないが(価値の不在を最も明瞭に表すのが殺害である)、それが場合によっては認証の対象となりうる限りにおいて価値をもつ。もし肉として存在する胎児が認証に先立って存在していなければ、認証は、それが適用されるいかなる対象ももたなくなってしまうだろう。二つ目の存在――ことばによって認証された存在――は、「無限」と言うことのできる価値を獲得している。この場合の「無限」の価値とは、あるヒエラルキーの中の最高の価値という意味ではなく、評価できないという意味である。すなわち、個別的なものとして捉えられることれらの胎児は、いわば、同等化の操作を免れているのである。

母親が自分の身ごもっている存在を家族として迎え入れることが十分に効力をもつためには、この迎え入れが行われない可能性を考察しなければならない。あるいはまた、母親が承認を与えず、それゆえ生まれてくる子どもを認証しない可能性を考察しなければならない。言い換えれば、性的関係によってつくり出される肉としての存在と、ことばによって人間性が認証された存在との間に区別を設けても、これら二つの実体を分けることができなければ――もしくは、才気煥発な哲学者が時折行う奇妙な思考実験（たとえば、私の身体は地面の上にあるが、私の脳は月の上にあると想像する場合）の下でしか分けることができなければ――、このような区別はいかなる意味ももたなくなってしまうだろう。したがって、この区別が象徴的な様式でなされるためには、二つの実体の区分に対応して、肉体的存在を犠牲にするような区分がなされうる世界が存在しなければならないのである。

形式的な次元で理解される可能性としての中絶が介入するのは、モデル化のこの段階においてである（すでに見たように、可能性としての中絶はおそらく普遍的に知られている）。肉の中に組み込まれることになった存在を認証しないことと、妊娠を中断し、胎児を追放し、殺害するという極めて具体的な可能性との間につながりが生じるのは、おそらくこの可能性としての中絶が両者を媒介しているからである。たとえこの可能性が滅多に、さらには決して実践に移されることがないとしてもである。実際、もしも性的結合の結果として生み出されたあらゆる存在が――性的結合が行われた条件がどのようなものであれ――不可避的な過程に従って必然的に出産予定日に到達し、誕生し、社会の中に位置を占めるのであれば、この承認は、それと矛盾する必然性という性格を帯びることになるだろう。それと同時に、もしもこのような形で生み出されてしまえば、その存在は、肉としての人間性への所属と、ことばを通じた人間性への所属との根本的な差異によって貫かれるということはなくなるだろう。それによって、この存在は、人間性を構築するこの根本的な二重性を欠くことになるだろう（この二重性は、確かに我々が今位置しているモデル化の水準では明白なものだが、この二重性は、――次章で見ていくように――新たな人間存在が生者と死者から成る集合体の中に組み込まれることができるようになるためには、諸々の経験的な装置の中に書き込まれている取り決めという手段によって和らげられるかもしくは曖昧にされる場合があるし、おそらく、ある意味ではそうされなければならない）。

　たとえ中絶の可能性が知られていなくても、このような区別をつけることは嬰児殺しによっても可能であると反論されるかもしれない。嬰児殺しの場合、個別的な位置を占めることになる価値のある存在の選別は、誕生後に行われることになるだろう。この可能性は全く排除されているというわけではなく、嬰児殺しが頻繁に実践されている「未開」もしくは「古代」と言われる多くの社会の中では、中絶と嬰児殺しとの間にはある種の認識上の連続性が存在し、これら二つの実践をはっきりと区別するということは行われていないように思われる。たとえば、前近代の日本では、ある同一の用語、すなわち、とりわけ稲田に伸びる若い苗の選別を意味する間引きが、中絶された胎児と同様に殺された乳幼児も神々に「返す」ことを述べるために用いられていた[37]。そうだとしても、嬰児殺しの場合、殺害された存在は、中絶の場合と異なり、もはや完全に未知の存在ではない。嬰児殺しで殺害された存在は、人間存在の特徴の少なくとも一部をもって、触知可能なものの水準で現れる。このことによって、殺害された存在を完全な人間性の外部へと締め出すことがより困難になり、かくして、ある同一の集団の内部に多数の序列化された人間性が設立される傾向が生まれ、我々が奴隷のケースを検討した際に出くわした種類の状況へと至るのである。このことは、誕生後に子どもを殺すという決断が、大半の場合、その触知可能ないくつかの特徴を考慮に入れて行われているという事実からも明らかである。たとえば、子どもに発育上の異常があると見なされて殺害される場合（多くの文化において、発育上の異常は、人間の父親に取って代わった悪霊の介入のせいにされている）、あるいはまた、次の点も様々な文化で見られるものだが（イヌイットだけでなく、インドや中国においても）新生児が女性であるがゆえに殺害される場合がそうである。(38)

第二の制約の定義に向けて

我々が中絶、さらには嬰児殺しについて行ったこれらの指摘から、人間存在の人間化が必然的に依拠する土台について結論を下すべきではないだろう。もしもそのようなことをすれば、その結論は、——その否定性に基づいて完全に定義される——生むことに関するかなり暗い見方（と、おそらく、それを超えて、人間の条件に関するかなり暗い見方）と一致することになるだろう。一方で、我々がすでに強調したように、ここで重要なのはとりわけ中絶の可能性であって、その実践ではない。しかも、あとで見ていくように、肉としての人間性とことばによる人間性との差異をぼかし、この区別を身体の次元での分離と結びつけることを妨げるように、生むことを枠づける社会的装置がいくつか存在する。

他方で、我々はここである重大な困難に立ち向かわなければならない。我々がここまで辿ってきた推論の筋道は、肉としての人間性とことばによる人間性との対立を軸としている。したがって、この筋道は、我々の注意を、人間性を二元論的に捉える方向へと向けるものである。ところで、仮にこのような二元論的な捉え方が、認証された存在と認証されない存在を物理的に分けることを可能にする全てのものと特権的なつながりを保持していることが真実だとしよう。その場合、中絶、少なくとも可能性としてのそれは、人間社会の特殊性を印づける諸装置の中で、卓越した地位を占めなければならなくなるだろう。このような装置を女性が統制する事例を、難なく見つけることができなければならなくなるだろう。したがって、女性は、強姦者となる可能性を常に有している男性（そして、もし我々が妊娠を生物学的に捉えることで満足するのであれば、男性が強姦によって種を増やすことを妨げるものは何もない）に直面しながらも、家系に組み入れられることになる新たな人間存在の創造に対して、ある種の主権を握っていることになるだろう。したがって、男性が交換に対して、それゆえ集団間の政治的関係に対して（すなわち、親族構造が支配的である社会では、婚姻に対して）行使する統制と対になるのが、女性が人間存在の誕生に対して最終的に行使する統制である、ということになるだろう。

だが、これほどまでに重要な役割を果たすそのような装置がもしも存在するのであれば、どうしてそれが象徴的機能から離れたところにとどまり続けているのかわからなくなってしまう。したがって、もし中絶がこれらの装置の中で特権的な役割を果たしているのであれば、中絶の可能性に言及するということがおそらくほとんど制度化されるか[39]、もしくは少なくとも儀礼化されることになるだろう。いずれにせよ、中絶に関する表象が著しく不足するようなことはなくなるだろう。このような表象の不足こそが、すでに見たように、中絶の実践のもつ最も顕著で最も興味深い特性の一つなのである。

したがって、我々の第一の仮説、すなわち、肉としての人間とことばによる人間との差異をつくることを要求する制約（C1）が存在するという仮説だけでは、不十分である。我々はこれから、ここまで展開された仮説から出発して、したがって、分析枠組みを変えることなく、第二の制約（C2）について述べることによって、我々の文法の素描を完全なものにすることができることを示していきたい。

C１によって区別される諸々の存在を接近させるC２

私見では、我々がこれから導入する第二の制約は、一つ目の制約（C１）と同様に、生むことに関する共通感覚＝常識（sens commun）を——（C１）と矛盾するにもかかわらず——構築する。（C１）に従えば、ことばによって認証される存在は無限の価値を備えており、それゆえ注意深く保護されなければならない一方で、肉としての存在は固有の価値を欠いているため、殺害される可能性がある。第二の制約は、両者を区別することができない点、それゆえ、これら二種類の存在を全く異なる形で取り扱うことは正当化できない点を強調する。

我々は（C２）を次のような簡潔な定式によって表現することができる。肉としての存在は、ことばによる存在と区別することはできない。したがって、後者に受けさせたくない取り扱いを、前者に受けさせてはならない。したがって、これは、この文脈にはそぐわない正義論の言語を用いれば、差別禁止（non-discrimination）という制約なのである。

だが、肉としての存在でしかないもの（a）を、ことばによって認証される存在（b）と区別することはできないという主張は、そもそも何を意味するのだろうか。

我々は次のように議論を展開していくつもりである。つまり、このような言表は、（C１）において一つ目の存在と二つ目の存在との差異が構築されるやり方から引き出される一つの帰結なのだと。したがって、我々は（C２）を明確にするために、この理論構成のいくつかのポイントを再び取り上げることにしたい。

一つ目のポイントは、ことばによる存在は、それより前に先在する一群、すなわち、肉としての存在の一群から取り出されるということである。実際、ことばによって認証される人間とは、(たとえ、肉としての人間の全てが認証されるわけではないとしても) 必然的に肉としての人間なのである。以前に肉としての人間だったことのない存在を、ことばによって認証し、個別的な地位を与えることによって人間性の中に招き入れることはできない。たとえ、認証がたとえば子犬、木、机、パソコンなどに対して行われても、この操作が首尾よく実行されることはない(確かに、似たようなことが行われる例をいくつか見つけることはできる。だが、我々は、この場合のことばによる認証が、隠喩という様式で作動していることを示すことができるだろう。すなわち、これら雑多な存在は、まるで肉としての人間に関するものであるかのように認証されるのであり——子どもが、自分のクマのぬいぐるみを、まるで本物の赤ちゃんであるかのように扱うやり方と少し似ている——、このまるで〜であるかのようにを支えている信仰は極めて壊れやすいのである)。そのため、ことばによる存在を無限の価値を備えた個別的なものとして規定する——言語学から借りてきた用語を使うと——標識は、どのような種類の存在にもつけられるというわけではなく、それ以前からすでに肉としての人間であった存在にしかつけられないのである。したがって、一つ目の存在と二つ目の存在を結びつけることができるような何か特別なものが存在していなければならないのである。

二つ目のポイントは、多数の一群の肉としての人間存在の中から、ことばによって認証される人間性をもつ存在を選別する操作の行われ方に由来する。我々がすでに見たように、肉としての存在とことばによる存在との差異が一つの純粋な差異となるためには、この選別は、無知のヴェールの下で行われなければならない(このことは、胎児が完全に未知のものであり、少なくとも最近まではそうであったという事実と一致している）。すなわち、選別される肉としての存在に前もって結びついていて、捨てられる肉としての存在がもっていない特性を、考慮に入れてはならないのである。実際、我々がすでに見たように、もしも選別が、――優生学に基づく選別がそうであるように――前もって定められた（a）と（a'）との区分に従い、それを有効なものと認めてしまえば、選別という操作によって導入される差異は、副次的なものとなってしまうだろう。選別を行っても、前もって存在する差異（近代人にとってそれは「生まれつきの」差異であり、もしくは、「アルカイックな」思考様式に従えば、様々な「聖霊」が肉の中に入り込んだ結果生じた差異ということになるだろうが、ここではあまり重要ではない）を有効なものとして認めることにしかならないだろう。したがって、ある純粋な差異――すなわち、その原理をそれ自体の中に見出すような差異――を確立することを目指す操作は成功しないだろう。

別の言い方をすれば、我々が提起した制約を満たすためには、差異は、厳密に恣意的な（*arbitraire*）仕方で確立されなければならないと言うことができる。すなわち、――語の語源的な意味で理解すれば――「裁定者（arbitre）」が推進する運動しか考慮に入れてはならないのであり、裁定者は、この行為を通じて、自分の個別性を別の存在に譲渡する（肉としての存在は、自らをことばによる存在へと変える行為主体ではないのである）。しかしながら、当然、一部の肉としての存在がその恩恵を被る選別は、他の存在に利益をもたらすこともできたということになる（なぜなら、この選別は「恣意的な」ものだからである）。したがって、肉としての存在なら誰でも、別の存在と同様に、ことばによってその人間性が認証される可能性があるのだ。全ての存在がその資格を有しているのである。あるいはまた、ことばによって認証されるどの肉としての人間も、同じ取り扱いを受けている他の肉としての人間と置き換えることができるのである。したがって、この点から見れば、肉として存在する人間とことばによる人間は、両者が本質的に共通にもっているものの点から考察することができるのであり、あるいはまた、同等性をもつある同一のクラスの中に置くことができるのである。

C1とC2の矛盾と可逆性の問題

我々が今引き出したこの二つ目の制約は、人間性をもはや二元論的に捉えるのではなく、一元論的に捉えるところに、その特殊性がある。このことによって、二つ目の制約は、我々がこれまでその特性を探究した一つ目の制約と矛盾に陥る。これら二つの制約は一つの体系を成しており、対話関係の中にある。したがって、二つ目の制約が一つ目の制約と矛盾することになっても、一つ目の制約は、二つ目の制約と矛盾することをいわば予期しているのである。だが、これら二つの制約が取り結んでいる関係は、対立や争いの関係だけでなく両立不可能な関係でもあり、二つの制約はいかなる妥協も不可能な、根本的に矛盾する状況へと人びとを導くのである。

しかしながら、この最後の主張に疑問を投げかけ、さらには異議を唱えることができる。これら二つの制約は、同一の存在をはっきり異なる点から捉えることとしかしないのだろうか。あるいは、同一の存在を異なる世界の中へと投げ込むこととしかしないのだろうか。言い換えれば、ここで提起された問題を、我々が以前の著作で正義感覚をモデル化するために採用したやり方で取り扱うことはできないのだろうか。以前の著作で我々は、人間と物を同等化する異なる諸原理の周りに構築される複数の世界を想定し、そこに住まう人びとは当然異なる判断の対象となりうると考えた。これらの世界は多様な状況と結びついている。たとえば、企業の管理職層は、同じ一日の中で、産業的世界（企業内の研究所）、商業的世界（顧客との議論の間)、公民的世界(もしも組合集会に参加するなら)、家政的世界(家族と夕食を食べて帰るとき)、インスピレーション的世界(夜、コンサートで感情に身をゆだねる)を横断すると考えられた。それぞれの世界で管理職層は、その人物をそのつどある特殊な観点から捉える異なる試練〔テスト〕(épreuves)に直面する。実際、それぞれの世界で行われる判断は、ある意味で対立を引き起こすも。なぜなら、ある世界における管理職層の偉大さは、それにふさわしい資質となって現れるが、その資質は、その世界では高く評価されても、別の世界では低く評価され、平凡さを示すものとなるからである。(40)

この道を進もうとしてもそれを妨げる問題が二つ存在する。一つ目は、我々がその大筋を指摘したばかりの枠組みの中では詳細な検討が行われなかった問題である。すなわち、人びとは様々な世界を横断することができると考えるとき、我々は何を言おうとしているのかという問題である。というのも、複数の世界のそれぞれに現れる人を同一の人物ではないのだと考えねばならないとすれば、ある意味で、諸世界間の両立可能性という問題は消え去ることになるであろうし、そのうえ、諸世界間の関係という問題や、それゆえ、この枠組みが提起することを役割としていた正義の問題も消え去ることになるからである。そうではなく、複数の世界のそれぞれに現れる人を同一の人物と考えはするが、その人物は異なる規定の下で把握され、異なる地位にいると考えられるとすれば、モデルの一貫性にとって絶対に必要なものであることの最小限の自己性(ipséité)はどのように確立されるのかについてよく考えなければならない。ところで、我々がここで展開している分析は、まさにこの問題の検討に当てられているのである。我々は、「偉大さのエコノミー」の枠組みで公準として立てられている共通の人間性という概念を問題化することによって、この問題を検討していくつもりである。

二つ目の問題は、前の問題と直接関連するものである。それは、地位の可逆性に関する問題である。

様々な世界を横断し、そこでそれぞれ食い違う判断の対象となるのが同一の人物であると言うとしよう（これは最小限の意味で理解される同一性である。それは、「偉大さのエコノミー」の分析枠組みでは暗々裏に示されていたものである。この分析枠組みにおいて、人びとは、一定不変の身体と、彼らの「アイデンティティ」を印づける固定指示子と結びつけられることによって定義されていた）。その場合、それぞれの世界で行われる人びとの評価は何らかの地位という形を取るが、そこで前提となっているのは、その地位が――それがどんなに悲惨なものでも――可逆的なものであり、ある世界で人びとがどんなにひどい扱いを受けるとしても、その扱いが、別の世界における偉大さに到達する可能性を決定的に失わせるほどにひどいものとなることは決してないということである[41]。だが、我々がここで検討しているケースの中で問題となっているのは、もっとずっとラディカルな性質をもつ不可逆性である。実際、肉としての存在とことばによる存在との差異が確立されるためには、肉として存在するものの一部は殺害されうるということが前提となる。したがって、この殺害される存在の場合、地位や規定を単に変えることが問題となっているわけではないのである。なぜなら、ある規定の下で把握されると、これらの存在は、より上の偉大さの地位に到達するために必要なものである最小限の身体的統合まで失うことになりかねないからである。中絶の最も際立った特徴の一つであり、かつ、この実践についてよく知っていなければならない人びと――医者、カウンセリングを担当する心理学者、女性自身――の発言の中にいつも繰り返し現れるのは、まさしくその不可逆的な性格なのである。

それゆえ、中絶は、我々が展開しようとしてきた二つの矛盾する制約の結び目に位置している。中絶は、一つ目の制約との関連では可能性として打ち立てられているが、二つ目の制約との関連では恣意的なものとして、それゆえ根拠がなく、さらには侵犯的なものとして打ち立てられている。このようにこれら二つの制約の間で板挟みにあっているがゆえに、中絶は、きっぱりと禁止することもできないし、真に正統化することもできないのである。我々の考えでは、この理由からまた、中絶は、少なくともそれがありのままの形で表現される際には、表象から逃れる傾向にあるのであり、おそらくより一般的には、ある種の回避の対象となるのである。すなわち、人びとは中絶を実践することを避けるのであり、また、それにもかかわらずこの行為が（我々がこのあとで検討していく理由から）達成されなければならないものとして姿を現してしまう場合は、人びとはそれを公に暴露することを避けるのであり、それを表象することも、さらにはそれについて考えることも避けるのである。このとき、我々は、矛盾への嫌悪に関する一つの特殊事例を扱っていることになるだろう。というのも、矛盾は、表象体系や信仰に宿り、象徴形式やとりわけ分類様式を精緻化し、変容させる強力な原動力となるからである。このとき、現在用いられている分類学がまるで次のような任務を負っているかのように、事態が進行する。すなわち、いくつかの存在が関連づけられてしまうと、それらに対する扱いが矛盾しており、それゆえ、その扱いを正当化するために引き合いに出されるかもしれない規範も矛盾しているという事実が確実に白日の下にさらされてしまう場合、そのような関連づけが行われないよう、それらの存在をできるだけ遠ざけておくという任務である。これはイデオロギーの一つの定義である。

C1とC2の差異――「取り替え可能」が意味することに関する二つの視点

両方とも似たような公理系に依拠しているものの、第一の制約（C1）と第二の制約（C2）にはある根本的な差異が存在する。それは、大まかに言えば、視点の差異に関するものと言うことができる。この差異がとりわけ明白になるのは、「取り替え可能」という語がそれぞれのケースで用いられる場合である（この語の意味作用は、それが個別性の問題と関係がある限りで、我々の研究の中心にある）。

我々は、第一の制約を展開する際、肉としての存在がそれぞれ取り替え可能なもの、もしくは置き換え可能なものと見なすことができる点を確認した。取り替え可能、もしくは置き換え可能とはこの場合、次の事態を意味していた。「たとえ私が今この肉としての存在を家族として迎え入れなくても、またあとで別の肉としての存在をもつことができるだろうし、それをことばによって認証することができるだろう」。このような確信を、芸術家のもつ確信、すなわち、自分の力を創造的行為にいつでも投入することができると考えるほど自分の力に自信をもっている芸術家の確信と比較することができる（「たとえ私がつくったばかりのこの彫刻が壊れても、たとえまだ火で固められていない土が三脚台から落ちて、私のつけた形が失われても、私はこの形を再びつくり上げるためにそれを拾い上げて、こね直すことができるだろうし、もしくは、いずれにせよ、別の作品を造形するためにそれを使うことができるだろう」）。

しかし、二つ目の制約を展開する際に我々が「置き換え可能性」という語を使ったのは、ことばによって認証するために他を犠牲にして一部の肉としての存在を選ぶという操作の妥当性を疑うためであり、また、選ばれた存在と選ばれなかった存在が根本的に不平等な扱いを受けることがありうることに異議申し立てをするためであった。だが、選ばれた存在と選ばれなかった存在は、ここで我々が検討している点から考えると、区別できないのである。「区別できない」とは、この場合、選別の操作が何ら修正されないとしても、捨てられたどの存在も、選ばれたあらゆる存在と置き換えられることがありえたかもしれないことを意味する。

このアポリアは、次の点がわかれば解消する。つまり、第二の制約が、問題を外部から考察する観察者の視点（「彼（il）」もしくは「人びと（on）」の視点）、すなわち、厳密に文法的な（もしくは、こう言って良ければ、「客観的な」）視点を採用しているのに対して、第一の制約は、現象を起点にして展開される「私（je）」の視点、すなわち、創造主としての母親の視点（もしくは、こう言って良ければ、「主観的な」視点）を採用している、という点である。実際、肉としての胎児は、それが捨てられる場合は、他にもつくることができるがゆえに「取り替え可能」であると判断され、あるいは反対に、家族として迎え入れられた場合は、絶対的に個別的で、無限の価値を備えたものとして扱われることになるだろうが、このような判断や取り扱いは、〔胎児を〕生む人の視点、また、〔胎児を〕家族として迎え入れ、認証する人の視点から行われているのである。

反対に、肉としての存在とことばによる存在の類似性を指摘し、そうすることで両者の不平等な取り扱いを問題化することのできる位置とは、外在的な観察者（アダム・スミス[42]の表現を使えば、「公平な観察者」）のそれである。それゆえ、第一の制約と比較すると、第二の制約は、正当化に課せられる諸々の制約とそれを結びつける特性を有しているのである。

このような視点の差異はまた、これら二つの制約の関係が有している対話的な性格を立証している。第一の制約は、生むことを行い、自分の個別性を新たな存在に譲渡する者の位置を表すが、この制約と対を成すのが、生むことの問題に対して外在的な観察者のまなざしを向ける第二の制約である。この観察者の位置は、誰でも占めることのできるものである。すなわち、他の女性も占めることができるし、それだけでなく、子を宿す可能性が与えられていなかった男性も占めることができる。だが、この二つ目の位置はまた、生むことを行う女性も採用することのできるものである。女性は、自分の反省性の及ぶ範囲を拡げて、自分に何が起こっているのかを検討しようとする際に、この二つ目の位置を採用するのである。これは、アダム・スミスが「道徳感情」の論理を記述するために設定したモデルと同様である。このモデルでは、「公平な観察者」は内面化されている。したがって、「公平な観察者」は、自分であると同時に、自分の行動を観察する者でもあるのだ。そして、結局、二つの制約の間で生じる緊張が最大となりうるのは、女性が行う総合において、すなわち、女性が自分自身と行う対話においてなのである。我々はここまで文法的分析を素描してきたが、この素描を、中絶の問題と直接対峙しなければならなかった女性とのインタビューに依拠することによって、現象的で語用論的なアプローチの方向へと進めていくつもりである。このとき、これらの人びとが自分自身と行う議論を特徴づけるのは、まさに「私」と「彼」という大きく矛盾する二つの視点の間の揺れ、しばしばごく短い期間に行われる揺れであるということが明らかになるだろう。

同様に、直接関わってはいない個人(たとえば男性)も、二つの視点を利用し、それらを関連づけることで、二つの両立不可能な位置の関係に対する戦闘を開始させ、この関係を危機に陥れることがある。というのも、たとえ第二の制約(C2)が拠り所としている視点──「彼」の視点──の方が、この場合より手の届く範囲にあるとしても、この外的対話者は常に、いわば「想像」を介して、第一の視点(C1)──「私」の視点──に近づくことができるからである(またしてもアダム・スミスが、苦しまない者──観察者──が苦しむ者と取り結ぶ関係を特定するために、同様のことを述べている)。このことはしばしば、隠喩という道を辿ることによって行われる。すなわち、我々自身が(この点において、哲学に古くからある伝統に従って)行ったように、女性の創造行為を、芸術家もしくは職人の創造行為と比較することによって行われるのである。

以上から、文法的アプローチを拡張して、「私」の視点と──これまで我々の視点であった──「彼」

の視点を同じ一つの体系の中にまとめると、我々が切り離して考えた二つの制約の間で生じる緊張には乗り越え不可能な側面があること、すなわち悲劇的な次元があることが明確になった。だが、どうすれば妥協によっては解決できないこのような矛盾とともに生きることができるのか、という問題は残っている。この問題を、今度は我々が「視点」に変化をつけることによって、つまり、歴史的もしくは社会的（sociétal）な「マクロの」視点と、生むことと中絶との現象的な関係と、行為の語用論を中心とする「ミクロな」視点（第七章）との間を行き来することによって検討していきたい。

第三章　取り決め

二つの制約の間で生じる緊張を曖昧にする取り決め

我々は、モデル化の素描の中心に、二つの制約の間で生じる緊張と、それが示唆する悲劇的な性格を置いた。だが、次のような反論が出てくるかもしれない。つまり、出産は、それが行われる通常の状況では、そのような悲劇的な性格を有していないどころか、むしろその正反対である、と。母親は、自分が身ごもっている存在を認証するのか、それとも捨てるのかという問題を、妊娠のたびに提起するわけではない。中絶は、生むことの地平にいつも存在しているわけではないのである。

このことから我々は判断を誤ったと結論すべきだろうか。我々は反対に、これらの矛盾する二つの制約を我々のモデルの中心に置くことには、次のような利点が存在すると考えている。それは、両者の間で生じる緊張を克服することはできなくても和らげたり曖昧にすることができる取り決め（arrangements）ないし装置に、調査を向けることができるという利点である。このような性格を有するがゆえに、取り決めは、それが行われると人びとの目を引き、問題視されるのである。取り決めは、自明なものとして受け止められるときには、それを無味乾燥なものに見せるようなありふれた性格をもつけれども、調査の目が向けられるならば、そうした性格は奪い取られるだろう——このことは、（取り決めを行う人びとがそうするように）取り決めを必然的なものや道徳に属するものと考える場合にも、（取り決めを外側から考察する人びとがそうするように）取り決めを説明するために文化や慣行を引き合いに出す場合にも当てはまる。そのうえ、前章で我々が用いた様式のモデル化（構成主義的なそれ）を引き続き行えば、複数の取り決め——孤語〔唯一の事例〕として扱われるか、あるいはほとんど同じことだが、ある歴史的段階や文化に固有のものとして扱われるときには、各々の類似点や相違点は気づかれないままである——を同一の枠組みの中で比較することができるようになるだろう。

　これらの取り決めは何にその本質があるのだろうか。分析のこの段階では意図的にかなり一般的な定式化を選択することによって、我々は、取り決めとは性行為と生むこととの関係を編成するものであると主張したい——この定式化についてはあとで詳述する。したがって、取り決めは、この資格において、人類学が親族を研究することによって明らかにした婚姻に課せられる諸々の制約と大きく交わる。だが、我々は取り決めを別の視角から検討していくつもりである。そうすることで、——我々が生きている社会がそうであるように——親族がもはや支配的な役割を果たしていない社会にまで、取り決めを拡張することが可能となる。婚姻に課せられる制約が、外婚の要求という点から考察され、近親相姦の禁止と関連づけられるのに対して、我々の考えている取り決めは、それに異なる方向性を与える視点から検討される。取り決めが行われると、肉が宿している存在をことばによって認証するのかしないのかという二者択一は、生むことを行わないのか、それとも生むことを行うにしても、こうしてつくり出された存在に個別性を獲得させるいくつかの条件の下でそれを行うのかという二者択一に置き換わる（この個別性はしばしば、ある準拠枠組みの中に居場所が与えられうるということによって、実質的な形を取る。この場合の準拠枠組みは、たとえば親族となる場合もあれば、あるいは社会となる場合もある）。出産の正統性は、これらの条件によって定義される。もしこれらの条件が満たされれば、肉として生み出された存在はどれも、ことばによって認証された——すなわち、その人間性が認証され、個別化された——ものと見なされることになる。この認証は、（中絶という別の選択肢のある）妊娠期間中にせよ、（嬰児殺しもしくは遺棄という別の選択肢がある）出産直後にせよ、意図による方向づけを経由する必要はない。子どもを宿しているということはその子を認証していることを表すのであり、まるでこのような形で母親に宿っている存在がいわばあらかじめ認証されているかのように全てが展開するのである。このようにあらかじめ認証されることがなかった存在に関しては、ただ単に生み出されず、したがって存在しないものと見なされる。

　肉として生むこととことばによって認証することとの区別は、抽象的な性格を帯びているのであって、廃止されているわけではない。なぜなら、これら二つの様式が結び合わされていない存在など現実には存在しないからであり、より正確に言えば、現実には存在しないと見なされているからである。同時に、選別が妊娠の前に押しやられるため、我々が特定した二つの制約の間で生じる緊張は廃止されているように見える。中絶に関しては視界から遠ざけられる。さらに、機能主義的もしくは構造‐機能主義的な視点（それゆえ今日非難されている視点）に立てば、このような取り決めに求められている役割の少なくとも一つは、人びとを困惑させる中絶という問題を見えなくすることである、ということになるだろう——前章で見たように、中絶が人びとを困惑させるのは、人間性の差異について考えるために必要であると同時に、恣意的な暴力を行使するがゆえに正当化できないからであった。

我々がこれから検討する諸々の取り決めには、ある共通の傾向が存在する。それは、肉として生むことと、ことばによって生むこととの差異を廃止はしないが（これは上述した第一の制約に対応する）、この差異をぼかし、それによって二つ目の制約（差別禁止の制約）との緊張を少なくとも公式的には除去するか、さもなければそれを抑制するという傾向である。この成果を挙げるためには、肉の中に到来した全ての存在がことばによってすでに認証されているか、あるいは認証可能なものとなっていることが必要となる。それはつまり、性行為を生殖から切り離し、性行為を多かれ少なかれ厳しく統制すること、またはそのどちらかが行われることを意味する。この場合の性行為とはとりわけ、生むことにおいて決して否定することのできない役割を果たす女性の性行為を指す。一時的で状況依存的な行為としての性行為が、ことばによって長期にわたって確立されることのないような存在を生むことがあってはならないのである。

このような取り決めを考慮に入れると、我々は自分のモデルを複雑にし、いくつかの観点から修正を施さざるをえなくなる。以下その観点について検討していく。

母親の権力は外的権威に従う

一つ目の観点は、性的関係の結果肉の中に組み込まれた存在をことばによって認証する際に、母親が果たす役割に関するものである。

我々は、――個別性が、すでに個別的であると見なされている存在から譲渡されることによってしか獲得されない一つの特性である限りにおいて(1)――母親こそが自分の身ごもっている存在に個別性を与える存在であると主張したい。この意味で、個別性とは贈与の領域に属するものだと言うことができる。ところで母親は、自身の胎内で大きくなり、人間として認められることを求めている存在と、最も空間的に近接しており、かつ最も親密な関係を取り結んでいる。その限りにおいて、母親は、個別性を譲渡する候補者の中で最も信用できる存在なのである。

我々はまた、この認証する権力が最終的には母親のものであるという説も固持したい。なぜなら、母親だけが認証を与えない――自分の身ごもっている存在を家族として迎え入れない――権力をもっているからであり、これは最もラディカルな仕方で、すなわち中絶することによって行われる。そして、中絶の普遍的な性格が示しているように、この権力を母親から完全に奪うことはできないのである。[2]

我々が今から導入する観点は、この権力を行使するのに必要となる権威(autorité)に関するものである。行為にはおそらく、特別な許可(autorisation)がなくても行使することのできる権力を示すものがいくつか存在する。これらの行為は、――食べるといったような――生物であるという事実や、――しゃべるといったような――人間存在であるという事実と共通の外延をもちうる。社会に住まう人間存在の場合、――同じ例を続けると――誰が何を食べることができるのかといった問題や、誰が何を述べることができるのかといった問題が提起されると、すぐに権威の問題が現われる。だが、たとえそうだとしても、権力行使に必要な権威の問題が提起されることなく権力を示す行為が、多くの偶然的状況で達成されている(歩いている最中に、私が行く手を遮る枝を押しのける場合のように)。

特別な許可を要求しない行為を正当化しなければならないということが起こる場合もある(もっともそれは、そのような行為が不幸な結果を生み、そこからその行為者が規則に違反したことが推論される場合だけである)。だがこの場合(たとえば、行く手を遮る枝を押しのけるという行為でココナッツがぐらついた結果、うしろを歩いていた人の頭にそれが落ちた場合)、正当化はもっぱら、その行為が示した権力と、その行為が行われた偶然的状況との関係をめぐって行われることになるだろう。

反対に、その他の行為に関しては、人びとが行為を実行に移す権力をもっているだけでは十分ではない。偶然的状況がどのようなものであれ、これらの行為が実行に移されるのは、その行為者が行為する権威を保持している場合に限られる。それゆえ、このような権威を保持しているかどうかが、行為する権力の行使の正統性を決めるのである。ところでこの権威は、権力と異なり、行為者にもともと備わっているものではない。権威の主要な特徴とはまさに、常に一つの外在性に依拠することなのである。権威を保持する者とは、それを受託した者でしかない。したがって、権威とは、その人自身も受託者でしかない他者が行う贈与の結果なのである。権威の受託は、許可の連鎖に従って行われ、それは多くの場合虚構の存在——祖先、集合体、神など——に辿り着く。制度を定義するのは、まさにこのような性格なのである。つまり、制度とは権威の虚構的源泉なのであり、また広い意味では、この権威の一部を受け取り、それを譲渡することのできる人びとの総体なのである。このような場合、行為の正当化は、行為の権力と偶然的状況との関係を検証して終わりということにはならない。行為の正当化は、その行為者が自分の目から見ても第三者の目から見ても権威を保持している（もしくは保持していない）かどうかも参照しなければならないのである。

生む能力についても事情は変わらないように見える。肉として生むことが何よりも女性が生物として保持している権力の現実化を示すのに対し、ことばによる認証は権威関係の中に登録されている。すでに見たように、人間的差異の構造は制度の次元に属しており、この差異の確立にことばによる認証が一定の役割を果たしていた。そうである以上、ことばによる認証が権威関係の中に登録されていないと考えることは難しい。その結果、新たな人間存在をつくり出し、それを世界の中に置くために必要となる権威を自分一人でもっている人間存在など、一人もいないということになる。この権威は他者から受け取るものであり、人は自分が行為するためには他者を利用しなければならない。だが、この他者も権威の受託者でしかない。権威が指示するものとは、日常的な人間存在ではない存在なのである。

生むことに関する取り決めは、我々が前章で検討した二つの制約の間で生じる緊張をぼかすことを可能にするものであったが、それは、認証という操作の位置を変えて、（認証を行う権力を保持する唯一の存在である）母親よりも上に、すなわち、権威の源泉となる審級のできるだけ近くに移すことにその本質がある。権威を付与するためには制度に依拠することが必要となるが、このような必要性は、必然的に変化する偶然的状況に属するものと、持続性をもって確立されなければならないものとの間で生じる緊張と、少なくとも部分的には結びついている。制度とはまさに、永続的に存在すると見なされているもの、偶然的状況が変化することで生じる混沌や偶然を特徴とする変化を免れていると見なされているものなのである。

このような時間的差異は、生むことにおいてある重要な役割を果たす。肉として生むことは、一定の偶然的状況と結びついた一時的な性行為（とりわけ強姦）から生じることがある。それに対して、ことばによって生み出された存在は、その人間性が持続的に認証される。すなわち、少なくともその存在がこの世で生きている間は認証されるのであり、宗教的信仰が強固に確立されている社会ではそれよりも長い時間認証される。その結果、（認証を与えない権力を常に有している）母親による認証を介して、ある他者の権威も現われることになる。この他者は、母親が行使する認証の権力を認証するためにやって来て、ことばによる認証のもつ持続的な性格にいわばお墨付きを与える。このことばによる認証が可能となるためには、他の人びとをも巻き込み、その人びとが新しくつくり出された存在の人間性と個別性を持続的に（一度だけ）承認する約束を、明示的にせよ暗黙的にせよ行わなければならないのである。

したがって、我々が理解しようとしている操作は、肉の中に到来した存在をことばによって認証するために必要となる権威を、一連の媒介物を通じて他の人びとに譲渡することにその本質がある。我々は、この操作によって母親がいわば自分の権力を奪われている、少なくとも権力の行使を正当な（licite）ものにする権威を奪われていると考えることができる。というのも、このような場合、たとえ母親が認証を行って、それを現実化したとしても、それは、過去に行われた認証行為を繰り返すことにしかならないからである。母親は、過去に行われた認証行為をいわば承諾するだけなのである。このような承諾は、義務的な性格を有している。なぜなら、生まないことと、肉の中に到来するものを家族として迎え入れることとしか、可能な選択肢として認められていないからである。この方向に沿って考えるならば、また、もし我々が「近代的な」視点を採用して、「個人」としての母親を「自律」への権利によって定義するならば、我々がこれからその概略を描いていく取り決めに関して、次のように言うことができる。すなわち、取り決めとは常に、認証という権力を大っぴらに行使するのであれば必要となる権威を、母親から奪うことにつながるものである、と。だが、別の視点に立つと次のようにも考えることができる。つまり、母親は、これらの装置によって、自らの資格で選別の権力を行使しなければならないという重荷が軽減されている、と。いずれにせよ、母親は、生むことを行う際には他者を後ろ盾（s'autorise）にしているのである（そして、あとで見ていくように、中絶が正当化される場合も、ある他者性への準拠がもち出される。ただし、中絶が処罰化され、そのあと非処罰化される以前は、中絶が正当化されることはおそらく滅多になかっただろう）。

生むことの権力に対して権威を行使する（諸々の）他者とは、いったい何者なのだろうか。固有の権力を備えた一人の具体的な個人の介入を検討する場合にすぐに思い浮かぶのは父親、とりわけ、父系社会もしくは家父長的な傾向をもつ社会における父親である。この場合の父親とは、母親の父親や、母親の子どもの父親と見なされている者を指す。このとき、母親がもっていた権威をある他者に移すことは、男性支配を指し示すための一つの婉曲表現に過ぎないものとなってしまうだろう。しかしながら、この場合でさえ（全ての社会が父系であるわけではないし、親族にもっぱら基礎を置いているわけでもない）、父親自身も、たとえば家系のように上位に位置し、制度的次元に属する他者性への準拠を後ろ盾にしているのである。他方で多くの社会では、新たな存在が女性の身体の中に組み込まれる過程に人間存在ではない他の存在が介入するという信仰が力をもっている（そして、この信仰は、今日周辺的なものとなっているとはいえ、我々の社会でも存在する）。それゆえ、我々は、日常的な人間ではない存在に準拠することが、人間社会で生むことを正統なものにする一般的な特徴であると考えたい。そして、それと相関する形で我々は、広く承認されている形式の中にこのような準拠を固定することができないことが、生まない大義名分となると考えたい（このあとすぐに見ていくように、対象となる他者性とそれへの準拠を描くやり方は、いくつか存在する）。

公式的なものと非公式的なもの

これまでのページで我々は、人間社会が対処しなければならない主要な問題の一つとは、それぞれ固有の論理（そしておそらく、少なくともいくつかの点では対立する論理）に従っている二つの活動――性行為と生むこと——を結び合わせることであるという、結局のところありきたりな考えを繰り返し指摘してきた。すでに述べたように、ここで検討される取り決めはどれも、性行為と生むこととの関係を調整して、ことばによって人間化することのできない肉としての人間存在が出現しないように（生むことに課せられる二つの制約の矛盾が目立たないように）する傾向をもつ。この解決策は明らかに性行為の統制にその本質がある。だが、この解決策は不十分なものである。なぜなら、性行為の厳重な統制を完璧に行うという目標を達成した社会は、（この点については社会によって大きく異なるとはいえ）一つも存在しないからであり、そもそもこの目標はおそらく達成不可能だからである。それゆえ、我々が考えている取り決めは、性行為の統制に失敗した場合にそれをどのように甘受すれば良いのか、またこの失敗の結果として生じたものをどうやって揉み消せば良いのかを示す行動基準も備えていなければならない。

それゆえ、これらの取り決めはその構造上、公になっているものと隠されているものとのずれを宿している。このずれは、誰にでも見える形で現れうるものと、人びとが目をつぶるものとのずれ、あるいは、ピエール・ブルデューが精緻化したカテゴリーで言えば、公式的なものの領域に属するものと、非公式なものの領域に属するものとのずれと言い換えることができる。このずれの適用範囲は非常に広い。とはいえ、このずれが生じる基盤を、性行為と生むことを結び合わせることとの困難に見出すことは十分可能であろう。正統性＝嫡出性（légitimité）という概念は、普段は特に政治的な意味が付与されているが、この概念はおそらく、何の統制も受けずに行われる生むことと対比される、受け入れ可能な条件で行われる出産の問題をそのルーツとしている。これらの対立の興味深い点は、それが異なる出来事を指示するからでも、ましてや情報の非対称性を指示するからでもなく、同じ出来事や情報を異なる仕方で指示することにある。実際、非公式的なものが全ての人間に知られているということは起こりうるし、また、情報が有り余っているからといって必ずしもある出来事が公式的なものや公的なものとなるわけでもない。だが、我々は、非公式的に知られているものについては目をつぶることができるのに対し、公式的に知られているものについてはそれができない。目をつぶることと目を開くこととの対立は、非難すべき行為に直面したときに生じる非難や判断、制裁と関係がある。人びとが目をつぶるものの場合、「うわさ」はよく広まるだろう。だが、次のような非難を公然と行う行為者など一人もいない。つまり、もしも他の人びとの前でそれを一人で行ってしまったら、過ちを犯したとされる人物の潔白を必ず証明することになるか、あるいはその人物が処罰されることに必ずつながるような非難である。処罰が下されるとしても、それは曖昧で不明瞭な形で行われ、〔処罰を下した人物の〕評判を傷つけることになる。

生むことに関する取り決めが目標としている種類の秩序は、決して完全には実現されない。そのため、このような取り決めは、それが経験する失敗の性質や大きさ、さらには、これらの失敗が揉み消されるやり方によっても特徴づけられる。「偽善」や「自己欺瞞」は、取り決めの構造的な特性の一部を成している。

「偽善」や「自己欺瞞」のような道徳的カテゴリーを用いるからといって、我々は記述の中に判断や、さらに悪いことに告発をこっそりと入れ直そうとしているわけではない。だが、これらのカテゴリーは、行為者が「目をつぶる」状況や瞬間と、行為者が「目を開く」それとの往復を記述することのできる唯一のカテゴリーである。実際、日常生活の中でこれら二つのレジームがもはや当たり前ではないものとして、つまり「自然」ではないものとして理解され、描き直されるときには、非難や道徳的憤慨という様式が常に用いられている。反対に、これらのレジームが別様のレジームの可能性から捉えられると、「目が開かれる」ときに現れる諸問題に対する別様の解決策が、少なくとも大半の場合言及される――ただし、この解決策は想像上のものであり、それゆえ漠然としたものである。したがって、我々の分析は、高みから見下ろすような位置から行われるのではなく、二つのレジーム間の移行という不安定な瞬間に対応する位置を起点として行われる。次のように言うこともできるだろう。つまり、我々は、公式的なものと非公式的なものとの境界線上に構造上置かれている行為者の位置を採用することによって、ここで提起されている問題を検討するつもりであると。この行為者は、それゆえ、公式的な世界の中に浸っている行為者（たとえば公的な責任を果たす男性）や、非公式的なものの中に追いやられている行為者（たとえば伝統社会における女性）よりも、これら二つの社会的世界との関係様式のそれぞれと結びついている視点の間を移動することができる。この構造的な位置はおそらく、ごく一般的に言えば、社会学が可能となる唯一の位置でもある。

取り決めの失敗は、性行為が行われてもことばによってあらかじめ認証されることのない存在が肉の中に到来することを通じて――もしもこの存在が生まれる前に殺害されなければ、世界に到来することを通じて――現れる。したがって、生むことのレジームは、それがこのような事態に対処するために提案する実践的な解決によっても特徴づけられる。解決策は様々な形を取る。生まれる前後にこれらの存在を殺害する、もしくは（しばしば殺害の間接的な形態として）遺棄するというもの。サバルタンの地位に追放するというもの――この場合、生き残る可能性は承認された子どもよりも低い。さらには、家族として迎え入れられるという場合もある――それらがあたかも申し分ないと判断される状況で生み出されたかのように。

これらの失敗は、ある一定のレベルまでは（現実の不協和な側面に目をつぶりさえすれば）許容しうるものであるかのように扱われる。それゆえ、ことばによってあらかじめ認証されることが保証されていない状況で宿された存在は、可能な限り人目に触れないように扱われることになるだろう。だが、これらの失敗の数が、許容しうるものと判断された一定のレベル（このレベルは取り決めの種類によって変化するものであり、また、取り決めが行われる歴史的状況によって変化するものである）を超えてしまうと、我々が特定した二つの制約の間で生じる矛盾を黙って見過ごすわけにはいかなくなり、その結果当該取り決めが検討し直される傾向があるように思われる。

網羅性も歴史的ないし民族学的正確さも追求せず、構成主義的アプローチを引き続き採用することによって、我々は、これらの取り決めの特徴や理念型に帰することのできるような事例をいくつか示していきたいと思う（ある特殊な歴史的節目においては、複数の種類の取り決めが同時に生じ、妥協によって結びつくということもあるだろう）。我々は、近代西欧社会の中に痕跡を見つけることのできる種類の取り決めだけを取り上げることにする（したがって、人類学の文献から着想を得れば構築することができたかもしれない他の数多くの種類の取り決めについては、脇に置くことにする）。最初に、我々は三つの種類の取り決めを検討していく。我々はこれらの取り決めのモデルを、アンシャン・レジーム期の出生や家族、子ども時代に関する歴史、あるいは十九世紀と二〇世紀の生殖政策に関する歴史を検討した古典的な仕事に依拠することによって確立することができる。次に、中絶を主題として我々が行ったインタビューをもとにして、ここ三〇年で確立されつつあるように思われる新たな取り決めの素描を提示する（第四章）。

これらの様々な取り決めを区別するために、我々は次の二点を強調するつもりである。一つは、〔それぞれの取り決めに〕典型的な性行為と生むこととの関係が編成される方法。もう一つは人びとに外在する審級である。この審級の有する権威が引き合いに出されることで、生まれてくる子どもはあらかじめ認証された

（あるいは認証されなかった）ものと見なされる（この審級は次の四つの点から特徴づけられる。（a）神性、（b）親族、家系あるいは「家」、（c）産業的国民国家、（d）プロジェクト[3]）。

創造主との霊的取り決め

考えられる取り決めの一つは、肉の中に到来する存在を生むことに対して、創造主としての神が果たす役割を強調することにある。この取り決めにおいて、肉の中に到来する存在は全て、神の子としてすでにその人間性があらかじめ認証されており、神の姿をかたどってつくられ、それゆえ救済が運命づけられている。このような信仰は、生むことにおける性行為の役割を否定しているわけではなく、性的関係が結ばれるからといって機械的で宿命的な必然性に従って生むことが常に行われるわけではないという事実を考慮に入れている[4]。たとえ性的関係が結ばれることで生むことが行われるとしても、それは最終的な基準としての神がこのことを望んでいたからなのである。確かに、人間存在には性的関係をもつ自由、あるいは性的関係をもたない自由がある。もし性的関係が行われなければ、アダムの子種が伝えられることはないし、それゆえ新たな人間存在が生まれることもないだろう。だが、たとえそうだとしても、神は肉の中に到来するのは誰なのかをずっと前から知っているのである。たとえ、妊娠以前に神がそれを創造していなかったとしても。

このようなあらかじめの認証の様式は、性行為よりも生むことに価値を置く。性行為は、生むことに従属しているのである。性行為が完全に正当化されるのは、それがアダムの子種を伝えて、アダムの中に一度だけつくり出されていた人間性を具体化し、時間の中に組み込む場合に限られる。生むこと自体については、霊的で、ほとんど秘跡的な性格が付与される。
洗礼は、生むことに付与される霊的な性格を強化する。洗礼は、生むことを、〔胎児を〕霊的な存在として生むこととして、それゆえ新たに誕生させることとして顕現させるのである。このとき、洗礼水は、「肉の妊娠において作用している血とは逆対称」を成し、それゆえ「母親の胎内の霊的な等価物」となる。(5) 洗礼は、出自と神との関係を、「名前をつけることで肉の出自を社会的に承認し、世界へと、すなわち社会へと参入させること」と結びつける。このことを通じて、洗礼は、それぞれの人間存在を新たに創造する（再生する）。そのため、洗礼において、「性行為、すなわち、日常的な存在としての肉をつくる行為」は、「御言葉、聖霊、カリタスの影響力を増大させる形で遠ざけられる」ことになる。

人間の親族と対比される神の親族が強調されたり、肉的存在を生むという行為の中に潜む霊性（この霊性は、洗礼を通じて霊的存在を生むという行為によって強化され、顕現する）が強調されることで、ある枠組みが構築される。それは、あらゆる存在は神によってすでにあらかじめ認証されており、それゆえ平等な価値をもつと考える枠組みである――これは、共通の人間性という平等主義的な考えが依拠しているものである。したがって、このようなあらかじめの認証の様式は、人間性の（二元論的な捉え方と対立する）一元論的な見方と表裏一体を成しているのである。

肉の中に到来する存在は、原則としてその全てが救済されうる限りにおいて、互いに平等な価値をもつ（贖い主は、全てのアダムの子種を、その身に集約して現している。すなわち、贖い主は、地獄へと降りることによって、自らが到来する前に生まれて死んでしまった人間存在の子種も、また、地上へと続く道を進むことになる全ての存在の子種も、その身に集約して現しているのである）。友愛という様式で概念化されるこの根本的な平等性は、（女性を排除する割礼に対して）洗礼の有する普遍的資質という形で示される。あるいは、この平等性は、非常事態が起きた場合、洗礼を正式に授ける可能性があらゆる人間存在に与えられるということによっても示される。この可能性は、聖職者であろうがなかろうが、あるいはキリスト教徒であろうがなかろうが、全ての人間存在に与えられる。なぜなら、人間存在はみな「神の被造物であり、洗礼を授ける者とは神の似姿」だからである。

創造主を基礎とする取り決めは、その公式的な原則においては（それが非公式に認めているものとは異なり）あらゆる存在を内包するものであり、それゆえ、肉の中に到来した存在の総体の中から選別するという考えを全て排している。こうした理由から、アニタ・グロ゠ジャラベールは、多くの人類学者と異なり、「女性や母親の役割と結びついている生物学的誕生」と「男性から成る集団、もしくは男性と女性から成る集団によって行われる社会的誕生／承認」との対立という、多くの社会で証明されている対立と洗礼を関連づけることとの妥当性に疑義を呈している。ところで、誕生の瞬間と、生まれた子どもの公的承認との間には時間的隔たりがある。嬰児殺し、もしくは、古代ローマで実践されていたような新生児の遺棄が可能となるのは、この時間的隔たりにおいてである。これらの実践は、「市民としての」家長が、「家庭内で行われる儀礼の中で子どもを抱き起こし、自分の息子として承認することで、都市の再生産を保証しようとする」前に行われる。なぜなら、「この儀礼もまた、ある社会的価値をもっている」からである。実際、肉の中に到来する存在は、ひとたびあらかじめ認証され、贖罪が約束されると、世俗の権威がどのようなものであれ、それがもつ絶対的な権力から全て免れるのである。[6]

同様の理由から、性行為よりも生むことに価値を置き、〔胎児を〕霊的な存在として生むことを強調するこの種の取り決めは、ジャン゠ルイ・フランドランが指摘しているように、[7] 国家であろうが、親族であろうが、生物学上の両親であろうが、子どもに対して権力を行使する世俗的審級の正統性を制限する傾向がある。肉として生み出された存在の中からことばによって認証することができるものを選別することは、この種の取り決めに従えば、国家の権威に依拠することによっても（古代ギリシャ・ローマでは考えることができたものであり、また十九世紀と二〇世紀の西洋で再び考えることができるようになった）、親族の権威に依拠することによっても（このあとに検討する家政的取り決めでは当てはまる）、〈プロジェクト〉に基礎を置く現代の取り決めの場合がそうであるように）生物学上の両親がそれぞれ示した欲望に依拠することによっても正統化されない。国家の権力に対する反例として、「幼児虐殺」が引き合いに出される。親族の要求の制限は、たとえば、非嫡出子を家の中で養い、そこで育てることを強く奨励することによって行われる（これは十六世紀まで行われていた）。生物学上の両親が保持している選別の権力に対しては、とりわけ、遺棄された子どもを扶養することに高い価値を付与することによって異議が申し立てられる。[8]

我々は、この種の取り決めは人間性の一元論的な捉え方に基礎を置き、選別を拒否するため、全てを含むのであると述べた。到来する存在は全て、一つの普遍的な審級によってあらかじめ認証されており、家族として迎え入れられる資格を有している。同じことはとりわけ中絶についても言うことができる。中絶は、古代ギリシャ社会と古代ローマ社会で広く実践されていたものの（ただし、古代ユダヤ文明ではそうではなかったようである）[9]、初期教会の教父たちによって付随的にではあるが満場一致で非難されていた。中絶は、他の実践（サーカスの遊戯）と同じ理由で非難されていた。つまり、キリスト教（そしてユダヤ教）の視点からは、異教の残虐行為の典型と見なされていたのである。ただし、このような非難は、自明なものとして扱われていたため、入念に精緻化された証明に依拠していたわけではなかった。[10]反対に、神学に固有の理由から、胎児の条件に関する考察が展開された。それは、不信仰の増大という神学者をうんざりさせるような環境に直面して、女性の胎内から生まれた受肉化された神の可能性が存在しうるという可能性を擁護するために展開されたものであった。(11)

この考察は非常に複雑なものであり、ここで「一言二言で」要約することはできないが、それは胎児の胎動に関する議論を含んでいた。この議論は、どの瞬間に胎動が起こるのかという問題にとりわけ集中した。この問題は、我々の研究対象と全く関係のない神学的な理由（とりわけ、原罪の伝達という問題と結びついている理由）から特別扱いされた点には留意しておこう。それでもやはり次のような疑問は残る。すなわち、中絶に関する議論が十九世紀ととりわけ二〇世紀に展開され、キリスト教徒が教父学に依拠して論拠を練り上げようとしていたときに、（他の形態の問題化も可能であったはずなのに）胎動の瞬間という問題が何よりも前面に出てきたのはなぜなのかという疑問である。ただし、この問題は、近代の言語で次のような形に書き直された。「どの瞬間に胚は人になるのか？」。つまり、この問題は、――あとで見ていくように――とりわけ「人」という語が今日多様な意味を帯びることがあるために、（もし単純に意味を欠いているというわけでなければ）著しく曖昧で矛盾した返答を引き起こす可能性のある言表で書き直されたのである。

しかしながら、我々は、いつ、いかなる媒介を経て胎動が起こるのかについての学問的な議論に対して、全く無関心でいるということはできない。なぜなら、生むことを技術によって枠づけることを可能にする装置が現れる以前は、このような学問的議論は、生むという日常的な経験と共鳴しながら、次のような不確定で曖昧な潜伏期間の可能性を維持していたように思えるからである。それは、性行為が行われる瞬間と、胎児が母親にしか知覚できない運動を通じて現れる瞬間（フランス語では「胎動（animation）」と、アングロサクソンの文献では胎動（*quickening*）と的確に呼ばれる瞬間）――お腹の丸みでこの存在の現前が外的観察者に示され、妊娠が主観的なものから客観的なものへと移動する少し前の瞬間――との間の期間である。

（概略的に要約された）胎動に関する議論において、三つの可能性が提示された。[12] 一つ目は、身体よりも前に存在する（永遠なる）霊魂の可能性。二つ目は、身体と同時につくられる（もしくは授けられる）魂の可能性。そして三つ目は、身体のあとにつくられる（もしくは授けられる）魂の可能性である。一つ目の可能性は、新プラトン主義とグノーシス主義から着想を得たものであり、完全に二元論的なものである。この可能性は、永遠なる霊魂が身体の中に降りて、その中に閉じ込められることで、物質に触れたこの霊魂が自己疎外を起こしていると考えるものである（これは、グノーシス主義を信奉するオリゲネスの後継者が採用した解決策である）。二つ目の可能性（これは、生命の息吹というストア学派の考えから着想を得ており、グノーシス主義とグノーシス主義の身体に対する嫌悪の念に抗する形で用いられた）は、基盤としての身体から直接生じる霊魂の存在を認めるものである。この場合、霊魂は、身体と同じように、アダムを起源とする子種を介して授けられると見なされる（この見解は、とりわけテルトゥリアヌスに見られる）。したがって、霊魂は――身体がそうであるように――両親によって授けられるのであって、神によって創造されるのではない（霊魂伝遺説）。この立場は、（聖ヒエロニモに依拠する）霊魂創造説を唱える潮流から批判される。この潮流にとっては、どの霊魂も神によって直接創造されるものなのである[13]（これは、五世紀からローマカトリック教会の公式の主張となるものである）。だが、霊魂創造説に賛同するという選択は、（霊魂伝遺説にとっては妊娠と結びついている）胎動の瞬間の問題を未解決なままにしてしまう。三つ目の可能性――身体が形成されたあとに胎動が生じるという可能性――は、アリストテレスと聖書の二つに依拠している。この可能性は、（霊魂がアダムの中に注入されたのは、アダムの身体がつくられたあとのことであったと創世記で書かれているが、それと同じように）胎児が霊魂を受け取るのは胎児がつくられたあとだと考える。アダムの身体がつくられることと、アダムに魂が注入されることとの間には時間的隔たりが存在する。この時間的隔たりと、妊娠と胎動との間の時間的隔たりが対応させられる。このとき、胎動は、有機体が母親の胎内で形成されたあとに位置づけられる。これがトマス・アクィナスの採用した立場である。彼は、霊魂に、植物の霊魂、動物の霊魂、理性の霊魂という区別を設けた。この区別に従えば、植物の霊魂は、妊娠と結びつくことで、動物の霊魂に変わるとされる。理性の霊魂は、四〇日もしくは八〇日後、身体の形が整えられてから神によって与えられるものであり、植物の霊魂と動物の霊魂に取って代わるものである（反対に、東方教会では、霊魂と身体との直接的な共存という考えが優位を占めている）。

〔次のような状況を仮定してみよう〕「妊娠検査」も「医療検査」も存在しない。日常生活の厳しさと、自分の身体に注意を向けることを拒否するエートスが密接に関連している。出産が頻繁に行われるが、様々な理由から（とりわけ、授乳期間が延長されることで）無月経も頻繁に起きる。流産も頻繁に起きる（さらに、流産は、妊娠の初期の段階では特定するのが難しい）、などなど。このような状況において、しかも、肉の中に組み込まれた存在が大きくなっても母親のお腹に何の動きも形も与えず、それらを通じて自らの存在を示すということもしない場合、その存在が肉の中にしっかりと組み込まれたのがい
つなのかをどうやって判断すれば良いと言うのだろうか。

そういうわけで、西洋には次のような考え方が広く存在するのである。それは、胎動が起きる瞬間、すなわち母親が胎内で胎児の動きを知覚する瞬間が発端となって、母親は自分が本当に妊娠していると考え、それを公表することになる、という考え方である[14]——この信仰は、十九世紀初頭に医師が放棄したあとも、

長く女性文化で維持されていた。[15] さらに、胎動が起きる瞬間は、妊娠によって目に見えて体が丸みを帯びてくる瞬間とほとんど同時に生じていた。同様に、月経の停止がもはや無視できなくなる瞬間と胎動が起きる瞬間との間には数ヶ月が存在していたが、この数ヶ月はそれゆえ、比較的自由に解釈が行われる曖昧な期間としておそらく扱われていた。したがって、胎動が起きたあとに行われる諸々の操作に依拠しなければ、中絶について適切に話をすることはできなかったのである。[16] 女性や周りの人びとが子どもの誕生を望んでいる場合、当該女性は、自分が妊娠していると思っても、自発性流産が起きて自分への期待が裏切られるのを見たくないと思って、妊娠していることを公表しないということがあったかもしれない。もしくはその反対に、女性は、月経の停止を、妊娠ではなく生殖能力の低下を示す兆候として解釈していたかもしれない。

だが、別の二者択一の状況も存在した。それは、女性が自分の状態と取り結ぶアンビバレントな関係によって特徴づけられる。あるいはこうも表現できる。それは、権威と権力との緊張や公式的なものと非公式的なものとの緊張が、内面の葛藤のまさに中心に移動することを特徴とするものであると。このような二者択一の状況は、おそらくごくありふれたものであった。当事者である女性は、「非公式には」妊娠しているのではないかと不安に思いながらも、「公式的には」まるで生理が止まっているのは病的原因があるからであり、適切な薬を服用することによってそれに対応しなければならないかのように自分自身に対して振る舞い、この緊張を決して公表しないということがあった。たとえば、アンガス・マクラレンの指摘によれば、十七世紀と十八世紀のイギリスには「生理を戻す」、「無月経と闘う」、もしくは「血液を強くする」ことを目的とした処方箋が多く存在した。これらの処方箋は、多かれ少なかれ医学に根拠をもつものとして提示されてはいたが、ほとんどの場合、民衆階級の女性の間で流布していた知識に由来するものであった。これらの処方箋は、原理上は生殖能力を活発にすることを目的とするものであったが、実際は堕胎作用を及ぼす物質をもとにしてつくられていた。[17]

人類学者のナンシー・シェパー゠ヒューズは、ブラジル北東部のあるスラム街に住む母親が子どもの誕生や死とどのような関係を取り結んでいるのかに関して、長期的な研究を行った。彼女がごく最近に行った報告によれば、スラム街の住民を援助する無料診療所を運営している修道女には、ある習慣があった。それは、まだ生理が来ない若い女性に、「血液を強くし」、月経機能を正常に戻すとされる薬品を与えるという習慣である。だが、この薬品は、インドの製剤法から借りた強力な妊娠中絶薬以外の何物でもなかった。とはいえ、当の若い女性は、この薬物の実際の効果についておそらく気づいていた。なぜなら、シェパー゠ヒューズの質問に対して、彼女たちは、生理の遅れが二ヶ月を超えていなければこの製品を摂取しても良いが、それよりもあとに摂取することは「良くない」と答えることがあったからである。[18]

これまで我々は、肉の中に到来した存在を創造主に依拠してあらかじめ認証すると、いくつかの要求が生じてしまうことを確認した。そして、その要求をアンビバレンスという様式で回避する可能性が存在することも確認した。この可能性には別の形が存在する。今回のそれはむしろ嬰児殺しと共通点をもっている。二つ目の可能性は、生むことに霊的性格が付与され、第二の誕生として洗礼が重視されることによってもたらされた。第二の誕生が重視されていたことを示す事実が存在する。それは、中世初期において、洗礼を受けた子どもの殺害よりも、洗礼を受けていない子どもの殺害の方が、容赦なく重罪裁判に移管されていたという事実である。[19] というのも、洗礼を受けた子どもは洗礼の清めによって無垢状態を回復しているため、天国で列福されることが約束されていたのに対し、洗礼を受けていない子どもがあの世でどのような運命を辿るかは、少なくとも不確かだったからである（地獄？　辺獄？）[20]。もう一つ、第二の誕生が重視されていた点を証明する事実がある。それは、「一時的な」奇跡（洗礼を受ける前に死んでしまった乳幼児が、それに洗礼を与えるために必要となるわずかの間だけ再び生命を取り戻すこと）[21]が重視されていたことである。だが、このことと相関して、乳幼児は、いったん洗礼を受けて無垢なる存在となれば、たとえ死んでも天使のいるところに行くことができ、人間といるよりも幸福になれるとされた。このような理解から、乳幼児を死なせてしまうかもしれないような形で、乳幼児がある程度ほったらかしにされるということもあった。このことはとりわけ、乳幼児が生の意欲をそこまで示していないと考えられる場合に見られた。さらに、子どもが幼くして死んでしまうということは、十九世紀の終わりまでごく日常的に見られる現象であった。そのため、人びとは死因を調べることをいわば免除されていた。

生むこととアンビバレントな関係を取り結ぶ可能性をもたらすと同時に、――創造主との取り決めという枠組みの外部に出ることなく――不適切な新生児を殺害することを可能にする別の装置の例が存在する。しかも今回は、どちらかと言えば洗礼が行われる前の新生児が対象となる。この例を提供しているのが、い、わ、ゆ、る、取り替え子と、取り替え子が受けた儀礼――教会は公式的にはこの儀礼と闘っていた――に関する研究を行ったジャン＝クロード・シュミットである[22]。取り替え子とは、外見上は人間から生まれた人間の子どもだが、生まれてから数時間もしくは数日の間に精霊（「妖精」、「小人」、「森の悪魔」）によってさらわれ、「その子の代わりに精霊の子どもが置いていかれる」ことで取り替えられてしまったと考えられる子どもを指す。この操作が行われる可能性が最も高いのは、新生児が名前をまだ受け取っていないか、もしくは洗礼を受けていない（つまり、新生児がことばによって十分に認証されることなく肉として存在している）過渡的な期間である。これらの取り替え子は、人間の子どもに似てはいるが、いくつかの兆候から

（乳幼児が病気になる、いつもお腹を空かせているのに大きくならない、など）、精霊の世界に所属していると解釈される。取り替え子を連れ去られた子どもと交換し直すことを目的とする儀礼が存在した。この儀礼は、乳幼児の生命にとって非常に危険な場面をいくつも含むものであった。それゆえ、それは、病気の子どもや虚弱な子どもを対象とする嬰児殺しを偽装するものと解釈することができるものであった。「だが」とジャン＝クロード・シュミットは次のように付け加えている。「取り替え子の存在を信じることが一体どのような点を含意しているのかについても、考慮に入れなければならない。死んでしまう子どもは、母親が生んだ子どもではなく、悪魔が生んだ子どもであると考えられていた。この儀礼は、本当の子どもを選別する機能を有していた。もしくは、本当の子どもを語の十全な意味において承認する機能、すなわち、再生し、同定し、迎え入れる機能を有していた。母親にとって、それは自分の本当の子どもを同定し、救うことを目的とした儀礼であって、儀礼化された嬰児殺しではなかった。なぜなら、死んでしまう子どもとは、人間の子どもではないからである。（…）このことから、取り替え子信仰が三重の機能を有していること、それだけでなく、いくつかの限界や矛盾を有していることがわかる。第一に、取り替え子信仰は、〔子どもの〕病気あるいは異常を説明する手段であった。同時に、取り替え子信仰は、子どもの病気を治すことによってではなく、その子のアイデンティティを変えることによって、病気や異常という社会的現実と重荷を消し去ることを可能にするものであった。すなわち、悪魔の息子とすることで、病気の子どもを人間の集合体から何の恐れもなく排除することができたのである。最後に、（…）この信仰のおかげで、母親は子どもの死に関して自分を咎めずに済んだ。（…）確かに〔この儀礼は〕母親によって、自分の子どもを救済する儀礼として生きられていた。だが、それは実際には、子どもの中で最も弱い者を殺すことへと導くものであった」[23]。

たとえば、ナンシー・シェパー＝ヒューズは、我々が先ほど引用した――ブラジル北東部のあるスラム街に住む子どもの死を対象にした――著作の中で、次のような事例を提示している。それは、乳幼児に元気がなく、ほんの少ししか食べないと、何人もの母親が、この子は生きていたいと思っておらず、天使のいるところに戻りたいという意志をそのような行為を通じて示していると考えた、という事例である。このテーマについて、彼女はある驚くべき逸話を語っている。このスラム街に初めて滞在したときにこの種のケースに直面して、彼女は、人類学者の通常の姿勢である中立性を捨てて、死の瀬戸際にいるこれらの子どもの一人を奪い取って、無料診療所へ連れていく決心をした。十五年後、二回目の滞在を行うために同じ「フィールド」に戻ってみると、彼女はその子に再会することができた。彼は、活発で責任感のある青年となり、夫を亡くした彼の母親を支えていた。母親にとって、彼はお気に入りの子どもであった（この青年は、この二回目の滞在の間に亡くなった。殴り合いで殺されたのである）[24]。

親族との家政的取り決め

我々が――少なくとも、前のケースと同じくらい図式的に――これからその特徴を提示する種類の取り決めには、大多数の社会で多くのヴァリエーションが存在する。だが、それが様式化された形で提示されたのは、おそらく西ヨーロッパ、とりわけ十七世紀以降のヨーロッパにおいてであり、嫡出性（*légitimité*）と非嫡出性（*illégitimité*）との対立に基づいて分節化されることでそれが可能となった。この種の取り決めにおいて、生まれてくる子どもがあらかじめ認証されるかどうかを左右する審級は、親族である。肉の中に到来した存在が固有のものとして認証され、同定されるのは、この存在が親族のネットワークの中に個別的な位置を占めることが待ち望まれるときである。個別的な位置を占めるようになれば、同じ集団に所属する他の全ての人間存在と同じように、この人物から親族の分家を描くことができるようになる。そうすれば、この存在はある出自の中に組み入れられ——近代ヨーロッパにおいて支配的な出自の形とは共系であり、この中に組み入れられた存在は、兄弟姉妹、おじ、おば、いとこが与えられる——、名前をもつようになる。名前とは、自分が結びついている家系と、自分がそこで占める個別的な位置の両方を示すものである。親族のネットワークは、婚姻によって構造化されている。婚姻は、永続的で、公的に承認された男女の関係を確立する。彼らは普段同じ場所に住み、世襲財産を共同で管理する。彼らが性的に結合すると、嫡出子（enfants *légitimes*）が生み出される。この子どもは、親族の中に組み込まれ、名前をもち、（相続装置の性質に応じて程度は異なるが）遺産を要求することができる。嫡出性は、あらかじめの認証に対して影響力をもつ。正妻（mère légitime）は、肉の中に到来する存在を認証し、家族として迎え入れるために必要となる権威をもっていない。もちろん彼女は、——自らの権限で行うにせよ、正式な夫（père légitime）と共謀して行うにせよ、もしくはその夫にそそのかされて行うにせよ——この存在を消し去る権力を常にもっている。だが、その際に全責任を負うのは彼女であり——彼女は身体的な危険と象徴的な危険の両方を冒す——、この事実が公になった場合に彼女に待ち受けているのは、非難と信用の失墜だけである。

この種の取り決めに付随して、少なくとも部分的には分離している性行為と生むこととの関係が、ある特定の形で編成される。この種の編成を基礎づける慣行は、この点に関して男女を異なる非対称的な位置に置く。この点を次のような形で図式化することができる。

男性は、未婚でも既婚でも構わない（未婚男性と既婚男性との割合は、世襲財産の相続を定める規則に大きく依存する。たとえば「家」社会では、未婚男性の相続分は、兄弟姉妹との間で世襲財産を分配することを認める社会よりも多くなる)。どちらの場合でも男性は性活動を行い、それは正妻に向かうかもしれないし(この場合、夫婦は嫡出子を生む)、別の女性に向かうかもしれない。性活動を婚姻関係(union légitime)の枠組みの中で行うのか、それともこの枠組みの外部で行うのかということは、それ自体としては男性の様々なカテゴリーを区別するための適切な基準とはならない。

それに対して女性は、性活動をどのように行うのか(もしくは行わないのか)に応じて、異なる集合の中に割り振られる。正式な(légitime)婚姻を通じて男性と結びついておらず、性活動を行わず(もしくは、性活動を行うと見なされておらず)、生むことを行わない場合、この女性は未婚の女性、あるいはオールド・ミスのケースに属する。彼女たちはしばしば、兄弟姉妹の家の中で下っ端として生活する。正式な婚姻を通じて男性と結びついている場合、この貞淑な女性は嫡出子を生むことが期待される(この目的を達成するために必要な媒介手段の役割を果たすのが性行為だが、性行為に言及されることはほとんどない)。正統な関係を通じて男性と結びついておらず、性活動を行う場合、この女性は身を持ち崩した女というカテゴリーに入れられる。

この最後のカテゴリーは、嫡出性に基礎を置くこの種の取り決めに固有の規範的論理に従えば、存在してはならないものである。だが、実際には多くの独身男性がこのカテゴリーを必要としている。結婚年齢を遅らせる規範のせいで一時的に独身として過ごしているか、もしくは、様々な装置によって世襲財産の相続から締め出されたことが原因で、独身として過ごすことが決定的となっている男性にとって、このカテゴリーは、性活動を行うことができるために必要なのである[25](だが、このことは、婚姻関係だけでは自分の性的満足を満たすことができていない既婚男性についても、かなりの程度言える)。彼らの性活動に対する欲望は抑制不可能なものと見なされており、少なくとも暗黙のうちには、彼らは性活動を行う権利を有していると考えられている。したがって、このように身を持ち崩した女（もしくは、彼女たちの行う性活動が組織化され、認められるようになると、売春婦と呼ばれる）が存在することは、公式的には原則として非難の対象となるが、それと同時に非公式的には事実上容認される。この点を立証する事例は数多く存在するが、その中でもたとえば、ある程度の規模を誇る都市ではどこでも、市町村庁によって売春宿の存在が保護されていたという事実を挙げることができる（クロード・グリメールが研究したオーリヤックという都市では、十八世紀に十一軒の売春宿があり、住人五百人に一人がそこで働いていた[26]。同様に、十五世紀のローヌ川流域とソーヌ川流域にある都市には、それぞれ自前の「公娼館[27]」、「浴場やその他の多くの売春宿[28]」が存在していたことも知られている）。これらの身を持ち崩した女は、彼女たちの行う奉仕が、独身者の性活動を貞淑な女性に向かわせないのに有効であると判断される限りにおいて、つまり正統に生む条件を保護するのに有効であると判断される限りにおいて、容認される。身を持ち崩した女を大量につくり出すことのできる社会的装置がいくつか存在する。貧困（misère）は、他に資源のない女性に、生きている限り失われることのない唯一のもの、すなわち自分の身体を生計の手段として用いることを強制する。このような貧困に加えて、「守ってくれるもののない」女の子（大半の場合、それは身寄りのない女の子であるか、あるいは、とりわけ「家」社会においては、持参金を与えられなかった年下の娘という立場にいる女の子であった[29]）を、売春婦というカテゴリーに貶める方法がいくつか存在する。このことが当てはまるのが、「淫蕩」で非難されていた女性を犠牲者とする集団公開レイプである。ジャン＝ルイ・フランドランによれば、この種のレイプは、「『誰彼構わずみんなが共有している[30]』女の子というカテゴリーに彼女たちを貶める」機能を「おそらく」有していた。

我々がその大筋を示したばかりの慣行に基礎を置く取り決めには、当然、時代や地方によって多くのヴァリエーションが存在する。だが、この取り決めは、それが維持されるためには絶対に欠かすことのできないある条項を含んでいる。それは、（目をつぶる者によって）内部から考察されると理想と描写されうるものであり、（目を開く者によって）外部から考察されると虚構と描写されうるものである。[31] 我々はここで虚構という語を、次のような事態を指示するものとして用いている。つまり、公式的には自明なものであるかのように振舞うことができる、もしくは、少なくとも到達可能な理想であるかのように振舞うことのできるのに対し、非公式的にはそれが現実と一致していないということを誰もが知っている、もしくは経験を通じて知ることができる事態である。にもかかわらず虚構が維持されるのは、それが必要とされているからである。もしこの虚構がそのようなものとして暴露されてしまえば、社会秩序を維持することはできないし、どうやって社会秩序を変更したり修正したりすることができるのか見当もつかなくなってしまうということを、多かれ少なかれはっきりと誰もが意識している。虚構が効力を発揮し続けているのは、このような〔社会秩序の〕崩壊に対する集合的な不安によるのである。

我々が検討しているケースにおける虚構とは、概略次の通りである。この虚構によれば、性行為は、正統な条件で行われる際には嫡出子を生み出す（性行為はそのために行われる）が、たとえば独身者と身を持ち崩した女を結びつけるような非正統な条件で行われる際には、生むことに至ってはならないと考えられている。この場合、我々は社会的構築について語ることができる。二種類の性行為が区別されており、それぞれ特殊な特性を有している。つまり、一方は正統な性行為であり、それは生むに至るが、他方は非正統な性行為であり、それは生むに至らないという区別である。このような虚構（別の観点から見れば、このような理想）に対応しているのが、十九世紀まで保持された次のような常套句である。つまり、性行為は、その回数が少なければ少ないほど生むに至るというものであり、これは、「売春婦がごくまれにしか妊娠しない[32]」のはなぜなのかを説明するものであった。十八世紀から二〇世紀までにつくられた西洋文学もまた、このような虚構の驚くべき事例を提供している。この時期の西洋文学は、性的関係が必ず（不幸をもたらすものと見なされていようが、幸せをもたらすものと見なされていようが）出産をもたらすというファミリー・ロマンスを描く作品と、生むに至ることのない性的関係が行われる恋愛関係や性愛関係を強調する作品を対置していた。

だが、性行為は、それについて組み立てられた構築物を物ともせず、それが行われる社会的条件がどのようなものであれ、生むことに至り続ける。少なくとも、避妊法が発達するまではそうであった。避妊法が発達するきっかけとなったのは、十八世紀後半から徐々に普及した膣外射精[33]、とりわけ二〇世紀後半に出現した避妊技術――（子宮内避妊器具もしくはペッサリーのような）機械的なものにせよ、（ピルのような）化学的なものにせよ――である。官能文学に出てくるような――いわば――プロの娼婦は、様々な避妊法（たとえば、酸性物質を染み込ませたタンポン[34]）を用いることができたという点は認められているが、このことは明らかに、大半の身を持ち崩した女には当てはまらなかった。彼女たちはおそらく、貞淑な女性よりもずっと妊娠する危険にさらされていた。なぜなら、彼女たちと肉体関係を結ぶ相手は、子どもが生まれたことに責任を負わなければならないという危険がなかったからである。

このことによって、家政的取り決めは一連の装置と結びつけられることになる。この装置は非対称的な目的を有している。一方でこの装置は、肉の中に到来したが、その非嫡出性ゆえに、ことばによる認証を行うと問題が生じるような存在を、――妊娠中、もしくは生まれた直後に[35]――こっそりと殺害できるようにすることを目的としている[36]。他方でこの装置は、これらの存在が世界に到来し、そこにしばらくとどまる場合、これらの存在を周縁的で低い地位（この地位は、程度は様々だが、「誰のものでもない子ども」

という地位と類似している。「誰のものでもない子ども」とは、我々が先に言及した奴隷制社会で見られるような、親から取り上げられ、奴隷の境遇にいることが運命づけられた子どものことである）に追いやるだけでなく、時にはこれらの存在を承認するか、もしくは家族として迎え入れることを通じて、嫡出性の中に再統合することを目的としている。[37] このような装置に依拠することによって、認証の条件が保証されないまま肉の中に到来した好ましからざる存在について口を閉ざし、まるでこれらの存在が実在しなかったかのように振る舞ったり、あるいは、低い生活水準しかこれらの存在に認めないということが少なくともできるようになる。それゆえ、これらの装置を基礎づけているのは、人間存在へのクラスの割り当てなのである。異なる価値のクラスが割り当てられることによって、ある人間存在の生存や尊厳は、他の人間存在ほど重要なものとは見なされなくなるのである。

したがって、家政的取り決めの枠組みの中で中絶は強い存在感を示しており、いわば必要とされている。この枠組みにおいて、中絶は、それよりも隠蔽するのが難しい嬰児殺しの代わりとして用いられる。[38] 中絶の隠蔽は、男性の世界と女性の世界との間にはっきりと設けられた区別を土台としている。公共空間、より一般的には、公式的な関係から成る世界は、主として男性（司法官、聖職者、医者、行政官、警察吏など）が保持している権威が行使される場である。このような空間から離れたところでこっそりと行われるのが、女性文化に属する実践であり、中絶はこのような実践の一部を成している。中絶のこのような性質ゆえに、権威の保持者である男性は、中絶の実践に目をつぶる、すなわち、事実上この実践を容認することができるのである。たとえば、アンガス・マクラレンの指摘によれば、イギリスの司法文書にも、十七世紀までこの違反を管轄していた教会裁判所にも、さらには、十八世紀に行われたオールド・ベイリーの「秘密裁判」に関する研究からも、中絶を示す痕跡はほとんど見当たらない。これに対し、レイプ、肛門性交、嬰児殺し、もしくは重婚のような「道徳に反する犯罪」に関する秘密裁判は、数多く行われていた。[39] 中絶の痕跡がほとんど残されていないからといって、中絶が知られていなかったり例外的であったというわけでは全くない。多くの場合年齢が若く、市町村の運営する売春宿で仕事に従事していた少女のケースだけ取り上げると、クロード・グリメールによれば、彼女たちはほぼ毎年妊娠していたと考えられるが、売春宿の女主人が彼女たちを中絶させる仕事を引き受けていたという。[40] しかしながら、中絶は、それが公然の事実とならない限り、問題として扱われることはなかったし、たとえあったとしてもそれはごくまれなことであった。そして、十九世紀から帯びるようになった意味での「政治的問題」もしくは「社会問題」として扱われることは間違いなくなかった（たとえ、行政当局が中絶を原則的には犯罪と見なしていたとしても）。

このような取り決めの枠組みには、認証の対象として問題のある肉としての存在を、生まれたあとに厄介払いする方法が、他にもいくつか存在する。嬰児殺しは、近代西洋社会では極端な解決策の一つである。なぜなら、それは刑法によって罰せられる行為だからである。嬰児殺し以外の方法としては、子どもを遺棄すること、里子に出すこと、もしくは、家の中に置いておくものの、嫡出性の再生産に至ることのない低い地位しか付与しないことを挙げることができる。ジョン・ボズウェルによれば、遺棄の重要性が増大したのは、（出生率の増加によって特徴づけられる）十八世紀後半のことである。フランス、イタリア、もしくはスペインの主要都市で、三〜四人に一人の子どもが遺棄され、フィレンツェがそうであったように、子どもの遺棄率は出産の四三％にまで達することもあった。しかも、ジョン・ボズウェルが明らかにしているように、これらの数字には、「広く知れわたっており」、「申告された」遺棄しか含まれていなかった。だが、遺棄された子どもの中には、申告もされず洗礼を与えられないものもいた。このような子どもは行方や生存がわからなくなっても、人びとから注意や関心を払われることはなかった。[41]「捨て子」の死亡率は非常に高く（最高で九〇%[42]）、両親の下で育った子どもよりもずっと高かった。同様の指摘を、里子に出すことに対しても行うことができる。里子に出された子どもの死亡率は、都市に住む家族で育てられた乳幼児の死亡率の二倍であった。[43]

嫡出性の再生産から排除された数多くの男性が女性を――しかも性的に近づきやすい非嫡出の生まれの女性や、多かれ少なかれ親類縁者によって見捨てられてしまった女性（これは「下の娘」に多かった）を――求めた。その結果、多数の非嫡出子が生まれることになった。非嫡出子は、内縁関係に対する寛容的な態度が近代において消失するにつれて、親族の中で個別的な地位を占めることができなくなった。また、両親がいなかったため、非嫡出子には保護も居場所もなかった。その結果、これらの子どもたちは、どのような用途にも適した、いくらでも替えのきく人間の一群となったのである。そんな非嫡出子が生き延びた場合、今度は自分たちが非嫡出子を生むことがあったかもしれない。このようにして、非嫡出子は、沢山の、身元がほとんど特定されず、窮乏状態にあり、生きていくために自らの労働力や性行為を他者のために役立たせなければならない、一群の肉としての人間存在を再生産していたかもしれないのである。

このような肉としての人間存在は、ほとんど尽きることがなかった。肉としての人間存在は、人間性への所属と結びついている触知可能な特性――言語、何かを学習したり感じたりすることができる器用な身体など――を全て有しているが、世界に住まう権利を何一つ有しておらず、それのために誰もが認める地位が用意されることがない存在であった。この存在は、ほとんど尽きることのない資源として、海軍、陸軍、日雇い労働者、売春、召使（定まった住処をもたない莫大な数の浮浪者は言うまでもない）のような世界に、多くの労働力を提供した。この労働力は、死んでも簡単に別の労働力と置き換えられた。資本主義の発展とともに登場した工場労働者は、まずこのような人間存在の中から選ばれた。資本主義が世の饜魘を買うような性格を帯びるのは、次のような場合だけであった。それは、商業の論理が止めどなく拡張することで引き起こされた「大転換」が、――イギリスの場合のように――既存の農夫を破産させ、破産した農夫を親族や土地から引き離し、何の地位ももたない肉としての人間存在と似通った状況に彼らを陥らせるような場合である。(44)

こうして、フランスとイギリスで非嫡出子の出生率が十八世紀半ば頃から著しく上昇し、十九世紀初頭から半ばの間に頂点に達した（だが、この時期結婚年齢は低下していた）。(45) 非嫡出子の出生数の増加は（おそらく、推算するのはより難しいが、中絶や嬰児殺しの増加も）、都市化や貧困化、家政的取り決めが管轄していた性行為の統制形態の崩壊に付随して生じたものであった。(46) 非嫡出子が生まれる数は、とりわけ召使いの間で高かった。なぜなら、女の子は自分の雇い主である主人と非対称な性的関係を結ばされ、その主人によって妊娠させられていたから、あるいは、それよりもずっと頻繁にあったことだが、召使いの間で性的関係が結ばれていたからである。召使いの間で性的関係が取り結ばれていた背景には、召使いという地位を離れて、結婚したり身を固めたりすることを彼らに認めない社会的条件の存在があった。(47) ところで、これらの召使いは、同じ屋根の下で暮らす人びとの集合という意味での「家族」の中にいたが、従属的な地位が割り当てられていたために、労働という点からも性という点からも搾取を受けていた。このような召使いはアンシャン・レジーム期の社会に数多く存在した。たとえば、ピーター・ラスレットの推定によれば、西欧で生まれた子どもの約四〇%が青年期に奉公人となった。(48) それゆえ、十八世紀から十九世紀前半の小説家が非嫡出子を社会派文学の中心的な人物にする場合、彼らは強い現実感をもってそれを行っていたのである。

これまでの指摘が示唆しているように、家政的取り決めは、我々が前章で特定した二つの制約の間で生じる緊張を抑制する。それは一方で、虚構という犠牲を払うことで行われる（虚構とはこの場合、正統な性行為と非正統な性行為との対立を意味する。すなわち、いわば妊娠前からすでにあらかじめ認証されていると考えることのできる存在を生み出すはずの性行為と、生むには至らないと見なされているような性行為との対立である）。他方で、緊張の抑制は隠蔽によって行われるか、あるいは受け入れ不可能な条件の下で肉の中に到来した存在の殺害に、偶発的でかつ不可避的な性格を付与することによって——すなわち、殺害を「自然で」かつほとんど「当然な」ことと見なすことによって——行われる。すなわち、緊張の抑制は、自己欺瞞や偽善を著しく発達させ、規約上の現実主義（réalisme statutaire）と共通の人間性の要求との間で生じる緊張を増大させるという犠牲を払うことによって行われるのである。

　このタイプの取り決めが維持されるためには、虚構や自己欺瞞の維持に努力を集中させることが必要であるように思われる。したがって、現実はそれが主張するようなものではないという疑いや、他の人びともそのような疑いを抱いているのではないかという疑念が全員に共有されているとしても、このような暗黙知（つまり、伝達されないか、そうでなければ非難や立証をなしで済ますうわさという様式で伝達される知識）が明示的なものとならないように、みなが一致協力するということが起こりうるのである。このとき、行為者はみなある信仰を共有しているかのように全てが進行する。その信仰とは、このような形で非公式的なものが公式的なものへと変容してしまうと、自分たちが生活する場であり、自分の活動（ここでは、他ならぬ人間存在の製造）に意味を与えることのできる世界が、無茶苦茶なものとなってしまうという信仰である。(49)

だが、このような盲目状態の維持は、「信仰」だけの問題ではない。このような状態が維持されるためには、侵犯を例外と見なすことができるようになるために必要な条件が、事実として存在していることも必要になる——この場合の例外とは、より正確に言えば、内在的正義に照らして検証される例外、すなわち、例外を例外として規定することができている秩序と関連づけられた例外である。たとえば、我々が検討している対象に関して言えば、次のような条件が事実として存在することが必要になる。ある場所で個別的な存在となることが許されていないような条件のもとで生み出された存在の数が、そこまで多くないこと。そのような存在が——生まれる前、もしくは生まれたあとに——殺害、もしくは遺棄される場面をほとんど目にしないこと。別々の事態を関連づけ、それらを一続きのものにするために必要となる認知的道具やカテゴリー化の道具が欠けていること。侵犯という事態が「世間の顰蹙を買うような」性格をもたないこと——すなわち、ジャン＝ルイ・フランドランが適切に指摘しているように、そのような事態が「社会の上層部から」もたらされないこと（なぜなら、もしそうなったら、侵犯は誰の目にも見えているのに処罰を受けないものとなってしまうからである）[50]。正統性の要求を免れる可能性が、男性だけではなく女性によっても主張されないこと——女性によってこの可能性が主張されてしまうと、生むことの場合、男性よりもずっと大きな影響をもたらすことになる——、などである。

産業国家と社会的有用性で結ばれた取り決め

我々がこれからその概要を描いていく取り決めが実際に行われたことは一度もない。少なくとも、全面的かつ大々的に実行に移されたことは、歴史上一度もない。それに対して、この取り決めは理論の面では大いに議論された。また、この取り決めが原因となって、十九世紀と二〇世紀に西洋国家によって数多くの措置が講じられた。この取り決めは、どちらかと言えば失敗に終わった（だが、同様のことは、キリスト教という形を取った創造主との取り決めについても言えるだろう）。だが、それにもかかわらず、この取り決めは、我々が長々と時間をかけるのに十分値するほど重要な役割を果たし、具体的な計画、思想、措置に着想を与えたように思われる。

この種の取り決めにおいて、生まれてくる子どもをあらかじめ認証するかどうかを決定する審級は、創造主でも親族でもなく、国民国家である。肉の中に到来する存在が認証され、固有なものとして同定されるのは、この存在が国民社会の中で一つの位置を占め、その集合体にとって有用な役割をそこで果たすことができると期待される場合である。社会的有用性を重視するこのタイプの取り決めは、我々が検討したばかりの二つのタイプの取り決めよりも、個人の能力という考えを前面に押し出すものであり、それゆえ、能力に応じた選別をより直接的に認める。だが、胎児も新生児でさえも、自分が世界に投げ出されたあとに何ができるのかを示すことは全くできない。それゆえ、我々がこれから検討する種類の取り決めは、特殊な知に依拠しなければならない。それは科学である。科学（それは何よりもまず医学であるが、それだけでなく、道徳・政治科学――人口統計学、統計学、経済学、社会学――にも当てはまる）に依拠することで、肉としての存在が将来いかなる有用性をもつのかに関して、予測を立てることが可能となる。この種の取り決めはまた、ある専門家集団、すなわち医師に依拠しなければならない。というのも、医師は、生殖行為が行われる私的な場所と、公共の福祉を管理する国家的空間との間を往復することができるからであり、また、一般的な処方という形にしろ、個々のケースで下される決断という形にしろ、科学を使って重要な存在を選別することができるからである。

いわゆる「空想的」社会主義のいくつかの形態を除いて、国家による生むことの統制という考えが、家族を廃止したり、家族を生殖や教育に関する集合的制度に置き換えることが推奨されるに至るまで推し進められることは、現実には一度もなかった。これらの措置は一般的に、実現不可能なものと考えられていたのである。だが、家族は親族から切り離され、子どもを生み、初期教育を施す基本構成単位という地位に還元された。こうして、家族と大文字の社会との接合という問題が提起された。この場合の家族とは、「私的な」空間（すなわち、何よりもまず、国家が直接介入しない空間）の維持という要求が尊重されなければならない場所、「私的な」利害関心を大っぴらに表現することが正統なこととされうる場所、個人の自由意志にのみ基づく決定を下すことができる場所を意味する。他方で、大文字の社会とはこの場合、集合的利益や共通善を決める審級、すなわち、人間存在の生殖という問題に関して、国民国家全体の中に含まれる人口にとっての共通善を決定する審級を意味する。医師は（経済的利益や物質的財の循環のケースにおける公証人と同じ資格で）、福祉国家の諸機構が発達している場合はソーシャル・ワーカーによる補佐がつくとはいえ、デュルケム風に言えば、人口の（とりわけ生物学的）福祉に責任を負う国家と家族とを媒介する中間集団、公的なものと私的なものとを媒介する中間集団となることができる事実上唯一の存在であった。実際、医師は、その職務ゆえに、私的な空間の中や、この空間の内部にいる人の私生活に立ち入ることが正統化されていた。こうして医師は、家族の「秘密」を握るようになった。だが、他方で、医師の能力や権威は医師に卓越した社会的役割を付与した。それによって医師は、衛生、健康、死亡率、生殖に関わる全ての領域、すなわち、数多くの政治的決定に関わる全ての領域を統治する審級に対して、当然のごとく助言を与えるような存在になった。最も広い公共空間（法律の空間）と最も親密で私的な空間（家族や身体の空間）とを媒介するこのような地位が可能となったのは、「医療上の秘密」が新たに強調されるようになったからである。「医療上の秘密」とは、現実には匿名の要求、脱個別化の要求、一般化の要求を指す。医師が詳しく知っている個別の症例を——科学雑誌の中であろうが、一般的な措置に関する助言者としてであろうが——述べる際に、これらの要求が必要とされるようになった。

性行為と生むこととの関係の編成について言えば、このタイプの取り決めは、性行為をとりわけその有用性の次元から検討する。すなわち、性行為は、それによって生まれる存在の量と質との関連から検討される。この取り決めは、性行為それ自体を否定的に捉えているわけでは全くない。にもかかわらず、それが非常に強い規範を設定していることがわかるだろう。というのも、この取り決めは、正常と判断される生むことの条件から、人口の質に否定的な効果を及ぼしうる行為や人びとを排除しようとするからである。

　十八世紀末から十九世紀にかけて、ある新しい考えが近代主義的で進歩主義的なエリートの間で広まった。それは、人口管理（その当時、社会という概念とともに[51]、新しい意味をもつようになった概念[52]）が公益に、それゆえ国家に関わる事柄の一つであるという考えである[53]。生まれてくる子どもたちをあらかじめ認証する（それゆえまた、少なくとも暗黙には、その子どもたちを選別する）権威は、もはや昔のように親族に依拠してはならず、国民国家に依拠しなければならない。親族によって統治される秩序は、時代遅れであると同時に不正なものと判断された。この秩序を社会によって統治される秩序に置き換えることが、十九世紀の改革者が取り組まなければならない主要な問題の一つとなった。社会の論理の一つは、親族が用意していた位置をなくすこと、少なくとも存在論的標識としてのそれをなくすことに基礎を置いている。

それゆえ、諸存在は、社会の中で将来占めることになるかもしれない位置との関連で定義される。この位置は、もはや親族によってあらかじめ定義されるようなものではないため、人間存在が将来占める位置までの行程は、形式的には開かれたものとして提示される。当然、社会が用意する位置の価値も一様ではないが、社会の中である位置を占めるというまさにそのことが――たとえその位置に最も低い価値しか与えられていないとしても――自明ではないのである。したがって、このタイプの表象が前提としているのは、――相異なる価値をもつ――諸々の存在と、それぞれの価値に応じて同様に序列化されている諸々の位置が、分離していることなのである。もっとも、全く価値のないものなど一つも存在しない――なぜなら市民権もそれ自体一つの価値だからである。したがって、公正な秩序を実現できるかどうかは、諸々の存在が有する価値と諸々の位置が有する価値との結びつきをどれだけ綿密に調整できるかにかかっている。このとき、社会秩序の多少とも公正な性格は、個人の運命との関連で定義されると同時に――この点からすれば、社会秩序の公正さとは能力主義的なものである。すなわち、社会は、最も優れた者に最も優れた位置を与えなければならないのである――、集合的善としての社会との関連で定義される。すなわち、最も優れた者が最も優れた位置を占め、指導的な役割を果たすときに、社会は、最も価値の低い位置を占めている最も恵まれていない者にとっても、考えられる限りで最良のものとなるのである。

このような親族から社会へのイデオロギーの転換は、いくつもの重大な結果をもたらした。一つ目は、人間の質と物質的財との分離を増大させたことである。物質的財は、かなりの程度親族の論理に従って譲渡され続けているが、人間の質は同じ道を歩むものとはもはや見なされなくなった[54]。それと同時に、人びとが相続財産から並外れた特権を引き出すことを非正統なこととして非難する動きが、おそらくますます頻繁に生じるようになった。このような非難がとりわけ行われたのは、相続財産の所有者が、自分の財産に見合うような人物ではないことが示される場合であった。二つ目の結果は、我々の目的にとって非常に重要なものである。それは、人間存在の選別という問題を、国家が専念しなければならない主要な問題の一つにしたことである。この問題は、異なる二つの次元、すなわち、生むことの次元と教育の次元で提示された。これらの二つの次元で、二つの異なる審級の活動をどのように接合させれば良いかという問いが提示された。その審級とは、一つは家族の審級、もう一つは――教育の場合における学校にせよ、生むことの場合における医療機関にせよ――国家の統制下にある審級、もしくは国家と接合可能な審級である。(55)

このような視点は、次の二つのことを前提としている。一つは、親族と家族をはっきりと分離することである。このとき親族は、普遍的社会秩序としては価値が引き下げられる。他方で、家族には高い評価が与えられるものの、それは人間存在の生殖と養育を行う基本的な単位としての評価に過ぎない。もう一つは、「私的なもの」と「公的なもの」との分離や、世帯（「市民社会」）に属するものと「国家」に属するものとの分離を転換し、家族という権威の下で管理が行われる領域と、公的介入の対象となりうる領域との間に新たな境界を打ち立てることである。この境界は今日論争の的となっている。それは経済の領域、すなわち物質的財の生産の領域でも議論されているが、おそらくそれ以上に活発に議論されているのは、社会で位置を占めることが運命づけられている人間存在の生産の領域においてである。この点を立証しているのが、教育に関する議論（教育に関して国家が家族に対して行う介入は、どこまで制限されるべきか）と、生殖に関する議論（医師団は、しかるべき法律に依拠しながら、諸個人の性的欲求と生殖欲求にどこまで制限を加えるべきなのか）である。

生殖政策は、国民国家（「社会」）の枠内にいる人口を最終的な標的としている。この標的は二重性を帯びている。すなわち、それは人口の量と質を対象としているのである。量と質はそれぞれ、国家の取り組みを統制し、方向づけることを可能にする統計的測定の対象となりうるものである。国勢調査は量を測定する。質に関しては、身体的もしくは精神的健康（疫学）の領域か、あるいは犯罪学の領域に属する様々な指標を用いることで、間接的に評価することができる。[56] 変質論は、これら二つの系列の指標を横断することを可能にする。[57] 時期や国家によって、強調点が量に置かれる場合もあれば、質に置かれる場合もある。[58] だが、これら二つの標的はたいていの場合結びついており、とりわけ、質が低いと見なされる人間（「労働」階級の逸脱した部分集合と見なされる「危険」階級）[59] のいる人口セクターの規模が増大し、人間の質が最も優れていると見なされているセクターが減少することに対する恐怖が存在する場合、二つの標的は結びつく。語の本来の意味における優生学、すなわちゴルトンが用いた意味での優生学が十九世紀後半に出現し、それが普及するにつれて、この問題系は、統計学による検証から逃れる新たな問題を前面に押し出すことになるだろう。それは、「天才」を選抜するのに好都合な生物学的再生産の条件とは何かという問題である。この場合の「天才」とは、共通善に最大の貢献を果たし、それがいなければ社会が破滅へと向かうような並外れた存在や指導者を指す。

　十分な量の良質な人口を獲得するためには、教育政策と生殖政策を結びつけなければならない。それぞれの政策の重要性、境界、分節化の様式は、生まれと育ちの相互の重要性に関する科学的な議論に基づく激しい議論の対象となっている。生まれたときから――すなわち、この考え方に従えば、その生物学的、知的、道徳的本質という点で――出来が悪く、それゆえ、ほんのわずかにでさえ集合体の幸福に貢献することができないような存在を教育するために時間とお金をかけることが、一体何の役に立つというのか。十九世紀の第4四半期に、生むことと教育との間に育児学という巨大な作業場が位置を占めるようになった。それは、妊娠（生み出された存在が質の良いものとなるためには、未来の両親は、性行為を行う際、どのような身体的かつ道徳的な状態にいなければならないのか）から、妊娠や出産の際の健康管理、しまいには乳幼児の養育に至るまでの領域を我が物にしようとするものであった。(60)

この作業場はそれ自体、他の二つのプロジェクトと結びついている。一つ目のプロジェクトは、遺伝的に欠陥のある出来の悪い両親が、質の良くない子どもをつくらないように、国家が医師を介して未来の両親の選別に介入できるようにすることを目的とするものである――このプロジェクトは、非常に重要ではあるが、親族関係を今なお重視している成員が大半を占める国民には受け入れさせることが難しいと考えられている。しかも、このような両親は、自身が遺伝的に欠陥をもち、どの有用な仕事にも向いていないために、子どもを教育することができないと判断されるかもしれない。その場合、子どもを養育する負担と費用は、社会全体に移されることになるだろう。(61) このように遺伝的に異常のある存在の多くが、（自然淘汰によって追いやられた結果）いわゆる社会の「下層」階級で発見されるということがたまたま起きるため、これらの存在を生むことから排除するというプロジェクトは、十八世紀の終わりにマルサスが最初に提示した考え――子どもを養う術をもたない貧民が生物学的再生産に到達するのを制限するという考え――を存続させるのである。

科学によって啓蒙された国家によってあらかじめ認証され、質の良さが保証された子どもしかつくらないという目的を達成することは、容易なことではなかった。不適格者への断種について言えば、諸々の抵抗運動が生じたことに加えて、このような処置を大規模に行うことが技術的に可能になったのは、二〇世紀前半に入ってからのことであった。(62) したがって、「不適格者に断種を行うという」計画は、二つの方向へと進んだ。一つは、結婚へのアクセスを統制するという方向(63)（これもまた効果的に達成することは難しかった）。もう一つは、結婚の外部で行われる性行為を統制するという方向である。というのも、このような性行為は、行政によって登録されるものでは全くないため、国家権力の手を逃れて、とんでもない存在を無政府的に生むことを促進してしまうからである。したがって、この場合においても目標となっていたのは、余分なものをつくらずに生むこと、すなわち、ことばによって全く認証されない肉の存在が到来することなく生むことだったのである。

国家の目から見た中絶

二つ目のプロジェクトは、少なくとも見かけ上は実行に移すのがより容易なものだった。それは、少女を教育すること、もしくは、より正確に言えば、少女を飼いならすことを目的とするものである。少女を飼いならすこととは、少女に母親の役割や教育者の役割の準備をさせることだけを意味するのではない（少女が庶民階級に所属している場合、これらの役割に、夫に行儀を教える行為者の役割が補われる）。それはまた、――自らの意志で行うものであろうが、やぶ医者に頼って行うものであろうが――少女が自分の生命や健康を危険にさらしたり、生殖能力にも影響を与えるような身体的実践をやめさせることによって、少女の身を守ることも意味する。このプロジェクトは、生殖や乳幼児の養育の領域に見られる「庶民の」偏見や実践に対する闘争を伴う。プロジェクトの主導者は医者であり、この主導者という地位はしばしば、少なくとも乳幼児の養育に関しては学校によって引き継がれる。実際、人口に関する生物学的政策を推進し、人口の量と質を監督するのは国家の責任であるという考えは、母親が生殖に対する権力を奪われること、母親のもつ知識が信頼されていないこと、母親の実践が統制されることを前提としている。このプロジェクトは、医師集団の利益に資する方向へと進む。というのも、医者は、職業の専門化過程に身を投じ、自らを他の存在と区別するためにやぶ医者と闘ったり、より一般的には、医者ではない人間が身体についての知識を保持し、身体に関する実践を行うことを要求してくることに対しても闘っていたからである。医者は、十八世紀後半に口火が切られた攻撃を、十九世紀を通してずっと、妊娠と出産に関してその能力が認められていた助産婦や「もぐりの産婆」(両者の違いは今日でもなおあまり明確ではない)に向け続けていた。[64] これらの女性はまた、しばしば死という結果を招く中絶を実践していたとして非難された。

中絶が政治的措置を必要とする社会問題という性質を獲得するのは、この枠組みにおいてである。この実践の処罰化は、十九世紀初頭にフランスとイギリスで導入されたが、それは漸進的にしか実施されなかった。また、この処罰化はとりわけ「やぶ医者」に向けられたものであった。[65] 中絶の処罰化は、「害悪」と闘うために社会衛生学や公衆医学によってとられる措置の一つとして提示された。この場合の「害悪」とは、(結核、アルコール中毒、もしくは梅毒と同じ資格で)しばしば疫学の用語で記述されるものであり、もしそれを終わらせるために何も行われなければ、その被害は必然的に絶え間なく拡大することになると考えられるようなものであった[66](中絶の疫学的な語り方は、二〇世紀半ばまで維持されることになるだろう)。[67] 中絶反対運動を強化しようという要求を十九世紀から二〇世紀初頭にかけて支えたのは、まさにこのような害悪への準拠だった。処罰化されたにもかかわらず中絶が増加したのは、警察と司法の対応があまりにも「手ぬるい」からだとされた。[68]

歴史家たちはみな、中絶が十九世紀前半になってより頻繁に行われるようになったのは、おそらく都市化と貧困化が進行したからであり、また、親族の枠組みの中で性行為に行使されていた統制が弱まったからだと考えている[69]。だが、中絶がより人目につくようになったのは、おそらく都市圏でより頻繁に実践されていたからだと考えることもできるだろう。なぜなら、都市であれば、中絶で大きな被害を受けた女性は、病院に行き着くからである。また、中絶がより人目につくようになったのは、それが専門家によって――その多くは医者であった――より頻繁に行われていたからである。これらの中絶の専門家は、十九世紀半ば（一八四〇年から一八五〇年の十年間）から活躍するようになったように思われる。アメリカについてはレスリー・リーガン[70]が、フランスについてはアニエス・フィーヌとアニック・ティリエ[71]がこの点を指摘している。これらの専門家は、ほとんど直接的な表現で書かれた広告を新聞に出していた。アニック・ティリエ[72]によれば、「子おろし女（faiseuse d'ange）」という表現が一八八〇年頃にフランスで登場した。

医者は、生政治（politique biologique）を実行に移す責任者として、この「闘争」において最も重要な役割を果たした。医者がこのような役割を務めたのは、先に言及した同業者集団の利益を追求するという理由もあったが、医学的知識が進展していたせいでもあった。十九世紀になると、医者はもはや胎動の瞬間を、胎児の発達における「科学的に」妥当な始まりと見なさなくなっていた。そして、妊娠のこの瞬間を重視することは庶民の偏見であると考えることで、医者は、「血流を良くする」という理由から胎動前に行われていたあらゆる種類の行為を、明白に中絶を意図した措置として解釈しようとした[73]。

だが、中絶の処罰化は、社会衛生学的措置の一つを意味するだけではなかった。それはまた、胎児を国家の統制下に置くことを特徴とする、生むことに関する政策の枠組みの中に組み入れられるものでもあった。生まれてくる子どもの人間性をあらかじめ認証する際に参照される権威が、創造主や親族ではなく、医学や政治学に依拠する国家にもっぱら帰属するようになれば、普通の女性が何の正統性もなく保持している権力を禁じることは、国家の任務となる。彼女たちが保持しているのは、中絶することによって自分の将来の生殖能力を傷つける権力[74]だけではない。それはまた、中絶によって亡き者とされることになる肉の中に到来した存在（もしかしたら、遺伝的形質という点で並外れた存在であるかもしれない）と、いったん生まれれば社会が世話することになる（ほとんどの場合何の役にも立たない）存在とを、無分別に選別する権力でもある。

進歩主義的な医師たちの活動は、この方向性に沿うものであった。この活動は、中絶一般を禁止することよりもむしろ、医者ではない人間が中絶を実行することを禁じることを目的としていた。それは、医師が医療機関の統制の下で（すなわち、実際には、同僚とそれについて話し合ったあとに）中絶を行う可能性を、自分に割り当てるためであった。「犯罪としての中絶」――医師以外の人間が行う中絶――と「治療としての中絶」――医師が行う中絶――との間の境界は、医者の権限で定められていた（この境界は、国によって異なっていた）[75]。それゆえ、A・マクローレンは次のように述べている。「医者たちは、彼らだけが自由に犯すことのできるタブーをつくり出すという驚くべき離れ業をやってのけたのである[76]」。

イギリスにもこれら二つのタイプの中絶の区別が存在したが、それは何よりも手続き的なものであった。すなわち、治療としての中絶の特徴は、それを行うかどうかの決定が、母親にとってのリスクを考慮に入れた医学的正当化によって支えられていた点、とりわけ、この決定が、公的な性格でないとしても、少なくとも合議的な性格を有していた点にあった。言い換えると、治療としての中絶の特徴は、その決定が複数の医師によって分有されることで、中絶を行った医者の安全が図られる点にあった。たとえば、A・マクラレンは、「これまでに同僚とともに中絶のかどで訴えられたことのある医師[77]」の例は見つからなかったと書いている。現実には、これらの手続き的な条件は、厳密に体系化されたものでは全くなく、決疑論の可能性を開くのに十分なほどの多様な解釈を引き起こしうるものであった。たとえば、J・キーオンは、二〇世紀の最初の三分の一に、イギリス人医師が、母親の身体的な健康ではなく精神的な健康に対するリスクによって、治療としての中絶を正当化したケースを引用している。[78] 同様に、レスリー・リーガンは、医療上必要であり、それゆえ「合法的」である「治療としての中絶」を実践する決断を下すよう、(たとえば警戒すべき症状を示したり、そのような症状を装うことによって) 医者を促そうとした――この試みは成功することもあった――複数の女性を紹介している。[79]

犯罪としての中絶と治療としての中絶を明確に分ける境界の存在は、別の重要な可能性を切り開くことになった。それは、優生学に基づく中絶の可能性である。優生学に基づく中絶の可能性は、出生前診断の技術が発達し、胎児が全くの未知の存在ではなくなって初めて拡大したわけだが、そうなる前からこの可能性は、遺伝的欠陥をもつ親同士で性行為が行われるのを防ぐという目的から、よく言及されていた。[80] このタイプの中絶はまた、国家の義務の領域に属するものと見なされていた。二〇世紀の最初の三分の一に入るまで、このタイプの中絶が真剣に検討されることはなかった。それには、技術的な理由と政治的な理由の両方が存在した。技術的な理由に関して言えば、ほぼ安全な無菌法が発達する以前は、人びとは緊急の場合であれば薬による中絶に訴えることはできたが、この技術が大々的に推奨されることはなかった。イデオロギー的な理由に関して言えば、カトリックが大半を占める南欧諸国で、生む権力ととりわけ中絶する可能性を女性から取り上げることを目的とした闘いが国家権力主導で行われていたが、それによって二つのエリート集団間で同盟が結ばれることになった。一つは伝統的なエリートであり、彼らは、創造主と親族に準拠して確立される妥協的な取り決めと結びついていたが、ダーウィニズムと露骨な形の優生学とは激しく対立していた。[81]もう一つは、進歩主義的で近代主義的なエリートであり、彼らは、人間種の進歩を促進するという目的から、国家が市民の生殖を統制することを望んでいた。したがって、とりわけアングロサクソン諸国やドイツで中絶を優生学的に使用することが検討されたのは、かなりあとになってからのことなのである。[82]フランスもこれに続いて、中絶の優生学的使用に関心を寄せるようになった。この点を立証しているのが、国立人口問題研究所主導の下で一九五〇年になって出版されたジャン・サッターの著作である。その中の「優生学と社会的大義を背景にして行われる合法的な中絶」を扱った一章は、スウェーデン、デンマーク、スイス、日本、そしてソビエト連邦で行われた実験を論じている。[83]

国家との取り決めにおける公式的なものと非公式的なもの

我々が最初にその特徴を示した他の二つの取り決めと同様に、国家によってあらかじめ行われる認証を基礎とする取り決めも、余分なものをつくらずに生むことを目指している。性行為が（個人的もしくは私的な実践ではなく、国家に関わる問題と見なされることで）隅々まで統制されるようになると、二つの集団が構築されざるをえなくなる。一つは、性的実践を行わない（もしくは、断種が行われた結果、生むことなく性的実践を行うようになった）諸個人。もう一つは、性行為を通じて、良質で、社会の中に一つの場所が用意される子どもを生み出す、選ばれた諸個人である。[84]当然のことながらこの取り決めは、国策によって確立され、法律と、違反を罰する警察に基礎を置くものと見なされているがゆえに、いっそう公式的なものと規定される傾向にある。婚前検診証明書や、医療機関の外で行われる中絶の処罰化といった措置が生み出された背景にあったのは、まさにこのような精神である。

非公式的な側面について言えば、この取り決めは、非常に異なる二つのタイプの障害とぶつかる。それは、一方では例外として、他方ではしくじりや失敗として見なすことができるものである。例外は、人びとが容認しなければならず、医療機関の関係者以外に誰にも知られてはならないあの中絶と嬰児殺しと関係するものである。なぜなら、自然の領域に属するものを完全に厳密な形で予想することは決してできないため、生物学的に「健康な」カップルの間でも、能力のない胎児が出現する可能性は存在するからである。だが、この場合、中絶と嬰児殺しは、我々が前章で切り離して考えた二つの制約の一つ目と緊張を引き起こすことはない。なぜなら、それらは無知のヴェールの下で行われるわけではなく、事情をわきまえたうえで行われるものだからである。それゆえ、中絶や嬰児殺しは、国家による選別とあらかじめの認証の道具の一部を成しており、優生学者に言わせれば、これらの実践に公式的な性格を付与することを妨げているのは、根強い偏見以外にないのである。

このタイプの取り決めが陥る失敗については、事情は異なる。失敗は、性行為――内輪で行われる活動――を国家装置によって統制することの難しさから生じる。生むことの条件を合理化するというプロジェクトは、真剣に受け止められた場合でも、そのねらいが強く内面化されなければ、実際的な影響をもたらすことはなかった。十九世紀末の小説には、遺伝的な欠陥を自分の子どもに移してしまうことを恐れて結婚を拒否する男性の例が見られるが、その男性が売春婦との性的活動を全て控えていたかどうかについては書かれていない。加えて、このような「エリートの資質」は、現実にはごく珍しいものであったと考えることができる。

同様に、生むことに関する政策を確立する上で重要な措置の一つであった中絶の処罰化について言えば、それは全くの失敗であった。非処罰化されるまでフランスで毎年実践されていた闇中絶が、どのくらい行われていたのかを正確に知ることはできないけれども、一九三〇年から一九五〇年の間におそらく数十万件（四〇万件から六〇万件が十分に妥当な幅だと思われるが、プランニング・ファミリアルの創設者の一人とのインタビューの中で触れられたのは八〇万件という数字だった）に達していたはずだと推定されている。[85] おそらく、この数字は昔であれば、つまり、国家の保護下にある諸個人が自分の子どもをつくる（もしくはつくらない）やり方を国家が調整しようとする以前であれば、これほど高くはなかっただろう。中絶は、かつては隠蔽されるか忘却されるかのどちらかであった。だが、処罰化されて以降、中絶は白日の下にさらされ、法の監視下に置かれるようになった。中絶は、再び永久に消えてなくなるはずであった。ところが、この害悪を除去する必要性に強調点が置かれるようになればなるほど、それはますます増殖したのである。中絶の処罰化は、この実践を粗野なものにし、女性にとってますます危険で、暴力的なものにする以外に何の効果ももたらさなかった。なぜなら、法律を守らせるよう多くの努力が払われるようになると、中絶は、しばしば非人間的な条件の下で専門家によってこっそりと行われるようになったからである。処罰化は、初めは、女性の健康と生命を保護することを目的とした保健行政の措置の一つとして正当化された。だが、それは結果として、中絶が原因で怪我をしたり命を落としたりする女性の数を主に増大させることになったのである。

人口の再生産を統制する措置への抵抗は、闇中絶に頻繁に頼るという形で現れただけではない。それはまた、中絶をした女性が法廷に引きずり出されるような場合、重罪裁判所の陪審団が女性に対して非常に寛大な措置を取るという形でも示された。さらに、こうした理由から、（中絶の教唆を軽罪扱いとする）一九二〇年の法律と（中絶を軽罪扱いとする）一九二三年の法律が可決し——これらはどれも、大戦による人口の減少を穴埋めするために処罰化を強化することを目的とするものであった——、中絶が重罪裁判所から軽罪裁判所へと移されることで、この犯罪はもはや裁判官の権限にしか属さなくなった〔陪審員が関わらなくなった〕のである。(86) いずれにせよ、この期間に中絶が刑事制裁を引き起こした事例の割合は、実際に行われた中絶の中でもほんのわずかなものでしかなかった。「有罪の宣告を受けた女性の数は、二〇世紀の最初の四〇年間では、数十と数千の間を上下していた」(87)。一九三九年七月に出された政令は、ヴィシー政府によって制定された家族法典の枠組みの中に組み込まれることで、中絶を罰するために定められた刑罰を増大させた。それによって、「不法な堕胎医は、中絶を行った女性よりもずっと厳しく罰せられることになった」(88)。一九四〇年から一九四三年まで、有罪判決の数は絶えず上昇し、一九四〇年の一二二五件から一九四三年の四〇五五件に増えた。これらの数字は、それがどんなに大きく見えても、「実際に行われた中絶の数と比べるとあまりにも少ないままであった」(89)。（中絶をした女性やその「共犯」だけでなく、不法な堕胎医も対象となった）中絶に関する訴訟で有罪判決が下された数は、フランスでは戦後になってもなお多く、一九四八年で三八四五件であった。だが、十年後の一九五九年には四三四件に下がった。それに対して、同じ時期に推算された中絶の数は、（最も少なく見積もっても）およそ年四〇万件であり、この数は出生数の半分と同じ数であった。(90)

中絶を処罰化するのが難しい理由は、歴史学者や人類学者による研究から中絶が逃れてしまう理由とほぼ同じものである。アンヌ＝マリー・ドゥルラン＝ロリエ——彼女は中絶を非処罰化する運動に参加した弁護士であり、「闇中絶」に関する調査を二回行った経験をもつ——が一九六〇年代にすでに指摘していたように、中絶とは、「犠牲者からの訴えを何一つ引き起こすことのない、珍しい軽犯罪の一つ」（p. 70）である。すなわち、この軽犯罪の被害にあった女性は、それを行った誰かを訴えるということをしないのである。中絶は、一般的に近しい人から告発されることは滅多になく、告発されてもそれは匿名で行われる場合が多かった。そのため、中絶が行われたことを示す痕跡はほとんど残らなかった。遺体も、検察による介入を許すような証拠も、ほとんど残らなかった。それゆえ、(実際にそのようなことは起きなかったが)検察による介入に豊富な資金が割り当てられるということがあったとしても、介入を行うことは難しかった。実際、その犠牲者である女性が亡くなる場合以外に、中絶の存在が突き止められることはなかったのである。[91]

ここでいくつかの指摘を行うことができる。第一に、国家に依拠する取り決めの場合ほど、公式的な要求と非公式的な実践との間に明白なずれが生じることはおそらくない。中絶は、処罰化されることで、家の秘密から引っ張り出され、公共空間に送られると同時に、非合法の空間へと投げ捨てられた。だが、それと並行して、非合法であるがゆえに容認される実践であるという性格も強化された。

とりわけこの時期の進歩主義的で共和主義的な形態を取ったフランスに当てはまることだが、国民国家が獲得した力を考慮に入れなければ、どのようにしてこのような規模の偽善が、少なくとも幅広い公衆からの抗議をほとんど引き起こさずに、一世紀以上もの間維持されるに至ったのかを理解することはできない。一方で、中絶の根絶は、国家行為による社会の合理化というより大規模なプロジェクトの一要素でしかなかった。それゆえ、中絶の根絶は、未来を志向する国家にとって、決して完成することのない仕事の一つであった。他方で、何よりも重視されたのは、中絶が消えてなくなることではなく、(大量の市民を戦場の死地へと送ることが国家の権限に属するように)生むことの領域、すなわち人間存在の製造の領域が国家の権限に属するということを、国家が力強く表明することであった。このように、国家の支配欲は、中絶に関して取られる措置よりも、生むことと関わる諸実践の方に向けられていたのである。この現象は十九世紀後半から二〇世紀前半にかけて見られたが、それは共産主義国家においてより一層はっきりと見られた。ソ連時代のロシア、もしくはのちのルーマニアのような国々では、国家が計画的に組織することを試みていた人口学的要求に応じて、中絶の非処罰化と再処罰化が連続して次々と行われた。ファシズム国家については言うまでもない。この種の国家では、普通の女性が実践する中絶を厳しく取り締まる運動が展開されると同時に、医者によって実践される優生学に基づく中絶と断種が奨励された。

第四章　親となるプロジェクト

新たな類型の取り決め？

我々は前章で様々な取り決めの特徴を示したが、その中で今日完全に放棄されてしまっているものは一つもない。妊娠には創造主が何らかの関わりをもっていると考える女性は、今でも見つけられる（たとえば、自分には生殖能力がないのではないかと不安に思い、妊娠することを期待して巡礼に出る女性の場合[1]）。自分たちの行う性的活動を、親族の枠組みの中に組み込まれることになる子どもの到来と結びつける近親者に対して、嫌悪感を抱くことのない夫婦も依然として見つけられる（この点を立証するものを、いささか「伝統的な」様式の結婚式に見つけることができる。一つは、生殖能力の儀礼を連想させる「ライスシャワー」。もう一つは、両親や兄弟姉妹、いとこ、新郎新婦の介添え役などが行う、新しい夫婦の生殖能力に言及するほのめかしや冗談である）。同様に、人口の量と質を合理的に管理するというプロジェクトの大半が放棄されたとはいえ、国家も生むことの領域から完全に身を引いたわけではない。中絶は非処罰化され、事実上ほとんど合法化されたが、それは、中絶の実践が国家によって制定された諸々の規則によって枠づけられ、国家の統制の下で行われるという条件つきのものであった。中絶は民営化されたわけではなかったのである。生殖に不適格であると判断された人びとに、医師による統制の下で不妊処置を施す可能性が、最近になって法律の中に再び導入された。[2] 国家は、今もなお、様々な特典（育児休暇、手当など）を使って出生率に有利に作用するような政策を実施している。

しかしながら、ここ三〇年を画すいくつかの重要な変化が、人間存在の創造の領域において生じた。これらの変化の中で中心的な位置を占めているのが、中絶の合法化である。先に言及した取り決めの枠組みの中で起きていたこととは反対に、中絶の可能性はもはや、（創造主との取り決めや親族との取り決めがそうであったように）政治や法から遠ざけられ、否定されているわけでもなければ、（産業国家との取り決めがそうであったように）法律の中に導入されながらも禁止されている——少なくとも医療機関の外で行われる場合には原則として罰せられる——わけでもないように思われる。中絶の可能性は、反対に、公式的な承認を受けているのである。

したがって、性行為の結果肉の中に組み込まれることになる諸存在の中から、ことばによって認証することによって家族として迎え入れるものを母親が選別する権威は、今日完全に承認されているかのように見える（国家の権威との妥協においてではあるが）。このような承認は、我々が第二章で提示した仮説、すなわち、生むことに課せられる二つの制約が緊張状態にあるという仮説（一つ目の制約はこの選別の可能性を要求し、二つ目の制約はこの可能性を排除する）と矛盾することにならないだろうか。もしそうであれば、我々が中絶の構造的な特徴の一つとして見なした表象の欠如は、歴史的に位置づけられた文化的禁止の結果でしかなかったことになるであろうし、もしくは、今日認められている決まり文句を使えば、近代が切り開いた解放力によって最終的に乗り越えられた一つのタブーの結果でしかなかったことになるであろう(3)。

同様に、――先に言及した取り決めの中心にあった――超個人的審級の権威に準拠してあらかじめ認証を行う諸装置も、女性が生むことに対して行使している権力を女性から奪おうとする(これと相関して、何の制約もなしに性的活動を行うことを妨げようとする)巧妙な手段にしかならなかったであろう。この場合、近代世界における中絶の合法化は、支配集団(聖職者、支配階級、男性など)が独占していた制度的権力によってこれまで妨げられていた個人の自律――この場合、より正確に言えば女性の自律――の解放を示す、一つの現れとなっていただろう。中絶の問題は、その禁止の問題に過ぎないものとなっていただろう。禁止が解除されれば、この実践が提起しているように見えていた主要な問題は、みな消え失せていただろう。

我々は以上のことが正しいとは思わない。これとは反対に、我々は、ここ最近の変化がいかにして新たな取り決めの輪郭を浮かび上がらせているのかを示していきたいと思う。この取り決めは、特殊な信仰と装置を中心に置いているとはいえ、先に検討した取り決めの構造を保持している。我々の主導理念は次の三つである。第一に、この取り決めは、それ以前のものと同様に、性行為と生むこととの関係の特殊な編成を示しているということ。第二に、この枠組みにおいても、生まれてくる子どもをあらかじめ認証する審級が参照され続けているということ。最後に、ある公式的な形態と非公式の諸実践との間で生じる緊張をここでも見出すことができるということである。

本章で我々は、インタビューを受けてくれた女性たちが中絶した事実を正当化するために用いていた論拠をとりわけ拠り所としながら、親となるプロジェクトという概念を中心に置く取り決めを提示することを試みる。

プロジェクトによる子ども

この取り決めは、それ以前のものと同様に、性行為を生むことから切り離す。だが、他の三つとは異なり、この取り決めは、生むことの重要性よりも、性行為の重要性を強調する。このとき、性行為を満ち足りたものにしようとすることは、一つの正統な要求となる。また、生むことは、できなければならないか、もしくはできてはならないものとなる。性行為と生むこととの分離を技術面で確実なものとしているのは、避妊手段の進歩（そして、二次的には、生殖補助医療の技術の進歩）[4]である。法律面でこれを確実なものとしているのは、それがどのようなものであれ、避妊手段を自由に利用できることが保証されていることである。今やこれらの手段は全ての人に平等に開かれており、保健衛生の専門家――医者、看護師、薬剤師――の許可以外に何も求められず（少し前から未成年者にとってはそうではなくなったが、親、後見人、上司などのような権威をもつ個人の許可は必要とされない）、最後に、資金があるかどうかも関係なくなってきている（社会保障制度によって払戻しを受けることのできる国がいくつか存在する）。

国によって異なる期日内に実行され（ヴェィユ法が改正される以前のフランスであれば月経が無くなってから十二週、オランダやイギリス、スペインでは一定の条件下で二二週）、国家の認可した機関による医療チェックを受けるという条件つきではあるが、中絶は合法化され、この装置の中に加えられている。中絶は、何よりもまず、「避妊の失敗」を取り繕うという用途に充てられている。したがって、中絶は、生むことから性行為を切り離す装置を完璧なものとしているのである。この種の分離が行われるかどうかは、(膣外射精が避妊の主な手段であったときに行われていたこととは異なり)ほぼ全て女性にかかっている。ピルを服用し、子宮内避妊具をつけ、ペッサリーを使用すること、それだけでなく、多くの場合、パートナーが――男性が使用できる唯一の避妊手段である――コンドームをちゃんとつけているか、それが正しいやり方でかつ適切なタイミングでつけられているかを確かめることは、女性の責任であり、女性の責務となっている。

現在利用できる避妊手段の有効性を考えれば、中絶は、この取り決めにおいて周縁的な役割を果たしているはずであった。すなわち、中絶は、滅多に使われることのない手すりの役割を果たしているはずであった。さらに、(たとえば、「プランニング・ファミリアル」運動の枠内で)中絶を要求する際に活動家たち[5]が何よりも依拠していたのは、避妊法が発達すればこの実践は減少するであろうという見立てであった[6]。生むことなく性的関係をもつために、自分の用いる避妊法が信頼できるものなのかどうかに気をつける必要性は、この取り決めにおいては、一つの義務という性格を有している。我々が質問をした女性の中で、中絶をしなければならないと思ったときに「過ちを犯した」「罪を犯した」という意識を感じたと答えた女性が何人もいた。彼女たちはしばしばこの罪悪感を、(中絶それ自体ではなく)無防備に性的関係をもったことと結びつけていた(中絶は、あとで見ていくように、強烈な感情を引き起こす。だが、この種の感情は、既存の関係規範や社会規範に準拠する意味での「罪悪感」という語によって包含されるものではない)。

ジャニーヌ[7]は、彼女が二二歳のときに経験した中絶について話してくれた。当時彼女は学生だった。彼女にとって中絶は、「体調が悪くなった」こと以外に「何の問題も引き起こしませんでした」。だが、ピルの服用を忘れたことについては悔やんでいた。「最初に私はカウンセラーに診てもらいました。彼はとても冷静で、どうしましたか、いわゆるどういった状況で起きたのですかと、いくつか私に質問しました。なので私は、その人を愛していなかったこと、私にとってこの胚は人間ではなかったこと、だから自分がとった対応にほんの少ししかがっかりしていないことを説明しました。それから、自分のことを二〇世紀の大馬鹿者だと思っているとも説明しました……ええ、ピルでへまをしてしまったからです。だって、毎日ピルを服用するなんて本当に簡単なことだと思えるからです。私が不満だったのはそのことだけで、それ以外については別にって感じでした。中絶を受けても心理面では何の問題も引き起こさないと思っていました」。同じように、十九歳の若い女学生が、インタビューの中で次のように明言していた。「私は五年間ピルを服用していましたし（…）そのうえ、自分が妊娠していることに気づいたのは、ピルをまた服用しようとしていたちょうどそのときだったのです……何の弁解もありません。十分知っていたわけですから」（パリの病院）。もう一人、二六歳のレイラの話を聞いてみよう。彼女は、自身の経験した二回の中絶について、次のように語ってくれた。「私が一番自分に問いただしたのはまさに、なぜ私はほとんど同じような状況で二回も妊娠したのか、という点でした。私は自分を責めています。というのも、一度目であれば運の悪さや偶然などのせいにすることができますが、二回目だと、おそらく重々自覚してというわけではありませんでしたが、それでも自分が何をしているのかわかっていたと思うからです。でも、よく考えてみれば、ええ、十分に予見することができたと思います、とても簡単に（…）。結局、私はそれでも何が起こるのかわかっていたんだと思います」。

この取り決めの枠組みにおいて、生まれてくる子どもはどのようにして認証されるのだろうか。すぐに思い浮かぶのは次のような答えである。つまり、これまで検討してきた他の三つの類型の取り決めでは、胎児は超個人的な外在的審級――創造主、親族、もしくは国家――に基づいてあらかじめ認証されていたが、それとは異なり、我々が今扱っているケースでは、この操作は、母親に直接帰せられるという答えである。もしそうだとすれば、中絶の合法化は、肉の中に宿している存在を認証する権力――あるいはそうしない権力――を母親に返還するという結果をもたらすだけでなく、この権力を支える権威も母親に返還するという結果をもたらすことになっていただろう。もしそうだとすれば、我々が第二章で提示したモデルは、結局のところ、この最後のタイプの取り決めにしか当てはまらないということになるであろうし、我々はこのモデルを過度に一般化していたということになるだろう。

もしも中絶を行う女性が、自分の肉の中で大きくなる存在を誕生させるのか、それとも抹殺するのかに関して、一人で全責任を負うのであれば、このような権威の回復は、誰の目にも明らかなものとなっているだろう。だが、実際にはそうなっていない。このことが意味しているのは、中絶を行う女性は最終的な決定を自分で下していない、ということではない。そうではなく、自分で最終的な決定を下してはいるが、多くの場合、それはしぶしぶ行ったことのだとほのめかしながらそれを行っているということである。この場合、彼女たちは、次のような論拠をもち出すことによって、自分が下した決定を正当化する議論を展開する。すなわち、生物学上の父親が、生まれてくる子どもの父であることを引き受けることを拒否した、彼がこの責務を負うのに適格ではないと思い、彼に自分が妊娠していることを知らせてさえいなかった（あるいはまた、場合によっては、父親が誰なのか定かでなかった）という論拠である。このとき、中絶は、このような状況で生まれてしまったら、正常な発育を経験することも、幸せをつかむこともできないであろう者のために最終的に行われたものとして提示される。

父親の無能さは、インタビューの中で頻繁に出てくるテーマの一つである。医療秘書を務めていた二七歳のアリーヌは、次のように述べている。「私が『生理が遅れている』と言っただけで、彼は、『お前は俺を窮地に追い込んだ』と言って、何も告げずに私のもとを去っていきました。六年も一緒にいて、結婚について話し合うことすら時々あったのに」。同様の表現を、三八歳の亡命者である一人の若い女性から聞くことができた。「私は彼から『堕ろして欲しい』とお願いされましたが、それは私の意に反することでした」。子どもが一人いて、二度目の自由意志に基づく妊娠中絶（IVG）を行う予定の、販売部長を務める三〇歳の女性は、「男性」について次のように不満をこぼしていた。「結局、成熟した男性なんて今あまりいないんですよ。お金を払うだけで、ちゃんと引き受けてくれないのです」。二九歳の女性は、自分の子どもに、「父親がいない」という不幸を味わわせたくなかったという。「私は子どもに対してあるイメージを抱いています。それは、子どもには父親と母親がいるものだというイメージです。子どもにとって最悪なことは、父親が誰だかわからないこと、そういうことです」（パリの病院）。

ここで問題になっている「父親」とは、どのような存在だろうか。伝統的な形態の親族という観点から考察される父親であれば、結婚という制度の中で子どもに嫡出親子関係を保証する能力をもっているはずだが、そのような父親でないことは確かである。同様に、これらの人びとを正当化する際に、不名誉が引き合いに出されることもない——親族に対する取り決めの中で、非嫡出子は、最近まで必ずと言って良いほどこの不名誉の対象となっていた。我々が提示する仮説はこうである。これらの論証が言及している「父親」とは、超個人的な審級としての親族を指示するものではないが、だからといって、その経験的な個性において考察されるものでもない。「父親」とは、別の形態の外在性、すなわち、プロジェクトを指示する何かなのである。

　プロジェクトとは、ここでは、子どもをつくるつもりでいる男女を結びつける合意を指している。もっとも、それは、かつての結婚のモデルがそうであったように、彼らが「死ぬまで」結ばれていることを意味するわけでもなければ、漠然とした数ではあるがおそらく多くの財産やしきたりを共有するために彼らが結ばれていることを意味するわけでもない[8]。我々がインタビューした何人もの女性が、自分は、子どもの父親となる男性と、「いつまでも続く」べき夫婦になるつもりなんてなかったと力説していた。彼女たちはこの点を、ごく当たり前なこととして（「もちろん」）、まるで自分はある規範を知っており、それを支持していることを示すためであるかのように指摘していた。その規範とは、プロジェクトを立ててから生む（engendrement par projet）べきであるという規範である。この規範は、それが明確なものとなるためには、伝統的な結婚を支配していた規範とはっきりと区別されなければならない。子どもをつくるプロジェクトは、必ずしも結婚を前提とするわけではないし、同居すらも前提としない。もちろん、活動を全て共有するということも前提としない。ここで問題となっているのは、ある明確な目標を基準にしてパートナーを参加させる特殊なプロジェクトなのである。だが、肉の中に到来した存在がいわば「偶然」そこにいるということがないようにするためには、また、この存在が自らの人間性を十全に実現する形で成長することができるためには、この参加は必要不可欠なものと考えられている。実際、この論理においては、妊娠を導くプロジェクトに従っていなければ、この存在は偶発的なものをずっと保持することになり、それはこの存在の個別化を妨げることになる。あるいはまた、反対に、プロジェクトから生まれるということ、すなわち、生みの親である人びとがある程度コミットすることで生まれるということが、まるで、新しく創造される存在に個別性が譲渡されるための条件であるかのようになる。新しく創造された存在に必然的な性格を付与し、それゆえ、この存在を世界の中に完全に組み込むことができるのは、この個別性の譲渡である。世界に到来する存在に個別性が譲渡されていれば、この存在だけが占めることのできる場所の輪郭がくっきりと描き出されることになるだろう。

レイラは二六歳。学業を終えていた。彼女は中絶を二回経験していた。一回目は三年前、二回目はインタビューの一ヶ月前である。彼女は二つの物語が類似していたこと――どれも適切ではない人物との一回限りの情事だった――を強調するとともに、子どもをもつプロジェクト（projet d'enfant）が可能なものとなるために今日の男女間で打ち立てられなければならない種類の関係は、「伝統的な結婚」とは異なる点に触れている。「私は二回ともすぐにその決断を下しました……私が妊娠した状況はほとんど同じようなものでした。その当時、私は好きな人と同棲していましたが、それはかなり浮いた話で、何に対しても義務を負いたくない若者で、だから……こう言って良ければ、私がいつも一緒にいたのは、何事に対してもかなり優柔不断で、何一つ決められず、自分のやっていることがちゃんとわかっていないような人たちでした。一度目は、ほんの少しの間、二ヶ月くらいしか一緒に住んでいない人でした。一年前のことです。私たちは一年後に再会して、一夜を共にしました。それから二度目は、知り合ってから一ヶ月の人でした。なので、長続きする理由なんて何もなかったんです」。次にレイラは、どのような条件であれば子どもをもっても良いと思えるかについて話をしてくれた。

「私に子どもをつくる気にさせるものがあるとして、それがとりわけ子どもが欲しいという欲求であるかどうかはわかりませんね。子どもが欲しいと思うことはあります。でも、それはほとんど思いつきのようなもので、新しい車が欲しいとか、新しい洋服が欲しいと同じようなものなんです。ですけど、それでももし、この人であれば将来の計画を立てることができると思えるような人と本当に出会うことがあれば、そのような欲求をもつかもしれないなとは思います。自分のためだけに子どもをつくる自分の姿なんて想像できません。ある時点で避妊をするという可能性もきっとあったはずなのに、たった一人で自分の子どもを育てることを選択する女性を見ると、理解に苦しみます」。離婚した両親をもつレイラは、両親が生きた時代の「家族」と、新たな「夫婦関係」を区別している。「私の両親の世代には家族意識がありましたし、ある一定の時期になり、両親が別れると、家族は分裂するものでした。私の世代は、まるではっきりと分離された二つの軸が存在するかのように、夫婦関係と両親－子ども関係をよりはっきりと区別します（…）。おそらく、子どもをつくるためには、長い年月が自分を待ち受けていることを覚悟する必要があるのでしょう。ですが、私はこうも思うわけです。同棲して、二人で子どもをつくることができても、いつかは別れるかもしれないと。いずれにせよ私は、終わりを迎えることはありえるし、終わりを迎えることが必ずしも問題だとは限らないと考えています。もちろん、それをうまく乗り切ることができればです。同じ時間を過ごし、自分たちの子どもが欲しいと思い、子どもをつくり、子どもを育てて、今のところは二人とも子どもの親であり続けることができるけれど、別れてそれぞれの人生を歩みたいと思うようなときが来れば、そうしてしまうかもしれないこと、こういったことをうまく乗り切ることができればの話です。必ずしもそうとは限りませんが、十分考えられることだと思います」。最後に、レイラは、子どもをもつプロジェクトを具体化させるために絶対に必要なものとは何かについて力説してくれた。「本当に子どもが欲しいと思うためには、目の前にいる人に対して少しでも尊敬の念を抱かなければなりません。私は、子どもを身ごもるという問題についてはそれほど考えていません。私が考えているのはむしろ、子どものその後についてです。子どもは、自分の父親が人びとから尊敬されておらず、それゆえ好かれていないことを敏感に察知します。『あなたがこの世に生まれ着いたのは、あなたのお父さんがみんなから素晴らしい人だと思われているからで、そのお父さんと一緒にみんながあなたの誕生を望んだからなのよ』と子どもに言うことができなければなりません」。

二七歳の教師であるジュリエットは、「適切ではない人物」と一夜限りの関係をもち、その結果できてしまった子どもを中絶したばかりであった。彼女は、心の底から子どもを欲しがっていた。(行きずりの関係でもなく、一生義務を負うような関係でもなく)どのような条件であれば子どもをもつことは可能かについて、彼女は次のように説明してくれた。「私は、男性と子どもと一緒にいられればきっと大丈夫だと思っています。一人だけで子どもをつくりたいとは思いません。誰かを愛したいですし、子どもをもつなら誰かと一緒がいいです。要するに、単純に家族をつくりたいのです。たとえそれが言葉だけのものに過ぎないとしてもです。結婚とかそういったものは、全くしたくありません。それから、子どもをつくった男性と一生添い遂げたいとも全く思いません。私の両親が離婚しているからです。ですので、この点に関して私は次のように考えています。人はあるとき子どもをつくり、そして別れると。どのくらいの間一緒にいるかは誰にもわかりません。でも、そう、自分の愛する人と一緒がいいですし、一緒に子どもを育てたいですし、少なくとも一緒に挑戦したいんです」。同様の指摘をソフィーが行っている。彼女は中絶を二度経験しており、今付き合っている男性との子どもを望んでいる。「私にはわかっているんです。生涯を共にする夫婦の物語が、人生の全てであるというわけでは必ずしもないということを。そして、ポールと一緒であれば、何が起きようとも、いつも完璧だということを。もし私たちに子どもできれば、その子は父親と母親が本当にいる人間になるでしょう」。

したがって、我々は次のように考えることができる。子どもをもつプロジェクト、もしくは、胎児の運命を枠づける法律文献で今日言われているような親となるプロジェクトは[9]、生まれてくる子どもをあらかじめ認証する超個人的な審級を構成していると。このことは、たとえその他の点において二人の生みの親を結びつけているつながりが、プロジェクトから生まれた子どもが成年に達する前に断ち切られることになっても、当てはまるのである。たとえこの審級が、二人の個人が一つの共同行動計画に互酬的に参画した結果であるとしても、それは、契約モデルに倣って言えば、超個人的な性質を明らかに帯びている。超個人的な性質を帯びていると言えるのは、計画に参画している人びとが、もはや、二人のつながりを勝手気ままにほどくことができないからである。こうしてプロジェクトは、人びとに対する外在性と、とりわけそれ固有の時間的次元を獲得する。親となるプロジェクトの場合、この外在性をいっそう強固なものにする一つの事実がある。それは、プロジェクトの目標が、ただ単に（本や、あるいは、プロジェクトによるマネージメントの古典的な例を挙げれば、[10]車のような）新たな事物をつくることではなく、新しい人間をつくることであるという事実である。というのも、この人間は、自分がつくられることを自分で自律的に決めたわけではないにもかかわらず、自分を生んだプロジェクトの当事者となっているからである。

プロジェクトによる市民体

人間存在を生むこの様式を、プロジェクトによる妊娠（*conception par projet*）と呼ぶことができる。この様式の特性を明確に示すためには、それを定義するより一般的な枠組みを手短に指摘しておく必要がある。それは、前著で展開されたプロジェクトによる市民体（*Cité par projet*）である。[11]当時、我々は、この新たな妥当性領域に関する描写を概略的に示したが、それは、資本主義の新たな精神における経済活動、労働世界、企業に属するデータにとりわけ依拠したものであった。だが、我々は、おそらくこの妥当性領域はより広い外延を有しており、親密な関係、すなわち友人関係、家族関係、恋愛関係、性的関係の領域でも出現していることを観察することができるに違いないと示唆しておいた[12]（しかも、この後者の領域は、職業関係の領域と切り離すことがますます難しくなっている。このことはおそらく、公的領域と私的領域との区別が消滅していること、もしくは、少なくとも両者が区別され直していることと対応している）。

プロジェクトによる市民体（この用語は、「プロジェクトによるマネージメント」[13]をもとにしてつくられた）は、（労働世界の内部に点在し、正義の諸装置の周りに編成された）小さな秩序空間を描いている。それは、ネットワークという隠喩に基づいて表象される世界に、いくつかの制限を課しながらも、それを正統化することのできる空間である。移動できること（*mobilité*）――多様なつながり（*connexions*）を数多く確立すること。ただし、このつながりは一時的なものであることが多い――と活動的であること（*activité*）――紐帯を増やすこと、それから、その目的が何であれ、常に新たな企てに身を投じることと理解される――に高い価値を与えるこの種の世界は、人びとが状況に応じて次々に態度を変え（opportunisme）、バラバラ（fragmentation）になってしまう危険性を常に伴っている。このような危機にさらされているのは、組織に勤める上級管理職の人びとだけではない。異質な要素の連続から構成される人生を歩み、主観性を構成する諸要素を首尾一貫した形にまとめることに困難を感じている人びとも、このような危機にさらされているのである。

このような――つながり重視〔結合主義〕(*connexionniste*)と形容することのできる――ネットワーク世界において、諸個人はとりわけ、お互いを結びつける紐帯によって定義される。その結果、諸個人は、異なる方向性をもつ二つの不安に付きまとわれることになる。一つ目は、紐帯をつくることができないかもしれないという不安、何とかしてつくり出した紐帯を失ってしまうかもしれないという不安、他の紐帯を見つけ出すことができないかもしれないという不安、少しずつのけ者にされ、周辺に追いやられるかもしれないという不安(つまり、労働世界であれば、「クビ(exclu)」になるかもしれないという不安)である。二つ目に関しては、多数の活動の中で自分を見失うかもしれないという不安によって顕在化する。それは、(昨今見られる「多重人格」と呼ばれる神経症の発達が示しているように)個人の生活の統一性が消え失せてしまうかもしれないという不安であり、個人の生活がもはや他人にとっても自分にとってもいわば安定した準拠点として存在しなくなり、紐帯やパートナーシップの変化に伴って(現実の中で、もしくは想像の中で)生じる変容に抵抗することができなくなるかもしれないという不安である。それゆえ、「自分になれ[14]」という要求、すなわち、多くの場合人びとを不安に陥れるものであり、今日子どもの頃から教えられる新たな道徳的要請となっている要求は、強い緊張を引き起こす矛盾を孕んだ性格を含んでいる。というのも、自己実現を達成するためには、様々な種類の一時的な活動とプロジェクトに身を投じることが必要となるが、それらの増大と蓄積が無秩序なものになると、自己の内容が失われる恐れが絶えず存在するからである。おそらく、少なくとも部分的にはこのような理由から、「創作活動」にますます高い価値が付与されたり、「作品」のような何かを「後世に遺すこと」に関心が払われるようになっているのであろう。このことは、芸術家という狭いサークルを超えて、ますます多くの人びとへと広がる傾向にある。まるで、もはや自分の中に組み込むことのできないアイデンティティと恒常性の原理を、外物の中に据えつけるためであるかのように。

『正当化の理論』で展開された偉大さの秩序の枠組みを再び取り上げることによって、我々が新たな市民体として記述したもの――プロジェクトによる市民体――は、つながり重視の世界で価値をもつ特性、すなわち、移動できること（mobilité）、活動的であること（activité）、変化しやすいこと（labilité）を組み込んでいるという点で、この世界と合致している。だが、プロジェクトによる市民体はこの世界に、前もって決められた一定の期間に一定の枠内で互酬性と信頼の要求も課す。それは、ある特定のプロジェクトに参加する人びとが、割に合わないと思ったり状況に応じて態度を変えることによって、当のプロジェクトを放棄したり、それについて論争を引き起こすことなく、それを終えられるようにするためである。この同じ装置が、少なくともある特定のプロジェクトの枠内でバラバラにならないようにするための資源となる最小限のアイデンティティを、人びとに保証する。

つながり重視の世界における人間関係

我々がインタビューをした女性、あるいは病院で出会った女性（その大半は二〇歳から四〇歳の女性であり、彼女たちは都市で暮らし、学生もしくはとりわけ第三次産業部門の職業――サービス、通信事業、芸術活動など――に従事する人びとであった。これらの職業を特徴づけるのは、かなりの程度の不安定さである）の多くが歩んだ恋愛と性の行程は、『資本主義の新たな精神』で提示された仮説を裏づけている。それは、つながりに価値を置く世界が、労働の領域を超えて、親密な関係の領域へと広がっており、職業状況の不安定さと、私生活の状況の不安定さが一致するようになっているという仮説である。これらの行程は、たいていの場合、「恋人」関係の連続を含んでいる。これらの関係は様々な形態を取り、そこから一つの支配的なモデルを見つけ出すことは難しい。これらの関係は、一般的に、同棲を前提とし（ただし、必ずしもそうだというわけではない）、数ヶ月続く場合もあれば、数年続く場合もあるなど、期間に関しては決して一様ではない。これらの連続の中で、結婚は、一つの停止点を示すことになるかもしれないし、もしくは、我々が検討したケースにおいてしばしば起きていたように、一つの通過点を示すことになるかもしれない。離婚は、新しい関係が確立された結果として生じるのであり、この新しい関係もそれがどれくらい続くかは様々である。最後に、このような関係を取り結ぶ人びと自身が既婚者で（だが、配偶者ともう一緒に暮らしていないか、あるいはたまにしか暮らしていない）、以前付き合っていた人との間にできた子どもがいたりいなかったりする場合がある。しかも、その子どもは、自分と暮らしてできた子どもである場合もあれば、前のパートナーと暮らしてできた子どもである場合もある。職業上の不安定さや職業移動の要請、そしてそれらにしばしば付随する地理的移動の要請は、関係を結んだり解消したりする強力な要因となっている――たとえこのことが、「恋人」がたまたま仕事の同僚であった場合にしか当てはまらないとしても。その結果、活動の多元性と不安定性は、恋愛関係の脆さを助長する傾向がある。恋愛関係は制度化されておらず、（不動産、親族などの）共通のつながりが備えつけられることも少ない。それゆえ恋愛関係は、空間に関するものであろうが、他の生活領域に影響を与えるものであろうが、隔たりに抵抗することができない。

このような記述は、マックス・ウェーバーの表現に従えば、「理念型的な」性格を有している。それは、恋愛や性に関わる生活領域で現在出現しつつあるいくつかの様相を、様式化された形で提示することを目的としている。そこで目指されているのは、変化していないところよりも変化している点を重視することによって、先行する時代と比べて特徴的だと思われるある時代の特性を体系化し、浮き彫りにすることである。だが、我々は、この現在出現しつつあるモデルが広く行きわたっていると主張しているわけではない。もしかしたら、それは現在支配的になってさえいないかもしれない。それでもやはり、多くの統計指標は、恋愛と性に関わる生活領域がいわゆる「伝統的」な結婚から「プロジェクトによる」編成へと置き換わっていることを示している。「プロジェクトによる」編成を特徴づけるもの、それは、独身、共同生活、結婚、離婚などが、複雑な様相に応じて、交互に入れ替わることである(15)。

周知のように、一九七二年から一九九四年までの婚姻件数は、年に四一万六〇〇〇件から二五万四〇〇〇件へと変化したが、他方で一九七五年から一九九五年までの離婚件数は、六万一三〇〇件から十二万一三〇〇件へと上昇した(婚姻率は一九八〇年では人口千人当たり六・二組であったが、一九九七年では四・九組になり、離婚率は一九八〇年では二二・五%だったが、一九九六年では三八・三%となった)。同時に、「内縁関係」は拡大している。一九九〇年、男性が三五歳未満の若いカップルの三分の一(三一・九%)は結婚をしていなかったが、それに対して一九六八年は二・六%であった。最後に、独身生活を送る人びとは、増加の一途を辿っている。その数は、一九六八年の三百万人から一九九〇年の六百万人へと上昇した。このような進展は、結婚年齢と初産の平均年齢の上昇、それから、出生率の低下(一九七〇年の二・四七から一九九五年の一・七へと減少――一九八〇年では女性一人あたり一・九人の子どもが誕生していたのに対して、一九九七年になると一・七人と減少）と軌を一にしていた。これもまたよく知られていることだが、婚外出産は一九七五年の八・五％から一九九六年の三九％へと変化した。同様に、単親家庭も増大し（一九九〇年では十三・二％であり、片親のほぼ半分は離婚していた）、連れ子が少なくとも一人はいる再婚家庭も増大した（一九九〇年の連れ子のいる再婚家庭数は六六万に上る）[16]。全ての指標が、「夫婦で生活を送っている人の割合は下がっており」、「夫婦での生活は不安定なものになっている」ことを示している[17]。結婚せずに同棲しているカップルは、結婚しているカップルよりも頻繁に別れるということも確認されている。一九八〇年に始まったこの種の同棲の五八％が十年以内に解消されているのに対し、結婚から共同生活を始めた場合は十二％であった。その上、結婚をせずに同棲しているカップルは、ますます不安定なものとなっている。「この種の同棲で十年以内に終わりを迎えたものは、一九七〇年に形成されたものであれば十一％、一九八〇年に始まったものであれば二三％である。そして、ある未来予測によれば、一九九〇年に始まったこの種の同棲の三四％が十年以内に終わりを迎えると推測されている[18]」。

このようにざっと描き出すことによって、我々は、一九九〇年代半ばに実行された二二万件もの自由意志に基づく妊娠中絶（IVG）の中で[19]、長期間安定している関係の中で行われたものや、しっかりと確立された、いわば「古風な」結婚という枠組みの中で行われたものは、存在しないかもしくはかなりまれなことであったと言いたいわけでもない。実際我々は、この種の状況にいるにもかかわらず中絶せざるをえなかった人びとと――直接にせよ病院を介してにせよ――何人も会っていた。しかしながら、いくつもの指数が次の点を示唆している。それは、効果的な避妊技術の普及率が増大しているにもかかわらず、一九八〇年代初頭からＩＶＧの割合がほとんど変わらずに維持されているのは、恋愛や性に関する軌跡がますます複雑になっていることと関係している、という点である。それゆえ、ＩＶＧを受けた人びとの中で、既婚女性の割合が一九七〇年代後半から一九九〇年代半ばにかけて約半分に減少しているとはいえ、このような変化の原因を、若年層（二〇歳未満）のＩＶＧの上昇に求めることはできない――年齢によってＩＶＧの分布が異なることはこの期間ほとんど変わっておらず、二〇歳から三〇歳までの間で最大数に達している。同様に、一九九〇年代にＩＶＧを複数回受けた人びとの割合が増大したことと（その増加率は、一九八〇年代のほぼ二倍に当たる二〇％を超える）、結びついては失望してを繰り返すような平坦ならざる道のりを生きているということは、無関係ではないと考えることができる。

中絶の推定数は、一九八〇年の二六万二〇〇〇件から一九九六年の二二万件へと減少した。すなわち、一九八〇年は生産児百人当たり三二・七件であったのに対し、一九九六年は三〇件となった（一九九六年は、国立人口問題研究所によって作成された網羅性の高い統計が公表された直近の年である）。とはいえ、中絶の推定数は、ここ二〇年間二〇万件を超えたままであった。中絶が行われた全体の割合はわずかに減少しているとはいえ、（届け出のあった）中絶を二回以上経験したことのある女性の割合は、着実に増加している（一九八〇年の三％から一九九〇年の九％、一九九七年の十一％へと増加）。一九九六年の女性千人当たりの中絶率は、十九歳では一七九・九件であり、二〇歳から二四歳で最大に達し、それ以降は減少する（二五歳から二九歳で一七〇・三件）。それは、十八歳未満の若年層では少なく（三四・六件）、四〇歳以上でも少ない（四〇歳から四四歳で四七・九件）。したがって、中絶件数が高い水準で維持されていることを、何よりもまず、初めて関係をもつ際に何の予防的措置もとらなかったせいにすることはできないし、年齢の高い層に産児制限を課すことを遠慮してしまったせいにすることもできないように思われる。[20]一九九六年に調査された中絶のうち、七四％が初めて経験する中絶であり、三八％が少なくとも一人は生産児が生まれたあとに生じた中絶である。最後に、その年に中絶した女性の中で、二六％が結婚して夫婦で暮らしていたのに対し、五八％が独身であり（そのうち二四％がパートナーと暮らしていた）、残りは離婚した女性や、配偶者を亡くした女性、別居中の女性である（九％）（家庭状況がわからなかったケースは七％であった）。結婚して別居していない女性の中で、中絶を経験したことのある人の割合は、一九七六年の五五％から一九八四年の四五％、一九八九年の三六％、一九九三年の三〇％、一九九七年の二五％へといった具合に、着実に減ってきている。

この大まかな描写が示唆しているように、性生活を送るようにという抗いがたい要求、すなわち、正常な生活を送らなければならないという要求は、「放蕩」や「放浪」を導くのではなく、一定期間続く安定した紐帯の探求を導くのである。職業生活の場合のように、だがおそらくずっと強烈に、孤独――全ての紐帯から排除されることと定義される――への恐怖がここでは支配的となる。このような理由から、ある関係から別の関係へと移行する瞬間というのは、職業生活の枠組みにおけるあるプロジェクトから別のプロジェクトへの移行と同じくらい人びとを不安に陥れる（だが、もちろんそれと同時に、別の観点から見れば、人びとを刺激する）、主要な試練〔テスト〕の一つなのである。ただし、重大な違いがある。それは、職業生活の場合、時間の経過はうまくいけば能力の増大と結びつくことがあり、それゆえ、肯定的な価値をもちうる。それに対して、恋愛の軌跡という枠組みにおいて、時間の経過はむしろ、一つの脅威として強く感じられる。というのも、年をとることは、他者と親密な関係を築くためのネットワークから遠く離れたところに追いやられる可能性が増大することと、軌を一にしているからである。このことはとりわけ、子どもが一人もおらず、あとになって子どもが欲しい自分に気づくものの、その願いを実現する可能性が低い女性に当てはまる。

プロジェクトによる市民体の枠組みにおける親となるプロジェクト

それゆえ、我々が親となるプロジェクトと呼んだものに今日身を投じるという行為は、つながりに価値を置く世界に課せられている諸々の制約との関連で理解されなければならない。このような文脈において、子どもを生むという行為を正当化する基準となりうるものは、家系や家を存続させたり財産を相続することへの要求ではない。この種の要求が正当化の基準となりうるのは、家政的市民体の諸装置が親族を土台にしてしっかりと据えつけられているような世界である。また、公民的市民体と産業的市民体との妥協という枠組みで通用していた基準を用いても正当化することはできない——市民が国民国家に対して抱いているかもしれない恩義を基準にしても正当化することはできないし、数世代にわたって昇進が段階的に行われるという能力主義への期待（子どもに自分よりも高い教育水準や社会階層に到達してもらうために、自分を犠牲にすることに同意する両親）さえも、正当化の基準になりえない。このような昇進は、構造化され、ほとんど制度化された社会的行程の存在を前提としている。[21] これら二種類の正当化（「再生産戦略」という概念は、かなりの程度、これらの正当化に基づくものであった。再生産戦略の目的は、人間存在の製造を、利害の論理を中心とする社会学に組み入れることであった）は、つながり重視の世界において、別のものに置き換わっている。それは、これまで参加することのできていた――感情もしくは職業に関わる――プロジェクトよりも丈夫で長続きし、壊れにくいプロジェクトに身を投じる行為の追求である。

したがって、子どもをもつプロジェクトは、自分をバラバラにするものから身を守るための砦として現れており、より「真正な」人生を探求する可能な方途の一つとなっている。この枠組みにおいて、真正性はもはや、かつての実存哲学が行ったようなやり方で理解されることはない。つまり、自律した意識が、いわば外側から押しつけられる執拗な（viscocité）制約（他者の意見、「規範」、悪口、真面目さという精神など）から、自らを引き離していく運動として理解されることはない。その反対に、真正性は、ある必然性と自分を結びつけることとして理解される。それは、好機が到来したりプロジェクトが短期間で終わったとしても、もはや拒否することのできない必然性である。[22] この種の必然性は、今後ますます幅をきかせるようになるだろう。実際、自律と選択が何よりも強調される世界の中で、理想としては人生と同じくらい長く続き、必然性が強く押しつけられる状態に身を投じる行為は、「真正な人生」という避難所を構成するようになっている。というのも、このような状態に身を投じることで、人は、絶えず選択を行わなければならないという義務から解放されるからである。

この必然性が有効なものとなり、その場の状況に応じて異なる選択が数多く行われるという事態を防ぐものとなりうるためには、それ自体がプロジェクトに身を投じた結果でなければならない。したがって、この必然性は、自分が望んだものであると同時に、甘んじて受け入れたものとして現れる。こうして、真正性の新しい定義と古いそれとの妥協がつくり出されることになる。たとえば、「計算不可能な」次元をもつ出来事や変化を「何の根拠もなく＝無償で（gratuit）」、非「打算的に」選択することと、日常生活で行われる暫定的でその場限りの打算的な選択は対置されているが、それは、後者の選択が、――それがただちに金銭的な表現によって翻訳されないような場合でさえも、また、物との関係ではなく他者との関係を対象としている場合でさえも――我々の社会に典型的な選択を構成するもの、すなわち消費者による選択と極めて類似しているからである。この選択は、消費者による選択と同一視されることによって、非人間的で、打算的で、画一化されたまがいもの、すなわち非真正なものとして非難される恐れを常に有している。

プロジェクトを立てて生むことの非公式的側面

我々がその大筋を描いたばかりの取り決めは、前章でその特徴を示した取り決めと同じ理由で、だが、より確実に、余り〔認証されることなく生まれてしまう子ども〕を出さないものと見なされている。原理的には、信頼できる避妊技術によって性行為と妊娠との結びつきを管理すれば、両者を効果的に分離することができる。この分離は、少なくとも原理的には、何の制約も受けることなく性行為を行う道を切り開く。親となるプロジェクトに基づいてあらかじめ認証を行う審級の存在とこの分離が結びつけば、ことばによって認証することのできる存在だけが肉の中に組み込まれるようになるはずなのである。

避妊がフランスで一般的なものとなったのは、一九六七年のニュヴィルト法によって合法化されて三〇年以上経ってからのことである。避妊は主に、ピルの使用によって表現された。不妊手術はほとんど広まらず（フランスの妊娠可能年齢のカップルの中で不妊手術を受けたのは、五％から六％であった）、他の多くの国（たとえばブラジルやカナダ）で起きていたことと対照的であった。フランスでは、二〇歳から四九歳までの女性の三人に二人（六九％）が避妊法を使用している（残りの三分の一は、不妊手術を受けた女性か、性的パートナーのいない女性、妊娠中の女性、もしくは妊娠しようとしていた女性であった）。これらのカテゴリーのどれにも分類されない女性は、三％しかいなかった。避妊法の中で飛び抜けて使用されているのはピルであり、その使用者は三六％に上る。ピル使用者の割合は、二〇歳から二四歳までの若者の間で最大になり、その後は年齢とともに規則的に減少する。子宮内避妊器具は第二位で、使用者の割合は十六％である。年齢による傾向の違いはここでは非常に大きく、三五歳から四四歳の間で最大となる。他の方法は限られた地位しか占めていない（コンドームは五％、性交の抑制は四％、一九六〇年代でさえ旧弊な方法であった膣外射精は、もはやカップルの二％しか申告していない）。二〇歳から四九歳の避妊している女性百人につき、五六人がピルを服用しており、二五人が子宮内避妊器具、十九人が他の方法を用いている。三〇歳前後の女性の九〇％が、人生の何らかの時点で、ピルをすでに使用していた。平均すると、どの避妊法使用者も、これから約十年の間にピルに頼ることになるだろう。避妊法使用者の約半分については、子宮内避妊器具がピルのあとを引き継いでいる。子宮内避妊器具の使用率は、四〇歳未満ではピルの使用率よりも少し上回っている。子宮内避妊器具が使用される期間の平均は、十五年に届こうとしている。これは、経口避妊について指摘されている平均値を超えることになる。コンドームの使用は、エイズの流行に伴って増大したが、他の避妊法と組み合わされることが多い[23]。

避妊の点から見ると、社会的カテゴリー間の違いはほとんど示されないということを付け加えておこう。今日、社会職業的カテゴリー、免状のレベル、居住地に応じてピルの使用率の違いが観察されることはもはやほとんどないし、「宗教の重視」でさえもほとんどない（だが、子宮内避妊器具の場合、労働者階級や農民階層、免状をほとんど取得していない女性、「宗教は重要である」と判断する女性に使用されることは少ない）[24]。

ピルの使用者の割合と子宮内避妊器具の使用者の割合を加えると、フランスはおそらく、医療化された避妊が世界の中で最も普及している国の一つであるという事実が確認される。

この種の取り決めにおいて、嬰児殺しや遺棄、里子に出すこと、新生児に対する養育放棄が行われる理由はもはや存在せず、実際にまれなものになった。さらに、おそらく隠すのもより難しくなっている。証人となるかもしれない人びとが、これらの悪行に目をつぶりたいと思わなくなってきているからである。そして、これらの悪行が証明されると、他の形態の取り決めが支配的であったときよりもずっと強い嫌悪と憤慨が引き起こされる。これと相関して、子どもは、おそらくかつてないほど価値のあるものと見なされるようになっている。たとえ、子どもへの愛着は伝統社会では弱かったという考えが、今日疑問視されているとしてもである[25]。価値あるものと見なされているのは、生まれてすぐの子どもだけではない。周産期医療の発達によって、まだ母親の胎内にいる子どもでさえも、価値あるものとして大切に扱われている。心理学の最近の成果を通俗化させることに貢献した多くの本、記録映画、新聞記事は、「赤ん坊が人間であることは何の疑いもない[26]」という考えを一般に広めた。それゆえ、子どもは、この取り決めの枠組みの中では、値段をつけることも他と比べることもできない、至上の価値を有するものとなっている（子どもの価値は、今日聖なるものと同じような扱いを受けることの多い芸術作品の価値さえも凌いでいる）。子どもよりも重要と見なしたり、子どもをいけにえとして捧げることが許されるようなものは、何一つ存在しないのである。[27]

しかしながら、この取り決めの枠組みの中で、公式的なものと非公式的なもの間でどっちつかずの位置を占めている実践が存在する。それは中絶である。確かに中絶は、この取り決めの公式的な次元に属している。なぜなら、それは合法化され、医療機関の枠内で組織されているからである。しかしながら、我々は次のような考えを展開するつもりである。すなわち、中絶は、公式的な承認の外部に位置しており、この取り決めの枠組みにおいて失敗や表象不可能なもの、非公式的なものに分類されるものの重みを一身に担っている。したがって、この取り決めの構造は、我々が先に言及した取り決めの構造と形式的には類似しているのである。中絶は、少なくとも異なる二つのやり方で、プロジェクトを立てて生むことの非公式的部分を支えている。以下、順々にそのやり方を検討していきたい。

第一に、中絶は、この取り決めの失敗を取り繕う責務を負っている。すなわち、肉の中に到来したものの、プロジェクトが不在のために、ことばによって認証されることのない存在を亡き者にする責務を負っている。だが、二つ目の点として、この仕事は、我々がこれから示していくように、全員に見えるような形で実行されることは決してなく、うやむやにされる。一方で中絶は、専門医たちのいる場に閉じ込められており、目立たない形で実行される。中絶を受ける人びとは、ごく限られた数の近しい人を除いて、それについて語ることはない（一般的には一人か二人である）[28]。この点を立証するのに、中絶というテーマでインタビューを行おうとして社会学者が遭遇する困難を挙げるだけで十分だろう。他方で、中絶それ自体は合法化され、その結果法の中で表象されるようにはなったものの、この操作が正常なものとなるためには、その引き換えにある操作が行われなければならなかった。それは、胎児の存在論的操作である。この操作は、中絶によって亡き者とされた存在をいわば隠すために行われる（我々はこの点を次章で展開していく）。中絶が物事の自然な流れの中に真に組み込まれるのは、何者でもないものを中絶したと見なされる限りにおいてなのである。中絶は、我々が先に言及した取り決めの中では多かれ少なかれ隠されていたが、表に現れるようになった。だが、そのとき胎児こそが消えなければならないのである。

「避妊の失敗」から生むことの失敗へ

この取り決めの中で中絶に認められている主要な役割とは、避妊の失敗に打開策を講じることによって、この装置を完成させることである。避妊は、性行為と生むことを引き離し、プロジェクトから認証を受け取ることができるような存在しか肉の中に到来しないようにする役割を担っている。だが避妊が依拠する技術は、それがどんなに信頼性の高いものであっても、失敗する可能性を完全に排除するわけではない。避妊がそのような技術に基づくものである限りにおいて、中絶はこの取り決めの中に己の居場所を見出す。それゆえ、この種の取り決めは、中絶を避妊の方へと引き寄せているのである。理論的には、中絶が避妊とほとんど取り違えられるということも起こりうるだろう。だが、この種の取り決めはまた、最後の手段という周縁的な役割も中絶に付与しているのである。

この文脈において、中絶はどれくらい、またどのような大義の下で実践されるべきかという問いが、生政治の領域で権威を行使する行為者にとって重要なものとなる。彼らは、中絶がそれに与えられた役割をちゃんと果たしているかどうかを考えなければならない立場にいるのである。「正常な」中絶率をどの水準で設定するべきなのか。最も納得のできる中絶の「大義」を正確に言うとすれば、それはどのようなものであるべきなのか。これらの問いに答えることができるものは誰もいない。にもかかわらず、国家の管轄する人口統計機関や医療機関が、人間の生殖の領域で実施されている社会政策がそれなりに満足のいく成果を出しているかどうかを評価する際、暗黙の規範が参照されているように思われる。だが、「立法者は、出産を規制する唯一の技術として近代の避妊が認められることを望んでいたが、その願いは実現されなかった[29]」。平均年間中絶数は、一九七六年から一九八〇年までは安定しており、次いで一九八一年から一九八八年まではわずかに減少し、それ以降は年二二万件辺りでとどまっている。年二二万件とは、一年間で女性千人当たり約十五件の割合で中絶が行われていることを意味する。すでに見たように、出産適齢期の女性の大半は避妊をしており、子どもを欲してはいないが避妊法を全く活用していないと述べる女性の割合は、ごくわずかしかいない（二・六％）。だが、最も頻繁に用いられる避妊の技術（ピルもしくは子宮内避妊器具）の信頼性にもかかわらず、人口動態調査への回答として「予定していたものではなかった」と申告される妊娠の数は、比較的高いままである。最後に、質問を受けた人たちの申告によれば、「予定外の妊娠百件」のうち、三分の一は「避妊の失敗[31]」が原因であったという。「避妊の失敗」というカテゴリーは、質問を受けた人たちによって報告された様々な種類の出来事を一つにまとめたものであり、曖昧な性格を有している。それゆえ、これらの「失敗」の数が過大に見積もられているのは間違いない。少なくとも、「失敗」という表現で機械の故障が意味される場合はそうである（我々が質問した妊娠中絶医院の主治医たちは、この数字を低く見積もる傾向があった。語の技術的な意味での「避妊の失敗」、その典型例は「コンドームの破裂」であり、これは我々が病院で行ったインタビューの多くで度々登場したが、そのせいにできる「予定外の妊娠」の数は非常に少ないと主治医たちは考えていた）。いずれにせよ、「予定外の妊娠」の他の三分の二がどのような状況で申告されたものなのかという疑問は残る[32]。

我々が行ったインタビューや医療機関での観察をもとにして中絶に訴えた状況を描き出してみると、ナタリー・バジョとミシェル・フェラン、それからチーム・ジネが国立衛生医学研究所（INSERM）の枠内で行った大規模調査の結果が裏づけられる。とりわけ、この調査結果によって、「フランスでは、避妊をしなかったことを取り繕うために中絶が行われているわけではない[33]」という点が指摘される場合である。若い女性の十二％が、初めて性的関係をもつ際に避妊を行っておらず[34]、彼女たちの間で中絶率はわずかに上昇したが（十五歳から十八歳までの中絶率は、一九九〇年から一九九七年にかけて、六％から七％へと上昇した）、ヨーロッパの中では一番低い記録であり続けている[35]。だが、このような初めての性交渉の結果生じる中絶のケースを脇に置くと、多くの中絶は、機械の故障という意味での「避妊の失敗」というよりも、生むことの失敗と――簡潔に――呼ぶことができるものが起きたあとで行われているように思われる。

　ここではとりわけ次の二つの次元が関与しているように思われる。一つ目は、妊娠してから中絶を決意する過程で生じる主観的な状態の性質である。この性質を二項対立的な用語で形容することは難しい。このような状況にいる女性について、彼女たちは妊娠しないために「万事を尽くした」と明確に述べることはできない（なぜなら、彼女たちは、このようなことが起きないように自分の身を本当に守っていたわけではないからである）し、彼女たちは熟慮の末に（避妊を完全にやめることによって）妊娠することを望んだのだと言うこともできない。したがって、このような状況は「アンビバレンス」によって特徴づけられるのであり、妊娠は、中絶と同様に、それぞれ「錯誤行為（acte manqué）」として姿を現わすこともあれば、「アクティングアウト」として姿を現わすこともある[36]。妊娠が起きると、避妊という行為は、原則としては意図的に行われたものであるにもかかわらず、「しくじり（manqué）」となる。だが、中絶が起きると、今度は避妊をおろそかにする行為――この行為は、妊娠しても中断するにかかわらず、まるでその可能性を残しておくためであるかのように行われる――が「中止される」ことになる。アニー・バシュロが行っているように、ここで表明される「欲望」とはどのような性質をもつものなのかという問いを立て、「妊娠したいという欲望」と「子どもが欲しいという欲望」を区別することができる。[37] 前者は、とりわけ長年効果的な避妊によって身を守ってきた女性（たとえば、十五歳からずっとピルを服用している二五歳の女性）の間で顕著に見られるものであり、おそらく生殖能力を失う恐怖を示している。この場合、妊娠することは、生む能力が自分にあるのかどうかを試すことによって自らを安心させる一つの手段となるだろう。だが、この「欲望」は、肉の中に組み込まれることになった存在を「子どもをもつプロジェクト」に関わらせないように促す条件と、緊張を生じさせることになるだろう。[38] このような条件は、子どもが到来することで妨げられることになるかもしれない他のプロジェクトと結びつくことがある。たとえば、学業を続けるというプロジェクトや、かなりの柔軟性が要求される職業関係のプロジェクトに身を投じるというプロジェクトである（我々は、中絶の経験を検討する際にこの緊張に立ち戻るつもりである）。

二五歳前後の若い女性が、インタビューの中で次のようにはっきりと述べていた。「八年前から服用していたピルをやめました。自分が不妊症になっているのではないかと、ものすごく不安になったからです。なので、私がピルをやめたのは、子どもをつくるためでした。基本的には子どもが欲しかったのですが、自分にはその準備ができていないことがわかっていたのです。すぐに妊娠できるようになるとは思っていませんでしたし、ピルをやめたあとすぐに妊娠することが良いことだとは思っていません」。十九歳の学生も同じような説明をしてくれた。「私に生理があったのは十一歳から十三歳の間だけでした。自分は子どもを産めないのではないかと思っていましたが、このような状態が続くことはないとわかったときは嬉しかったです」。彼女の友人は次のように言い添えた。「ええ、それに彼女は、ピルを飲むことで無理に生理をコントロールするのではなくて、ちゃんと生理がくることを望んでいたのです」（パリの病院）。

生むことの失敗に頻繁に登場するように思われる二つ目の次元は、親となるプロジェクトそれ自体に関わるものである。すでに示唆したように、親となるプロジェクトとは、この取り決めの枠組みの中で生まれてくる子どもをあらかじめ認証する審級である。さらに、二つ目の次元を考慮に入れることで、我々が言及したばかりの「錯誤行為（acte manqué）」に別の見方ができるようになる。中絶へと至る連続する行為の中で「欠けている（manqué）」ものとは、何よりも、肉の中に組み込まれる存在が親となるプロジェクトを基準にして認証される可能性である。この可能性は、直ちに否定される場合もあれば、妊娠がわかるとすぐに遠ざけられる場合もあるし、あるいはまた、しばらくの間棚上げにされる場合もある。

我々がプロジェクトによる市民体を構築する際に与えた意味でのプロジェクトの論理が展開されるためには、出会いの結果として生じる可能性がプロジェクトに与えられなければならない。それゆえ、プロジェクトの形成は何人もの個人を巻き込むものでなければならない。このときプロジェクトは、諸個人を高みから見下ろすような位置を占めるようになり、超個人的な性格を示すようになるだろう。なぜなら、この装置は、それに関わっている人びとの意志がなければ存在することはなかったであろうが、にもかかわらず、彼らはみな、まるで外部から押しつけられているかのように、この装置の制約を受けるからである。親となるプロジェクトの場合、（創造主や国家のような）超個人的な存在が遠ざけられており、「家族」を構成する諸個人に還元されない実体としての親族を参照することさえもほとんど放棄されている。

このことを考えると、プロジェクトへのコミットメントは、何よりも生物学上の両親と関係しているのである。

したがって、中絶を帰結する「錯誤行為」はおそらく、この取り決めの枠組みにおいては、大半の場合次の三つのいずれかの形で提示される。一つ目は、「錯誤行為」が、プロジェクトの論理が最初から排除されている（肉として）生むことと結びつけられる場合である（このとき、生むことは、不測の事態を原因とする事故＝偶有性（*accident*）という様式で構築されることになるだろう。この様式は、しばしば避妊法の機械的不調と結びつけられる。したがって、生むことは、意志の外部に存在するものとして構築されることになるだろう）。二つ目は、「錯誤行為」がしっかりとプロジェクトと結びつけられるものの、現在実現不可能なプロジェクトと、将来実現される予定の延期されたプロジェクトとの区別がつけられる場合である（このような区別がつけられるためには、プロジェクトへのコミットメントを延期することについての同意が必要になる）。三つ目は、最も頻繁に起こりうるものである。それは、「錯誤行為」が、――世間で言われる――プロジェクトの失敗（*avorté*）のせいにされる場合である。プロジェクトが自律的でかつ持続的なものとなるためには、計画的に立てられた諸々の目標を一致させることが必要となる。それができなかったためにプロジェクトが失敗してしまったことと「錯誤行為」が結びつけられるのが、この三つ目の場合である。

金銭的な理由だけでなく、道徳的な理由から妊娠を続けることができないことを説明するために、インタビューの中で最も頻繁に引き合いに出されたのが、様々な様態で現れる親となるプロジェクトの不在である（それはしばしば不安定という様式で示される。「私たちは安定したカップルではありません」)。まるで、そのような条件で身ごもった子どもが完全な存在になることはありえないかのように、妊娠を続けられない理由が説明されるのである。「私には八ヶ月前から付き合っている恋人がいますが、彼との関係はしっかりとしたものではなく、安定していません。自分たちの子どもが欲しいと思ってはいますが、今欲しいわけではありません。私たちが行っているのは最小悪の決断であって、最善の決断ではありません。なぜなら、私たちは赤ちゃんをとても欲しがっているからです。何と言えば良いかわかりませんが、私たちが安定したカップルではないからなのです」(三四歳、ソーシャルワーカー)。「私にはすでに二歳半の娘がいて、彼には七歳の女の子がいます。私たちは新たに子どもが欲しいとは全く思っていません。まだ知り合って四ヶ月ですから」(三〇歳女性、商務官)。「私たちが知り合ったのは一年前で、まだその心づもりはありません。私たちが現在置かれている状況は、ものすごく不安定なのです」(若い俳優のカップル)。「今のパートナーと付き合ってからまだほとんど時間が経っておらず、この子を世話できる状況では全くありませんでした。つまり、彼との関係はあまりにも最近に始まったものでしたし、私は六年間付き合っていた男性と四ヶ月前に別れたばかりだったのです」。「私自身は子どもが欲しいと思っていますが、その前に二人の仲が良いことが必要です。自分の喜びのためだけに子どもを産むつもりはありません」(二八歳のスチュワーデス)。「それをした相手である父親はふらついた人で、性的魅力もありませんし、愛なんて全くありませんでした。そりゃつらいですよ、だって自由意志に基づく妊娠中絶(IVG)なんてしたくないですもの。でも、現実には他にどうしようもないのです。それが私にとって何よりもつらいのです」(二〇歳の学生)。「子どもが欲しいと思ったことは一度もありませんでした。万事うまくいっているような場合でなければ、欲しいとは思わないでしょうね。その点、今回はミスで、コンドームを忘れてしまったのです。いや、一緒にいる時間が少なかったのです。私たちは本当は愛し合っていたのではなく、むしろ友だちだったのです」(二三歳学生)。「私にとって、もう二度と接触をもたないということが一つの方法なのです。というのも、その子を見るたびに、私は彼のことを考えてしまうでしょうから。彼は、自分が父親であることを誰にも言うなと私に言ってきます(…)その子を産むのはやめてくれと言ってきます。(…)彼が経済的な問題を抱えていることはわかっています。でも、彼は誠実でも正直でもありませんでした。率直に言って、彼にはうんざりしています。私がこの子を取り出すことを承諾するのは、彼とのつながりを全て断つためなのです」(三八歳女性、亡命希望者)(地方病院)。「私の息子が十八ヶ月だったとき、私はもう一人の子を妊娠していました。でも、夫はそのことを望んでおらず、私にこう言いました。『もしも産んだりなんかしたら、俺はお前を捨てるからな』」(三五歳、看護師)。「彼は私にこう言いました。『それは俺には関係ない話だ。お前の好きなようにしたら良い。いずれにせよ、俺はその子を認知するつもりはない』(…)私たちは仲良くやっていたので、私としては一生かけて始めるつもりでした」(二七歳、無職)。「両親と暮らしていますが、妊娠の事実を両親は知りません。それから、食欲不振とうつを患っていて、あらゆる錠剤を服用しています。まるで赤ちゃんもそういうことをみんな経験してきたかのように。今はこのままやり過ごしておきたいんです」(二〇歳、レジ係)(パリの病院)。

プロジェクトの失敗は、生物学上の父親か生物学上の母親のどちらかがプロジェクトにコミットするのを拒否したせいにされるかもしれない。だが、コミットメントの拒否が女性の側にある場合、プロジェクトの失敗はほとんど常に、(仕事や収入がないといった)経済的困難や、子どもが生まれると他のプロジェクト（学業、職業に関わるプロジェクト）を断念せざるをえなくなることを引き合いに出すことによってだけでなく、生物学上の父親の無能さに依拠して正当化されることがわかるだろう。彼は、理由はいくつもあるだろうが、とりわけその「未熟さ」ゆえに、父子関係を取り結ぶ条件を満たさないと見なされるのである（少なくとも、インタビューが女性とだけ行われる場合はそうであった）。ごく一般的に言って、これら様々なケースのどれを取ってみても、中絶を最終的に正当化しているのは、もしも中絶がその発育を止めなければ生まれていたであろう者の不幸、まさに中絶によって阻止された不幸である。このとき、母親とはならなかった女性は、「父親のいない」子どもを産むことへのためらいを引き合いに出す。このためらいは、プロジェクトの論理から外れたところで子どもを満足のいく形で宿すことはできないという信仰に彼女が賛同していることの表れとして理解されなければならない（もしもプロジェクトの論理の外部で子どもを宿してしまえば、それは、シリル・ルミューの術語で言えば、「文法的誤り」[39]となるだろう）。だが、ごくまれにこの可能性が言及される。質問を受けた人たちは、「自分自身のために子どもをつくるのよ」と言うことによって、この可能性を示すのである。だが、その場合、この可能性は、子どもをもつプロジェクトにコミットする能力のない男性が言い逃れをしてきたときに、最後の手段として提示されるのであり、半ば抗議するために進んで引き受けられた侵犯として表現される。

アンナは六五歳。語学教師を務めていたが、今はもう退職している。彼女は二九歳のときに中絶した。それは、とても厳しい条件の下での中絶だった。というのも、その当時、中絶はまだ非合法で(clandestin)危険な行為だったからである。彼女は、中絶の合法化のために闘った世代に属しており、この運動に非常に積極的に参加した。彼女は、一人でいくつもの時期を経験した。親族との取り決めの存在がまだ非常に強かったために、とりわけ個人の都合で一人で子どもを育てる可能性が認められていなかった時期。この可能性が正常な事柄の領域に属するものとして提示された、一九七〇年代の性解放に続く時期。そして現在、すなわち、親となるプロジェクトを中心とする新たな取り決めが設置されることで、この可能性の大部分が再び拒否されている時期である。アンナは子どもを一人も産まなかったが、そのことで彼女は苦しんでいる。彼女は、若い頃妊娠した子どもを堕ろさず、一人で育てるということをしなかったことを深く後悔している（男性の方の生みの親は、その子の父親となることを引き受けようとしなかったし、そのうえ彼は結婚していた）。彼女は事態を次のように受け止めている。「あの当時、それ［中絶］は唯一可能なことでした。十年経って思うのは……私には友人がいました。二人の友人です。彼女たちは四〇歳のときに子どもを欲しがりました、独り身だけど欲しいのだと。私は強く反対しました。熟慮の末に一人で子どもを育てるなんてありえないことだと思い込んでいましたから。ですが、どちらの場合も私が間違っていたと今ならわかります（…）。それは恋愛（aventure）としては真の成功でしたし、母親としても真の成功だったのです。十年後であれば、おそらく私はあのような状況でも子どもを堕ろさなかったでしょう。ですが、あの当時私は、父親もいないのに子どもをつくってしまったこと、生物学上の父親はいたけれど社会的な父親ではなかったことを、子どもに言うことはできないと感じていました」。

子どもを堕ろさずに一人で育てること。それは、我々がインタビューの一環で病院で出会った一人の女性が最終的に行った選択である。その日彼女がそこにやってきたのは、もともと中絶するためであった。「妊娠していることに気づいたとき、私は一瞬気が動転し、パニックに陥りました。（…）私はここで面会の約束を取りつけました。というのも、産みたくなかったからです。そのあとしっかりと考えて、私は意見を変えました。でも、いずれにせよ私はここに来ることを望んでいました。私はシングルマザーになるつもりです。責任重大ですよ」(三九歳、生物学者)(パリの病院)。

プロジェクト不在による事故としての妊娠

偶然的で「偶有的な(accidentelles)」状況で、「束の間の」性的関係をもった結果として生じ、そのあとに中絶が選択されることになる妊娠。このような妊娠は、我々が行ったインタビューにおいては、どれも青年期に経験されたものであった。その後別の形で中絶を経験した女性によって報告される場合、この最初の中絶はいつも、その後に行われた中絶ほど「困難な」ものではない、もしくは「つらく」はないものとして描写される。それはおそらく初めての中絶の場合、妊娠がプロジェクトの構想を練り上げる間もなく不意に生じるからであるように思われる。少なくとも、子どもをもつプロジェクトを生物学上の父親と一緒に立てる可能性に関して言えば、彼女たちは何の期待も、暗黙の期待さえもしていなかった。たいていの場合ほぼ同い年である相手の少年は、ほとんど初対面の人である。子どもを堕ろさない可能性は「真剣に」検討されることはなく(たとえ、第七章で見ていくように、妊娠が感情をひどくかき乱すことがあるとしても)、中絶は議論の余地のないものとして押しつけられているように思われる。少年に知らされる場合もあれば、知らされない場合もある。少年が少女とこの苦難を共にする場合もあれば、姿をくらませる場合もある。いずれの場合でも、少年は語りにほとんど登場しない。まるで彼には大して価値がないかのように。まるで彼が、当てにするのもバカバカしいほど未熟な「子ども」同然の存在と見なされているかのように。

「どうしてあなたの恋人は一緒に来なかったのですか?」とインタビューの中で問うてみたところ、生物学を研究する二四歳の若い女性は次のように答えた。「それは彼の興味を引くものではないからです。父親のいない子どもの話になりますから」。同様の状況にいる別の学生は、次のようにはっきりと述べた。「彼について何も言うことはありません。(…)子どもを堕ろしたくないと思っていた時期もあったのですが、彼が私に自由意志に基づく妊娠中絶(IVG)を強要してきたのです。頭にきましたよ」。「あなたは彼にそのことについて話をするつもりですか?」という質問に対して、二七歳のジャーナリストである若い女性は次のように答えた。「いいえ、全く。話をすることが重要だと思いませんし、その必要性も感じていません。これは私の問題なのです(…)彼にとってこれは何を変えるものでもないのです。彼は明日目が覚めても、いつもと変わらない朝を迎えることになるでしょう」(パリの病院)。

このとき、「大人」と、自分の手に負えない「問題」に対処しなければならない「大人になりきれていない者」との対比がたいていの場合強調される。「大人」からの支援が求められるのである。妊娠は、若者がしでかした「愚かな行為」、「大人」が引き受けて厄介払いしてくれる「事故」、「問題」と同一視される。もしも娘が母親と「信頼関係」(もしくは従属関係)を保ち、思い切って母親に話をするならば(もしくは、そうしなければならないと感じているのであれば)、中絶の負担は母親によって引き受けられることになる。母親は、必要な手続きを行い、妊娠した自分の娘と一緒に病院まで付き添う。このとき、母親は中絶の決断を独断的に、時には「独裁的に」、一人で行うということはしない(40)。このような「共謀関係」（父親をこの関係から締め出すことは可能だが、その際何かしらの制約が生じることがある）が成立するためには、母親と娘が、プロジェクトを立てて生むことに内包されている諸規範に同意することが必要となる。多くの場合、母親はこの機会に、自分自身がかつて中絶を受けたことがあることを娘に打ち明ける[41]。母親と娘が異なる文化的環境にいる場合、状況は明確に変化し、より困難なものとなる（とりわけ、若い女性がマグレブもしくはサブサハラアフリカ出身である場合[42]）。

クロエは二二歳。職業は学生で、彼女は中絶を二度経験したことがある。一度目は十五歳のとき、二度目は二〇歳のときである。彼女は一度目の中絶について次のように語ってくれた。「その当時私は十五歳で、初めて恋人と関係をもったときに妊娠しました。ですが、それは大変なことではありませんでした。というのも、母が全て面倒を見てくれたからです。母に言ったら、彼女はやらなければならないことをしてくれました。母は、彼女がよく知っている病院の婦人科に診察の申し込みをしてくれました。なので、私はそれについてよく考えるということは全然ありませんでしたし、大してつらくもありませんでした。十五歳だったので、婦人科医はあまり質問をしてきませんでした。「よく考えましたか？」とかそんなことは言われませんでした。他に選択肢がありませんでしたから。ええ、そういうことです。（…）そのうえ全身麻酔だったので、入院してすぐ退院でした。私はそれを赤ちゃんとは感じませんでした。それについて考えることはしませんでした。おまけに私はあまりにも年齢が若すぎました」（その後彼女は十八歳のときに、母親自身も以前に中絶をしたことがあることを母親の口から告げられた）。

苦難を共にする主要なパートナーが、「問題」の原因である少年から母親に置き換わると、妊娠の継続を推し進める可能性が阻害される――たとえそれが嫌々ながら行われるものであっても。人は、自分を生んだ他者の体で〔＝母親の胎内で〕妊娠することはできない。このことは、母親が自分で子どもを育てると言い出す場合、もしくは、少なくともその子の教育に積極的に関与すると言い出す場合、言い換えれば、不在の父親の代わりとなると言い出す場合にはっきりする。このような事態が生じると、拒否反応が引き起こされる。実際、そのような状況になれば、次の二つのどちらかが起こるだろう。一つは、若い娘の母親が家系の主要人物の位置を占めることによって、あらかじめ認証を行う審級として親族が復活するという事態。もう一つは、親となるプロジェクトの論理においては逸脱的なプロジェクト、すなわち、そのときまでお互い赤の他人で、出会いを通じて結ばれた男性と女性を主要なパートナーとするプロジェクトではなく、母親とその娘を主要なパートナーとするプロジェクトが実施されるという事態である。このとき、母親は、生まれてくる子どもに対して権力をもち、潜在的な父親の位置を奪い取ることになり（そして、彼女は自らの行動を通じて男性支配のモデルをパロディー化する）、娘は、最も伝統的な女性らしさのモデルを連想させる被支配者の位置を占めることになる。このことは今日、ほとんど近親相姦と言っても良いような関係の新たな形態として解釈されているように思われる[43]。

フローランスは二六歳。ダンスを勉強しており、夜は生計を立てるためにレストランで働いている。フローランスが一度目の中絶をしたのは、彼女が二〇歳のときだった。彼女は、二年間付き合っていた少年の子どもを妊娠した。彼女はその当時母親と暮らしていた。少年はミュージシャンで、彼もまた両親と暮らしていた。フローランスは少年のことを、「人としてそれほど成熟していなかった」と表現した。少年はフローランスにこう言った。「これは君の心と体のことなんだから、君が決めなよ」。フローランスは彼にこう答えた。「いやよ。私の体のことではあるけど、子どもは私たちのものなのよ。だから私たち二人で決めるの」。それに対して彼は次のように答えた。「そうだけど、実際に決めるのは君じゃなきゃいけないと思うんだ」。「だから」とフローランスが言った。「私が考えているのはこういうことよ。たとえあなたがそう考えるとしても、私には決められない。もしもあなたが堕ろさないことに賛成してくれないのなら、もしもこれが私たちの子どもではないのなら、私は子どもなんていらない。だって一人で子どもをもちたくないもの」。そのとき、フローランスの母親が割って入った。「あなたは子どもを産むことができるのよ。私は家にある全てのものを変えるわ。あなたは私の部屋でペドロと住めばいいのよ。壁を壊しちゃいましょう。そうすれば家が大きくなって、あなたたちの暮らすところと私の暮らすところができるわ」。「ママ、私はママが私の役に立ちたいって思ってくれているのはわかってる。でも、この子は私の子なの。もし子どもが欲しいのがママならそうすればいいけど」。「母が私に反対するようなことは決してありませんでした。彼女はいつも私の味方でした。こう言って良ければ、彼女は私の一番の親友でした。ですが今回は……母はこう言ったんです。『フローランス、あなたは自分の本性に背いているわ』、なぜなら普通であれば私は中絶なんて決してしないだろうから、と。なので私は母にこう言いました。『ママ、これは私が決めたことなの』と。（…）『私の夢はここを離れること、パリに行ってダンスをすることなの』と言ったら、母は私に『私と一緒にその子を置いて行っていいのよ』と言ってきました。なので私はこう言ったんです。『私は自分の子どもを残して行きたいとは思わない。これは私の子なの』。このとき、私が子どもの父親を、家族を欲しがっているのは明白でした。私はこのような形で子どもをもちたくなかったのです。

母を当てにすることができるのは知っていましたが、このような形で当てにしたくなかったのです。だから私は中絶することを決心しました。でも、私は子どもが欲しかったのです（…）。私はもう一ヶ月待ちました。妊娠している感覚をもちながら。子どもが欲しかったからです。私は大の子ども好きですから」。

〔親となる〕プロジェクトの可能性がただちに否定されることになる典型的な事例が、もう一つ存在するように思われる。それは、女性が複数の男性と同時に性的関係をもっているときに突然妊娠してしまったために、父親が誰なのかがよくわからないという状況である――もっとも、これは我々が行ったインタビューの中では珍しいものだったが。このような状況は、青年期ではなく、もっと後の恋愛生活や性生活の中で生じるものであり、大半の場合、二つの恋愛プロジェクトの移行期間で生じる。そうであるにもかかわらず、このような状況は、我々が言及したばかりの状況、すなわち〔親となる〕プロジェクトが立ち上がるはずの男女が揃って現れない状況と共通項をもっている。実際、「伝統家族」批判を指向し、親族との取り決めからプロジェクトとの取り決めへの移行に大きな影響を与えたいくつかのリバタリアン的ユートピアとは反対に、親となるプロジェクトの有効性が認められるのは、その固有の論理に従えば、親となるプロジェクトが生物学的な意味での再生産＝生殖とのつながりを維持し、それゆえ、二人の人間しか関与させないという場合に限られるように思われる。したがって、生物学上の二人の父親が競合する主張を行うことができるような場合、二人のうちの一方が身を引いて、もう一方が「生物学上の父子関係」を引き受けることができるようになるときにしか、子どもをもつプロジェクトは立ち上がらないのである（たとえ、「生物学上の父子関係」を引き受ける方が、生まれてくる子どもの育児を実際に引き受けなくても)。このことがはっきりするのは、たとえば、男性が無精子症であるために精子提供者に頼ることを考えているカップルの場合である。精子提供者は、自分の身元が明らかにされることはなく、いったん精子提供が行われれば、生まれてくる子どもに対する全ての権利の要求を放棄することになっている。

フローランスは、我々が先に詳細に述べたエピソードの数年後、二度目の中絶をした。理由は、たとえ生まれてもその子の父親が誰なのかわからなかったからである。一度目の中絶をしてからしばらく経ったあと、彼女は少し年上の男性と出会った。彼はカメラマンで、結婚はしていたが妻と別居しており、パリにほんの少しの間だけ住んでいた。そんな彼とフローランスは「本当に濃密な出来事」を経験した。彼はフローランスとの子どもが欲しいと言った。そのあと彼らの関係は悪化し、彼はパリを出て、彼女は一人パリにとどまった。そんな折、フローランスは、彼女が夜働いていたレストランで、一人の男性と出会う。「彼は既婚者で、一週間後に子どもが誕生する予定でした。彼はもう七ヶ月も前から奥さんと連絡を取っておらず、私の彼氏ももう七ヶ月も前から私に連絡をよこしていませんでした」。彼女は、彼と関係をもつことを一度は断ったが、その後受け入れ、彼と週に二度会った。このタイミングでフローランスの彼氏が戻ってきた。「私たちは再び恋に落ちました。私たちはまたもやコンドームをつけずに一度、いや二度、セックスをしました。二日間一緒に過ごして、そして三日目、私たちはケンカをしました。それも、激しくて、深刻で、ぞっとするようなケンカを。今でも自分がひどかったと思っていますが、実際彼にもおかしなところがあったんです。始終ジルとケンカをしていたところに、もう一方の男性、既婚者の彼が、私に電話をかけてきました。彼が気づいていたのか、それとも、単にこんな風に電話をかけてきただけなのかはわかりませんが、それはちょうどジルが私にひどいことをしたあとのことでした。彼に来てもらって、私たちはセックスをしました。それは三日後のことです。コンドームは使いましたが、破れていました。翌日、私はアフターピルを飲みました」。「ですが」とフローランスは付け加えた。「彼はそれでも私に連絡を寄こしてきました。なので、私の今の状況はと言うと、この子が私の結婚している愛人の子なのか、それとも私の恋人のジルの子なのかと、まだ疑っている状態です。だから恐ろしいんです。だって、それが誰かわからないんですから」。「アフターピル」は効かなかったことが判明し、フローランスは迷ったが、最終的に中絶をした。なぜなら「誰の子か」わからなかったからである。彼女はまた一人になった。

ジョエルは現在四〇歳。看護師として働いている。彼女は二〇歳の頃と同じような状況にいた。彼女はすぐに中絶することを決心した。「堕ろさない方が良いかもしれないなんて考えることはありませんでした。子どもをつくった状況が状況でしたから。私は二人の男の子と関係をもっていて、どっちの子なのかわからなかったのです。二人のどちらとも真剣な交際ではありませんでした。一度に二人と関係が続いていたので。なので、要するに、それは誰かと付き合っている最中に起きたことではなかったということです。なので私は、あの人は産んで欲しいと思うだろうかなんて全く考えませんでした。二人のうちの一人とはその後二度と会いませんでしたが、もう一人とは会いました。でも、それは偶然の出来事でした。極論すれば、彼をその気にさせたのは私であったと言えるかもしれません。彼、あのときお酒を飲んでいて、自分が何をしているのかよくわかっていませんでしたが。(…)私が言いたいのは、あれは関係なんて言えるものでは全然なかった、ちゃんとした関係では全然なかった、ということです。二人とも一晩だけの関係でしたし、数日しか間隔があいていなかったので、一体それが誰の子か私にもわかりませんでしたし、誰にもわかりませんでした。要するに、父親であるかどうかさえわからない人の子どもを産むなんて、考えられないということです。(…)それからほら、この場合、もし生まれていたら父親のいない子どもになっていたでしょう。二人とも、少なくとも私は何の計画も立てていませんでしたし、そのうえ二人とも父親になる能力がありませんでしたから。『〔父親が〕誰だかわからない』なんて、自分の子どもに言えませんよ……」

プロジェクトを延期する手段としての中絶

二つ目の典型例は、長年連れ添っており、「これからも一緒にいること」を考えている若いカップルに関わるものである(これは実際にいくつものインタビューの中で観察された)。この場合も同様に、突然の妊娠は、「事故＝偶有的なもの」として扱われる。中絶の「決定」は、一見すると、何の問題なく、「合意のうえで」行われたものとして認められているように見える。だが、妊娠はこの場合、「子どもをもつプロジェクト」を立てるきっかけとなることはあっても、このプロジェクトによって対立が引き起こされることはない。このプロジェクトは、中絶と両立可能なものとして構築される。なぜなら、「子どもをもつプロジェクト」は、将来に延期されるからである。女性の胎内で大きくなっているものは、このとき、いわば置き換え可能なものとして扱われる。今回中絶される存在は、いずれ生まれる現実の子どもにあとで置き換えられるのである(このことは、――第七章で見ていくように――中絶によって消された存在が生殖行為の記憶の中に痕跡を残し、それがいわば幽霊のように現れ続け、心をかき乱す可能性があるということを否定するわけではない)。この可能性が実現されると、我々に自らの話を明かす人は時折、中絶をした数年後に身ごもった子どもについて、まるで転生が起きたかのように、つまり中絶した存在が生まれた子どもの中に遅れて姿を現したかのように語ることがある。このような場合、カップルは中絶という試練を耐え抜く。女性は、自分が妊娠したことを「恋人」にしかしゃべらない。それは、一時的にでも実在した存在を自分が中絶してしまったことを、他の誰にも彼女に思い出させることがないようにするためである。すなわち、中絶された存在がそれと置き換わることになる存在の中に呼び込まれるためには、それが実在したという事実はできるだけ人目につかないようにしなければならないのである。

ヴィオレーヌは四二歳。市場で小売商として働いている。十五歳と十六歳の子どもがいて、その子たちの父親である男性と暮らしている（彼女は「同棲」と言った）。彼女が男性と知り合ったのは、二人が十代の頃である。当時十七歳の彼女が妊娠して（「私は十六歳でピルを飲み始めましたが、使いこなしていなかったのだと思います」）、最終的に中絶を決意したとき、少し年上のこの男性はすでに彼女の夫であった。彼はその当時兵役についていて、彼女の「裁量（libre choix）に委ねた」。ヴィオレーヌは自分の話を語る際、自分が当時経験したような状況では「よく考えること」と、「分別」と「責任」をもって行動することが必要であった点を、次のように強調していた。「とにかく早く考えて、自分の行動にしっかりと自信をもつ必要がありました。なぜなら、それはあとで心理的影響を及ぼす可能性があったからです。自分の下す決定の一つ一つを受け入れることが何よりも必要でしたし、そのうえ選択肢が二つしかありませんでした。十七歳にしてはよく考えましたよ。私は自分にこう言いました。十七歳のお嬢さん……あなたは、小さな子どもを抱いて、今一緒にいる男性とこれからも別れないでいることに自信をもてないでいる。ということは、子どもだけ残されて、またひとりぼっちになる可能性があるってこと。学業もやめることになるし、要するに人生が終わってしまうかもしれない……私にはまだ早かったのです。私は頭の中で、まだ早いの、今はそのタイミングじゃないの、と考えていました。子どもに対する責任を伴うものだからなおのことです。あの歳の私でさえ、それが一生背負わなければならないものであるということはもうわかっていました。子どもをつくれば終わりというわけにはいきません。そのあとは育てなければいけませんし、それが何年も続くわけです。私は先回りして考えていました。とにかく、私はよく考えなければならなかったのです。最終的に私は選択をしたわけですが、それでも私は、『あなたはこれからどう行動するの?』と考えていました。だから私は前向きに考えて、こう言いました。これは無理なことなの、そういうことなのって」。妊娠をして中絶をしたこと自体は、見たところ、ヴィオレーヌの記憶の中にほとんど痕跡を残さなかった。「出血のようなものですよ。ほんの少し疲れはありましたが、すぐに回復しました。それをすることを自分が承知していたからというのもありますね。あれは私が選択したことでしたし、確かに準備ができていれば……そのあと私は、頭の中で、自分に無理やりこう言い聞かせました。自分は良い選択をしたんだ、自分は良い選択をしたんだ、と」。ヴィオレーヌは勢いに乗って、自分の子どもの出産について次のように語ってくれた。「私は準備ができていませんでした。確かにそうではあったのですが、でも一人目の子を私は二六歳でつくりました。そのあと私は〔二人目を〕期待したら……そう、同じですよ、私はまた考えていたのです、そのように物事が進むことはありませんでしたが。私はこんな風に考えていました。『私は今二六歳。三〇歳を過ぎたら女性は肉体的に子どもを産むのがもっと難しくなる。ただでさえ私は細いし小さい。だから簡単なことじゃない』。またこんなことも考えました。『あなたは子どもが欲しいの? 欲しくないの?』。でも、私はこういう風に考えて子どもを産んだわけではありません。私が言いたいのは、こうやって突然私たちは事態を見守ることになるということです。子どもは生まれるときに生まれるものだと言われるように。でも責任を伴うものですし、何より子どもですからね。世話をしなければなりませんし、一人でに育つものでもありません。多くの時間も必要になります。つまり、そのあとは自分の時間がほとんどなくなるということです。だって、原則として子どもが最優先になるわけですから。とはいえ、原則としては、ですけれど……私は子どものことを最優先にしています。とりわけ生まれた直後はそれが必要になりますし、今でさえそうですよ。それで私は一人目の娘を妊娠しました。そのあとはとても順調でした。子宮収縮が起きることもなく、破水することもなく、何の問題もなく出産を無事終えることができました。破水が手術台にいるときに起きましたが、何てこともありませんでした。だから私は、一人目と一年しか間をおかずに、続けて二人目をつくりました。二人目も同じように順調でした。もしも仕事をしていなければ――というのも、いいですか、私の仕事は大変で、週に六日も働きますし、労働時間も長く、しかも市場を巡り歩いて商売をしていたので、肉体的にもとてもつらいものだったのです――、いずれにせよ、もしも働いていなければ、続けて三人目や四人目を妊娠していたかもしれません。ただ家庭をもつために、子どもたちのために、子どもを増やすために、ええ……確かに、十七歳のときにした自由意志に基づく妊娠中絶（IVG）のことを考え直したことはあります。もし生んでいたら今頃二五歳だったと思ったりしますね」。ヴィオレーヌがこの中絶の話をしたのは、「恋人」と女友達の一人だけだった。彼女は母親には話さなかった。あとでまたこの話を蒸し返されたくなかったからである。「だって、そんなことが起きたらフラストレーションが溜まるじゃないですか。もし私が母に話していたら、『でもどうして私にそのことを話してくれなかったの？』と言ってくるでしょう。それは私にとって何の得にもなりません。もう終わったことなんです。人は、苦痛を感じようとするためだけに立ち戻ることなんてできないんです。いやいや、私はよく我慢しましたよ、本当に」。

プロジェクトの失敗

我々が集めたデータの中に最も頻繁に登場した中絶のケースとは、恋愛生活や性愛関係が始まった頃に生じたそれではない。むしろ、これらの生活がもう十分に展開されたあと、たとえば二〇歳から二五歳までの時期や三五歳から四〇歳までの時期に生じたそれである。この段階で中絶をする女性は、多少とも長く続いた男女の結びつきを複数経験している（これらの結びつきから、一人かそれ以上の子どもを残すということもある）。彼女が妊娠していることを自覚するのは、新たな「関係」、すなわち新たな性愛に基づくプロジェクトへのコミットメントが一定期間（数ヶ月から数年にかけて）行われている最中である場合が多い。このプロジェクトがどのくらい続くかという問題は、たとえそれが同棲を伴うものであるとしても、うやむやにされる（いつもそうであるというわけでは全くないが）。その結果、関係を続けるのかやめるのかという問題は、まるで契約が果たされているかどうかではなく、日常生活のやり取りの中で多少とも満足が得られているかどうかによって完全に決まるものであるかのように取り扱われる。

それはつまり、このような中絶の状況が、我々が親族との取り決めと呼んだものの枠組みの中でおそらく最も頻繁に見られていた状況と、根本的に対照を成しているということである。親族との取り決めにおいて中心的な役割を果たしていたのは嫡出性と非嫡出性の対立であり、この取り決めにおいて避妊は、主として男性の善意（と性的能力）に左右される、ほとんど当てにならないものであった。親族との取り決めにおいて中絶とは、「結婚」して「子ども」のいる「安定した」夫婦生活――その中で起きる妊娠は全て、（公式上は）「夫」によるものとされていた――に休止符を打つものであった。中絶は、男女が互いの合意の上で「決めた」ものであるか、もしくは、「夫」が「妻」に任せたものであるかのどちらかであった。後者はおそらく最もよく見られる状況であり、「目をつぶる」のに慣れており、ほとんどの場合生活の女性的領域のことをよく知らない「夫」が、「妻」に「うまくやる」よう厳命するわけである。しかし、インタビューを通じて集めたものにせよ、病院の中で集めたものにせよ、我々が集めたデータでは、公式に「結婚している」カップルだけでなく、一人かそれ以上の子どもがいて、長期間しっかりと安定した生活を送っているように見えるカップルも、かなり少数である。後者の場合、まるで避妊が実質的に中絶を予防する役割を果たしているかのように、物事が進行する。これは、中絶の合法化を推進していた初期の人びとが予見し、望んでいたことである。彼らにとってこの実践は、「家族計画」の手段と習慣が普及することによって、少しずつ周縁化されるはずであった。長期間安定した生活を送り、「ルーティン・セックス」と呼ぶことができるようなものについて暗黙の了解が二人の間に存在するようなカップルの状況とは反対に、少なくとも二人の出会いが共通の未来の可能性を切り開くものであるように思われるときには、その出会いのあとに続く期間が避妊への統制を緩ませるのに有利に働いてしまうことがある。実際、多くの場合妊娠は、厳密な意味での「避妊の失敗」を原因として生じているわけではないし、明示的にせよ暗示的にせよ、パートナーとの合意が存在しようがしまいが、子どもをつくるという選択をしたから妊娠するわけでもない。ましてや、「子どもが欲しいという欲望」によって、いわば「心ならずも」突き動かされてしまったために妊娠するわけでもない。そうではなく、妊娠が生じるのは、恋愛関係や信頼、パートナー間の「暗黙の了解」、充足感、そういう気分が、それまで妊娠しないように行っていた統制を緩めるのに一役買ってしまうからなのである（これは、かつてピエール・ブルデューとアラン・ダルベルが確立したモデルと一致している。このモデルに従えば、「生殖能力」とは二重の否定の結果とされる。二重の否定とはすなわち、子どもを産まない——一つ目の否定——ために必要とされる全てのことを行わない——二つ目の否定——という否定である)[44]。

ポーレットの話にこの点を明瞭に見て取ることができる。ポーレットがジョルジュと出会ったのは二八歳のとき、すなわち結婚生活に失敗したあとであった(彼女は離婚協議中だった)。その当時彼女は学生で(学位論文の準備をしていた)、「バイト」で生計を立てており、女性の友人であるルームメイトと暮らしていた。ジョルジュと出会って三ヶ月後、彼女は妊娠する。「私たちは本当にお互い強く惹かれ合っていましたし、いつも一緒にいました。私はこれまでの人生の中で、妊娠する不安を抱いたことは一度もありませんでした。常に細心の注意を払ってピルを服用していましたし、避妊具をきちんとつけていましたから(…)。それから、ジョルジュの場合、私は付き合った当初からコンドームを持ち歩いていましたが、彼はだんだんとそれを嫌がるようになり、コンドームをつけなくなってしまいました。私はというと、長い間服用していなかったので、ピルを飲むのが嫌になっていました。飲みたくないと思ってからだいぶ時間が経っていました(…)。とうとう私たちは時々コンドームをつけずにセックスをするようになってしまいました。これは、私たちの口論の種になっていました。なぜなら、彼は全然つけてくれなかったからです。だから私たちは、妊娠しやすい日にはつけるように多少は努めましたが、最初の頃はちゃんと数えていなかったのです。それから二回膣外射精をしました」。ポーレットは、「今はその時期ではないと感じていた」し、「妊娠したい」とも思っていなかった。だが、生理に遅れが生じてしまう。「私は一晩中眠れませんでした。でも、おかしな話ですよね。だって、私の中に何かが存在するのは、ジョルジュと私との間に一瞬でも暗黙の了解があったということなのですから。しかも、これもおかしな話ですが、一ヶ月前のある日、彼から『君と子どもをつくりたい』と言われて、ものすごく感動していたんです（…）。だから、おそらく私は、意識はしていませんでしたが、避妊に対してあまり厳格にならないようにしていたのかもしれません（…）。感情に流されると、『うん、大したことないわよ。危険日のときだけコンドームをつけて、あとは射精する直前にペニスを引き抜いてくれれば大丈夫』なんて言ってしまうものなのです。でも、私は赤ちゃんが欲しいとは思っていませんでした」。彼女が妊娠していることがわかると、彼らは「幾夜も」議論を重ねたが、自分たちが産みたいのか中絶したいのかわからなかった。ポーレットは、「一番良いのは中絶することだろう」と思っていたが、「その勇気がなかった」。ジョルジュは、彼女に決定を委ねた（最終的に彼らは子どもを産むことに決めたが、ポーレットは流産してしまう）。

しかし、だからといって、いつ終わるともわからない恋愛と性に関する新たな種類のプロジェクトに身を投じるカップルが、将来を見通す能力をほとんどもたないというわけではない。もしそうであれば、この種の関係に惹きつけられるのは、次のような人びとに限られることになるだろう。すなわち、人格構造の理由から、たとえばマックス・ウェーバーが言う意味での合理的な「エートス」を備えていないという理由から、安定した関係性を築くことも、出産の「計画を立てる」ことも全くできない人びとである。確かに、妊娠は、パートナーの二人が「共同」で「決めた」という意味で「望まれる」ことがなくても生じる。だが、それでも妊娠は、まるで避妊をしっかりと行ってこなかったかのように突然生じるのである。妊娠したあとに起きることは、カップルにとって一つの試練という形を取り、大半の場合それは二人の運命を決めることになる。

我々が行ったインタビューは、自分の経験した中絶について女性が抱いている意見しか記録していない。とはいえ、その中で中絶を正当化するために最も頻繁に引き合いに出されていたのは、——すでに言及したように——このような状況下にいる生物学上の父親の無能さであった。主として父親に欠陥があるということが、この行為を正当化するのである。典型的な例がいくつか存在する。

一つ目の典型的な状況は、少なくともあとになって振り返ってみれば長く続く運命にはなかったと語られるような関係にのめり込んでいたときに、自分が妊娠していることに気づくというものである。当時付き合っていた「恋人」に言及する際に用いられる表現は、ほとんど情け容赦のないものであった。彼は、その性格のせいにせよ（「未熟」、「優柔不断」など）、状況のせいにせよ（たとえば、他の女性と愛人関係を維持していた、年上で既婚者だった、妻とちゃんと別れていなかった[45]、など）、子どもをもつプロジェクトに身を投じる能力がなかったとされる。明確に口にされることはなかったが、これらの語りを聞くと、語り手が、自分がのめり込んでいた関係には未来がなく、それに終止符を打っても良いことに、妊娠を介してようやく気づくことができたという印象を受ける[46]。このような状況で妊娠する女性は、自分の「恋人」に知らせる場合もあれば、知らせない場合もある。だが、知らせる場合でも、彼女は、彼がこの子との父子関係を引き受けてくれるのではないか、彼がそうしてくれることを自分が望んでいるのではないか、とほんの少しでも思ったことを彼に伝えることはしない。それゆえ、彼女は、肉の中に組み込まれたばかりのこの存在を自分は「世話するつもりはない」という旨を彼に伝える。彼女は、妊娠ができるだけ早く中断されることを知って「恋人」が示す安堵を、自分が彼に対して抱いていた予感を裏づけるものとして描く。だが、彼女はそれを苦々しい思いで行う。まるで、彼が別の反応を示すことができたのではないかと思っていたかのように。このことは、我々に話をしてくれた人が、この男性と一緒に子どもをもつプロジェクトを一時でも検討していたことを示唆している。

レイラは、三年前に一度目の中絶を経験していたが、そのあと再び妊娠をする。彼女は、そのときに付き合っていた少年について話をしてくれた。「私が妊娠していることを知ってから、彼の行動は変わっていきました。彼はそのことを本当に恐れていたのです。彼は完全にパニック状態になっていました。私は、彼が怖気づいているのがわかりました。彼は、精神的に落ち着きのある方ではありませんでしたし、それほど勇敢でも、意欲的でもありませんでした（…）。私が自分の見た夢を話したら、彼も自分の見た夢を私に語ってくれました。それは、黒いドレスの上に白いシャツを着て、臨月を迎えている私を見たという夢です。馬鹿げた夢ですよ。だって、私は一度もそのような服を着たことがなかったのですから。さらにおかしかったのは、私はそのことを知ると、彼に電話をかけて、涙に暮れるのだそうです。そして、電話越しで涙に暮れている私は、『私、妊娠しちゃったの。このことで話し合いたいから来てくれない？』と彼に言ったそうです。あとになって、彼は、この子を産みたいと私が彼に言うことを道すがら考えたら完全にパニック状態になった、と私に言ってきました。もしこの話が私にとって何の問題もなければ、私は涙に暮れることはなかったでしょう。ええ、そのような反応を示すことはなかったでしょうね。まあ、もし私が子どもを産みたいと思っていたとしたら、全く別のやり方で彼に告知していたと思いますが。それと、彼は私の言うことに耳を傾けることさえしてくれませんでした。あまりにも非常識なことだと思いましたし、気分が悪かったです。うんざりしました。しかも、私たちはこのことについて以前話をしていたことがあったのです。つまり、検査を受ける前に、私は彼に、『私、妊娠している気がする。本当に最悪だわ。前に中絶したことがあるから、もう中絶なんてしたくない』などと言っていたのです。だから、そのことは前もって言ってあったことなのです。でも、彼はずっと想像しちゃって。（…）でも、彼は自分のことを考えるだけでいっぱいいっぱいだったのではないかと思います。だから、そのときは、自分が子どもの世話をしなければならないとか、場合によってはその子に事実を伝えなければならないとか想像してしまって、それでもう彼は、自分で自分をどうしていいのかもわからなくなっていたのです……いずれにせよ、あの二人（彼女が二度の中絶をしたときに付き合っていた二人の少年）には、生活様式や責任逃れの仕方という点で、共通点がありました」。

中絶がもっとずっと厄介なものとなる場合があるように思われる。それは、関係が長く続き、深いものとなることによって、プロジェクトの素案をつくることができるようになっていた場合である——たとえ、この素案が想像の産物で、色仕掛けを使ってつくられたものであったとしても。女性とその「恋人」が長期間「一緒に暮らし」、他のプロジェクト（職業や政治活動などのプロジェクト）に参加することによって親しくなっている場合、より複雑で長期間にわたる過程が展開されることになる。その過程で、二人が目指している目標が似通ったものとなっていくこともあるだろう。ただし、それは、想像のレベルで行われることであり、「現実」に直面してバラバラになってしまうまでの話である。こうなってしまうと、中絶に至る決定は——我々が行ったインタビューの中では、ほとんど常に男性から切り出されたものとして提示される（たとえ、我々に話をしてくれた女性が、その決定の責任を自分一人で背負っていたとしても）——、とりわけ困難で、痛みを伴い、記憶から「消す」ことが不可能なものとして描かれる。

中絶が行われると、カップルの仲は冷え込み始め、二人は破局の方向へと向かう。[47] この破局は、我々が行ったインタビューの大半においては、妊娠の原因をつくった男性と性的関係を続けることができなくなってしまったあとに起きるものとして提示される。女性は、中絶をしたあと、あるいは中絶の決定が下されたあと、しばしば「身体的な」問題(性的関係の最中に経験する「不感症」、「不快感」、痛み)のせいで、性的関係を続けることができなくなっていた。

ジャニーヌは、「六ヶ月くらい前からある男性と」「付き合っていた」。ジャニーヌは彼を「愛しているというわけではなかった」が、「大好き」ではあった。そんなとき、彼女は「突然妊娠してしまい」、中絶する決心をする。「妊娠していることがわかったとき、私たちの関係はほとんど終わっていました。彼の子どもを妊娠していると知ったあと、私は彼を少し拒絶するようになりました。しまいには、私はもう彼と一緒にいたいと思うことさえ全くなくなりました。初めは彼はとても優しかったですし、家族計画クリニックに私と一緒に来ることに意欲的だったのですが、私が彼に来てもらいたいと思わなくなったのです。なので、拒絶したようなものなのです。私は彼を本当に追い払ってしまいました。(…)私は、自分の性行為に対して、彼に対して、拒否反応を示すようになりました。妊娠していることがわかったあの日、完全には終わっていなかったのに、二、三日経って私は彼に「私たちの仲はもう終わりよ」と言いに行きました。馬鹿げた話ですよ。六ヶ月も付き合っていたのに全然愛し合っていなかったのですから。もう本当に最悪です。六ヶ月間は仲良くやってきたのに、その後十年はもう同じようにいかなくなるだなんて、ちょっとどうかしてますよね。私は、自分たちがちょっと暗くなりすぎていると思っていました。私は彼と別れるつもりでしたけど、「そのうち、そのうち」と思っていました。そんな感じで、妊娠していることがわかった前の日に私たちはセックスをしていたのですが、その翌日、彼が近くにいたので、私は簡単な妊娠検査薬を使ってみたのです。そうしたら妊娠していることがわかって、私は本当に拒否反応を起こしました。それまでこんなに拒否反応が出るのはどの男性に対してもなかったのに。でも、本当に性行為は……はあ、だめでしたね。彼に触られることすらもう嫌でした。ほら、彼がちょっと私の肩を触って、『元気？』と言ってきても、私は彼の手を持ち上げて、『とても元気よ。でも私に触れないで。ものすごく腹が立つから』と言っていました。私はあまり感じが良くなかったと思います。それでも彼は、三週間毎日、一日に少なくとも二回は、私に『元気？』と尋ねる電話をしてくれました。その度に私は彼を追い払ったのです」。

リリアーヌは二四歳。映画配給会社に勤めている。二二歳のときに二度目の中絶をしたあと、同じ種類の問題に出くわした。「嫌気がさしてしまうと、もうその男性に会いたくなくなるものなのです。なぜかはわかりませんが……私の場合、当時付き合っていた男性は真面目な人だったのですが、彼とのセックスにうんざりしていました。彼とはもうできませんでした。それはただセックスについてだけでした。つまり、性的関係をもつということが一つの苦痛だったのです。それはものすごく私を傷つけるものでしたし、興味を引くものでは全くなくなっていたので、私は、そこらへんにいる同世代の女の子がどうしてあんなにそれのことばかり考えているのかわからなくなってさえいました。それは全く価値のないものでしたし、全く意味のないものでした。なぜなら、私にとってそれは自分を傷つける嫌なものだったからです。でも、まあ、彼女たちが嫌でなければ、それでいいんですけど。私は、同じことが起こって同じようにそれが嫌いになった友だちを知っています。でも、別の友だちは違うんです。同じことが起こったのに、彼女は今でもオーガズムに達することができるんです。私の場合は最悪ですよ。痛みを引き起こしますし、しかも楽しいものですらありませんから。でも、何が問題って、男どもがそれを求めてくることです。胸糞悪いですし、本当にうんざりしているのに、彼はそれをまた要求してくるんです。セックスしてあげないとだめなんですよ。彼、不機嫌になるんです……なので、一ヶ月は彼にあれをしてあげることはできます。でも、一ヶ月後には彼は私にこう言ってくるでしょうね。『ねえ、ここらでおそらくどうにかした方がいいかもしれないね』。だって私は毎晩言い訳を考えていますから。胸糞悪い思いをするので、もうしたくないんです」。

事態はまるで中絶が恋愛関係をいわば疲弊させたかのように進展する。恋愛関係を維持し、推進するために必要となるのは、未来に対する不確実性である。だが、中絶は、恋愛関係の結末を計算可能なものにする。すなわち、中絶は、恋愛関係がそれまでもっていた未来に対する不確実な部分を急激に切り詰めてしまうのである。中絶によって恋愛関係が疲弊するのは、まさにこのような切り詰めによってである。妊娠すること、そのことが生物学上の父親に告げられること、そして、彼がそれに対して恐怖を示し、この問題から逃げようとしていることが確認されること。これら一連の出来事、とりわけおそらく後半の二者は、カップルの妥当性に対する不安を一つの確信へと変える試練となる。それは、一緒に暮らしている、もしくは同じベッドで寝ている男性が適当な人物でもなく、信じることができそうな人物でもなく、任に堪えうる人物でもないという確信である。実際、時間との関係という点から考えると、恋愛に関わるプロジェクトと職業に関わるプロジェクトとの間には、大きな違いが存在する。職業プロジェクトの場合、プロジェクトがある決められた日時に中断されなければならないということがわかっても、それに参加している人びとの熱狂が弱まったり汲み尽くされてしまうとは考えられていない。反対に、恋愛プロジェクトの場合、終わりが正確に予期できること、終わりがあらかじめ決められていることは、プロジェクトの続行を不可能にしてしまう。たとえ、「いつかは」中断される運命であるということが「心の奥底では」知られているとしても、実際に終わりを迎えることのない限り、恋愛プロジェクトの中に不確実性の部分は存在し続ける。この不確実性こそが、おそらく日常的な職業プロジェクトに比して恋愛プロジェクトに「真正な」性格を付与するのだろう。それゆえ、想像の中で設定されるときでさえ、子どもをもつプロジェクトは、恋愛プロジェクトが生き延びるために必要とされる不確実性を、永続的に活性化することを可能にするのである。同じ理由から、妊娠しても、それが子どもをもつプロジェクトと結びつきえないことが中絶によって明らかになってしまうと、大半の場合、容赦なく恋愛プロジェクトに終止符が打たれることになる。

二四歳の学生であるクリスティーヌは、インタビューの一年前に中絶を経験していた。彼女は、恋人との別れ話を次のように語ってくれた（彼女は、自分より二歳年下の学生と、九ヶ月間暮らしていた）。「彼は自分にもその準備ができていないと感じていました。私たちは自分たちに自信がもてないでいましたし、それはもっともなことでした。こうして私たちカップルはうまくいかなくなり、一ヶ月後に別れました。それでもやはり影響はありましたね。中絶をしたのが昨年の二月で、私たちの関係が終わったのは四月でしたから。中絶は、私たちの関係の限界を示したのだと思います。中絶は、将来という問題を提起しました。私たちは一度もそんな問題を考えたことはありませんでしたが、あのときに私たちは、もっと長い目で見たときに、自分たちが価値観を共有しているのかどうかについて考え始めていることに気づきました、なぜかというと……というわけで、中絶は私たちに別の物の見方を提供したのです。彼は私のもとを去って行きましたが、心の底から私は彼に同意しています。私たちは自分たちが視点を共有していないこと、物事を同じ仕方で見ていないことに気づいてしまったのですから」。

妊娠したのは、このようなテストを行うためだったのではないか。このような印象を我々は一定数のケースで抱いた。パートナーのどちらも恋愛関係の未来について不安を感じていたが、熟慮の末の、いわば冷静な決定を下すことによってこの関係をやめる勇気をもっていなかった。この増大する不安を鎮めるために妊娠したのではないか。そのように我々には感じられた。

想像の産物だった子どもという目標が「現実」に直面するこのような瞬間について、少し時間をかけて考えてみる価値がある。たとえば、生理が遅れているから検査をしてみたら自分が妊娠していることに気がついた女性を考えてみよう。彼女は喜ぶ。そのことを「恋人」に話す。今度は彼が喜ぶ。彼らは、二人の愛が子どもという形を取って世界の中で展開されるのを想像することによって、愛を実感する。彼らはこの子のことを想像する（どんな子なのだろうか、お互いのどういうところを引き継ぐのだろうか、など）。だが、彼らが実感しているものとは、想像上のものである。つまり、〔彼らが〕欲しているものとは、ある現在の状況（彼ら二人、部屋、日暮れ、ランプの光、官能性、彼らの愛の具体化など）を未来に投影したものに過ぎない。彼らが投影する現在の状況とは、ある特定の世界、感情のそれと結びついたものであり、他の世界と結びついていて、同じように未来に投影される可能性をもつ他の状況からは切り離されている。「現実主義」への移行は、これら多様な世界の要素を投影の中に導入することにその本質がある。

それは、様々な選好を序列化することができるようにするために、これらの世界の両立可能性をテストするという形で行われる。このテストには、これもまた想像という性格を有している諸々の試練が用いられる。だが、この「現実主義」への移行という操作は、それが全て想像の中で行われるものであるとはいえ、「現実主義的な」ものである。この場合の「現実主義的」とは、この操作が次の事実を考慮に入れているという意味である。すなわち、世界への子どもの到来は、もしそれを妨げるための手立てが何も講じられなければ、（あまりにも不確実性の高い事態であるために計算の中に入れることのできない流産が起こるのでない限り）一つの不可避的な過程であるという事実である。というのも、世界への子どもの到来は、それがひとたび始まってしまったら、生物学的な決定、すなわち、進行中の他のプロジェクトのことを全く考慮に入れない、自律的で盲目的な論理に従うからである。それゆえ、この場合の現実主義は、想像の中ではすでに生まれており、具体的な身体的特徴を備え、身なりも整っている子ども（涙を流し、母乳を飲み、夜眠れず子どもの病気にかかり、小児科医のもとを訪れる、など）を、この子と全く関係のない状況（仕事の会議、友人と過ごす夜、旅行など）に置いてみて、状況の進展に支障をきたすことになりはしないだろうかと考えることに、その本質がある。[48]

容易に想像されるように、このような生むこととの失敗とそれを裏づける中絶は、我々が出会った人びとの恋愛と性の行程の中でいつも生じていたわけではない。我々が病院で会った女性やインタビューした女性の中で、安定しているように見えるカップル関係を長年維持している者は、ほんの少数であった。確かに、想像して予期していた内容に関して、男女の間でずれが生じることはある。また、このような想像による予期の内容と、――同じく想像して予期されたものである――「現実」によって男女の予期がひとたび試練にかけられるときに彼らに起こることとの間に、ずれが生じることもある。だが、前述の女性のような状況で、これらのずれが生じることはほとんどない。なぜなら、相互理解や相互作用、同一の文脈（とりわけ社会経済的もしくは職業的文脈）への関与の度合いが高くなると、予期の調整が容易に行われる傾向が生じるからである――もっとも、支配による予期の調整も含まれるが。このとき、避妊は、（医療禁忌を除いて）これらの失敗を予期し、取り繕うための効果的な手段となる。反対に、生むことの失敗が突然生じる可能性は、性と恋愛の行程が始まったばかりの時期、あるいは、ある程度長い時間安定して続いた恋愛プロジェクトが終わりを迎えて、次のある程度安定した新たなプロジェクトに参加するまでの間の不安定な時期に、ずっと高まるように思われる。実際、女性の状況と男性の状況がかなり非対称的なものとなりうるこのような過渡的状態において（一方は離婚している、もしくは別居しているのに、他方が「未だに」結婚している。一方が扶養しなければならない子どもがいるのに対し、他方にはいないなど）、お互いの予期のずれや、お互いが自分のパートナーの予期について抱く表象のずれは、おそらく最も大きくなる。そして、このことは、その「純愛的な」性格ゆえにこれらの関係に一層当てはまる。というのも、これらの関係は、生活の中にしっかりと位置づけられておらず、他の生活文脈から相対的に切り離されているがゆえに、「現実」の想像上の重みを減らす傾向があるからだ。これらのカップルのいる状況において、現実の制約を思い起こさせるものは、ほとんど存在しないのである。中絶が悲しみを引き起こすのは、それが妊娠して出産した状況や子どもを産んだ理由を尋ねる厄介な質問を生じさせることによって、予期通りにならなかったことや失敗したこと、別れたことを思い出させるきっかけとなるからであり、また時には、（第七章で見ていくように）以前味わった苦しみを再活性化するきっかけともなるからである。中絶が再活性化する昔の苦しみとは、当該人物の出来事に関わるものだけではない。それは、先祖、とりわけ女系の先祖――母親、祖母――の出来事にも関わるものである。「妊娠中絶をする」ために病院を訪れる女性は、しばしばインタビューの最中に突然涙を流す。これらの昔の話を打ち明けて楽になりたいという欲望は、自分の経験した中絶について社会学者に語ることを承諾する気にさせる理由の一つにもなっているように思われる（社会学者は、「心理学者」、すなわち負担が軽くなることを期待して自分の「話」を打ち明けることができる臨床医と混同されることが多いように思われる。だが、この場合、期待する相手を間違えている）。反対に、他の人びと、すなわち「社会学」についてより詳しく知っていて、この学問には何ができないのかを心得ている人びとは、自分の「経験」が他の人びととの役に立つかもしれないという理由を根拠にして、社会学者に話をすることへの同意を正当化した。

女性の期待と、彼女が妊娠した原因をつくった男性の予期との隔たりは、次のような場合にとりわけ劇的な形態を取る。それは、想像力を喚起することによってではなく、「現実的に」子どもを世界の中に位置づけることによって、「子どもをもつプロジェクト」を最初から検討していた場合である。この場合の「現実的」とは、物的環境（住居、雇用状況など）に生じる変化に「子どもをもつプロジェクト」を結びつけること、それから、もともと同意していた連れの男性が意見を変える前に近しい人たちに話すことを意味する。この種の二つのケースに言及しておきたい。一つ目は、女性が中絶をすることに最終的に同意はするが、自分の産まなかった子どもの服喪期間をなかなか終えられないケース。二つ目は、自由意志に基づく妊娠中絶（IVG）に必要な手はずを終えたあとに、女性が最終的に子どもを守る決心をするケースである。どちらのケースも、女性は万策尽きて、他の人びと（とりわけ、一つ目のケースでは恋人の母親、二つ目のケースは自分の母親）を議論に参加させ、彼らを自分の支持者にして、自分の立場により多くの重みを加えようとする。また、どちらのケースも、夢や悪夢が言及される。

ヴェロニックは二六歳。学業を終えるところであった。彼女は二年前、ピルを服用するのをやめた。それは、今でも一緒に暮らしている少年と出会ってしばらく経ったあとのことである。服用をやめたのは、少年がその当時子どもを欲しがっていたからである。彼女はすぐに妊娠し、彼らは二人で「とても喜んだ」。だが、二ヶ月後、彼女は流産してしまう。この流産は、かなり深刻な性格を帯びた(真夜中に出血したのである)。数ヶ月後、彼女は再び妊娠をする。だが、その間に、新たなプロジェクトが立てられていた。それは、外国で一年間過ごすというプロジェクトである。彼女の連れはそのとき、ものすごく強い調子で、ヴェロニックに中絶することを求めた(「中絶しよう」と彼は言った)。だが、これは彼女が「絶対にしたくない」ことであった。口論は一ヶ月続いた。それは「いつ終わるかわからない無益な議論の一ヶ月」であった。だが、ヴェロニックは、彼女の連れに「無理強い」をしたいとは思っていなかった。彼が「突然襲ってくる恐怖」に苛まれているのを感じ取っていたからである。「彼が知的な議論、理路整然としていると言えるような議論を私に対してすればするほど、私は逆にどんどん動物のようになっていきました。私は、今にも嚙んだり引っ掻いたりしそうな小動物に変わっていったのです。そして私はベッドで数週間過ごしました。何もせず、ベッドの奥でうずくまり、準備をしていました……私は数多くのシナリオを思い描いていました。人びとが私に近づいてきて、私の内臓を取り出そうとするのです。だって、それは実際、自分で自分の内臓を取り出すことだったのですから……なので、私は胎児を殺す準備ができていたのです。でも本当に、ある感覚が……何かが大きくなっている感覚があったのです。なので、このとても動物的な感覚が議論の妨げになっていたのだと思います。ただし、私にとってこの議論はもはや何の意味ももっていませんでしたが……この感覚は強烈なものでした。だって、私が起き上がったくらいですから……彼は隅っこで涙を流していました。彼は私に『君にあんなことをお願いして僕は恥ずかしいよ』と言いました。ここで私は理解しました。私にとって中絶することが不可能であるのと同じくらい、彼にも不可能なことがあるのだということが。なので、私たちは完全に袋小路にはまっていたのです。つまり、私たちは自分で自分を殺していたのです。実際、私は自殺を考えていました。なぜなら中絶はできないことだったからです。誰も、誰も私にそれをさせることはできなかったのです。だから、私は死ぬ方を望んでいました。いずれにせよ、中絶することとは、私が半分死ぬことだったのです。(…)それは恐ろしくてぞっとさせるようなものでした。そして、時間が経つにつれて私は、彼の感じている痛みと恐怖をほとんど肌で感じることができるまでになっていました。でも、その反対に、私は彼の痛みと恐怖がどういうものなのかわかっていませんでした。何が原因で彼がそれを感じているのかわからなかったのです」。ヴェロニックはエコー検査を受けたいと言い、彼も一緒に見ることを要求した。彼女は、彼が意見を変えてくれることを期待していた。だが、彼は「かたくなな」ままだった。ヴェロニックは彼の母親と連絡をとり、母親から「がんばって」と励まされた。最終的に、彼女は自由意志に基づく妊娠中絶(IVG)に必要な手続きをとり、中絶をした。だが、彼女は今でも自分を立て直すことができずにいる。彼女は、二つのエピソード、すなわち流産のエピソードと中絶のエピソードを、次のように結びつけていた。「自分は命をもたらすことのできない人間なのだと想像することは、かなりつらいことです。そのうえ、奇妙なことに、この出来事があってからずっと、私は毎晩強烈な悪夢を見ているのです。毎晩私は子どもを落とす夢を、子どもを抱えていることができない夢を見ています。夢の中で私はこのバルコニーのここにいて、腕の中に小さな子どもたちを抱いているのですが、この子たちは私の手から離れてしまうのです。毎晩私は子どもたちを落として、殺して、めちゃくちゃにしているのです。私には……命をもたらす能力だけでなく、命を守る能力もないのです」。
ソフィアは三八歳。ある団体の職員をしている。彼女は十九歳のときに中絶の手術を受けた。そのあと彼女は三人の子どもを儲けた。ソフィアは二九歳のときにジャンと出会った。その出会いから二ヶ月後、彼女は妊娠する。彼女の連れは、彼女にしつこく中絶するよう求めた。彼女は必要な手続きをして、日取りを決める。彼女は気分がすぐれず、悪夢を見てしまう。「私はある肉屋に入ろうとします。肉屋なので当然ショーウィンドウなどがあるわけですが、そこで売られている肉がみんな胎児で、血があちこちに飛び散っているんです。それから、肉屋の人が私の手を引くので、私は別の方向に行こうとするのですが、それがうまくできない。そこで私は真夜中に目が覚めるんです。本当に怖かったです。でも、私はこれを二日間体験しました」。彼女は母親にこのことを話したら、子どもを守るよう促された。最終的に、彼女は予定の日にちに病院へ行かなかったが、一緒に病院について行くと約束していた彼女の連れが病院に行くのは引きとめなかった。そのあと彼女は彼に電話をして、彼に別れる旨を伝えた。彼らはその後再会し、他に二人の子どもを儲けるが、七年後別れることになる。

異なる理論体系、とりわけ精神分析に依拠して、意識的な「意図」と対立しうる「無意識の欲望」を性的関係のパートナーに付与することによって、子どもの錯誤行為に関する分析を拡張することは可能である（「無意識の欲望」はしばしば、パートナー自身がある家系の子どもであった限りにおいて、その家族の歴史と関連づけられる）[49]。こうすることで、子どもをもつプロジェクトが一度も定式化されなかったように見える状況——たとえば、避妊をおろそかにしたまま性的関係がときたま行われたあとに突然妊娠するような状況――にまで、プロジェクトの失敗を辿ることが可能となる。このとき、子どもをもつプロジェクトの失敗は、子どもが欲しいという欲望の表現と解釈されることになり、妊娠はこの欲望が形を取って現れたものと見なされることになる。我々はこのような方針を採用するつもりはない。それは、我々がこの方針を拒否しているからではなく、この方針を採用してしまったら、我々が行ったインタビューを数多くの特異な臨床例として扱うことにつながるからである。これは、我々にはできないことである。[50]我々がこの研究で確立しようとしている枠組みを精神分析理論と接合させるためにはどうすれば良いのかという問題は、我々の能力を超える仕事である。とはいえ、我々は、中絶の経験を主題とする章で、現象学（とりわけミシェル・アンリの著作）を出発点とすることによって、妊娠を取り巻くアンビバレントな関係に関する分析を拡張することを可能にする概念的アプローチを提示するつもりである。その中で我々は、この関係はある必然的な性格を有していること、第二章で提示された二つの制約と関連づけられるときにこの性格は明確になることを示していくつもりである。

我々が集めた語りの多くで、中絶という手段に訴えたことは、生まれてくる子どもを「子どもを産んで育てるという」プロジェクトに結びつけることができず（それは、我々に自分の話を語ってくれた人が妊婦という自分の状態を拒否した結果というよりも、生物学上の父親の無能さを原因とする場合の方が多いように思われる）、それゆえ、子どもを偶発性から守り、人間性を十分に付与することができなかったことによって説明されている。この意味で、我々がすでに指摘したように、中絶は一つの手段として正当化されている。つまり、もしも子宮内の生命が中断されなかったら世界に到来していたかもしれない存在（「生まれてくるべき子ども」）を助けるために行われる手段として、また、妊娠の状況を考えると生きる価値のある人生を送ることができないと考えられる存在のことを考慮して行われる手段として正当化されている。この意味で、中絶は、それに訴えた女性によって、語の強い意味での「決定」の結果として描写されることは少ない。むしろ、(法律に要求されて)同意はしたものの、自分の意志からほとんど独立したやむをえない過程の結果として記述される方がずっと多い。

ヌビア出身の従業員であるウルディアは、二五歳のときに経験した中絶について話をしてくれた(彼女は現在二八歳である)。当時彼女は子どもを望んでいたが、中絶する決心をする。というのも、「父親」が自分のことを「あらゆる点で裏切っている」ことがわかったからである。「私が中絶をしたのは自分のため、とりわけ子どものためでした。というのも、私には無理だったでしょうから……肉体的に子どもを引き受けられなかったのではありません。子どもが私にあまりにも多くのことを思い出させる気がしたからです……別れたもう一方の当事者のことを好きになることはもう一生ないと思っていましたし、それに今まで付き合った人の中で彼だけだったんです、もう二度と会わないだろうと思えた人は。なぜかと言えば……私には無理だったでしょうね……いずれまた同じことを無意識に繰り返していたかもしれないということをわかっているのです。物事を繰り返してしまうこと、子どもを間接的に恨んでしまうこと、子どもが父親のことを思い出させること、これは恐怖以上のことでした。また、私は、未来に向かってこの父親と再出発することはできないということをよくわかっていました。それは子どもにとって良いことでは全くなかったのです……あるいは子どもを産んでいたとしても、それは形だけのものとなっていたでしょうし、全くもって誠実さを欠いたものとなっていたでしょう」。

この点において、この取り決めの枠組みの中で他の二つの可能性がごくまれにしか表明されないことは、注目に値する。一つ目の可能性はまさしく、中絶を「個人の選択」として主張することにある。このとき、この選択は、個人が一手に「引き受けた」ものとされ、「自律」の要求に照らして正当化される。二つ目の可能性は、一つ目の可能性と対を成すと同時に、それを反転させたものである。つまり、たとえ生まれてきても親になるプロジェクトの下で認証されることのない子どもを生む可能性を、完全に正統なものとして、少なくとも「正常な」ものとして考えることにある。この場合の子どもとは、――いわゆる――「父親のいない」子ども、もしくは、父親が単なる生物学的な行為主体としてしか扱われないような子どもである。後者の場合、父親は、ある存在が肉の中に組み込まれるためにしか必要とされず、この存在の認証は、母親一人の責任で引き受けられることになるだろう。生むことに対するこれらの二つの態度は、活動家たちが主張し、解放という政治的理想との関連で正統化される立場として登場した――一九六〇年代と一九七〇年代におけるその主要な目的は、我々が先に検討した三つの取り決め（創造主との取り決め、親族との取り決め、国家との取り決め）の妥協が支配的だった状況に、終止符を打つことであった。だが、プロジェクトを指向する新たな取り決めの確立とともに、あたかもこれらの二つの態度が消え去ってしまったかのように、全てが進行しているのである。

したがって、中絶の可能性を認めながらも、それに周縁的な地位しか与えないこの新しい枠組みにおいて、中絶の実践を比較的頻繁に用いることこそが、生むことの失敗を非公式に吸収し、それを見えなくすることを可能にしているのである。ただし、先行する取り決めと同じように、この取り決めが生むことの失敗を公式に認めることはない。この行為は、秘密が最大限保証される中で行われている。この行為はつい最近まで非合法に（de façon clandestin）行われなければならないものだったが、今日当事者がそれについて誰かに話すことは、非合法の時代と同じくらい少ないか、もしかしたらずっと少ないかもしれない。なぜなら、中絶の合法化は、自分の抱える不安を他の女性や友人、両親、同僚などに打ち明けるように導いていた行為、すなわち、助け合ったり、助言や援助を求めるといった行為を、不要にしてしまったからである。一九七〇年代の活動家たちによる権利要求の時期が到来し、それに伴って、中絶を明るみに出すことを要求するデモが起きたが（このデモは、個別的なケースの中絶というよりも、中絶一般の問題を対象とするものであった）、このデモに関して言えば、中絶を制度が引き受けるようになったことで消えてしまった。中絶をする女性は、かつてないほど孤立するようになったのである。

第五章　胎児のカテゴリーの構築

胎児の存在論的操作

中絶は、プロジェクトとの取り決めに固有の失敗を吸収し、それを隠蔽する。そうすることによって、中絶は、この種の取り決めにおいて、公式に認められている役割を大きく超える非公式の役割を果たしている。中絶は目立たない形で実践されるものではあるけれども、完全に黙殺されるということもない。ところで、中絶がプロジェクトとの取り決めにおいて占める戦略的な位置は、この取り決めの妥当性を脅かす。なぜなら、この位置は、我々が第二章で特定した二つの制約（区別の制約と差別禁止の制約）の間で生じる緊張、既に検討した様々なタイプの取り決めがぼかさなければならない緊張を、明確な形で出現させる恐れがあるからである。

プロジェクトによる取り決めの枠組みの中でこの問題を解決する一つの方法は、胎児の存在論的操作を構築主義的に行うことにある。この操作は、殺害されるか、あるいは反対にことばによって認証されるかに応じて、肉の中に組み込まれたばかりの存在に全く異なるカテゴリーを割り当てることを目的としている。このような擬制（fiction）――我々はこの語を、法律家がそれに与える意味と近い意味で用いる――によって、ある緊張が多少とも和らげられることになる。それは、プロジェクトによる取り決めの枠内で行われる生むことの二つの特徴が関連づけられるときに現れる緊張である。一つ目の特徴は、プロジェクトに組み込まれる子どもに極端に高い価値が付与され、その結果、胎児にもほとんど同程度の価値が付与されるという特徴である。この場合、胎児の成長は、それが誕生するまで続けられることになる。もう一つの特徴は、「親となるプロジェクト」に組み込まれることのない胎児に、極端に低い価値が付与されるという特徴である。だが、少なくとも、これら二つの存在は同一の支えを有しているということだけは言える。それゆえ、家族として迎え入れられる存在と追放される存在との選別を根拠づけるものとは何かという問いは、選別という行為が展開される場から遠ざけられなければならないのである。

これら二つの胎児を指示するために、我々は、一つ目のケースについては真正な胎児と呼び、二つ目のケースについてはできものとしての胎児と呼ぶことにしたい。そうすることによって、我々は、行為者の発言の中にはそのようなものとして現れない呼称を構築する。これは、統計分析、とりわけコレスポンデンス分析に伴うコード化を行う中で、一つの用語をつくり出し、分析によってその類似が明らかになる諸項目を指示し、典型的な形にまとめようとするやり方と、少し似ている。これら二つの胎児の条件の様態は――これから見ていくように――、行為者の発言の中にせよ、専門家の言説の中にせよ、あるいはまた法文献の中にせよ、はっきりと特定できる。だが、現実には、これらの様態は、日常言語の中では特定の用語で明確に指示されているわけではない。これは、胎児が一般的に避けられているからだけではない。それはとりわけ、これを指示しようとするとどうしてもある同一の主語に異なる述語を付与するという段階を経ることになり、〔二つの様態を〕接近させてしまうことになるからである。〔二つの様態が〕接近すると、二つの語彙場が異なる使用文脈の中で作動することで緩和されていた緊張が、ただちに生じることになる。したがって、我々がここで直面しているのは、伝統社会で用いられている分類学（エスノサイエンス）[1]を対象とする人類学の文献の中で記述されている、隠在的カテゴリー（*covert categories*）の典型なのである。このカテゴリーの場所は、行為と言説によって描き出されるものであって、明示的に名づけられることはない。[2] このことは、多くの場合、分類学上の緊張や矛盾の存在を露呈する。この意味で、外在的な分析者が行う操作——すなわち、言語の日常的用法が、コノテーションの戯れによって思い起こさせることはあっても、直接名づけることを避けているものを明示的に指示するという操作——を、批判的暴露と比較することは十分可能である。

本章で展開されることになる他の胎児の形象に関しても、同様の指摘を行うことができる。一つは呼応的な（réactives）形象である。これは、プロジェクトによる取り決めという規範から、それ以前の「時代遅れ」と判断される取り決めと結びついている胎児の様態を検討するものである（批判的文脈の中でしか登場しないこれらの種類の行為体（actants）を、保守的な胎児、未開の胎児、全体主義的な胎児と呼ぶことにしよう）。もう一つは、生物工学、とりわけ生殖補助医療と結びついている技術の発展によって生まれた大量の文献が指している行為体であり、それをテクノ胎児という用語で指示することにする。本章の後半で、我々は、この行為体の規定に影響を及ぼす認知的制約を、真正な胎児やできものとしての胎児との関係から検討することになるだろう。一方の真正な胎児とテクノ胎児との関係はしばしば、「人間の将来」に対する「形而上学的な」問いかけによって特徴づけられる。他方のできものとしての胎児は、たとえ偶然であっても関連づけられることが全くないようにするために、テクノ胎児と十分に引き離されていなけ

ればならない、

真正な胎児とは、プロジェクトを立てて生むという行為を通じて生まれてくることになる子どもを具体化した胎児のことである。この胎児の真正性は、──先に示唆しておいたように──子どもをもつプロジェクトが、プロジェクトによる市民体が広く影響を及ぼしている世界の中で提示される参加可能な数多くのプロジェクトの中で、最も丈夫で長続きするプロジェクトの一つとなっている点を根拠としている。このプロジェクトから簡単に手を引くことはできない（どのくらい難しいかは、男性なのか女性なのかによってかなり異なってくる）。そうであるがゆえに、短期的で変動しやすいプロジェクトとは反対に、このプロジェクトには、真正なものを生じさせるという特性が暗に認められているのである。生むという行為を行う中で、各人は、自分の最も「深い」部分（それゆえ最も「真正な」部分）を明らかにすると考えられている。なぜなら、子どもをもつプロジェクトは、それがひとたび形成されれば、このプロジェクトを取り結んだ人びとの意志にのしかかり、「不正行為が許されない」一つのテストとして作用することになるからである。

真正な胎児は、それに向けられる予期によって特徴づけられる。真正な胎児は、ほとんど成長していなくても、すでにもう「赤ん坊」なのである。したがって、近代の通俗心理学が赤ん坊（「人」[3]）に認めている卓越した性質が、胎児にまで及ぶことになる。胎児は、昔のように、純粋に未知の存在、一言で言うなら不特定の誰か（quidam）というわけではもはやない。胎児が内的環境（母親の感情）や外的環境（騒音、父親のより低い声）に反応することは知られている。母親だけでなく父親も、音を通じて胎児を認識したり、（聴診器を使って）胎児の心臓の鼓動を聞いたり、お腹を触ることによって「胎児とコンタクトをとったり」（ハプトノミー）、最後にとりわけ、胎児を「見る」、より正確に言えば、エコー検査が提供する解読困難な画像にその形を識別することができるようになっている。この画像は、多くの場合、「家族写真のアルバム」の中に収まることになるだろう。他方で、人びとは、胎児が加わることになる物理的環境を整える。胎児を迎え入れるために、子ども市場の発展によってますますその数が増え、洗練されたものとなっている衣類や品物が購入される。産休を取る、病院や診療所で場所を確保する、託児所への入所手続きをするなどのために行政手続きが行われ、この手続きを通じて胎児に実体が与えられる。最後に、誕生の瞬間が近づくにつれて、人びとは、この来たるべき「子ども」について、両親、友人、同僚などますます多くの人びとに遠慮なく語ることになるだろう。

できものとしての胎児は、予想されるように、かなり異なる形で構築される。この胎児は、真正な胎児のように未来によっていわば吸い上げられるどころか、そこからやっと出たばかりの無へと引き寄せられる。この胎児は、世界の中にできるだけ痕跡を残してはならず、たとえ記憶の中であっても残してはならない。少なくとも、中絶をした女性本人以外の人びとの記憶の中に残してはならないのである。したがって、質問を受けた女性たちの多くは、自分が中絶した話を他の人びとにすることはなかったし、近しい人びとに対してさえしなかったと述べている。なぜなら、生存することのなかったこの存在が世界の中に姿を見せることができたかもしれないという可能性（「もし生きていたら、これくらいの年齢になっていただろう」など）を、あとで考えたくないからである。

この存在に最小限の表象しか与えないようにするために、あらゆることが行われる。だが、絶対的な論理に従って大きくなり、中絶という操作がもはやできなくなるほど大きくなる前に取り出されなければならないできものに関する表象は、明らかに例外である。というのも、中絶は今日、まさに手術を意味する操作（*opération*）という様式で報告されているからである。中絶は、それが非合法（clandestinité）であった時代においては、しばしばかなり時間が経ってから実践されていた。そのため、中絶された胎児は、身体のような何かをもって現れ、人びとに不安を喚起していた（自身の経験した中絶を題材にした著作の中で、アニー・エルノーは、中絶された胎児を廃棄目的で手にとった際にその重みを確かに感じたと回想している）[4]。このことは、中絶された胎児に、それがどんなに一時的なものであろうと、世界という客観性の中に一つの場所を設けていたのである。だが、中絶の医療化とともに、中絶された胎児は、ほとんど何事もなかったかのように見えなくなっている。さらに、この介入が治療目的の操作と容易に同一視されるように、装置全体――入院手続き、麻酔、意識の回復、退院手続き、検診、社会保障から払戻しを得るために踏まれる手続き、など――が確立されている。

自由意志に基づく妊娠中絶（IVG）という用語は、中絶が法律によって認可されたときにつくられたものであり、したがって、できものとしての胎児が社会的アイデンティティを完全に獲得した時期と同時期のものである。この用語（Interruption volontaire de grossesse）は、中絶が追い出し、殺害することを目的としている存在に言及することなしに、遠回しにある過程（妊娠）に照準を定め、ある行為（中断）と、この（自由意志に基づく）行為を行うある行為主体（しかも、この行為主体は形容されることもないし、属性が付与されることもない）を指示することを可能にしている。その限りにおいて、この用語はまさに、できものとしての胎児を取るに足りないものとして存在させているのである。中絶（avortement）という用語が――少なくともこの用語と結びついているコノテーションを通じて、とりわけ肉の中に進入した胎児に関するコノテーションを通じて――常に再活性化させる可能性のあった諸々の表象は、こうして遠ざけられるのである（中絶という用語は、胎児はいかにして追い払われたのかという問いや、胎児が短期間でも世界に存在した痕跡はいかにして消去されたのかといった問いを、執拗に提起し続ける可能性を常に有している)。

ジャニーヌは現在二六歳。二二歳の学生のときに彼女は中絶をした。中絶は、「体に関わること」以外で「問題を引き起こす」ことはなかった(中絶をする決心をしてから手術を受けるまでの三週間の間に、彼女は妊娠に「耐えられなくなっていた」。というのも、不安を引き起こすような兆候が、彼女の体に沢山出てきたからである)。彼女は、我々が「できもの」と「真正」と呼んだ二つの胎児の違いを、次のように表現していた。「子どもが欲しくて仕方がない人もいますし、精子と卵子が一緒になった瞬間からすでにそれは生き物なんだから中絶なんてできないという人もいます。私にとってそれは生き物ではありません。私にとってそれは、依然として化学の段階にあるものなのです。すなわち、それは、結合した二つの分子のままなのです。これらは一つの生き物をつくり出しはしますが、生き物ではないのです」。彼女はこのあと、同じインタビューの中で次のように付け加えていた。「私は今付き合っている人のことをとても愛していますし、彼も子どもが欲しいとか思ってくれていると信じています。そう、だから私は子どもが欲しいと思ったら子どもをつくろうと思っています。確かに私は中絶を経験しましたし、妊娠初期にちょっとややこしいことも経験しましたが、そのせいで私がこのあと妊娠したときに何か困ったことが起こるということには絶対ならないと思っています。もし今妊娠したら、つまり望んだ妊娠をしたら、私はただの一秒も他のことを考えることさえないと思います。私はあの当時妊娠するとは思っていなかったのです。今の私にとって、妊娠するというのは子どもをもつことであり、九ヶ月間子どもを待ち続けることなのです……でも、あの当時の私にとって、それは本当に些細なことだったのです……それは疑う余地が全くないことで、私は子どもが欲しいだなんて少しも思っていませんでした。私は自分が妊娠していると考えていませんでした。私の体の中に何かが入ってきたから手術を受けなければならないと思っていただけなのです。ええ、要するに私のせいなのです。それは地球の外からやってきたわけではありませんし、私は聖母マリアに会ったわけでもありません。私がへまをしたからなのです。私の体の中に何かがやってきて、それを取り除かなければならなくなったのは、もし取り除かなければ、それは実際に大きくなって、子どもになってしまっていたからです。でも今、もし仮に私がたとえばフィリップとの子どもが欲しいと思っているとすれば、ええ、そうですね、私は妊娠して、すぐに最高に幸せになれるでしょうね。たぶんつわりが起きることさえないでしょうし、起きてもそれほどではないでしょうけれど、もし起きたら私はちょっと嬉しいとさえ感じると思います。しまいには、こう思うかもしれませんね。ああ、吐いちゃったけど大したことないわ、私は彼とこれをつくっているのだもの、最高に幸せだわ、なんて」。

エコー検査が映し出す二つの胎児

一九九〇年代からフランスで普及したエコー検査は、真正な胎児とできものとしての胎児との区別がどのようにつけられているのかを理解するのに、とりわけ適切な状況をつくり出している。医療行為は同一であるにもかかわらず、この行為が組み込まれている装置と、この装置を使用する際に医師が行う発言は、胎児が保護される運命にあるのか、それとも殺害される運命にあるのかに応じて、非常に異なってくる。我々は、出産予定日を迎える予定の子をお腹の中に宿している女性がエコー検査を受ける様子を記述したものを、ベネディクト・シャンプノア＝ルソーが提出した「出生前診断」に関する学位論文から借用することにしよう。この学位論文は、パリ近郊にある二つの産科病院で観察した三百もの診察を土台にしている。[5]これらの状況を、中絶を行う機関で我々が観察することができた医療措置に先行するエコー検査と比較していきたい。

ベネディクト・シャンプノア＝ルソーが観察を行った産科病院において典型的な装置は、次のようなものである。妊婦は診察台の上に横になる。スクリーンが妊婦に向けられ、妊婦はそれを簡単に見ることができる。診察台の左手には、付添人（一般的には、生まれてくる子どもの父親）用の椅子があり、同じスクリーンの方に向けられている。診察台の右手には、医師がエコー検査をするための別のスクリーンのついた机がある。以下に記載するのは、医師と妊婦、それから妊婦の夫との間で交わされた会話からの引用である。B・ルソーは、論文の冒頭でこの会話を引いている。それは、ありふれた事例を使うことで、この種の状況がどのような様相を呈しているのかを示すためである（この引用は、二二週目に行われた型どおりのエコー検査に関するものである）。「医師（女性の胎内にゾンデを入れて、目の前のスクリーンを見ている）『そう、赤ちゃんは横向きになっていまして、頭はここで、背中は横にあるこれです』／患者『ああそうですね、わかります！』（スクリーン上に何か小さなものがものすごく早く動いたり、膨らんだり、縮んでいるのが見える）（…）／医師『これ、これが心臓の中を流れている血液です』／患者（横に座っている夫に対して）『口を見て。見えた？（…）』／医師『赤ちゃんの性別をお知りになりたいですか？』／患者『はい』／医師（ゾンデを動かす）『女の子です』／患者『ああ！』／医師『順調です。何も問題ないですよ』」

この短い引用が示唆しているように――そして、B・ルソーの分析が広範な資料体に依拠して非常に説得力をもって示しているように――、エコー検査という装置と、それを医師が操作する仕方は、妊娠が受け入れられている状況においては、母親だけでなくしばしば両親二人をある行為へと導く。それは、素人には見せられても解釈の難しい、科学技術を介してつくられた表象の中に、自分たちの子どもを識別＝承認するという行為である。肉の中に刻み込まれた存在は、「あなたの赤ちゃん」と指示される。形成途中の器官、とりわけ心臓と性器は、指で示され、同定される。したがって、この瞬間は今日、母親が自分の胎内に宿している存在を家族として迎え入れる作業において、重要な段階の一つとなっている。

エコー検査が中絶に先立って行われるケースを我々はいくつか観察することができたが、これらのケースでは、状況の編成と、それを医師が行う仕方は、著しく異なっていた。装置の中には、女性が横になっている診察台のそばにスクリーンが一つだけ置かれているだけで、女性は頭の向きを変えなければそのスクリーンを見ることはできなかった（医師は女性に、「ご希望であればご覧になりますか？」と提案することもある）。女性はスクリーンの操作者と二人きりで、付添人を迎えるための座席は一つも用意されていない。最後に、医師は、解説を行う際、ある言語を用いる。それは、肉の中の存在をあまりにも具体化してしまい、この存在を生まれてくるべき子ども、すなわち「赤ちゃん」の方向へと引き寄せてしまうかもしれない用語を使わずに、自分が見ているものを呼ぶことを可能にする言語である。たとえば、医師は、「外に出てくるもの（*ce qui*）をディスプレイに表示する」と言い、たいていの場合、自分が見ているものを指示するために指示代名詞のそれ（*ça*）を用いる。「これから大きくなっていくのはそれ（*ça*）です」。医師はまた、「娩出物」と言ったり、あるいはまた、隣にいる患者が心配そうに聞いてくる質問に促されてより詳細な説明を提供しなければならなくなった場合は、「娩出される灰色の大きな塊」、「妊娠が始まる小さな点」、または「妊娠のもととなるもの（*projet*）」と言ったりする。来たるべき医療措置について語る際には、医師は、「子宮が空洞の周りで収縮することになる」から「少し痛いかもしれませんよ、と予告する。薬による中絶が予想される場合には、[6] 医師はそれを「自然流産」と表現し、「全部出ますよ」と言う。安心したいという思いから患者が繰り返し質問をしてくる場合、医師はとうとう「胚」という語を口にするかもしれない。だが、医師はただちにその存在を否定する。「胚は中にいません。あるのは卵黄嚢だけです」。「その周りには胎盤のついた袋しかありません」。「目に見える胚はありません」。様々な表現を組み合わせることで医師がほのめかそうとしているのは、医師には何も（rien）見えていないということではなく、医師に見えているものは取るに足りないもの（rien）であるということなのだ。[7]「赤ちゃん」という語は決して使用されない（医師が次のように質問する場合は例外である。だが、この場合も否定的な形でしか「赤ちゃん」という語は用いられない。「赤ちゃんをつくらないためにあなたが使用した方法は何でしたか？」）。これらの否定は予期せぬ効果を生むことがある。ある患者が次のように尋ねる。「でも本当に私は妊娠しているのですか？」。このように尋ねることで、患者は、もしも何も存在しないのであれば、医療措置が不要であることを示唆する。もう一方の医師は次のような表現で患者に語りかける。「私が見ているものをご覧になりたいですか？」

「赤ちゃん」、「胎児」、「胚」、「初期胚」、「配偶子」など

我々がたった今見たように、肉の中の存在が保護される運命にある場合、医師はエコー検査の最中に「赤ちゃん」という語を用いる。反対に、肉の中の存在が保護されず、しかも医師が「胚」という語を用いる以外に何もできない場合は、「胚」という語が否定的に用いられる（「これは胚ではありません」）。子宮の中に存在するものを表す用語は、正確でかつ「科学的」であろうとするカテゴリー化と結びつきなが

ら増殖していった。このような増殖は、胎児の消去という作業に伴って生じたものであった。胎児の消去とは、中絶が合法化され、プロジェクトを指向する取り決めの失敗を取り繕うために中絶が使用されるようになったことと並行して生じたものである。胚と赤ちゃんとの区別は、生まれてくる子どもが辿る様々な発達段階に依拠している。だが、この区別は、純粋に技術的なものというわけでは全くなかったし、次のような道徳的議論と結びついていなかったならば、この区別が今と同じ強さで認められることはおそらくなかっただろう。それは（あとで検討していくように）、胎児に対する正統な扱いと非正統な扱いを定義し、様々な種類の胎児の間に安定した境界を打ち立てることを争点とする議論である。この議論は、境界が強固で乗り越え困難なものとなるように、法的もしくは準法的カテゴリーの中に胎児を登録することを目的として展開された。このようなカテゴリー化の努力は今でも行われている。たとえば、「初期胚」という語が一般の人びとにも最近用いられるようになったことが、このことを立証している。この語は、まだほとんど「発達」していない存在を、科学的探究の正統な対象として利用可能なものにするという意図と結びついている。

我々は、様々な社会集団を事例[8]として記述された「分類闘争」が、生むことの領域で繰り広げられているのを見ることができる。分類闘争は、ここで検討されているケースでは、とりわけ激しいものとなっている。なぜなら、胎児をめぐる道徳的・法的議論と、その議論から導き出されうるものは、たいていの場合、次の二つの問題に依拠していたからである。一つは、この存在の発達「段階」を定義するという問題。もう一つは、その発達を連続的なものと規定するのか、それとも不連続なものと規定するのかという問題である。この意味で、「境界」は、塹壕戦における陣地と似ている。すなわち、たとえどんなにしっかり打ち立てられているように見えても、あらゆる「境界」は、この解釈闘争に参加している競争相手によって採用されては否定され、また採用されるということが何度も繰り返されるのである。彼らは、武器の代わりに、医学という実証性に基づく知がもつ正統性に依拠した「データ」と、古典的形而上学から派生した哲学用語（philosophèmes）を組み合わせた論拠を用いる。後者はたとえば、「現実態」と「可能態」との区別（「可能態」は、「潜在的能力」という表現で記述し直され、ぼかされる）、「実質」や「質量」と「形式＝形相」との区別、あるいはまた、「進化」との関係における「目的論」という問題である。

専門家間の議論ではなく、日常的に用いられる行為のカテゴリーについて言うと、「胎児」対「胚」というカテゴリーは、その他の語彙を引き寄せる中心点（attracteurs）、あるいはエレノア・ロッシュ[9]の概念化を用いるならば「適例」や「焦点」としての役割を果たすことで、真正な胎児とできものとしての胎児との区別を安定的なものにすることに貢献した。このカテゴリーは、これら二つの胎児を根本的に異なる存在として構築し、それらが表象空間においてできるだけ共在しないようにする。このことは、二つの胎児が隣接関係に置かれることで生じるかもしれない緊張を遠ざける形で行われる。したがって、胎児のカテゴリーを増やすという現在進行中の作業を、解決不可能な矛盾を和らげ、覆い隠す過程と関連づけることができる。クロード・レヴィ＝ストロースによれば、このような矛盾の緩和と隠蔽は、神話が行っていたことである。神話は、根本的に対立している用語に、中間的な用語を挿入する。そうすることで、神話は、一連の類推の接合を媒介にして、もともとは解決不可能であった対立を、徐々に弱まりつつある対立に、少しずつ置き換えていくのである[10]。

他の類型の取り決めに登場する胎児の批判的再規定

プロジェクトによる取り決めの枠組みの中で行われるカテゴリー化の作業は、積極的な（affirmatif）性格を有している（カテゴリー化は、現実に即した区別を確立することを目的としている。たとえこの区別がそのままの形で口にされることはないとしても）。この作業と並行して、他の類型の取り決めの中に登場する胎児が批判的に検討され、呼応的に（réactive）再規定される。[11] このような再規定という企てが呼応的であるのは、それが、プロジェクトによる取り決めを、非難されるべきであると同時に乗り越えられたものと見なされているそれ以前の取り決めと対比させることによって、この取り決めの妥当性を確立しようとしているからだけではない。それはまた、他方で、この再規定が、プロジェクトによる取り決めと、この枠組みの中で確立された諸々のカテゴリーに対して、他の類型の取り決めと多少なりとも結びついている立場から批判が行われた痕跡を含んでいるからである。こうして、創造主との取り決めにおける胎児は本質主義的な胎児として再規定され、親族との取り決めにおける胎児は未開の胎児として、最後に、国家との取り決めの枠組みにおける胎児は全体主義的な胎児として再規定されることになる。三つのどのケースにおいても、以前に存在した取り決めの強制的な性格が強調される。そして、プロジェクトによる取り決めだけが反対に、女性の自律を保証するとされる（これは、プロジェクトもまた、人びとに外在し、人びとが行うよりも前に認証する審級であるということを無視することに等しい）。

創造主に準拠して同定される胎児は、プロジェクトによる取り決めから本質主義という否定的な規定を受ける可能性がある。それはまさにこの胎児が、真正な胎児とできものとしての胎児との区別を認めない観点から提示されているからである。それはつまり、この胎児が、伝統という物語から検討されるのではなく、むしろ中絶の正統性の問題（それからまた、生殖補助医療の一環でつくられた「余剰胚」を使用することの正統性の問題）をめぐる——決して収まることのない——論争を通じて確立されていることを意味している。この胎児は、社会的世界の中に無時間的な胎児を住まわせることを目的としているという意味で、本質主義的であると見なされる。無時間的とは、歴史から独立しているだけでなく、——胎児がその中に組み込まれる可能性がある——諸々の解釈や実践が行われる様々な文脈（もしくは、別の表現を使えば、様々なネットワーク）からも独立していることを意味する。このような批判の方向性は、本質主義に対する（形而上学的な）非難を、保守主義に対する（政治的な）非難へと向かわせることになる。歴史から独立した無時間的実体が存在すると信じること。このような実体は、社会の人びとによる解釈からつくり出されているわけでもなければ、それに向けられた実践からつくり出されているわけでもないと信じること。このように信じることは、実際、静的で無時間的で、変化やそれゆえ「進歩」が起こることのない世界を、自らに与えることにつながる。それゆえ、それは、支配の諸力を妨げるものが何一つ存在せず、支配が永久に維持されうるような世界なのである。だが、革命活動による解放（*libération*）という理念が十八世紀から十九世紀への変わり目に確立されたことで、人間が完全な人間性を実現する可能性は、自明でかつ不滅のものとして受け入れられている外的制約から自らを解放する（emancipation）作業に従うことになった。

他の文脈では、創造主との取り決めの下での胎児は、自然主義という否定的な規定を受けることもある。自然主義という規定は、この胎児と、自然の秩序とそれに由来する自然権への信仰との間につながりが存在することを暴露するために行われる——たとえ、この秩序が不変性と正統性という性格をもつことと、その起源が神による創造を根拠にしていることとの間に明確な関係が打ち立てられていなくても。この場合、大文字の科学という権威に依拠した次のような議論も非難される可能性がある。すなわち、他にはない（unique）性格をもつ遺伝子が与えられている限りにおいて、精子と卵子との出会いを通じて女性が宿した存在は、いわば自然な個別性を有していると主張する議論である。[12]（このあと検討される）他の状況では、胎児は、客観的という意味で自然なものとして提示される。この場合に参照されるのは、写真が映し出す現実を胎児に付与するいくつかの技術である。だが、本質主義と呼ばれようが自然主義と呼ばれようが、根本的には同じ批判が問題となっている。なぜなら、どちらの場合でも、歴史や解釈、社会的実践から何の影響も受けず、それゆえ、人間種の限りない進歩を妨害するようなある外在性に準拠していることを理由に、自然の秩序という概念、あるいは単に自然という概念の価値が切り下げられているからである。

最後に、次の点を付け加えておこう。本質主義的な胎児は、真正な胎児と混同されることはない。なぜなら、真正な胎児はまさに、できものとしての胎児との対立の中で構築されるという点に、そのアイデンティティの大部分を負っているのに対し、本質主義的な胎児の場合はこの区別が否定されるからである。本質主義的な胎児も真正なそれも、愛の対象となるという点では共通しているけれども、両者はその時間的指向性によって明確に区別される。真正な胎児は、すでに見たように、赤ちゃんへと引き寄せられるのに対し、本質主義的な胎児は起源の方へと向けられる。前者の場合、人びとは、胎児の認識可能な特性（性別、生物学的諸決定など）を全て明らかにすることによって、その未来の姿である赤ちゃんを予示しようとする。反対に、後者の場合、胎児は、それが贈られるものである限りにおいて、世界に到来するまでは一つの謎であり続けなければならない。謎であることによって、胎児は、自らの誕生に、絶対的な境界という地位を付与し続けることができる。反対に、プロジェクトによる取り決めに組み込まれている医療技術の発達が消し去る傾向にあるのは、まさにこの境界なのである。

我々が未開の胎児と呼んだものは、親族との取り決めに適合的な胎児に対する批判的規定である。それゆえ、未開の胎児は、進歩主義的な世界観に基づくと、もはや過去のものと見なされる。未開の胎児が同時代的なものとなる場合もあるが、その場合この胎児は、「遅れて」おり、それゆえ、「文明化の過程」の進展において西洋社会が現在到達している段階よりも前の段階にとどまっていると見なされる集団、階級、国家もしくは社会と結びつけられる。

親族が生まれてくる子どもをあらかじめ認証する審級となる可能性は、もはや認められていない。このような状況で親族との取り決めに適合的な胎児が到来することは、一方で、動物的な生の一形態と結びつけられる。動物的な生の特徴は、まさに我々が第二章で特定した第一の制約（肉としての存在とことばによる存在を区別せよ）の無視にある。他方で、この胎児の到来は、男性による暴力の行使と結びつけられる。この暴力行使は、それがどのような条件で現れようが、また、たとえ女性からの同意があったと想定される場合でも（たとえば、女性が自分に拘束を強いた男性と結婚していたことを理由にして、同意が想定される場合でも）、レイプと同等のものとして扱われる。(13) このように、その到来が動物的な生の一形態と結びつけられるか、あるいは男性による暴力行使と結びつけられるという意味で、この胎児は未開なのである。

前者の場合、次の三点が強調される。胎児が――まるで自分の運命を制御できる個人の意志ではなく、いわば種の意志に突き動かされたかのように――あらゆるプロジェクトの外部に突然出現した点。胎児が無制限に増殖する――「急激に繁殖する」――能力をもつ点。そして、たまたまそこに組み込まれることになった肉にへばりついて、全く離れそうにない点である。出産予定日を迎えると、この胎児は、動物の子どもと同じように産み落とされる。（「一腹の子犬」と言われるのと同じ意味での）一腹の子という目には見えないイメージ（image latente）は、軽蔑のまなざし、さらには嫌悪のまなざしを浮かび上がらせる。「スカートにしがみついてくる」幼い子どもたちに囲まれた女性は、まさにこのようなまなざしにさらされる。子どもたちはというと、まるでそのつくられ方がつくられ方だけに個別性を獲得することはできないとでも言うかのように、ほとんどお互い見分けがつかないものとされる。

後者の場合（ただし、二つの憤慨はセットになることがある）、この胎児をつくり出す未開の〔＝野蛮な〕行為は、家父長制的秩序の中で男性が女性に行使する支配の現れとして解釈される性行為と結びつけられる。このとき、未開の胎児は、苦しみや死と固く結びついている。未開の胎児は、それを宿している女性の身体的能力や健康に害を与えるだけではなく、精神的な原動力や生きようとする意志にまで害を与えることによって、女性をいわば内側からむしばみ、破壊する存在なのである。男の子として世界に到来すると、この胎児は暴力を再生産し、女の子として到来すれば、自らがその産物である支配を再生産する。

最後に、全体主義的な胎児の場合に告発される制約とは、集団や制度の制約、より正確に言えば、国益やナショナリスティックな熱狂を引き合いに出す制度の制約である。この告発は、胎児が出産予定日を迎える場合でも中絶される場合でも行われる可能性がある。というのも、ここで重視されているのは、個人が行う承認に対して集団の意志が優越することだからである。人間存在の「生殖能力（capacités reproductives）」は、その「生産性（productivité）」を上げたり減らしたりすることができる「機械」のようなものとして扱われる。女性の「胎内」は、もはや女性のものではない。それは、まるで公的領域に属する一つの国有化された財のようなものとして扱われる。この財は、人口の量もしくは質を増大させるという目的から、あるいは反対に、産児制限を強権的に実践することによって人口の増大を制限するという目的から、国家の医療装置によって管理される。

この種の批判は、とりわけ、「共産主義」もしくは「ファシズム」の国々で実践された人口政策を告発する際に見受けられる。このとき、「全体主義的な」体制による「人権に反する」実践が、批判の対象となる。[14]（人口を増やすための）[15]中絶の禁止が非難される場合もあれば、反対に、行政措置によって子どもの数を制限することを目的とした強制も非難される場合もある。後者の強制の例として次の三つを挙げることができる。一カップル当たりの出産割当数を確立して、その数を超えた場合に財政的制裁（もしくは警察による制裁）を科すといった例、中絶や断種を奨励するために補助金を与えるといった例、最後に、人口の質を高めることを目的とした術策を弄するといった例である。[16]同種の批判は、国連の人口部（一九四六年に創設）と協同して南側諸国や第三世界の諸国で進められた人口政策に向けられる場合もある。人口政策は、その強権主義的な性格ゆえに批判されることがあった。ただし、この批判は、たいていの場合、目立たない形を取った。というのも、貧しい国々における人口の増加を抑制する「必要性」が、広く認められていたからである。この「必要性」は、一九四〇年代から一九六〇年代の間に人口統計学で定説となっていたもの、すなわち、経済成長の可能性を人口調整と結びつけるという説――これは、アメリカの巨大財団（とりわけフォード財団とロックフェラー財団）を背景にして確立された――に即したものだった[17]（したがって、この批判は、プロジェクトとの取り決めよりも、創造主との取り決めに依拠している）。後者の場合、たとえば、奨励策「とされているもの」は実際には強権的に押しつけられる義務と同じ効果を有しているという理由から、いくつかの奨励策が告発されることになるだろう。たとえば、中絶や断種のような出生率を下げることを目的とした外科手術を受ける報償として、非常に貧しい人びとに金品を与えることが奨励策の中に含まれる場合である。

だが、全体主義的な胎児を非難する立場は、西洋世界でも現れることがある。その契機となるのが、生物工学や生殖補助医療（PMA）をめぐる議論である。このときに争点となるのは「優生学」の問題である。確かに、現代西洋社会において、国家主導の優生学は、公式的にはもう実践されていないし、禁止されてさえいる。だが、生殖医療の領域で新たな技術が登場したことによって、優生学についての議論、それから、優生学の実践はプロジェクトによる取り決めと両立しうるのかという問題についての議論が再開されることになった——生殖医療の領域で新たに登場した技術として、とりわけ出生前診断を挙げることができる。出生前診断の登場によって、胎児がかかるかもしれない病気（中でもダウン症候群）を見つけ出し、治療的流産によって障害児が生まれてこないようにすることが可能となった。この両立可能性に好意的な判断を下す人びとは、この場合でも、中絶の決断は（医者から説明を受けた）両親だけが行うことができる点を強調する。彼らの主張に従えば、両親は、子どもをもつプロジェクトを実現するために利用可能な全ての装置を利用する権利、これと相関するものであるが、子どもの質を良くしたいと思う権利、障害を抱えて人生を送るという苦しみを子どもに味わって欲しくないと思う権利、障害者と人生を送る苦しみを自分が味わいたくないと思う権利をもっているとされる。[18] 反対に、行政が大衆に対して行う計画的な検診には、——行政が進行するかもしれないと判断した——特定の障害を根絶するという意図が隠されていると考える著者たちもいる。彼らによれば、この種の検診は、純粋に形式的な選択の自由しか両親に残さないため、外見上はリベラルだが実際には強権的な優生学を再び出現させることになる。[19] こうして、たとえ国家によるものではないにしても、少なくとも国家の賛同を得た選別が再び実施されていると彼らは考える。

カテゴリー化の作業が直面する危機

これまでの指摘が示唆しているように、真正な胎児とできものとしての胎児をできるだけ引き離すことを目的としたカテゴリー化の作業は、議論や実践のないところで行われることはなく、残存する他の取り決めを原因とするものにせよ、技術の革新を原因とするものにせよ、様々な障害に直面する。技術の革新が起きると、とりわけ分類不可能なケースや係争中のケースが増大することによって、あるいは、途方もない価値をもつ胎児と全く価値のない胎児が突然接近することによって、精緻化されつつある分類に混乱が生じることがある。

だが、このような混乱が生じるのは、二つの独立している因果の連鎖、すなわち、一方の中絶の合法化に至るそれと、他方の生殖技術の空前の発達に至るそれが、偶然重なったからであるというわけではないし、少なくともそれが原因の全てであるわけではない（反対に、クールノーは、それぞれ独立した因果の連鎖によってこの出来事を定義していた）。この混乱は、実際には、プロジェクトによる取り決めと本質的に結びついている。というのも、全く価値のない胎児——中絶される胎児——と、途方もない価値をもつ胎児——出産予定日に到達する運命にあり、子どもをもつプロジェクトを現実化する赤ちゃんを予示する胎児——が最大限引き離されるのは、この取り決めの枠組みにおいてなのである。ところで、プロジェクトの子ども（「待望の子ども」と言われる子ども）と、妊娠期にそれを具現する胎児をこの上なく重視することこそが、まさに、次のような技術の追求を刺激したのである。すなわち、胎児を生じさせる技術、生じた胎児を可能な限り最良の条件で発育させられるように発育を統制する技術、あるいは、胎児が月足らずで生まれた場合でもそれを生かしておく技術である。

生殖技術が発達することで、新たな存在（とりわけ、我々がテクノ胎児という用語で指示するそれ）が出現すると同時に、全く新しい法律上の問題が提起された。それは、この新たな存在にどのような地位を与えるべきなのか、それゆえこの存在をどのように取り扱うべきなのかという、法律に固有の問題である。だが、それと同時に、一方のテクノ胎児や真正な胎児と、他方のできものとしての胎児との間に引かれた境界線について、厄介な問題が提起されることも多かった。というのも、テクノ胎児にある地位を付与してしまうと、必然的に、なぜできものとしての胎児には同じ地位が結局付与されないのかという問いが再び提起される可能性を生み出してしまうからである。これは、（あるカテゴリーが優位を勝ち取ると、直ちに他のカテゴリーがそれを要求するということが起きる）組合の分類が次々とつくり出される論理と少し似ている。

このようにカテゴリーや道徳、法律をめぐって論争が公的空間で広く展開されたわけだが、このことがどのような重大な結果を招くことになったのかについても付け加えておこう。その一つは、胎児を社会空間の中に参入させたこと、胎児を正真正銘の社会的存在にしたことである。このことは、これまでの西洋の歴史の中で、また、おそらく、存在が知られているどの社会においても見られなかったことであるように思われる。

分類不可能なケースや係争中のケースが表象する危険

エスノサイエンスが研究する分類の場合と同様に、胎児の生命に関する諸カテゴリー間の境界は曖昧であり、この境界について考察しようとすれば必ず、ある分類秩序が確立されることで遠ざけられていたはずの問題や緊張が再び出現してしまう。ところで、プロジェクトの子どもを保護する目的で利用される技術的手段や法的装置は、真正な胎児を基準にしても、できものとしての胎児を基準にしても定義することが困難な存在に、時折実体を与えてしまうことがある。この存在を規定しようとすることは、いくつかの問題を生じさせる。そうなると、真正な胎児とできものとしての胎児の対比が有する妥当性に、疑いの目がかけられる可能性が出てくる。それゆえ、分類秩序が問い直されないようにするために、逃げ道をいくつか見つけておかなければならない。以下、その四つの例を手短に紹介していきたい。

一つ目の例は医学的理由に基づく妊娠中絶に関するものである。これは、法律的には妊娠期間の最後まで実践することが可能である。この実践の本質は、妊婦によってすでに家族として迎え入れられ、「赤ちゃん」として構築された存在を、まるで「胚」であるかのように（すなわち、すでに見たように、ほとんど「取るに足りないもの」であるかのように）扱うことにある。[20]この一つ目のケースで新たな専門用語や実践が生まれたり、あるいは新たな要求が生じると、この規定不可能な存在ができものとしての胎児と真正な胎児の両方と区別される傾向がある。「中絶」や「自由意志に基づく妊娠中絶」という用語は、すでに見たように、ある存在の娩出ではなく、ある過程の停止を強調するものであったが、これらの用語の代わりに「胎児の安楽死」[21]という用語がますます用いられるようになっている。実際、治療的流産の場合、殺される存在についての言及を避けることはもはやできない。というのも、それが身体的に現前していたことを否定することはできないし（母親が胎内でそれが動くのを感じたことがある、両親がエコー検査でそれを「見た」かもしれない、近しい人びとが「傍目から見てもわかる」妊娠について知っている、など）、それが胎児の生命の発達段階のどれか一つに達していた場合もあるからである。この場合、もしも月足らずであっても健康な状態で生まれるとしたら、それを生かしておくために多大な努力が払われることになるだろう。中絶が実践されるまさにその仕方が、中絶を出産に近づけるのである（胎児は、嬰児殺しという非難から医師を守るような形で子宮の中で殺害され、そのあと、子宮収縮を促す製品が用いられることによって「産み出される」[22]）。この場合、全く価値のない胎児（できものとしての胎児）と途方もない価値をもつ胎児（真正な胎児）との間にはとてつもない距離があるという虚構を維持することは難しい。こうなると、議論や表象は別の方向へと移ることになる。すなわち、殺害される存在のために「穏やかで苦しみのない死」を与えるという方向である。さらに、この苦難を経験する両親の中には、自分が経験する苦難を、子どもが「死産」していた場合、あるいは生まれた直後に死んでいた場合と比較する者もいる。彼らは、殺害される存在に名前を与え、この存在が生まれて死んだことを知らせる通知状を自分の近しい人びとに送るということさえする。あるいはまた、「赤ちゃん」が（「中絶の産物」と同じように火葬されるのではなく）埋葬され、家族手帳に記載されることを要望する。[23]

近づけないようにしておいた方が良かった諸カテゴリーが関係づけられることで問題が引き起こされる事例は、他にも存在する。「未熟児」のための技術の発達が原因となって関連づけが起きる事例も、その一つである。この技術は、未熟児の成長のますます早い段階で使用されるようになっている。このことは、隣り合ってはならない二つの存在――中絶をしても何の問題にもならない無価値な存在と、「それを救うためならあらゆることが講じられなければならない」とされるほど大切に扱われる存在――を、同一の精神空間の中に導入する傾向をもつ。この傾向は、とりわけイギリスやスペインのように、最終月経から二二週目まで自由意志に基づく妊娠中絶（IVG）をすることが法律で許されている国々で見られる。これら二つの存在が同一の精神空間の中に導入されると、我々が第二章で特定した差別禁止の制約（第二の制約）が再活性化される。なぜこちらの命を救うためならこれほど多くの努力が費やされるのに、あちらの命は全く価値がないと判断することが許されているのか、と。中絶可能な胎児と、命を救うための努力がなされる未熟児は、それぞれ異なる扱いを受ける。この違いから生じる緊張がとりわけ明白になる場合がある。それは、未熟児の蘇生を続けるかどうかの決定が下されることで生じるいくつかの問題が、その倫理的次元において提起される場合である。中絶の場合、設置される装置は全て、正当化の問題を遠ざける方向へと向かう。それに対して、蘇生を止める決定の場合は同じようにはいかない。というのも、その決定を正当化しなければならないという要求が、その行為に責任を負っている医師に、しばしば痛いほどのしかかってくるからである。たとえ医師の目にしかその要求が映らなくてもである。(24)

同様の問題が分類秩序で、ただし今回はその法的次元で生じる場合がある。それは、交通事故のようにその原因が明確に特定されるような事故で胎児を亡くした女性が、法的機関に賠償請求を提出する場合である。もしも事故で亡くなった胎児が、女性の身体の一部と同等に扱われるか（このとき、女性は、事故で腕や足を失くしたように、胎児を失くしたとされる）、もしくは、女性の所有権の及ぶ存在、あるいは、女性の法的責任下にある存在と同等に扱われれば、これらの賠償請求は法的に有効なものとして判断されることがあるかもしれない。だが、裁判所は今日まで、事故が原因で胎児に損害が与えられたということを認めないか、あるいは、（最近で言えばヨーロッパ人権裁判所のケースがそうであったように(25)）それは無管轄の問題であると宣言してきた。実際、もしもそのような承認が与えられてしまったら、それは分類秩序にとって一つのリスクとなるだろう。なぜなら、（真正な）胎児が事故で亡くなるケースと、（できものとしての）胎児が自由意志に基づいて中絶されるケースが関連づけられる可能性が出てくるからである。(26)もし前者がその死に対して賠償を必要とするほどの価値を有しているのであれば、なぜ後者には同じことが当てはまらないのだろうか。(27)

技術的なものと法的なものとの境界に位置する最後の例は、一九八〇年代のアメリカで登場した「胎児の権利」である。この権利の登場は、産科医が起こしたある訴訟をきっかけとしている。それは、母親が子宮内の胎児に与えた損害——たとえば薬物中毒、過度な飲酒、あるいは、出生前のいくつかの医療行為を拒否したことを原因とする損害——について母親に賠償を要求するために、産科医が裁判所に起こした訴訟である。これらのケースで話題となっているのは明らかに真正な胎児であり、妊娠の検査を担当した医師は、この胎児に対して医師としての責任があると考えていた。したがって、このような告訴は、何よりも、胎児に損害を与えた責任を自分が負わないようにするために、母親へとその責任を向け直すことを目的としていたのである。だが、先に言及した事故死の状況と同じように、このように裁判沙汰になると、真正な胎児とできものとしての胎児の区別が曖昧なものとなったり、あるいは問い直される可能性が出てくる。

ここ数年、胎児に対する虐待のかどで妊婦が告訴されるケースがアメリカで増えているが、これは、自分の責任が問われないようにしたいという、妊娠検査を担当した医師の思いが刺激となったように思われる。このようにして、出生前傷害（*prenatal injury*）という概念が、現在アメリカの判例の中に着実に確立されつつある。この種のケースは非常に多様である。女性はたとえば、出生前診断や子宮内外科手術のような出生前技術を拒否したかどで非難されたり、あるいはまた、胎児に害をもたらすような形で薬物やアルコールを使用したかどで非難された。「胎児の権利」を確立することを目的とするこの判例は、激しい論争の対象になっている。というのも、この判例は、憲法によって認められている人としての女性の権利を制限する傾向があるだけでなく、そのうえ、中絶する権利と間違いなく衝突するからである。女性学（*women studies*）の専門家による批判的論考をいくつも収めた論集がこの問題を扱っているが、その序文の中でロバート・H・ブランクは次のように書いている。「不法行為法（*tort law*）の領域で確立されつつある法モデルを研究する多くの観察者が、同じ結論に達している。それは、出生前傷害に対する申し立てが絶えず増大することで、胎児を人と認める傾向がますます強くなっているというものである。両親の免責特権の規則を廃止する傾向、親子間訴訟（*parent-child suit*）がはらむ現実的問題を乗り越えるための努力、これらはみな、子どもが出生前傷害を理由に母親に対して訴訟を起こす可能性が考慮に入れられなければならなくなる日を、明確に予示している。そのうえ、刑法も、妊婦の選択を制限したり、あるいは胎児に損害を与えた理由でその子の母親を罰するために用いられることが、ますます多くなっている。これらの傾向は、憲法で定められている女性の中絶する権利と両立するものではないし、女性の生殖に対する自律や身体の統合性の脅威となったり、それらの障害となることもある。にもかかわらず、これらの傾向は、未だ生まれざる者（*unborn*）の幸福や、全ての子どもが健全な精神と身体をもって生まれてくる権利の承認に対する関心が、法の領域でますます増大していることを示しているのである[28]」。

とりわけここ二〇年で発達した胎児外科も、同様の問題を提起している。というのも、胎児は外科医にとって「患者」なのかどうかを一体誰が決めることができるのかという問題が生じているからである。胎児の身体に対する外科手術と母親の身体に対するそれを分けることはできない。だが、予後診断が胎児外科の可能性を示す場合、母親は、法律上、それに同意するか、あるいは中絶を選択することができる。胎児治療を専門とする一人の外科医は、この実践に関して歴史学と社会学の領域で標準となっている文献を残した著者であるモニカ・カスパーに対して、次のようにはっきりと述べている。[29]「生物学的には、我々は胎児を患者としても母親の一部としても扱えます。母親が胎児のことを患者であると言えば、それは患者なのです。もしも母親が患者ではないと言えば、それは患者ではありません。実際、法という枠組みの中では、胎児は、この段階ではまだ中絶の対象となりうるのです」。モニカ・カスパーはこの外科医に、もし胎児に対する外科手術が行われたあとに母親が中絶に訴えることを最終的に決断するとしたらどうするか、と尋ねている。外科医の返答は次のようなものであった。「中絶を決断するのは誰か。それは彼女が決めることです」。だが、外科医は、「胎児の幸福を保証するために費やした時間、労力、努力のせいで[30]」動揺してしまうかもしれないことは認めた。このような決定が下されれば、それまで患者として構築されていた存在、それゆえ最大限のことが行われなければならなかった存在は、再び無へと移行することになるだろう。

新たな胎児のカテゴリー——テクノ胎児

プロジェクトによる取り決めの中で、ある要求が少しずつ示されるようになっている。それは、プロジェクトの中でしか身ごもっていない子どもを、時にはあらゆる代償を払ってでも肉の中で具現するという要求である。この種の要求が刺激となって生じた生殖補助医療技術の発達は、その副次的影響として、真正というカテゴリーにもできものというカテゴリーにも規定されない新たな存在を出現させた。人間界や討論空間に姿を現すことで、この存在は、暗黙のうちに認められている分類に問題を生じさせている。この存在は、分類を揺るがす危険性を絶えず有しているのである。他にも多くの問題を引き起こしているとはいえ、これらの技術が我々の興味を引くのは、まさにこの点においてなのである。これらの新たな存在を指示するために、我々はテクノ胎児という用語を用いたいと思う。

一般に「凍結胚」と呼ばれているものは、（エレノア・ロッシュの術語を用いると）この暗黙のカテゴリーの中心を占める諸存在と同種のものを示す適例となっている。体外受精によって獲得されるこれらの存在は、子宮の中に再移植されることになっている。だが、再移植の技術は失敗する確率が高い。そのため、妊娠して出産予定日を迎えるようになるまで何度も挑戦できるように、これらの存在は毎回いくつもつくられ、凍結後待機状態に置かれる（このことは、場合によっては次のような事態を引き起こすかもしれない。すなわち、「移植前診断」をしたあとに、たとえば「劣性遺伝子」をもつ存在を排除するといった形で、質の点で申し分のない子どもとなる可能性が最も高い存在をそれらの中から選別する、といった事態である）。この技術が生み出した意図せざる結果の一つは、このような「凍結胚」の数が増大したことである。今日、「凍結胚」の在庫は膨大なものとなっており（フランスではおそらく数万単位で存在する）、その分類上のアイデンティティが問題になっている。その結果、これらの胚はどのような運命を辿ることになるのか、誰がその運命を決める権利をもっているのかといった問題が生じている。

実際、「凍結胚」は、それが「産む（donner la vie）」つもりでつくられたものである限りにおいて、できものとしての胎児と同一視することはできないし、取るに足りないものと見なすこともできない。「凍結胚」は「子どもをもつプロジェクト」とのつながりの中でつくられるのであり、しかもこの生産は誰の目にもわかる形で行われる。なぜなら、生殖補助医療（PMA）に訴える場合、女性と、ある程度は彼女の連れも、彼らがプロジェクトの中で宿していた存在を肉の中で最終的に具現するために、しばしば長期間にわたって、何度失敗してもくじけることなく、多大な犠牲を払うことに同意しているからである。だが他方で、再移植されることのなかった「凍結胚」は、真正な胎児とは異なり、プロジェクトによってあらかじめ認証されることはない。このことは、再移植されることのなかった「凍結胚」を規定するために用いられている定型表現、すなわち「親となるプロジェクトの対象となっていない余剰胚」によって明確に示されている。

ついでに次の点も指摘しておこう。真正な胎児とのこのような類似は、すでに見たように今日信用を大きく失っている国家胎児とテクノ胎児が混同されないようにするために引かれた境界に対して、厄介な問題を提起している。この区別を維持することへの関心は、とりわけ次の問いに影響を及ぼしている。それは、医療手順に従ってつくられた余分な存在の未来について正統な決定を下すことができるのは一体誰なのか、という問いである。妊娠へと至る過程を進める決定を下す権力をもっているのは、親となる可能性のある人びとだけ（そして、法律上は、試験管の中でつくられた存在が再移植される先の女性だけ）である。実際、もしも精巧な技術の力でつくられた存在に関する決定が全て、中央集権的な制度に多かれ少なかれ依存している審級によって下されるとすれば、この存在は国家胎児と同一視されることになるであろうし、そうなると、この決定の妥当性は、プロジェクトによる取り決めの枠内で問題視されることになるだろう。この制約は医師の活動に重くのしかかっている。というのも、医師は、自分の胎内にかけがえのない胎児を宿したいという母親の欲望を満たすためにつくらざるをえなかった余分な存在をどう扱えば良いのかという問題に、現実において直面しているからである。これらの存在が今後「親となるプロジェクト」と一致することはもはやないと言うことは、親となる可能性のある人びとがこれらの存在に対して保持していた権威を放棄し、医師に決定を委ねるということを事実上意味するのである。

それゆえ、試験管の中でつくられた存在に関する議論が始められることになった（だが、他のテクノ胎児の事例にまでこの議論を拡大することは可能である）。議論は法的地位の付与の方向へと進み（一九九四年の生命倫理法）、これらの存在の法的取り扱い（殺害、販売、医療研究や産業目的での使用など）が成文化された。この議論は、様々なタイプの解決策の支持者を対立させたが、彼らは――手っ取り早く言えば――還元主義的立場と人間主義的立場という二つの立場の間に配置される。前者は、これらの存在を、それを構成する細胞と同一視し、それゆえ、これらの存在に自己性（ipséité）を認めることを一切しない立場である。人間主義的立場は反対に、これらの存在はヒト配偶子の受精の結果であり、それゆえ「人間存在になる可能性のあるもの（êtres humains potentiels）」の性格を有している点を強調する。こうして、この立場は、これらの存在の「尊厳」を尊重するべきであると主張するに至る。前者の解決策の支持者にとっては、これらの存在は法的には所有権の領域に属するものでしかないため、これらの存在に固有の法令を定めることは無駄なこととされる（だが、これらの存在の場合、誰が所有するのかが明確にされる必要がある）。それに対して、後者の支持者にとって、法的地位の付与は、これらの存在の「尊厳」が法律によって保護されるためには必要不可欠であるとされる。

二つの選択は、境界に関して厄介な問題を提起している。前者は真正な胎児との関連で（同じ手続きを用いて宿された胚なのに、そのうち一つだけが子どもをもつプロジェクトを実現することになる。これほど大きなアイデンティティと扱いの違いを、どのようにすれば正当化できるのか）、フランスで支配的なものとなりつつある後者は、できものとしての胎児との関連で問題を生じさせている。実際、もしもテクノ胎児が本質的に「尊厳」をもっていて、その運命は――とりわけ「物象化」される危険を防ぐために――ある法令によって保護されなければならないとされるのであれば、なぜ、これら二つの存在は実質的には同じ特性をもっているのに、同じことができものとしての胎児には当てはまらないのだろうか。だが、このような関連づけは、もっとずっと厄介な二つ目の問題を示唆している。「人間」との関係を理由にしてある存在に法的地位、すなわち権利を付与しておきながら、「人権」の中で最も根本的なものである「生命権」は付与しないことに、どのような意味があるというのだろうか。[31] ところで、もしもこのような権利がテクノ胎児に付与されるのであれば（そうなると、テクノ胎児を無期限で冷凍保存することが必要になるであろう。だがこの場合、少なくとも技術的な点で困難な問題が生じるか、あるいは、そのような問題を喜んで受け入れてくれる代理母志願者を探すという危険を伴う作業が要求されることになるだろう）、なぜできものとしての胎児には同じように与えられないのだろうか。もしもできものとしての胎児にも同じように権利が付与されれば、まさにできものとしての胎児と真正な胎児との差異が撤廃されることになるであろうし、その結果、中絶の法的妥当性が問題視されることになるだろう。

我々は、このジレンマの反映を、テクノ胎児に地位を付与することに賛成の立場から活動をしている人びとの発言の中に見出すことができる。彼らの発言は回りくどい内容となる場合が多い。というのも、彼らは、テクノ胎児への地位の付与に賛成でありながらも、この問題を中絶の問題と一切関係がないものと見なし、両者を切り離そうとするからである。この点を示しているのが、最近放送されたあるラジオ討論である。この討論に参加したのは、「胚の地位」を熱烈に擁護する生物学者のジャック・テスタールと、法学者のマルセラ・イアキュブの二人。イアキュブは、ジャック・テスタールの人間主義的発言に異議を唱えていた。テスタールによれば、「人間存在になる可能性のあるもの」としての「胚」は、固有の「尊厳」を保持しており、それゆえ胚は、それを「道具化」する方向へと進むあらゆる措置に抗して保護されなければならない。M・イアキュブは議論を次のように続ける。このような「道具化」は、――M・イアキュブによれば――中絶の合法化によってすでに法的に有効なものと認められていたものである。それゆえ、中絶の合法化と矛盾しないためには、ジャック・テスタールが擁護する論証の流れは、中絶の合法性を問題化するにまで延長されなければならない（この議論は明らかに、テスタールの立場が実際には単なる論点先取であり、「プロライフ」を偽装したものに過ぎないことを暴くことによって、この研究者の立場の信用を失わせるように行われたものである）。マルセラ・イアキュブが展開した反論の基盤となっている立場は、ピエール・ジュアネとの共編著書『命を判断する』の中で詳しく説明されているが[32]、それは、プロジェクトによる取り決めが暗に前提としているものを極限まで押し進めたものである。実際、この立場は、親となるプロジェクトの枠内で生み出された存在と、別のやり方でつくられた存在との区別しか適切なものと見なさないところに、その本質がある。後者の存在は、肉の中の存在なのか試験管の中の存在なのかに関係なく、高度に取り替え可能で、固有の価値をもたないものとして扱われる。

マルセラ・イアキュブとジャック・テスタールとの間で交わされた議論のいくつかを紹介したいと思う。この議論は、胚の薬剤研究利用の問題を扱ったフランス・キュルチュールの番組（シルヴァン・ブルモー司会の「思考の筋道」）の一環として、二〇〇二年一月十七日に行われた討論の中の一部である。

M・イアキュブ「ヴェイユ法をめぐる議論が、今日、胚とはどのような存在なのかに関する合意を妨げています。フランス社会はある選択をしました。それは、胚よりも、すでに生まれている人間の命の方を最終的には優先するという選択です。女性は中絶した理由を尋ねられることはありません。つまり、沢山の胚が殺されている理由を尋ねられることはないのです。どのくらい殺されているのか私は知りません。年間二〇万件ですか。それでも私たちは、おそらくもう少し間接的に表現されるでしょうが、次の点を今もなお問い続けているのです。すなわち、特定の病気を治療するために胚を利用することが必要となる場合、胚は聖別されなければならないのか、という点です。（…）ヴェイユ法をめぐる議論を取り巻いていたこの種の確執は、今でもなくなっていません。この確執に耐えなければならない状況は変わっていないように思います。この確執はおそらく、私たちが意図してつくり出したものなのです。（…）おそらくこの話にふさわしい激しい口調で言わなければならないことですが、これはどこかで胚を物象化した法律なのであり、すでに生まれている人びとの利益に胚を従わせた法律なのです。ですので、人びとが胚を誕生させるつもりがある限りにおいて、その胚は、生成中の人間、人間となる可能性のある存在と見なすことができます。胚を生成中の人間と見なさなければならないのは、単純にこの限りにおいてなのです。ですが、生成を割り当てられていない胚、生まれてくる人間存在の生物学的身体や生物学的生命と言っても良いですが、それは物象化された何かなのです。私たちは、胚を、すでに生まれている人びとが幸せになるために犠牲することができるものであるということに決めたのです。私はこのように考えています。私たちは受け入れられない選択を行ったのです。事実、私たちはこの選択を受け入れることができていません」。

（…）

J・テスタール「この問題について、私は次の二種類の人びとを混同しないようにしたいと考えています。一方は、ヒト胚の性質とは何か、ヒト胚はウシ胚やマウス胚と変わらないのではないかと考える人びと。もう一方は、宗教の名の下に、すなわち人間性と神に関するある一定の考え方の名の下に、中絶に事実上反対している人びとです。（…）私たちは、中絶する権利の獲得を目指して闘いました。だからといって、私たちは、ヒト胚はどこにでもある事物の一つであると考えているわけではありません。（…）人間の中に亜種を確立することが、とても危険で恐ろしいことであることを認めざるをえません。もしそうなったら、他の人間の種に仕えることになるような亜種が確立されることになるわけですから（…）。したがって、これは一種の物質化であり、もしもそれが行われれば、ある人間のカテゴリーに属するものに、自分の欲求を表現し、別の人間のカテゴリーを食いものにすることが認められることになるでしょう。私はこのことを由々しきことだと考えています。私はみなさんにたった一つのこと思い出してもらいたいのです。我々がみな最初は胚であったということを」。

（…）

M・イアキュブ「テスタールさん、私には、あなたがすでにそこに存在する何かについてお話をされているように思えるのです。私たちはもう決めたのです。今子どもをつくることを望んでいない、頭が痛いなどの理由が女性の側にあれば、『なぜあなたは自分が身ごもっている胚を殺すのですか?』と女性に尋ねることを最終的にはしないということを。たとえこれが人間の亜種化であるとしても、それを口にすることを恐れてはいけません。まだ生まれていない人びとはいます。あなたのお好きな表現で言えば、まだ生まれていない人間存在とは、物と似た何かと見なされるのです」。

テクノ胎児と、一人の個別的な人間の肉の中に居ついているできものとしての胎児が関連づけられると、いくつかの問題が提起されることになる。この問題を回避しつつ、テクノ胎児をめぐる議論を展開する一つのやり方は、テクノ胎児の環境を構成する、ある集合体によって管理される技術的装置を強調することにある。たとえば、中央政府を通じて「ヒト胚を利用した研究」に資金援助をすることがアメリカ大統領によって決められる前に繰り広げられた最近の議論の中で、中絶に強く反対するモラル・マジョリティの人びとは、「試験管の中に宿された胚は、発育して人間存在になる可能性を独力では全くもっていない」と考えることによって、それゆえ、「胎内で始まる人間の生命」と、「試験管か冷蔵庫の中で」発見される「胚」をはっきりと区別することによって、「治療目的でヒト胚を」使用することに賛成の論陣を張った。(33)

だが、テクノ胎児に別の種類の法的地位や道徳的地位を与えることができる理由は、これだけではない。テクノ胎児がつくられる原因となったプロジェクトからテクノ胎児が切り離されていること、それから、テクノ胎児がいわば肉体から切り離されていること、つまり、あらゆる肉から切り離されており、その形成に大きく関与した個別的な人びとから切り離されていること。このような点も、その理由の一つとなっている。その輪郭がほとんど示されていないこの存在に、ひとたび別の種類の法的地位や道徳的地位が与えられると、それは一般性へと上昇する。そして、一般性へと上昇したこのテクノ胎児を中心にして、特殊な状況と結びついたケースに関する議論ではなく、語の最も広い意味での「人間」の問題、つまり、「人間（性）」の起源、輪郭、将来の問題に関する議論が展開される。(34) 人びとがこのような議論（議論が最高潮に達したのは、――これまで人間存在に応用されたことはないにもかかわらず――クローン化の問題が主題となったときである）に魅了される理由の一つは、おそらく、それが「人権」の問題系に影響を及ぼしているからである。実際、人権は、個人主義の論理に従えば、主観的権利と見なすことができる（そして、この場合、生殖補助医療（PMA）に訴える決定を妨げるものは何もない。たとえ、この決定によって「余剰胚」が必ずつくり出されることになるとしてもである。さらに、技術が発達した場合、亡くなった子どものクローンをつくる決定を妨げるものすら何もなくなる）。あるいは、全体論の（holiste）論理に従えば、人権は、人間種の権利と見なすことができる。この場合、人びとが個人の責任として行う決定は、「人間（性）」一般を巻き込むもの、それゆえ、集合体が定めた規則に必ず従うものと見なされる。(35)

これらの議論において中心的な役割を果たしているのは、法の領域で精緻化されつつある尊厳という概念への準拠である。「尊厳」という概念は、一方で「人道に対する罪」に関して、他方で生命倫理法の枠内[36]で展開される中で、フランスの憲法院によって聖別化された。フランス憲法院がこの概念を「憲法ブロック」の中に導入するきっかけとなったのは、「小人投げ」に関する国務院の判決である。すなわち、この種の祭りのアトラクションを禁じる権利を市長はもっているのかどうかを判断しなければならなくなった国務院（一九九六年）は、市長の主張を認め、「人間としての尊厳の尊重は、公共の秩序を構成するものの一つである」[37]という決定を下したのである。このような判決が下され、「憲法ブロック」に「尊厳」概念への準拠が導入されると、我々の対象と決して無関係ではないある激しい議論が、法学者の間で巻き起こった。この概念を構築し、しっかりと定着させることで、人間性という概念を再活性化し、強固なものにしようと腐心する法学者――たとえば、ミレイユ・デルマ＝マルティ[38]やベルナール・エデルマン――と、「尊厳」概念の聖別化の中に、オリヴィエ・カイラが用いた表現を借りると、「法のクーデター」[39]を見て取った法学者が対立した。後者は、この概念の聖別化を、「道徳的秩序が回帰する」道を切り開くもの、すなわち、法的機関、それゆえ国家機関が人びとの中に割って入って、これらの機関の思う通りに人びとの身体を使用することを可能にするものだと考えた（問題になっている小人は、――この立場を擁護する人びとに言わせれば――雇用契約を結んでいなかったために、自分が望む形で、すなわち、この場合、生計を立てるために身体を使用する自由がなかっただけではないのか）。

　ここで提起されているのは、このあと見ていくように、リベラルという枠組みの中で個人の自由に制限を課すことは可能なのか、という問題である。この概念に反対する人びとは、それを擁護することを、「権利をもつ主体が自分自身との関係の中で」保持している自由に途方もない制限を課し、「絶対的で超越的な秩序」[40]の名において「主体の要求」に制限を課す時代に戻ることであると考えた。反対に、この概念を擁護する人びとは、個人が行う行為の中には、たとえ本人が同意していたとしても、法的禁止の対象となりうるものがいくつかあると考えた。それは、個人の意志だけでなく、個人の「ほかならぬ人間存在としての質」が関わっている場合、すなわち、それを捨ててしまえば自分もその一員である人類全体を脅かすことになるような質が関わっている場合である[41]（この点はおそらく、人間存在は自らを奴隷として売ることはできないというリベラルの古典的な公理と関連している）。それゆえ、「尊厳」という概念は、たとえばベルナール・エデルマンにとっては、（人類の権利としての）人権の哲学を支える根本的な概念と見なすことができるものであり[42]、オリヴィエ・カイラにとっては、（個人の権利としての）人権を「撹乱する」「反リベラルな」道具の一つと見なすことができるものなのである[43]。

ペリュシュ判決が発端となって、同様の議論が二〇〇〇年の終わりに再び活発化した（この判決に関する文献が、数ヶ月の間に大量につくられた）。よく知られているように、この判決は原告の要求に応えるものであった（障害をもったある若い男性を原告とする、ロングフル・ライフに対する賠償請求。その男性の母親は妊娠中に麻疹にかかっていた。出生前診断を行った研究所が母親に誤った情報を提供していなければ、母親は中絶し、その結果、原告を産むことはなかった）。この判決に反対した人びとは、「生まれてこなかったことの代わりに障害をもって生まれてきたことに不平を述べる」ことは「人間の尊厳」に反することであり、「人命」の「尊厳」を問い直すことなく「人命」を「損害」と見なすことはできないと考えた[44]。反対に、この判決の妥当性を擁護した人びとは、多くの議論が交わされる中で、次のように判断した。ペリュシュ判決に反対している人びとは「尊厳」を引き合いに出しているが、その裏に隠されている本当の目的は、「障害をもつ子どもを産みたくないという意志を表明する手立てとなっていた、母親の発言権を無効にする」ことであり、それによって中絶する権利を見直すことなのである、と。「しかもこれは、プロライフという本質的に政治的でイデオロギー的な選択が原因となっている。近代主義者は、個人の主観的権利、すなわち、自分の身の振り方を決める自由を、『人間の自然権』の中心に位置するものと考えていた。反近代主義者は十八世紀以来、これらの権利や自由に絶えず戦いを仕掛けてきたわけだが、プロライフは、『人間の尊厳』という現代的な概念の名の下で、この伝統的な戦いに再び現代的意味を与えることとしかしていないのである」[45]。このような解釈は、ある大新聞の朝刊に掲載されたマルセラ・イアキュブの論文によって追認されている。イアキュブは次のようにはっきりと述べている。「とりわけ、ペリュシュ判決は中絶に新たな正統性を付与している。実際、子どもが医師を相手取って起こす訴訟は、中絶は子どものもつ生命権と母親のもつ中絶する権利との間で緊張を生じさせるという考えとも断絶しているし、中絶を決断した女性は、その決断をしなければ生まれてくることができたであろう存在に対して、少なくとも過ちを冒しているという認識とも断絶している。反対に、ペリュシュ判決が示しているのは、我々は、中絶を介して病をもつ胚を別の胚に置き換える際に、生まれてくる子どもの他ならぬ善を理由にすることができるということなのである」[46]。

第二次世界大戦後、「人権」という主題系が再び活発化した。それは、かなりの程度は、ナチス体制によって切り開かれてしまった問い、すなわち、人間に属していると主張する人びとの中で、誰を本当に人間と見なすことができるのかという問いを封じるためのものであった。すなわち、共通の人間性というものが議論の余地なく存在するということをはっきり示すことによって、人間の定義がもてあそばれる可能性を排除することが、そこでの目的だった。だが、逆説的にも、この主題系は、人間の境界をめぐる議論を活性化する結果となってしまった。

実際、「人権」は主観的権利と見なされてはいるが、それは特定化されない限り効力をもたない。かくして、我々が検討している領域との関連で言えば、人権を「女性の権利」や「性と生殖に関する権利」、「子どもの権利」などと明示することが許されてきたのである。だが、多くの議論の中で、「人権」は、反対の立場を主張する人びとによっても引き合いに出されている。中絶の問題に関して言えば、「性と生殖に関する権利」や「女性の権利」は、「子どもの権利」を胎児の方向へ延長する試みと対置される場合がある。この試みは、これら二種類の存在の間の境界が生殖技術の発達によってますます曖昧なものとなっている点に依拠している。[47] このような論争を鎮める方法は、主観的権利の保持者と見なすことができる存在を法律によって正確に定義しようとすること以外にはないが、そうすると必然的に、人間の志望者の中で真に人間に属するものと見なすことができるのは誰なのかを明確にすることになる。だが、「人権」を人間種の権利と考えても事情はほとんど変わらない。政治哲学や道徳哲学のいくつかの潮流は、生物学と動物学に依拠して、変更可能なところは何もないと考えられていた「種」という概念や、とりわけある種と別の種を隔てる境界を問題化することができると自負しているからである[48](この点については、次章で中絶の正統化を目的とする道徳哲学の主要理論を検討する際に、より詳細に見ていくつもりである)。かくして、かつて「人権」という主題系の再活性化が、人間の境界という問題を永久に退ける役目を担っていたのに対して、今日「人権」をめぐって展開されている議論は、この問題を再活性化させる傾向をもっているのである。[49]

我々がこれまで検討した事例において、真正な胎児とできものとしての胎児との間に引かれたカテゴリー上の境界が揺らぐ危険は、とりわけ次の点と結びついていた。すなわち、この区別に対して曖昧な位置を占める存在が出現する点、とりわけ、これらの存在の表象を明確にし、安定したものにしようとすることで、途方もない価値をもつ胎児と全く価値のない胎児との対立が問い直される危険が生じる点である。だが、関連づけと区別との相互作用（jeu）が生じていた表象の空間は、これら多様なケースにおいては何よりも法的なものであった。だが、これに劣らず厄介な関連づけが提示されるケースが存在する。しかも、こちらの方がずっと頻繁に起こる。それは、胎児が、カテゴリーの構築によって捉えられるのではなく、その身体の側面から見るように提示されるケースである。実際、これら二つの存在、すなわち、真正なそれとできものとしてのそれは、認知的平面では非常に異なるものの、両者の違いについて自分が知っていることを考慮に入れない観察者の視点から見れば、同一の身体を有している。それゆえ、胎児が目で見えるようになる瞬間とは、常に微妙さを含んだ瞬間となる。この瞬間を穏やかなものにするためには、論証の領域においてだけではなく、感情管理の領域においても、極めて困難な作業が必要となる。その例を二つ挙げよう。一つ目の例は、中絶後に体外に排出された存在が、殺害される前に医者や看護師、そして、場合によっては患者の目に直接はっきりと映る、ごく短い時間と関係している。二つ目の例は、写真による胎児の表象とその公的使用をめぐって巻き起こった激しい議論と関わっている。

中絶前に行われるエコー検査の場面で医師が患者に対して何かしらの解説を行うという点に触れた際、

我々は、医師が患者に画面を見たいかどうかを尋ねるが、この申し出は断られることがある、と述べた。その際、我々は、一日に概して何回も繰り返されるこのような経験について、インタビューを受けた医師があとになってどのような小言を述べているのかについては言及しなかった。ところで、管理画面に現れる画像と医師が取り結んでいる関係は、医師による患者への解説がそうほのめかしているほど、いつも単純なものであるわけではない。医師は自分の見えているものが「取るに足りないもの」であると言おうとする。だが、医師の仕事は、自分がこれから摘出するものの表象をできるだけ客観的に観察して、解釈することにある。そして、この仕事は、胎児が年齢の点で進んでいて、その結果、人間存在の外形を思い起こさせるようにはっきりと形づくられていればいるほど、それだけ医師を苦しめることになる。おそらく、このように胎児が公に現れるということが——アラスにある医療センターの産婦人科に所属しており、自由意志に基づく妊娠中絶（IVG）を担当していたある医療チームが、『リベラシオン』紙発行の「自由討論」の中で指摘していたように[50]——、二〇〇一年七月四日に成立したオブリー法に対して一定数の医師が抵抗を示した主要な理由の一つとなった。この法律は、中絶を合法的に行うことができる期間を、月経がなくなってから十四週目まで広げるものであった。

同種の状況が手術中に起きることもある。ただし、こちらの引き起こす不快感の方がずっと鎮静化しにくい。吸引技術の特殊性の一つは、我々のここでの関心から言うと、摘出される存在の形を正常に見えなくさせることにある。実際、吸引された胎児の残骸は、機械によって細かく砕かれ、取り外し可能な袋（「靴下」と呼ばれる）の中に送られる。だが、中絶の猶予期間が変更されたあと、以前よりも胎児の残骸が大きくなり、それを入れておくのに「靴下」があまりにも小さくなってしまったために、「靴下」が破裂するということが起きた。破裂した「靴下」は廃棄物を散乱させ、その廃棄物の中に「人間の」形を肉

眼で識別することができた医師と、医師を補佐する看護師をひどく狼狽させた。(51)

自由意志に基づく妊娠中絶（IVG）を担当している部局の会議で、ある麻酔専門看護師が次のように述べた（地方病院）。「あの靴下は、最後の月経から十三週経った妊娠にはちょっと小さかったのです。あれは広口瓶に直接入れました。断言しますが、これは愉快なことではないですよ（…）排出物を空にしなければならないのに、あれがあちこちに飛び散っていたのです（…）ええ、十三週や十四週の段階であれが吸引器の中で詰まるときには、ホースを上に向けてあれが通るようにするわけです。要するに、妊娠初期のものを相手にするのとは違うのです」。会議のあと、出席していた医師の一人（医師三、地方病院）が、この麻酔専門看護師が行った医療処置について、次のように説明してくれた。「私は今週の土曜日のいきさつを知っています。産科医であるX医師は、例の土曜日、つまり、彼女がバカンスに出かける前日に、四八時間以内に晩期中絶を行うという緊急の要請を受けていました。彼女は二人の助産婦に補佐をお願いしていたのですが、二人ともそれを断ったので、X医師はこの麻酔専門看護師に助けを求めたのです。そこまでは良かったんですけどね。こんなことは滅多に起きないのですが、妊娠後期になると靴下に圧力がかかって靴下が爆発することがあるというのは本当なんですね。愉快な話ではないですが。――靴下とは一体何のことですか？――広口瓶の中にある袋のことです。この袋の中に排出物を集めるのです」。

薬による中絶は、胎児が発育する初期の段階、すなわち、最後の月経から七週目までに行われるという利点をもつ。だが、可視性の問題は、この薬による中絶によっても生じる。医師は、薬による中絶を患者に口頭で説明する際、この行為を「流産」や「重い生理」に喩える（「それは人為的に引き起こされるものではありますが、自然流産みたいなものです」。「あとでおわかりになると思いますが、薬という方法を用いると、錠剤を服用して生理が重くなったような症状が出ます。子宮が収縮するからです」）。一部の医療センターでは、トイレに娩出するのか、それとも洗面器に娩出するのかという選択肢が患者に与えられる。後者の場合、子宮の中が空になったかどうかを確認することができる（「私たちが見て、ちゃんと終わったかどうかお伝えしますね」）。

「では、妊娠を止める錠剤を今日お渡しします。それから金曜日に（すなわち二日後に）またここに来てもらって、これとは別に二つの錠剤を飲んでもらいます。これらの錠剤は子宮を収縮させて、娩出を引き起こすものです。それは人為的に引き起こされるものではありますが、自然流産みたいなものです。少し気分は悪くなりますが、それは当然で、子宮が猛烈に活動することになるからです。一回目の服用のあとに薬が効き始めるのは五％の確率で、八〇％の確率であなたがまたここに来てもらうときに効き始めます。それから、娩出したあと、私たちは洗面器の中にある娩出物を調べて、全て出たことを卵を通じて証明します。そうすればエコー検査をする必要はありません[52]。全て娩出されたかどうかすぐにわかるセンターは、おそらくここだけです。それから、ここでは娩出物は焼却炉の中で燃やされます。もしお望みでしたらそれをご覧になることができますよ」（医師一、病院、地方）。

自宅で娩出することを望む患者に対する医師の発言は、次のようなものだった[53]。「わかりました。最後の月経から五週と四日経っているということなので、妊娠を止める薬を三錠服用してもらい、それから四八時間後にサイトテックを二錠服用してもらうことで取り除くということにしましょう。ですが、ご自宅でこれを行うと、サイトテックを服用しても何も娩出しないということが起きます――女性によります。なぜ一部の女性に停留が起きるのかはわかっていません。謎なんですよ。我々が前もってあなたにもう二錠渡すということはしません。あなたには七日後にまた来てもらって、また同じことを繰り返してもらわなければならなくなるでしょう。また、出血のある場合には、病院に急いで来てもらわなければなりません」(医師二、病院、パリ)。

医師は外に出てくるものを口頭で患者に説明する(「二センチの大きさで、血で覆われている灰色の袋がそれです」)。この場合でも、娩出を補佐する看護師や看護助手は、外に出たものを「見たい」かどうかを患者に尋ねることがある。ただし、患者がこの申し出をいつも熱烈に歓迎するとは限らない(「実を言えば、このことにいつまでも関わっていたくなかったのです」(学生、二三歳))。上述したような中絶前にエコー検査が実施される状況で行われることとは異なり(この場合、医者は患者に見るように命じることはしない)、看護師はこのような申し出を行う際、実際には患者に管理を委託しようとしているように見える。そうすることで看護師は、「確認」の作業を、洗面器の中身をほんの一瞬ちらっと見るだけで良い状況をつくり出そうとしているように思われる。珍しいケースだが、中絶が「薬によって行われる」場合、吸引法による中絶で行われることとは異なり、娩出される存在がまだ生きていることが明らかになることがある。看護師はこのことを知っており、その中の何人かは「心臓が拍動しているのが見える」こともあったと述べている。インタビューを受けた医師によれば、多くの看護師が「洗面器の中を見ること」を嫌がっており(「見ることにもううんざりしています」)、この仕事を同僚に押しつけることで自分が見ないで済むようにしているという(看護師がこの問題に対処する手助けとなるような「支援団体」を設置する部局もあった)。見ることの拒否は、患者との(任意の)カウンセリングを請け負っているソーシャルワーカーや心理学者の間でもはっきりと見られる。「私はそれを見たいなんて思ったことは一度もありません。見たくはないんですけれど、そうしないと女性の話をうまく聞くことができないのです」(インタビュー担当者、病院、パリ近郊)。

二二歳学生のクロエは、十五歳のときに経験した一回目の中絶(吸引法によるもので、全身麻酔下で行われた)についてはほとんど覚えていなかったが、二〇歳のときに薬によって行われた二回目の中絶については「本当に衝撃的でした」と説明した。そして彼女は、トイレで娩出しなければならないことにとりわけ動揺を示した。「ええ、それはものすごく苦しいことでした。というのも、薬の方がずっと危険がないと聞かされていたので私は薬に頼ったのですが、実際にはそれは本当にひどいものだったからです。なぜなら、よく眠れませんでしたし、これから数日の間に何が起きるのかについて何も知らせてもらえなかったからです。なので、二回目の方がずっと屈辱的でした。実際、朝着いて、薬を飲まなければならなくて、同じように薬を飲んだ他の女性と一緒にある部屋の中に入りました。座席には保護カバーが敷かれていました。その理由はわかりませんが、出血するからだと思っています。どの女性もしょっちゅうトイレに行っていました。私は大丈夫でした。痛くありませんでしたし。要するに、薬が効いていなかったのです。そして、いよいよ私が『もうここを出よう。夜の十時までここにいることはないわ』と思ってトイレに行ったまさにそのとき、あれが落ちてきたんです。本当に、本当に衝撃的でした。なぜなら、それがどうやって起こるのか前もって知らされていなかったからです。(…)トイレであれを見たとき、本当にもうショックでした。それは何にも似ていなくて、血でできたボールでした。赤ちゃんになるようなものでは全然なくて、でもそれは……『よし、トイレの水を流そう。これは消えて無くなる赤ちゃんなのだから』なんて全く思いませんでした。私が思っていたのは、『ああ、こういうものなんだ』でした。このことについてあまり考えないように努めました。だって……誰かにそれをさせるだなんてひどいことですから」。

映画配給会社に勤める二四歳のリリアーヌは、彼女が二二歳のときに経験した二回目の中絶について語る際、クロエとほぼ同じ表現を使っていた。「なので、二回目の方が一回目よりもひどいものでした。というのも、私は一回目のときよりも年をとっていたので、母親になることが一体どういうことなのかについてより意識するようになっていたからです。それに、中絶の方法が本当に……本当に不快でした。なぜなら薬を用いるものだったからです。私を含めた三〇人の女の子は、この部屋よりも小さい真四角の部屋で、まるで卵をよく産む雌鶏のように産卵するのを待たなければなりませんでした。それから、薬という方法は本当に痛みを引き起こすものでした。というのも、それのせいで子宮が収縮するからです。本当に本当に痛かったです。要するに、私は部屋の中にいて、女の子はみんな痛みのせいで床の上をのたうち回りながら卵を娩出するのを待っていたのです。そこに看護師がやって来て、次のように言いました。『はい、では今から頑張りましょう。血が出ていると思うので、それをこの瓶の中に入れて下さい』。それから、看護師は瓶の中を見ました。瓶の中を見てその他何やかやしたあと、こう言ったのです。『ほら、これがその卵です。あなたが娩出したものですよ。はい、ではもう帰っていいですよ』。ものすごい痛かったですし、本当につらかったです。だって、実際にあれを見たわけですし、あれが落ちてくるのを感じたのですから。一回目のときには何も見なかったのに、今回は見てしまったのです」。

胎児が目に見える形で現れることで、真正な胎児とできものとしての胎児との区別が脅かされる仕方を説明することのできる二つ目の例が存在する。この二つ目の例は、胎児の写真が中絶をめぐる論争の中で果たした重要な役割によって与えられた。

一九六五年、スウェーデンの写真家レナート・ニルソンによって撮影されたある写真が、アメリカの雑誌『ライフ』の表紙を飾った。それは、子宮内部の羊膜腔に包まれた妊娠十八週目の胎児の写真だった。この雑誌の出版が画期的だったのは、それが科学技術の偉業の結果だったからだけではない。それは、それまで写真という表象の領域から遠く離れたところにいた存在がそこに到達したことを印づけたからであり、また、——我々がこのあと強調するように——それまでこの存在を多かれ少なかれ無視していた社会秩序の中にそれが数年後徐々に参入していくことになることを予示したからである。そのあと胎児の写真は増殖し、今日では、幅広い層に向けられた新聞や雑誌を調べるだけで膨大な数の胎児の写真を集めることができる。

ここ三〇年に起きた中絶をめぐる紛争の中で、合法化という措置に反対した人びとは、胎児の写真を大いに活用することで、中絶が「まだ生まれていない子どもを殺すこと」であるという主張を支えようとした。彼らは、妊娠期間中の人間の生命を子宮の中で表象するものとしてニルソンの写真（もしくは同様の写真）を用いることで、胎児を称揚しようとしたり、あるいはまた、中絶後に命を落とした胎児の写真を用いることで、多くの場合中絶に反対するデモの中でそれを振りかざすことで、自分たちの抗議を劇的に表現しようとした。胎児と、もし胎児が生きていれば生まれていたであろう乳児との形態学的な類似も用いられた。それは、胎児が間違いなく人間であることを証明し、この人間の生命が国家によって保護されることを要求するためであった。その際、しばしば人権という主題系が参照された。

このような議論に反対し、写真によって引き起こされる可能性のある情動的効果を減らすために、中絶する権利を擁護する運動と近い関係にあった大学教員（社会学者、哲学者、法学者、歴史学者、女性学科所属の者など）、とりわけアメリカの大学教員は、中絶に反対する人びとが用いるレトリックを「脱コード化」し、彼らの使用する写真を「脱構築」しようとした。そうすることで彼らは、――胎児をめぐって展開された論争も一つの要因になって――胎児が最近獲得した存在感や地位を胎児から取り去ろうとした。この企てに関与した大学教員らは、文学や哲学、社会学の領域で実践されていた脱構築から取り入れた概念道具をとりわけ利用した。彼らは、構築主義的な認識論の立場を採用することによって、これらの写真を用いる人びとが後ろ盾にしていた実在論をとりわけ標的にした。彼らは、これらの写真が「実在する」ものではなく人為的につくられたものであり、それゆえイデオロギーを広める道具であることを証明しようとした。彼らはその論拠を次の点に求めた。これらの写真が胎児を子宮から、つまり母親から切り離すことによって胎児を脱文脈化し、母親の存在をこれらの写真から締め出しているという点。[54] これらの写真が技術的なコード化（電子顕微鏡やデジタル画像技術の使用）を受けているという点。あるいはまた、通常ならば隠されているものを人工技術を使って見せることは、実際には人工物をつくり出すことと同じことなのだという点である。ある隠喩がこの批判の中心を占め、常套表現という地位を獲得した。それは、スタンリー・キューブリックの映画『二〇〇一年宇宙の旅』に依拠しながら、子宮に包まれている胎児の写真を、宇宙服に包まれている宇宙飛行士と関連づけることにその本質があった。この隠喩において、胎児は宇宙飛行士が宇宙の中を漂うように羊水の中を漂うのであり、両者とも世界から引き離されているのである。[55]

この三十年は、胎児の社会への参入によって印づけられた。この運動は今日でもなお我々の眼の前で行われており、おそらくそれが完了するのはまだまだ先のことであるが、それは根本的な革新をもたらした。胎児の社会的世界への参入について語ることによって我々が参照している過程とは、社会学が慣例的に論じている過程よりも特殊なものである。社会学では、これこれの現象について「それは『社会的な』ものである」と言ったり、あるいは合言葉を思い出させるように「全ては社会的である」[56]と主張することが慣例となっているが、我々は次のような場合にある存在を社会的なもの（たとえばブルーノ・ラトゥールがこの語を用いる意味でのそれ）、あるいは社会に所属していると言うことにしたい[57]。つまり、人びととこの存在との関係が集合体全体と深く関わるものであると、その集合体（ブルーノ・ラトゥールから見れば人間存在しか含まない集合体）を構成する人間の諸成員、あるいは少なくともその一部が考えている場合である。それゆえ、ある存在が社会に到達するためには、代弁者（porte-parole）が介入すること、集合体を支配するいくつかの審級の中でこの存在が規定され表象されること、そして、この存在が他の諸存在と保っているつながりがどのようなものであり、それが両立可能なものかどうかが調べられることが必要となる。このつながりは、因果関係に応じて（ある存在がいることで、別の存在が危険な状態に置かれる）、連合関係や分類関係に応じて（カテゴリーを全て変えない限り、ある存在を集合体の一員として迎え入れることは、孤語〔他に類を見ない存在〕やさらには怪物をそこに導き入れることと同じことになるだろう）、あるいは、この存在に適用可能な行動規則と、他の諸存在で有効なものと認められている多かれ少なかれ一般的な他の規則との間の論理関係に応じて変わってくる（たとえば、雌鶏も雌牛も同じ動物であるのに、前者は食べられるが後者は食べられない場合、動物というクラスに属するこれら二つの成員を二つの異なるカテゴリー、すなわち食べられるものと食べられないものに分けることを可能にする何かを特定化しなければならない）。この意味で、あらゆる存在が社会的存在だというわけではないのである。たとえ、連想結合によって他の存在と結び合わされることのない存在など一つもないとしてもである。我々は、ある存在が社会的存在となるのは、このような連想結合が活性化するときだけであると言いたい。つまり、これらの存在が他の存在と保っている関係が、それらと関わっている人びとに対して問題を引き起こす可能性があるときだけであると。この意味で、我々は、ある存在が社会生活に到達していることを示す痕跡を、次の場合に見出すことができる。すなわち、その存在が――自分の口を通じてであろうが代弁者を介してであろうが――発言（parole）をする場合、その存在について議論や討論、場合によっては論争が開始される場合、あるいはまた、これこれの存在が、我々が別のところで「事件」(58)と呼んだものの中心に置かれる場合である。このような定義は、もしも――B・ラトゥールが行っているように――集合体、それを構成する諸存在、そしてそれぞれの存在が保っている相互依存のつながりをまさに対象とする全ての介入や議論という意味で「政治的なもの」という語を用いるのであれば、社会的なものを政治的なものと関連づけることになるだろう。

胎児の社会への参入はおそらく、科学技術という仲介物がなければ起こりえなかっただろう。科学技術によって胎児は感覚によって捉えられる存在となり、完全に未知の存在という地位から（それを身ごもっている母親にとってもかなりの程度そうであった）、「見る」ことができて写真に収めることのできる存在、心臓の鼓動を聞いて録音することができる存在、性別や場合によっては病気や障害も知ることのできる存在、子宮内治療の対象となりうる存在、腹部を通じて相互に触れ合うこと（ハプトノミー）のできる存在などといった地位へと移行した（嗅覚は、胎児が完全に未知の存在であり続けている唯一最後の感覚である）。だが、胎児は、その身体的現前が明確になるにつれて生じてきた胎児をめぐる紛争を媒介とすることによっても、社会的存在感を獲得した。というのも、この存在は、このような紛争が生じることで、様々な当事者から異なる規定、さらには矛盾する規定を受けることになったとはいえ、頻繁に言及されるようになったからである。その結果、この紛争の（規定不可能な）対象は、それに関する論争が展開されるにつれて、その厚みを増していったのである。

すでに見たように、このような紛争は、もしも胎児が可視性の領域だけでなく法律の領域でも表象されていなかったならばここまで知られることはおそらくなかったであろう諸問題と、とりわけ結びついている。競合する諸規定に対してある特定の規定を優先させることによってこの紛争を解決する一つの手段として、法律にこの問題を託すということも行われた。だが、結果はむしろその反対であった。法律に組み入れられることで、それぞれの規定が対比されることになり、それによって、実践的行為の流れの中に潜り込んでいるときにはそこまで意識しないでいられる（もっともこれは「自己欺瞞」と非難される可能性が常にある）行動と世界の中にある諸事物の存在論的構築が、いわば「客体化」されることになったのである。なぜなら、規定が異なる時間と場所で行われ、異なる情動や行為と結びつくようになると、規定の文脈依存的な性格が、認知的一貫性の要求に勝る傾向が出てくるからである。認知的一貫性の要求が完全に表明されるのは、諸々の行為や行動、慣用――正当化の平面に移されるときに、これらの一貫性に問題が生じる――がその実践的文脈から切り離され、いわば「抽象的」と形容することのできるようなやり方で対立する場合だけである。「抽象的」とはこの場合、諸々の行為や行動、慣用が事実上、それらが行われた状況を捨象するような仕方で提示されていることを意味する。

社会技術としての構築主義

一方で胎児は目覚ましい台頭を見せ、社会的世界へと到達した。だが他方で、中絶が合法化されたことで、胎児を消し去る必要性が出てきた。これらが同時に生起することで生じた緊張を和らげるために、解決策が探求されることになった。その結果が、脱構築主義と構築主義を交互に実践するというものである。写真を例にして見たように、脱構築主義を利用するねらいは次の点にあった。すなわち、胎児はそれ自体で実在しており、様々な規定から独立した恒常性を備えているという（「本質主義」と批判される）信仰に異議を申し立て、この信仰に代えて、胎児とは純粋に「歴史的」[59]あるいは「社会的」な存在であるという見解を採用するという点である。この見解に従えば、胎児は、それに向けられた意図や投影、定義に完全に依存しており、これらの意図や投影や定義自体も利害や支配の諸形態と結びついている。イアン・ハッキングによって分析された脱構築の多様な事例がそうであったように、胎児を脱構築することのねらいは、無時間的で不変のものと提示されている規範が根本的な変化を受ける可能性があることを示すことにあった[60]。だが、脱構築は相対主義へと至るものであり、批判的調子は帯びるものの、具体的な状況で行為に指針を与えることについてはほとんど役に立たない。それゆえ、この運動は、胎児に関する様々な実践的カテゴリーをつくる方向へと進む構築主義的な運動と交互に入れ替わるのである。これらのカテゴリーはそれぞれ重なり合わないように、あるいは、関連づけられてもこの存在の規定の仕方の良し悪しに関する論争が活発なものとならないように、できるだけ離されている。こうして、真正な胎児とできものとしての胎児とテクノ胎児を区別することによって我々がその特徴を描いた諸存在を支える慣行、すなわち、実践を支えるために不可欠であると同時に、絶えず脅かされる慣行が形成されたのである。[61]

胎児のカテゴリーの構築は次の点を示唆している。それは、ここ三〇年の社会学が構築主義の問題を非常に重視したのはもっともなことではあったが、提起された問題の性質について社会学はかなり思い違いをしていたという点である（この考えは、他の事例でも同じように説得力をもって示唆されるだろう）。というのも、構築主義をめぐる議論は、大半の場合、認識論の問題に社会的事物の存在論の問題を結びつけるような仕方で展開されたからである。だが、法律のケースでとりわけはっきりと見られるように、構築主義とは何よりも、諸存在に異なるカテゴリーを割り当てようとすること以外に解決することのできない矛盾に直面した際に社会が用いる一つの手段である。諸存在は、文脈が変わればそれに対する扱いも変わってくる。それぞれの扱いを正当化しようとすれば、相矛盾する原理が引き合いに出されることになるだろう。それゆえ、諸存在は、それに向けられる規定によって全て包含されなければならない。この場合、述語は、それが付与される主体に対して特権的な位置を占めることになる。ある同一の実体は、両立不可能で多様な文脈の中にいるそれを規定するのに適切だと社会が判断する述語と同じ数だけ分裂するのである。だが、それはまた、この意味で理解される構築主義が実在論とゲームを繰り広げることになるということでもある。というのも、脱構築が行われるときには、規定を純粋に「歴史的」なものとして、すなわち「恣意的」あるいは「志向的」なものとして扱うことを通じて、批判対象の立場を見せかけの実在論として非難することが目指されるのに対して、構築主義の立場から様々な規定が検討されるときには、本質的に異なる実体を実在させ、それを人びとの気分とは無関係に現実の中に設置することが目指されるからである。こうして、構築主義的契機は、最も通俗的な本質主義へと回帰する運動と結びつくのである。

このことに関しては最後に次の点も指摘しておこう。境界確定という構築主義的操作は、常に論争や批判を引き起こす可能性を有している。とはいえ、なぜこの操作はとりわけ我々がここで検討しているケースで問題を生じさせてしまうのかと問うてみることができる。この操作は結局のところ、我々が以前の著作で分析したような操作(62)、すなわち、正義という視点に立って、人びとの様々な地位と結びついている異なる正統性の領域を設置する操作と比較することは全くできないのだろうか。両者の違いを理解することは容易い。市民体という概念に基礎を置く正義感覚のモデルにおいては、ある同一の存在は様々な状況を横断することができる。もしもその中で論争が起きれば、この存在は、様々な可能世界を適切性の基準とする様々な特定化に従って規定されることになるだろう。だが、我々がここで検討しているケースでは、胎児は、もしもできものと規定されれば殺害されることになり、その結果、それが他の地位へと到達する可能性は完全になくなるだろう。したがって、ここでの中心的な問題とは、可逆性の問題なのである。共通の人間性の原理——我々の最も日常的な判断の根底にある正義の形而上学が依拠している原理——と一致し続けるためには、様々な地位に従って行われる規定は、地位の全面的な可逆性と両立可能でなければならない。だからこそ、たとえば次のような考えが常識となっているのである。すなわち、判断を左右するテストはやり直しが可能でなければならないという考え、あるいはまた、ある一定の地位にいる人びとを捕まえて、他の地位へと移動することがもうできなくなるまでにその人たちを疲弊させることは非人道的であるという考えである。だが、できものとして規定される胎児に対して行われる扱いは、この可逆性の要求と根本的に矛盾する。少なくとも個別性への上昇の対象となる存在として捉えられる場合は、できものと規定された胎児が辿る運命は不可逆的である。別の言い方をすれば、この胎児は、第一の人間性、すなわち取り替え可能な存在という状態にとどまることを余儀なくされているのである。別の胎児であればおそらく同じ子宮の中で発育するであろうし、その軌跡の終着点にまで辿り着いて、この世に生まれてくることになるだろう。できものと規定された胎児と同じことにはならないだろう。

構築主義と存在論

脱構築とは本質的に批判的なものであり、それが行われると、比較的不定形な諸可能性の場が切り開かれ、それによって解放（*libération*）という効果がもたらされる。このような脱構築の契機とは異なり、構築主義的契機は、諸可能性が閉じられることと密接に関連している。いくつかのカテゴリーの関連づけは、先験的には可能であるにもかかわらず拒否されるか放棄され、他の関連づけは特別扱いされ、安定化される。このような選別は「恣意的な」ものではない。つまり、確立される区分はいわば、可能なあらゆる「選択」の幅からでたらめに選ばれるわけではないし、それを推進する人びとの利害関心によって完全に決められるわけでもない。反対に、カテゴリーの区分はいくつかの線に沿って行われるのであり、それらの線はすでに言語の中に書き込まれているか[63]、あるいは、一定の文化的複合体の内部にある大多数の世界の諸事物の存在論を基礎づける最も一般的な形而上学的構築物の中に書き込まれている。そのため、全ての構築や分割が同じように起こりうるわけではない。なぜなら、それらはみな共通感覚に等しく受け入れられるわけではないからである。たとえば、「物」と「人間」を分けるような境界を乗り越えること（たとえば、フロアスタンドを自分の「いとこ」だと言うこと）は、我々の社会では非常に難しい（ただし、他の社会ではそうとは限らない）。それはとりわけ、このような区別が無生物と生物（動物（animaux）とは生命をもつもの（animés）である）だけではなく、所有者となることのできる存在と所有物となることのできる存在も分けるからである。ローマ法がある「法的擬制」を通じて奴隷を物のクラスの中に含めることができていたのは、まさにこの意味においてであった。この擬制から利益を得ていたローマ市民は、自分の所有する奴隷があらゆる点で自分と似た人間存在であることを知らないわけではなかったのである。

我々は三つの胎児の区別が現在構築されつつあると考えたが、この区別は、カテゴリー的思考が、日常世界の諸構造に最も深く入り込んでいる存在論──この存在論は、西洋哲学の伝統の中にその最も安定した形態をはっきりと確認することができる──に従属していることを示す格好の例となっている。

できものとしての胎児は、アリストテレスが用いていた意味での偶有性（*accident*）というカテゴリーと関連づけることができる。アリストテレスはこのカテゴリーを、主語との関係が全く必然的なものではない属詞として用いていた。(64) できものとしての胎児は、女性の体に生じた偶然の出来事としてのみ把握される。それは、ある状態の変化が女性の体に不意に生じたことを示す。この状態は、あらゆる志向性から切り離されており、それゆえ意味作用を欠いている。そのため、プロジェクトの論理に基づく意図的行為によって、この状態を可逆的なものにすることができなければならない。できものとしての胎児は、偶然の出来事として捉えられることによって、純粋な偶然性──「偶有性それ自体」と対比される「厳密な意味での偶有性」がもつ偶然性──の領域の中に送り返される。このことは、アリストテレスが属詞に設けた区別と一致している。アリストテレスは、ソクラテスを例に取りながら、属詞を次の二つに区分していた。一つは、ソクラテスが「座っている、あるいは立っている」といったような、「偶有性に固有の属詞」。もう一つは、ソクラテスは思慮深い、幸せだったなどのような、「ソクラテスの本質、すなわちソクラテスの人間性に属するものではないが、それでもやはり『ソクラテスらしさ』と呼ぶことのできるものを特徴づけ」、それゆえある存在の通性原理（quiddité）を定義する傾向をもつ属詞である。[65] できものとしての胎児は実際、属詞の主語となるものの通性原理を定義することに何の貢献もしない。それゆえ、この胎児は、――アリストテレスの定式に従えば――「ほとんど存在しないもの（quasi-non-être）」という地位以外に何の地位ももたず、それを自己性（ipséité）の点から検討することが禁じられる。この意味で、できものとしての胎児は、それ自体で述語付与の対象となることはない。というのも、述語付与が行われれば、これこれの性質が付与されるこの存在が一体何からつくられているのかという問題が、直ちに提起されることになるからである。できものとしての胎児を永続的に確立する方向性が言及されることは、まさにその事実によって避けられさえする――なぜなら、できものとしての胎児を長い期間維持するというまさにその可能性が排除されているからである。したがって、できものとしての胎児に固有名を付与することはもちろん、類別的名称でそれを示すことも避けられる。まさにこのような存在論的無化を不可避的に伴う操作こそが、中絶を行う前にカウンセリングを受けることを希望する女性たちによって時折問題にされるのである。彼女たちは、心理カウンセラーと話をする際、本質主義の響きをもつ語を使って自分の胎内で発育しているものを指示し、自分の「赤ちゃん」もしくは「子ども」について語る。そうすることで、彼女たちはしばしば自分の抱える不安を示す。この感情を鎮めるために、カウンセラーはしばしば女性たちの用いる語の妥当性に疑問を投げかけ、カウンセリングの中心を彼女たちが今置かれている状態、すなわち「妊娠プロジェクト」に戻そうとする。

真正な胎児とテクノ胎児との区別について考えるために、我々はパオロ・ヴィルノが詳述したある区別に依拠したいと思う。ヴィルノは、――アリストテレスが用いたカテゴリーから出発することによって

——現在その姿を現している諸存在の状態、すなわち現実態（*en acte*）と対比される形で決定される諸存在をどのように考えれば良いのかを明らかにしようとした(66)。こうして、ヴィルノによって潜勢態（*potentialité*）と可能態（*puissance*）が区別されることになる。この区別は、ヴィルノが——ソシュールから着想を得ることによって——言語学の領域から借りてきた例を使って説明することができる。現実態に位置するパロールに対して、ヴィルノは一方で潜勢態に属するラングを対置し、他方で可能態の領域に属する話す能力を対置する（pp. 82-83）。現実態は「現在（présence）、すなわち今（maintenant）と一致しており」（p. 81）、それゆえ現実態は「常に時間の中に収まっている」（p. 66）。潜勢態は、現実態のある状態を指示する。それは、現実態から時間性を取り除くわけでは全くないが、現実態を未だ今ざるもの（pas-encore-maintenant）として、すなわち、P・ヴィルノが言うように「ほぼ今（presque-maintenant）」（p. 81）として構築する。それと同時に、現実態と潜勢態との関係は、今と今ざるもの（pas-maintenant）との関係としても描くことができる（「時間の流れにおいて、現実態として存在するものは、潜勢態として存在するものに先行している」、p. 74）。それゆえ、「因果関係」は、「連続する多様な今の関係」（*ibid.*）として定義することができる。だが、潜勢態とは異なり、可能態は「時間の中に収まっていない」。可能態は、「時間の中に一定の場所をもたない」。それゆえ、可能態とは「常に『今ざるもの』（pas-maintenant）」（p. 78）なのである。可能態は、「不確定で、総称的で、不定形なものとして、それゆえ、潜勢的現実態とは根本的に異なるものとして」現れる。なぜなら、可能態とは「部分なき全体だからである」（p. 84）。そうであるからこそ、可能態は「現実化不可能」なのである。それゆえ、現実態が「可能態をくみ尽くすことがないのは、ただ単に現実態が可能態を傷つけることがないからである」（p. 86）。

　この分析に依拠することによって、我々は、真正な胎児が潜在性（*virtualité*）というカテゴリーに含まれるという考えを提案したい。真正な胎児は、プロジェクトの論理に基づいて、想像を介して前方へと投げ出される。こうして真正な胎児は時間の中に組み込まれ、一連の因果関係によって現在と結びつけられる。それゆえ、真正な胎児は、ほぼ今の領域に属するものとして現れる。

真正な胎児とは異なり、我々は、テクノ胎児が可能態というカテゴリーに属すると主張したい。というのも、すでに見たように、テクノ胎児を舞台に載せる言説は、大半の場合、胎児個人の運命ではなく、人類一般の運命と関わるものだからである。ここで問題となっているのは、人間性という可能態、すなわち、それがなければいかなる人間も自らの人間性を実現することができないような、まさに人間となる能力なのである。だが、この可能態は時間の中に収まっておらず、P・ヴィルノが言うようにまさに「現実化不可能」(p. 87) である限りにおいて、この可能態は永続するのである。

テクノ胎児をめぐる議論の根底にある種類の可能態——他ならぬ人間となる能力——を明確にするためにはどうすれば良いだろうか。この可能態の特徴を素描するために、我々はここでもまたP・ヴィルノに従って、G・ヘルダーが築き上げた分析道具を参照することにしよう。ヘルダーは『言語起源論』の中で[67]、人間存在と動物との違いが何によるのかを明らかにしようとした。どのような動物も、ある一定の「生活領域」、すなわち、「生後すぐにそこに入り、生涯そこにとどまって死に至る生活圏」に組み込まれている。それに対して人間は、「ただ一つの仕事しか彼を待ちうけていないような単一の狭い生活圏をもっているのではない (…)。人間の構造と感覚は一つのことだけに集中されていない[68]」。したがって、P・ヴィルノが注の中で強調しているように (p. 87)、人間になる能力が指し示しているのは、人間存在のもつ「確定されることのない性質」なのであり、また、「個人を決定的かつ完全に組み込むことのできる所定の環境が欠如していること」と結びついている「人間存在の絶えざる方向感覚の喪失」なのである。それゆえ、人間に固有の可能態は、不確実性の可能態と定義することができる。
このような不確定による確定という存在論の中に、我々は、テクノ胎児をめぐる批判のほとんどが、技術的アプローチを起点とするものに向かう理由を見出すことができる。この種の批判の大半はまさに、決定論的に作用する諸力の場に人間の胎児を組み込んだり、人間の胎児を強制的定義のネットワークの中に閉じ込めたり、人間の胎児の創造をある種の「研究部」からの指示に従わせる傾向をもつ全てのものに向かうのである。たとえば、いくつもつくられた胚の中から医者が再移植用の胚を選ぶ場合がそうである。このとき選ばれるのは、再移植されて発育したものを母親が産んだときに、母親の期待に沿う子どもとなる可能性が最も高いと判断された胚である。より一般的には、まさにこのような理由から、技術革新に対して今日多くの人びとが不安を抱いているのである。技術革新によって、胎児の地位は、伝統的な体制におけるそれ――完全に未知の存在という地位――から、部分的には前もって知ることのできるそれへと変化した。つまり、胎児は、生まれたあとに現実態を通じて自らの姿を現わすことがなくても、部分的には知ることができるようになったのである。多くの人びとがたとえば出生前診断にためらいを示したり、自分の子どもの性別を知ることとさえ拒否するのは、彼らが技術革新に対してこのような不安を抱いているからなのである。

潜勢態と可能態というカテゴリーが現実態との関連で決定されるのだとすれば、ある疑問が残る。それは、現実態の胎児について言うべきことはないのか、という疑問である。我々は、このカテゴリーがプロジェクトとの関連で定義される取り決めの枠内では空洞のままとなっているという考えを提案するつもりである。なぜなら、その空洞を埋めるためには、子どもをもつプロジェクトとしての胎児と取るに足りないものとしての胎児との対立を乗り越える必要があるからである。確かに、現実態の(en acte)胎児について語ることは、多くの場合問題を引き起こす。なぜなら、すでに指摘したように、胎児はまさに、世界の中に存在していないためにいかなる行為(*action*)も真の意味でそれに帰することができないという事実によって特徴づけられるからである。だが、プロジェクトによる取り決めの枠内では主題化されていないが妊婦の妊娠経験には組み込まれている、ある可能性が残されている。その可能性を引き出すためには、「物としての存在」と「人としての存在」との区別を再び括弧に入れ——次章で見ていくように、この区別は、中絶を正統化することを目的とした大半の構築物を組織している——、肉の経験に関する分析から出発しなければならない(第七章)。肉の経験とは、妊婦とその胎内で大きくなる胎児という、妊娠において分けて考えることのできない二つの存在が経験するものを指す。

第六章　中絶の正当化

非処罰化、合法化、正統化

本章では、中絶の非処罰化に付随して生じた、中絶を合法化し正統化しようとする企てについて検討していく。我々の研究の中心を占めるフランスの事例をなおざりにすることなく、アングロサクソンの道徳哲学、とりわけアメリカのそれを手がかりにしていきたい。というのも、中絶の正統化を目指す論拠が最も熱心に探究されたのは、アメリカにおいてだったからである。その引き金となったのは、中絶に対する激しい反対と、中絶に賛成するフェミニズムの運動——この運動はとりわけ大学の世界で活発に行われた——が、アメリカで同時に生じたことである。

我々は次の三つを明確に分けることにする。一つは、中絶の非処罰化を導いたいくつかの法律の制定。二つ目は、中絶の実践を一つの権利にしようとする試みとして理解される、中絶の合法化。そして最後が、一般的妥当性を要求する諸原理の上にこの権利を確立することを可能にする、中絶の道徳的正統化の探究である。これらの契機はそれぞれ、それに対立する契機を突き動かす推進力となった。その要因となったのが、それぞれの契機に向けられた批判である。批判がもたらす効果はここでは非常に重要であり、一般的な位相に位置する議論の形式へと人びとを上昇させる力学を駆動させるのである。実際、中絶を一つの権利とすることによって、すなわち中絶を現行の法体系にしっかりとつなぎ止めることによって、この実践により強固な基盤を与えようとする取り組みを突き動かしたのは、まさに中絶の非処罰化に向けられた批判であった。だが、権利がそのときまで考慮に入れていなかった事物にまで拡大される場合のように、あるいは、権利が――中絶の事例で見られるように――方向性を根本的に変化させる場合のように、道徳的議論を進展させて、法的実践と日常的な道徳の基礎を成す諸原理との間に一つの接点をつくり上げることが必要になった[1]。日常的な道徳を基礎づける諸原理は、日常生活が平和裏に営まれている場合、明示されることはない。だが、論争が行われ、正当化と批判という動的な過程が続き、その結果一般性への上昇という要求がもたらされる場合、これらの原理は暴露される傾向がある。

法的領域はほぼ完全に自律しているという考えがある。この考えは、内的一貫性という要求に直面している体系として法律が内側から捉えられるときには、いわば自明なこととして認められているように思われる（そうであるがゆえに、この観点はしばしば法学者たちによって擁護されるのである）。だが、このような考えを擁護する諸潮流に抗して、我々は、法律が日常的な道徳に依存しているという点を強調した い[2]。実際、法律は、その外部にある事物に適用されないのであれば存在する理由はない。その限りにおいて、法律は、ある判断――それ以前に下された、もしくは他の領域で下された判断と関連づけられることだけを要求する判断――を下すことによって論争を終わらせる唯一の装置というわけではない。法的判断の正統性は、法的根拠の明確性（*traçabilité*）と呼ぶことができるようなものだけに依存しているわけではない。それは、日常生活者によって絶えず判断されるものでもある。日常生活者が、かくかくしかじかの判断に対して、自分の価値観をもとにして「不公正」であると宣言したり、あるいは「恥ずべきもの」であると宣言することをやめることはない(3)。それゆえ、もしも法律外の言語で下された道徳的判断との関係に全く関心を払わなければ、法律は必ずその力を低下させる危険を冒すことになるのである。法律の力は、合法性をその唯一の源泉としているわけでは全くないのであり、このことはとりわけ法律が批判に直面するときに当てはまる。したがって、合法化とは、習俗のある状態を認めることしかしていないわけではない――合法化がこのように歴史主義的に捉えられると、法的規範は、社会規範のヒエラルキーの頂点に置かれることで称揚されたり（この場合、法律は、統計的現実の中に諸実践をより忠実に反映させればさせるほど、それだけ正統性をある一定の期間獲得するようになる）、純粋に力関係から生じたものと単純化されるようになる（この場合、法的規範は、支配者が自分の権力を強固にするために用いる単なる策略という地位が与えられることになる）。合法化は、諸実践に二つの要求を課すという点で、一つの試練〔テスト〕となる。一つは、現行の法体系との一貫性という要求であり、もう一つは、――論争の中で明らかになる一般的諸原理のような――日常生活の中で下される判断の根底にある一般的諸原理との関連で正当化を行うという要求である。この二重の要求が最もはっきりと認められるのは、性質決定〔規定〕（*qualification*）という作業においてである。性質決定〔規定〕も優れて法的な実践である。というのも、人びとが論争に参加し、係争の中心にある諸々の実体――人間、物、あるいは出来事――をどのような点から捉えたら良いかを直ちに明確にするよう命じられるたびに、性質決定〔規定〕が行われるからである。

中絶を正当化しようとする努力。この実践を一定の条件の下で合法的なものにしようとする努力。この実践を合法化し、それを一つの権利にしようとする努力。この実践を道徳的平面において正統化しようとする努力。これらの努力を検討することによって、胎児のカテゴリー化の諸形態について我々が前章で指摘した内容を深めることができるだろう。実際、「胎児の地位」をめぐる議論、すなわち、様々な状況に置かれる胎児をどのように規定する(qualifier)のが望ましいのかに関して議論が巻き起こったのは、何よりもこの合法化—正統化過程においてだった。この存在が社会空間と政治空間の中で知られていなかった間は、このような議論が生じることはほとんどなかった。また、おそらく、中絶の処罰化によって(すでに見たように、中絶の処罰化は、この存在の質とはほとんど関係のない理由からつくられた)、胎児がそれまで受けていた排除を延長することが可能となっていた間は、このような議論が生じる余地はさらになかった。

中絶の合法化を求める抗議

我々の分析対象の歴史を描く作業は、すでに別のところで行われているため、ここではその詳細に立ち入ることはしない[4]。その代わりに、我々は、中絶が非処罰化された一九六五年から一九七五年までの間に、とりわけ次の二つの問いが提起された点について論じていきたい。一つ目は、なぜこのような刷新がもっと早く行われなかったのかという問いである。この点を説明するために、それまでの法制度を数年間で無効にし、時代にそぐわないものにするような諸実践の変化が起きたと主張することはできない——もしも法制度を圧倒するほど中絶の数が突然驚異的に増大し、政府が全く対応できないような「公衆衛生の破局」が生じていたとしたら、法制度にそのような変化が生じていたかもしれないが。というのも、一九六〇年代まで疫学的な観点からしばしばそのように規定された状況は、中絶の非処罰化に先立つ数年をかなり忠実に描き出すものではあるものの、法制度に目立った効果をもたらすことなく、一世紀近くずっと続いていたからである。一九五〇年代半ばから中絶に罰則が課せられるケースが減少するという例外はあったが、すでに見たように、その数は常に、中絶が実際に行われる数と格段の差があった。言い換えれば、中絶を処罰化する法律には全く効果がないということは、そのときまで、この法律を廃止する十分な論拠とはなっていなかったのである。したがって、我々は当然のことながら次のように問うことができる。この法律に暗黙のうちに与えられていた役割は、本当に中絶をなくすこと、少なくともその数を制限することだったのだろうか、それともむしろ、中絶と結びついた道徳的経験が公的領域に参入することを防ぐことだったのではないか、と。

中絶が「社会の害悪」の一つと考えられることもあったが、だからといって、この「問題」について発言する権威をもつ人びと――道徳家、政治家、医者、人口統計学者、あらゆる種類の専門家など――の公的な位置取りが修正されることとは全くなかった。彼らは、それぞれ別々に扱われる事例において、中絶に憤慨すると同時に、それを容認したり、それとなく支持することさえあった（中絶が支持される理由は、優生学や「貧民」に反対するマルサス主義、非嫡出子が生まれる脅威にさらされている「家族」の擁護、「身を持ち崩した女」に対する同情など、多岐にわたる）。また、彼らは、中絶の禁止を目的とする公式的な措置を強化することを要求しながら、他方でこの措置が何の効果もないことを重々承知していた。しかも、これらの異なる態度で生じる矛盾は、公式的領域と非公式的領域を隔てる境界や、集合的なものと個人的なものとを隔てるそれによって守られているため、表に現れることはない。もし表に現れるようなことがあれば、この矛盾は耐え難いものとなっていただろう。「権威者」たち――たいていの場合、それは当然男性であった――はみな、このような支離滅裂な姿勢が正されてしまったら、不完全ではあるもののそれに代わるものが一つも存在しない取り決めが危機に陥ってしまうかもしれないことを、まるで暗にわかっているかのように振舞っていた。また、とりわけ我々が検討している領域ではっきりと見られたこの首尾一貫しない言動に対する寛容な態度は、「ブルジョワ的欺瞞」という主題の信憑性を高めることに大きく貢献したと考えることもできる。この種の欺瞞の告発は、一世紀以上もの間、「支配的社会秩序」批判の中心を占めることになった。

二つ目の問いは、一九七〇年代半ばに非処罰化へとつながった抗議運動において積極的な役割を果たした活動家たちに、不愉快な思いをさせるかもしれない。というのも、彼らが自らの活動について語る話は、ほとんど正反対のことを主張するものだからである。それは、なぜこれほど重大な政治的急変がこんなに簡単に生じえたのか、という問いである。[5]中絶へのアクセスを阻んでいた要塞は、大多数の西洋諸国と同様に、フランスにおいても数年間で崩壊した。しかも、その際、国家の側から強い反対は生じなかった。たとえば、一九七〇年代初頭に中絶を実践する権利を公然と主張した医者の中で、長期的かつ継続的に罰せられた者はほとんどいなかった。まるで、中絶の実践を違法性の中に閉じ込めたり、この実践が提起する諸問題を払いのけるためにつくられた建物をぐらつかせるには、大勢の人間――「非の打ち所のない」医者や、その名声が認められている女性――によって中絶が公然と引き受けられるだけで十分であるかのように、事態が進行したのである。[6]

このように公然と行われた権利要求がいかなる社会的操作を達成したのかについては、一考の価値がある。その衝撃は、「情報的」次元にあったわけではない。それは、「より多くの人びと」に、それまで隠されていた事実、人びとが知らなかった事実を知らせることにあったわけではないのである。もしそうであれば、その事実が暴露されたときに、轟々たる非難が巻き起こっていただろう。実際、中絶が広く実践されていることを知らない者は誰もいなかったし、それが女性にどのような影響をもたらしているのかについても、誰もが気づいていた。この操作は、自らの力を、まさしくその公的な性格から引き出していた。すなわち、この操作は、集団的議論が巻き起こるよう、各人が個人的に知っていた事実を公共空間に持ち込むことから、それゆえ、人間存在を生むことに大きく関与する取り決めの公式的次元と非公式的次元を分ける境界を侵犯することから、自らの力を引き出していたのである。これに伴い、生殖に関するルール全体が問い直された。おそらく、このルールがそれまで容認されていたのは、——他に代わりがないために必然的なものとして提示されていた——このルールが揺らいでしまうのを見るのが怖いという感情があったからだろう。このルールから直接制約を受けていた女性もまた、それを容認していた。女性は、——ひそかにこっそりと中絶する限りにおいてではあるが——彼女たちの意に反してこのルールの維持に協力していたのである。

フェミニズム運動は、高等教育を終えた女性の数が一九六〇年代に爆発的に増加することによって活発化した。この増加によって、それまで男性が独占していた職業、とりわけ、我々の研究対象に関して言えば、医療職への道が切り開かれることになった。医療職に従事する者は、中絶とその衛生上の帰結を、職業上の、それゆえ集合的な問題と見なした。既存の取り決めが問題視されるようになった背景に、このようなフェミニズム運動の活発化があったことは間違いない。生むことに大きく関与する取り決めの場合、「フェミニズム」がなければ、その公式的次元と非公式的次元を分ける境界が侵犯されることはおそらくなかっただろう。この場合の「フェミニズム」とは、二つの目標の達成を目指す運動として理解される。「フェミニズム」は、「女性の地位」を向上させること、とりわけ、階級間のさらなる平等と社会的公正を追求した労働運動と同じように、ジェンダー間の不平等——市民権における不平等（投票権）、政治参加における不平等（パリテ）、学校教育における不平等（高等教育へのアクセス）、労働における不平等（同一労働同一賃金）など――と闘うことによって、「女性の地位」をより公正なものにすることを目指した。だが、「フェミニズム」はまた、それまで公的領域から排除されていた女性的なものをその中に登場させ、それによって政治的なものの境界線を根本的に変更することも目指していた。女性らしさが政治体制を変化させたことを最も明瞭に表しているのは、中絶の公的領域と法的領域における出現である。中絶は、一つの問題としてだけではなく、とりわけ一つの達成として公的領域に出現した。それと同時に、中絶は、合法化の要求を伴いながら法的領域にも出現した（一世紀前の法的領域は、中絶を犯罪として構築することで、中絶を公的領域から遠く離れたところに追いやることしかしていなかった）。

このような変化を引き起こすきっかけとなったのが、――これが唯一の原因ではないが――生むことがそれまで従っていた取り決めの問題化である。このことがとりわけ当てはまるのは、親族との取り決めと国家との取り決めである。少なくとも、創造主との取り決めがその政治的・社会的力を失っていたフランスにおいてはそうであった。創造主との取り決めが力を失ったのは、カトリックの影響力が最近のことではあるが著しく低下したせいもあるが、それだけではない。それは、何十年も続いていた教会とフランス共和国との激しい対立が、――オリヴィエ・クリスタンが異なる歴史的文脈に依拠してつくり出した表現を用いると[7]――「宗教の平和」で幕を閉じたからでもあった。「宗教の平和」は、政治の領域と宗教の領域との厳密な分割に基づいて打ち立てられた。対立するどの審級も、この分割を再び問題にすることを望まなかったのである。[8]

中絶の合法化が提起した問いの一つは、中絶は――法律がその「発現」とならなければならない

――「公序良俗」に背くものなのか、それとも中絶の非難は「個人の信条」の問題なのかについてであった。それゆえ、法案が可決されたからといって、必ずしも「この法案によって可能になることが承認された」（一九七四年十一月二六日の議会で行われた審議の中で、ジャン・フォワイエが残した発言[9]）わけではなかった。合法化に激しく反対したジャン・フォワイエは、中絶の実践は公序良俗に背くものであり、それゆえ合法化は許されないと考えていた。反対に、中絶の合法化に賛同する代議士は、この実践は、たとえ特定の信仰の名において拒絶されるものではあっても、公序良俗に背くものではなく、それゆえ中絶を受け入れることも、それを拒絶することも、純粋に個人的な問題なのであるという議論を展開した。ジャック＝アントワーヌ・ゴーは、はっきりと次のように述べている。「みなさん、実際、二つの性細胞が出会うとすぐに生物学的過程が始まるという事実は議論の余地のないものではありますが、それだけで人命の存在を論証するのに十分であるかどうかを、一体誰が決められるというのでしょうか？　もしくは、意識のない人命は存在しないという説、つまり、他者との関係に基づく体系という枠組みに組み込まれておらず、いずれにせよ最低限の自律を備えていないような人命は存在しないという説を、どうやったら選ぶことができるというのでしょうか？　おそらく、一つ目の説を支持する人びとは、ローマ法から借りてきた我々の伝統的な法規範を持ち出しています。それは、妊娠したらすぐにその子どもを生まれたものと見なさなければならないと主張するものです。ですが、この点についてでさえ、多くのためらいが存在するのです。というのも、民法典第五六条によれば、妊娠してから一八〇日目以降でなければ、死産児を戸籍係に届け出る必要はないからです。いや、あまりにも多くの不確定要素がこの議論に重くのしかかっているせいで、我々は、法律を変えることに強く反対する人びとが持ち出してくる論拠の中に、信仰や倫理的選択しか見出すことができないのです。確かに、信仰や倫理的選択は尊重に値するものではありますし、この点については重ねて言っておかなければなりません。ですが、それらは必要不可欠なものというわけではありませんし、ましてや全ての人間の信念に押しつけることなどできないでしょう。さらに、法律をこのような信仰に基づいてつくり上げることが認められてしまえば、我々のフランス共和国の起源にまで遡るある原則が侵されることになるでしょう。それは、多元主義を保証する唯一のものであり、それがなくなれば我々の社会は自由を失うことになるでしょう。私がここで言おうとしているのは、国家の政教分離のことです。政教分離国家の役割は、市民の良心を指導することではありません。それは、市民の自由を整え、保証することにあります。それゆえ、中絶について言えば、法律がしなければならないこととは、哲学的あるいは宗教的教義を――それがどのようなものであれ――文字化することではなく、決定する役目を各人の良心に任せることなのです[10]」。

親族との取り決めは、ほとんど消滅したとまでは言わないまでも、その力は衰えた。このことがきっかけとなって、それまでこの取り決めが置かれていた主たる状況から家政的市民体が消失するという、より射程の広い変動が生じた。家政的市民体――我々がこの概念を『正当化の理論』に導入した意味でのそれ――とは、簡単に言えば、親族モデルと結びついた従属形態を支えとする政治的秩序のことである。家政的市民体は、ある種の正義要求を多くの社会状況に拡張することができる。それは、人格的従属関係の連鎖の中でどのような序列的位置を占めるのかによって、その人の偉大さが主として決められるような正義要求である。この種の定式――その絶頂期はアンシャン・レジームの頃であったが、アンシャン・レジームが終わったあとでも、それは多くの状況で長い間存在し続けた――における諸存在間の政治的紐帯は、伝統と血縁の近さを組み合わせた世代的紐帯を一般化したものとして理解される。たとえば「親方」が自分の「信頼」する「弟子」の一人にこれこれの地位を推薦する場合や、あるいは市民的平等という立場から「家父長的」であると批判される企業の諸装置の中で作動しているのが、このような定式である。

リベラリズムが描くような公私の区別を無視する点に主要な特徴の一つがある家政的秩序において、女性は社会の中でも家族の中でもある一定の位置を占めている。だが、その位置は、男性が占める位置に対して序列的に下位であることがほとんどである。それゆえ、女性の地位は、男性に対する人格的従属関係によって印づけられる。男性は、社会の統一が――その規模や機能がどのようなものであれ――外的観察者によって検討の必要があると見なされる全ての場合に、それゆえとりわけ政治的状況において、女性の代理を務める。その結果、この種の秩序において、女性は非公式なものに結びつけられることになる。女性が社会の再生産に対して果たす貢献は、使用人が果たすそれと少し似ている。つまり、それは必要不可欠のものでありながら、同時に人目に触れないもの、言い換えれば、ゴフマンが「舞台裏」と呼ぶものの中に追いやられるものなのである。女性はとりわけ、代理を務める男性の偉大さを支える作業、それから、人前に出すことができず、制度や家族の奥の方に隠される存在――アルコール中毒者、精神病患者、障害児、自殺する若者、「ぼけ」老人、「不道徳」で「結婚相手が見つからない」若い女性、ありとあらゆる点で「無能」で「異常な」若い女性など――を、「慎み深く」「献身的に」世話する作業を通じて、社会の再生産に貢献する。

一九六〇年代の終わり、とりわけ一九七〇年代に、家政的市民体に土台を置く試練〔テスト〕の大半が問い直された。このことを示しているのが、人格的依存関係によって特徴づけられる数多くの状況に向けられた批判であり（この種の批判は、大学や企業でも展開されたが、それだけでなく、とりわけ反精神医学運動がきっかけとなって、家族の中でも展開された)、あるいはまた、年齢と結びついた利益、地元の有力者の集まりに所属することで生まれる利益、家族間で財や特権が譲渡されることで生じる利益などに向けられた批判である。親族のもつ政治的な力、より一般的には、人格的従属関係のあらゆる形態に反対する抵抗運動が十八世紀に開始されたが(フランスではとりわけルソーによって開始された)、家政的世界に向けられた上記の批判は、これらの抵抗運動を拡大させるとともに、それを完成させた。その過程で、この種の批判は、男性支配の暴露を促すと同時に、この暴露を養分にして、より一般的な攻撃を展開した。そこでは、男性支配は、古い社会秩序を特徴づける「家父長的」形式に見られる階層的権力の頂点と考えられた。

このように、親族との取り決めが非難されると同時に、生むことの問題と関わりのない領域においては家政的市民体もあらゆる点で非難された。人びとは、このような非難が国家との取り決めに新たな活力を与えることになると思っていたかもしれない。というのも、すでに見たように、国家との取り決めは、十九世紀に展開された親族に対する批判を拠り所としていたからである。国家との取り決めは、まさに、世界の中にしかるべき位置を占めることになる存在を選別するのに親族という形式にこだわり続ける人びと――「伝統主義者たち」――によって、その実施が妨げられていたのである。だが、国家との取り決めに新たな活力が与えられることは全くなかった。反対に、中絶の合法化の要求は国家に向けられるものであったとはいえ、そのような要求が行われることで、生むことの領域で権力を行使したり、(とりわけ中絶を処罰化することによって)前世紀に行っていたように国の人口の質と量を統制する権利が国家にはあるという主張が問い直されることになった。さらに、家政的世界に対する批判一般についても事情は同じだった点も付け加えることができるだろう。この種の批判は、異議申し立ての公民的道具に主として依拠することによって、主要な社会的選別テストに対して国家が行う統制を補強する方向へと進むかのように見えた。だが、それは、あらゆる階層的、官僚的、あるいは制度的権力に対する批判へと急速に姿を変えていき、最終的に、自由競争における自律や自己実現の擁護へと至った。こうして、プロジェクトによる市民体の形成へと通ずる道が切り開かれることになったのである。

中絶と国家

中絶を自由化することに賛同する積極的な活動が展開された。この活動は、一方で、法律で禁止されているにもかかわらず中絶が実践されているという強烈な現実を公衆に暴露することから、その力を引き出していた。他方で、この活動は、ハンナ・アレントが言う意味での「憐憫の政治」というテーマ群に基づいて、中絶が法律で禁止されることによって生じる苦しみを表象することから、その力を引き出していた——政治的レトリックにおいてこの政治が果たす役割は、十八世紀末にそれが現れてからずっと増大し続けている[11]。中絶の自由化に賛同する活動に対してどのような政治的反応が生じたかは、国家やその生政治の領域における活動の問題と結びつけて考えるとはっきりする。政治的反応は二重の方向性を示した。一つ目は、国家が後退し、人口の量と質を統制するために介入するというプロジェクト——これは、右派だけではなく、とりわけ左派によっても両大戦間に追求されたプロジェクトであった——を断念するという方向へと進むものであった[12]。国家はやすやすと後退したわけではなかったが、そのような断念を促進した要因が——十分な正統性を欠いていたために、その全てがはっきりした形で議論に介在したわけではなかったが——いくつか存在したように思われる。以下、そのうちの三つを提示したい。

一つ目は、国家による生政治に対する信頼が、西洋民主主義国家の中で失墜したことと関わっている。このように信頼が失墜したのは、――ファシズムにせよ共産主義にせよ――独裁国家がそれを実行したこと、とりわけ、ナチ・イデオロギーを支えていた優生学的で人種差別的な科学主義がむごたらしい結果をもたらしたことを原因としている。二つ目は、人口増加論者の関心が薄まったことである。このような関心の低下は、同じ時期に二つの領域で生じた二つの革新と結びつけることができる。一つは労働において生じた革新（産業ロボットが導入されたこと、大量生産の一部が周辺諸国に外部委託されるようになったことなど）、もう一つは軍において生じた革新（軍事研究の著者が言うように、兵器がテクノロジー化し、「肉体の軍隊」が「鉄の軍隊」に置き換わったこと）である。一九七四年十一月二六日から二八日にかけて行われた国会討論で、人口規模に関する問題が、ヴェイユ法案に反対する人びと――彼らは、この法案が人口規模に危険をもたらす可能性があることを示そうとしていた――からも、それに賛同する人びと――彼らは、中絶の合法化と「人口減少」との間に因果関係が存在するのかどうか疑っていた――からも取り上げられた。だが、議論の一般的な調子から窺えるのは、このような関心は、十九世紀最後の三〇年間から二〇世紀前半にかけて展開された人口政策に関する議論においては中心的なものであったが、それ以降はもはや周縁的な役割しか果たさなくなっていったということである。最後に、西洋の様々な国で中絶が合法化された時期は、南半球諸国における人口増加に対して不安が増大した時期でもあった。[13] よく知られているように、発展と人口増加対策とを結びつける信仰[14]は、紛れもなく第二次世界大戦後に一つのドグマという形態を取り、一九六〇年代から国連人口部が具体的施策を推進するようになるきっかけとなった。一九六〇年代末は、黙示録さながらの口調で人口過剰を告発する数多くの書物の登場によって印づけられる。[15] そして、このような恐怖の広がりは、政治的生態学を誕生させる上で重要な役割を果たした。[16] この恐怖に立ち向かうために、欧米主要国は、第三世界諸国への援助を人口に関する欧米主要国の善意として正当化する国際開発機関の政策に同意した。その際、手段は問われなかった（断種の奨励や強制、避妊具や避妊薬の配布、中絶など）。それゆえ、西洋諸国は、貧しい国々に奨励している措置を、——西洋諸国の人口に対して抱いている野心、あるいは「道徳」という名の下で——自国で強く反対することが難しくなったのである。(17)

だが、「国家人口」を構成する人間存在の出生の統制を国家が断念したということ（この断念は、我々が国家との取り決めと呼んだものが衰退した事実を認めるものであった）が、ひとたび既定のことと見なされるようになると、別の傾向が生じ始めた。それは、国家の輪郭を描き直すことによって、国家に固有のいくつかの特権を維持し、国家を守ろうとする傾向である。この傾向は、一九七五年の法案の採択に絶大な影響力を及ぼした。一方で、全く効力をもっておらず、適用もされていない法律でも、それがその根本から攻撃されない間は、国家権力が問い直されることは外見上全くなかったが、法律違反が公然と行われたり要求されても、ほとんど何のお咎めもない場合(18)、それは、法律が「踏みにじられて」おり、「国家の権威が問い直され」ているかもしれないこと、それゆえ、「もはや存続しようのない無秩序で混乱した状況」が引き起こされてしまうかもしれないということを示していた。(19)他方で、無月経週が十二週までなら、希望する女性全員に中絶を事実上許可する法案が可決された——とはいえ、この法案は、かなり限定的なものとして提示された（中絶が非処罰化されるのは、この行為が医療化される場合に限られていた。つまり、中絶をすることができるのは妊娠二ヶ月半の間だけ、医療機関に勤めている医師によって行わなければならない、面談が事前に行われなければならない、七日間の検討期間のあとでなければ中絶できない、などである）。この法案の可決によって、——最も急進的な支持者は完全なる自由化と自由な行使を求めていたが[20]――中絶の実践は国家の庇護の下に置かれることになり、その結果、統制が行われているという体裁は保たれることになった。国家の権威を維持するためには、この統制がたとえどんなに小さなものであっても維持されることが必要だったのである。[21] この主題について自分の考えを表明する人びとの大半は、中絶の合法化に大いに賛成しているときでさえ、中絶が「人間存在」(「人間」、「潜在的人間」、「人間存在の潜在性」)を殺すことなのかどうかという問題についてはきっぱりと意見を述べることにためらいを見せていた。彼らはたいていの場合、この問題は「解決不可能な」ものであり、それゆえ「個人の良心」に属するものであると言明していた。[22] しかしながら、中絶とは、「人間的なもの」と何かしら関係のある存在――それを規定するのがどんなに難しかろうと――に対する一つの暴力であるという事実を、完全に一蹴することはできなかった。たとえ、闇中絶が行われる際に女性に行使される暴力という誰の目から見ても明らかな暴力と中絶が対比されるとしてもである。したがって、中絶の実践を完全に自由にしておくこと(すなわち、法律によって枠づけたり、中絶手術が可能な期間や条件を定めたりしないこと)は、国家にとって難しいことであった。そうしてしまったら、国家は、その絶対的特権の一つを構成するものとしてマックス・ウェーバー以来知られているもの、すなわち正統な暴力の独占権の保持という特権を放棄することになっていただろう。

中絶を非処罰化する法律

一九七五年のヴェイユ法は、厳密に言えば、中絶の合法化を求めるものではなかったし、ましてやその正統化を求めるものでもなかった。それは中絶の非処罰化だけを求めるものであった。一九二〇年と一九二三年の法律は廃止されなかったし、中絶を罰する刑法第三一七条は、試用期間の五年間しか保留されなかった——これは全くもって例外的な措置であった。実際、中絶は、新しい法律が明確に想定しているケースを除けば犯罪のままであったし、「禁止の継続は、依然として基本原理のままであった」[23]。法律の第一条はかなり逆説的な仕方でつくられていると言わなければならない。それは次のように主張されている。「法律は、全ての人間存在の尊重を、その生命の始まりから保証して[24]」おり、それゆえ、「やむをえない場合（en cas de nécessité）や本法によって定義される状況以外に、この原理が侵害されることはありえない」。だが、「自らの状態のせいで苦しい状況に追い込まれている妊婦」は、妊娠中絶を医師に求めることができる。中絶に合法的にアクセスする可能性を切り開くこのような仕方は、いくつかの点で曖昧さを含んでいる。我々はここより前の箇所で、国家が生むことの領域において果たさなければならない役割に関してある曖昧さ——法律に基づいて統制することと、訴訟手続きの枠組みを定義することとの間に存在する曖昧さ——が存在することを強調したが、この曖昧さ以外にも、我々は、法律をとりわけ曖昧なものにしてしまう問題点を二つ指摘することができる。

一つ目は胎児への言及に関わるものであり、おそらくこれが最も重要である。一方で、胎児は、法による承認とほぼ同様のものを、この法案が採択される際に初めて与えられた（なぜなら、国家は、「受胎した時点から人間存在を尊重する」という文言を法案に書き入れたからである）。したがって、ヴェイユ法は、ある意味では、胎児が——こう言って良ければ「裏口を通って」——法律に参入したことを印づけたのである。胎児の法律への参入は、法規範秩序が将来拡大する可能性を切り開いた（我々は、法規範秩序の拡大を、とりわけ二〇年以上経ってから目にすることになる。それは、生命倫理法の採択がきっかけとなって、「胚の地位」に関する議論が行われたときである）。この意味で、我々は、中絶の合法化と法律それ自体をめぐって展開された議論が、それまでほとんど無視されていたこの存在が社会的・政治的世界に参入するのに大きな貢献を果たしたと言うことができる。だが、他方で、法律が殺害を許可していた存在に実体を与えることによって、法律自体が危機に瀕してしまうかもしれないという危険があった。この危険は、法律文書が「立法者」と呼ぶ集合的で虚構的な個人によって無視されていなかったように思われる。すでに指摘したように、中絶という表現の代わりに自由意志に基づく妊娠中絶（IVG）という遠回しの表現が用いられるようになったこと以外に、この点を示す事実が存在する。それは、中絶をするかどうかを妊婦が決められる期間――フランスは他の大半の西洋諸国よりも短い（十週間）――が、ＩＶＧの際に女性が冒す危険によってしか正当化されなかったという事実である――妊娠が初期の段階であればあるほど、その危険は低いと考えられた。この期間は、――妊娠が時間とともに進行するにつれて、胎児の発育は、新生児やとりわけ早産児の発育とますます似通ってくるという形で――胎児の発育状態が考慮に入れられることによって正当化されることはなかった。実際、もしもこのような論証が行われれば、法が黙殺することもできないし――もし黙殺してしまったら、法は一貫性を失い、いわばその根拠を失うことになっていただろう――、明確に承認することもできなかった――もし承認してしまったら、法は正統化の作業に従事することになっていたであろうし、その結果、胎児に関する一つの存在論を提示し、それを議論に付すということをますます行わなければならなくなっていただろう――ある存在が、法の中に明確に侵入することになっていただろう。

曖昧さを生み出す二つ目の原因は、「やむをえない」（nécessité）への言及に関わっている。だが、「やむをえない」という表現は、一方で、中絶の禁止が基本原理であり続けているという事実と、他方で、いくつかの不可抗力の事態ではこの原理を一時停止することができるという可能性を一つにまとめるためには、欠かすことのできないものであった。ここで採用された解決策は、――フランソワ＝アンドレ・イザンベールが的確に示したように――中絶が禁止されていたときに認められていた医療基準を、「精神的苦痛」のケースにまで拡張するというものであった。その基準に従えば、妊娠を継続すると母親の生命に危険が及ぶ場合は、医師は妊娠を中断し、それゆえ胎児を犠牲にすることができた[25]。したがって、この拡張は、身体的リスクを精神的リスクへと拡張することを意味していた。ここには正当防衛という考えへの準拠が暗に含まれていた。この考えは、法制史全般にわたって、少なくとも中世以来暴力を妥当なものとして承認するほとんど唯一の正当化となっている点は指摘しておかなければならない。〔中絶という〕行為は医療化されたが、手術するかどうかの決断は医師に帰属するのではなく、中絶を希望する女性だけに帰属している。したがって、女性は、妊娠が自身に苦痛をもたらしているかどうかを判断できる唯一の存在なのであり、それゆえ、妊娠中絶がやむをえないものなのかどうかを判断できる唯一の存在なのである――法律全体がこの「やむをえなさ」に依拠している。したがって、「苦痛という状況を引き合いに出せば」、出産拒否の理由を正統化することも明示することもなく、「その全ての理由を考慮に入れることができるのである[26]」。

それゆえ、一九七五年の法律は、最小悪の法律という様相をとりわけ明確な形で示している[27]。この法律は中絶を一つの善にしているわけでは全くないし、それと同時に中絶を正統化しているわけでもない。それはただ次の点を認めるだけなのである。つまり、中絶は一つの悪ではあるが、この悪がそれよりもずっと大きな悪が行われるのを妨げる場合、またその限りにおいて、いくつかの状況において実践することができるという点である。それゆえ、最小悪の政治は善の政治と区別されるし、最悪の政治とも区別される[28]。最悪の政治は、悪の限りを尽くそうとする挑発的な素振りを見せることによって悪の容認し難い性格を人びとの目に焼きつけようとしたり、大半の場合暴力によって根本的な変化を引き起こそうとする。最小悪の政治は、こうした振る舞いを拒否する点で、最悪の政治と区別される。最悪の政治は、「全体革命」という幻想がもたらす最悪の誘惑なのである。だが、最小悪の政治は、「どの善もそれに固有の欠点があるものだ」という考えを支持しているという点で、善の政治とも区別される。あるいは現代風に言えば、その帰結主義的性格によって、すなわち原則よりも結果の方を優先させようとする意志によって区別される。それゆえ、最小悪の政治は、「〔物事の善し悪しを〕判別する」「根本原理あるいは最終原理」——明示的で一義的な言表の対象となり、様々な行為を判別し、それらを善と悪に分けることを可能にする原理——との依存関係に身を置くことができない（それが「最小悪の原理」であったとしてもである）。最小悪の政治の枠組みにおいて、諸原理がそれでもなお持ち出される場合、大半の場合曖昧で矛盾に満ちたものとなる。それゆえ、この種の政治と結びついている法律は、一般的な射程をもつ正当化の原理に照らして正統化を行うべしという要求と、微妙な関係を保っているのである。

一九七五年のヴェイユ法と比較すると、二〇〇一年のオブリー法は、法律の構造を根本的に変えることはなかったが（たとえば、「苦痛という状況」という概念への準拠は維持されている）、合法化あるいは少なくとも正常化の方向によりはっきりと進んでいる。中絶が可能な期間の延長に加えて（妊娠十週以内から妊娠十二週以内へと延長）、オブリー法は、中絶前カウンセリングの義務的な性格を取り去っている（未成年は除く）。また、この法律は、未成年の場合は親権の原理が見直されることはなかったが、将来的にこの原理の適用をいくつかの場合除外することを想定している。他方で、オブリー法は、私立病院で実践される自由意志に基づく妊娠中絶（IVG）の割当数に基準を設けることや、宣伝や広告を犯罪と見なすことを禁じている。「妊娠中絶を自らに対して行う手段を女性に提供すること」を罰する刑法第二二三条第十二項は維持されているものの、次の二点は明示されている。一つは、「いかなる場合においても、女性はこの行為の共犯者と見なすことはできない」。もう一つは、「IVGを引き起こすことを目的とする認可医薬品を処方したり供与したりすることと、上述の犯罪を同一視することはできない」。これらは、町医者が処方する薬剤を使って自宅で中絶を実施する条件を保証するためである。最後に、IVGの実践を妨害するという犯罪は、より重罪であると見なされるようになった。オブリー法は、「脅迫や威嚇行為」に「道徳的・心理的圧力」への準拠をつけ加えることによって「混乱」という概念を拡大し（これによって、暴力行為を伴わない反中絶運動でも犯罪と見なすことが場合によっては可能となった）、これまで定められていた刑罰をさらに重たいものにしている。

このような「可能なもの」の政治は、「前もってはっきりと言い表すことのできないいくつかの状況」における「やむをえなさ[29]」を強調するが、この政治には固有の制約が存在する。それは、「好機」や「状況」を常に考慮に入れなければならないという制約である。というのも、たとえ想像の中であっても状況を進展させることによってしか、その状況から生じる結果を考慮に入れることはできないからである。したがって、この政治が実行に移されるためには、ある行為が特異な状況の中で行われるとどのような結果をもたらすのかについて推定することのできる、特別な判断を経由することが必要になる。ある善を表明したりある悪を禁ずる法律（窃盗や殺人を禁ずる法律）は、それが普遍的に適用されることを要求し、自らが許可するものを正統化し、自らが罰するものを脱正統化する。それに対して、最小悪が参照されると、法律の適用は特異なものの領域に制限されることになる。最小悪に準拠するためには、ケース・バイ・ケースで判断を下し、個々の状況で異なる悪を序列化する権威をもつ存在――個人（裁判官）にせよ集合体（「委員会」）にせよ――が必要になる。というのも、ある特殊な状況において「最小悪」と見なされる悪でさえも、悪であることには変わりないため、悪を完全に普遍的なものとして正統化することはできないからである。それゆえ、このような形で法律に依拠するためには、〔法律が〕ケース・バイ・ケースで適用されることに加えて、――人びとによって――特別なものとして行使されること、そうでなければ誰にも知られずに、少なくとも目立たない形で行使されることが必要になる。というのも、ある悪はそれよりもずっと大きな悪を妨げる限りにおいて受け入れられなければならないという判断が、これこれの特殊な状況で下されるとしても、そのような判断がこの悪を一つの善にするわけではないし、それゆえ、完璧で普遍的な正統性をこの悪に保証するわけでもないからである。このような法的枠組みにおいて、許可という行為は、それを下す人びとの判断に依存しており、――その判断を下す資格のある人びとの変化にせよ、これらの人びとが備えている賢慮の感覚の変化にせよ――変化から永続的に守られているわけでは全くないのである。

　ヴェイユ法の諸条項は、中絶を利用するためには、（統計を取ることができるように申告義務が課せられている専門センターで中絶を行われなければならない、妊娠の最初の二ヶ月半以内に行われなければならない、などといった）一定の規則を守るだけでなく、医師と相談したり事前カウンセリングを受けなければならないと定めている。この意味で、ヴェイユ法の諸条項は、最小悪の論理に基づいて作動する法律の特徴を完全に示している。ただし、本質的な違いが一つ存在する。それは、最終的な決定を行うのが医師でも面談の担当者でも合議制に基づく委員会でもなく、中絶を望む女性だけであるという点である。女性は、自分の意志を実現するためには、——認めざるをえない要求であるにもかかわらず——中絶の要求を行わなければならないのである。

この逆説的な構造は、次の二つの結びつきによって特徴づけられる。一つは、国家が後退し、生むことを統制するという要求を断念したこと。もう一つは、にもかかわらず、〔中絶への〕アクセスを個人の選択に応じて開かれたものにしておきながら、中絶の実践を国家の管理下に置くことが要求されていること（たとえば、合法化することで、中絶を統計によって定量可能なものにすること）である。この構造がとりわけ示しているのは、一九七〇年代の十年間でフランスの国家が、左翼に由来するリバタリアニズムの批判と右翼に由来するリベラリズムの圧力が結合した影響を受けながら、いかにして別のタイプの国家に置き換わったのかという点である。フランスの国家はそれまで主に、——ルソー主義的伝統を受け継いだ——公民的要求と、——サン゠シモンの伝統を受け継いだ——産業的要求との妥協を中心にして構築されていた（だが、家政的性質をもつ古い装置が入り込む余地も、少なくとも現実には残していた）。この種の国家が、別の妥協の追求に基づく国家へと置き換わったのである。それは、組織し経営する国家の維持と、——アングロサクソンの国々、とりわけアメリカ合衆国で発展したリベラリズムの諸形態の中でそれまで政治的に表現されていた——個人の自律の要求との妥協である。

一九七五年の法律の政治的特異性は、よく知られているように、右派内閣によって提出され、左派からの支持を得て可決された点にある——左派はほぼ全員一致で議会に賛成票を投じた。当時フランスでは、企業でも、またそれ以上に学生界でも資本主義に対する激しい批判的運動が生じ、社会秩序を基礎づけていたテストの大半が問い直されていた。このような危機的状況を自らの活動によって立て直すという責務を最初に担ったのが、時の大統領ヴァレリー・ジスカール・デスタンであった。ところが、変動を通じた再建というこの活動は、一九六八年五月以降の政府が採用していた方針、とりわけドゴール左派のJ・シャバン＝デルマスとJ・ドロールの影響下にあった政府が採用していた「新しい社会」と呼ばれる方針とは正反対のことを行うことを、その導きの糸としていた。つまり、この活動は、我々が別のところで社会的批判と呼んだものと結びついている要求に応えることを目的としていた施策――戦後に確立された社会民主主義的福祉国家を存続させていた施策――を放棄し、国家主義的であると同時に伝統主義的であったドゴール派が強い嫌悪感とともに放棄した要求に耳を傾けようとしたのである。その要求とは、我々が芸術家的批判という表現を使うことによって記述した潮流から着想を得た要求である。[30] 実際、V・ジスカール・デスタンに近い派閥からの強い影響の下で、社会福祉の領域で国家と組合の合意を追求するということが行われなくなった――合意の追求は、企業における権威構造にも家族における権威構造にも手を加えることとなく危機的状況を解決するために、それまでの政府が実施してきた主要な手段であった。また、自律と解放の要求が強く表明されていた新たな分野で改革を行うことが目指されるようにもなった。これらの要求は、労働の領域でも――自己管理へのいくつかの要求（QCサークル、労働環境の改善、自己組織など）を取り込むことによって――表明されていたし、「習俗」の領域でも、つまり、より具体的に言えば性行為、生むこと、ジェンダー間の関係の領域でも表明されていた。これらの様々な領域において国家の役割が再定義された。このことを示しているのが、国家が、法律を媒介とするにせよ行政的な手段に訴えるにせよ、諸個人に要求される行動規則の内容を明示することを断念したことである。その代わりに国家は、集団が採用しなければならない手続きを、諸個人の自律を実現できるようなものに編成することに専念するようになった。また、国家は、両立不可能な行動が同じ空間の中で出会うことで引き起こされてしまうかもしれない訴訟や緊張の解決を目指すようになった。

ここで我々は、フランスの法律との対照性を際立たせるために、中絶へのアクセスがアメリカでどのようにして合法化されたのかについて、手短に述べる必要がある。それはまた、中絶を正統化することを目的とする主要な論拠が、――このあとすぐに検討するように――アメリカの大学でつくり上げられたからでもある。

中絶に関するフランスの法律とアメリカのそれとの間には、二つの大きな違いが存在することを強調しておきたい。一つ目は――前述の論文の中でフランソワ＝アンドレ・イザンベールが強調しているように[31]――手続き的な違いである。イザンベールは、中絶の非処罰化を導いた過程において重要な役割を果たした二つの出来事を比較することから議論を始めている。アメリカにおけるその出来事とは、一九七〇年のニューヨーク州で起きたアブラモウィッツ対レフコウィッツの裁判を指し[32]、フランスにおけるそれは一九七二年に起きたボビニー裁判を指す[33]。二つの裁判には共通点がある。一つは、両裁判が、処罰化の基準が不当で情け容赦のないものであることが明らかになっていく一連の出来事の一部を成していた点である。処罰化の基準のこのような性格は、人びとの反発を招き[34]、その結果、ある犠牲者が不当に訴えられる個別の訴訟に対して憤慨が起き、それを中心にして人びとが集結した（「事件[35]」の論理を特徴づける構造）。もう一つの共通点は、とりわけ「立派」で「公平な[36]」人物と見なされていた「お偉い方々」にとって、両裁判が、その個別の訴訟を超えて、中絶一般を処罰化することに反対する立場を取る機会となった点である。だが、中絶の処罰化に反対する人びとがこれらの裁判中に行った活動は、様々な形を取った。なぜなら、活動は異なる政治制度の中に組み込まれていたからである。アメリカの反対者は、ニューヨーク州の中絶に関する法律に対して、連邦裁判所で訴訟を起こした。その際彼らは、全てのアメリカ市民に与えられているある憲法上の権利を利用した。それは、アメリカ市民が遵守すべきものとされている法律を、法的審級の前で問題にするという権利である。[37]法律を裁くことを可能にするこのような法的基盤は、フランスには見られない。既存の法制度を問題視し、場合によってはそれを修正するのに必要となる正統性を保持しているのは、フランスにおいては立法府、すなわちF‐A・イザンベールが言うところの政治的審級だけである。同時に、法的基盤が全くないために、法律を問題化するために必要な力を蓄積するためには、道徳的憤りに依拠する人びとの動員、すなわち事件という形態を媒介としなければならないのである。

ニューヨーク州は、一九七〇年七月に中絶に関する法制度を改革し、当該手続きを中断した。その二年後、同様のやり方で最高裁判所[39]に対して二件の上訴が起き、法制度一般に変化が生じた。一九七三年のロー対ウェイド裁判において、最高裁判所は、中絶を犯罪としていたテキサス州法を違憲として無効化し、中絶を憲法上の権利の一つとして合法化した。最高裁判所がこのような決定を下したことで、他の全ての州でこの新たな権利を導入するための法制度の改革が行われるようになった。一見すると、アメリカの法律はフランスの法律ほど制限が厳しくないように見える。というのも、同じように医者との話し合いが要求されてはいても、アメリカでは医者と妊婦との簡単な合意があれば妊娠第1三半期に中絶を行うことができるからであり（それに対してフランスでは十週である）、とりわけ、アメリカでは中絶は憲法上の権利の一つとして合法化されており、単に非処罰化されているだけではないからである。

しかしながら、――イヴ・サントメールが行っているように[40]――最高裁判所が用いた論拠を子細に分析してみると、次のように結論づけることができる。確かにこれらの論拠は（ヴェイユ法のように非処罰化するだけで終わるのではなく）中絶を合法化したけれども、中絶そのものの正統化を導いたわけではなかった。実際、最高裁判所の決定は、――リベラルな伝統が今もなお強く生き続けているような国ではそう予期することができたかもしれないが――ロックの自己所有権という概念に依拠しているわけではなかった。一九七〇年代に再び取り上げられ、リバタリアン、とりわけロバート・ノージック(41)によって展開されたこの概念よりも、最高裁判所はプライバシーという概念を好んだ。

中絶のケースで自己所有権の原理を憲法で承認することには、二つの重大な難点が存在していたように思われる。一つ目の難点は、それまで大いに議論され、禁止されていた実践の中で、もし合法化されれば新たな論争が引き起こされるようなもの――安楽死、臓器売買、麻薬の常用など――に、避妊や断種、自殺と同じように法的基盤を与える可能性を切り開いてしまうことである。また、それだけでなく、保険制度を通じた連帯という名の下で阻止され、さらには禁止されていた他の実践――たばこ中毒、アルコール中毒、シートベルト非着用――の正統性を強化してしまうことである。自己所有権の原理と、自分自身の身体を意のままに用いる自由という原理。これら二つの原理の根底にあるのは、自律への要求という基準である。だが、リベラリズムを正統な教義とする場合であっても、自律への要求には限界がある。というのも、自己の全面的疎外、たとえば自らを奴隷として売るということは否定されているからである。このように自律への要求を問題にすることができることに加えて、制約が人びとに不均衡にのしかかるものであることも指摘しておこう（自由が法律によって全ての市民に原則として与えられるものであるのに対して、平等には「形式的平等」と「実質的平等」との対立が存在する。この対立は、十九世紀において「労働の自由」をめぐる議論の中心議題になっていた(42)）。自律への要求という基準は、個人の自由を集約するという困難な問題も提起する。仮に、国家がリベラリズムの論理に則って、個人の選択、とりわけ性的次元におけるそれに対して中立的な態度を取ることを正当化することがあるとしても――この選択は、孤立した個人（たとえば自慰あるいは猥褻物の私的所持）、あるいは自律していて（すなわち、たいていの場合成人）、それゆえ自由意志による同意を行うことができる（たとえば同性愛的実践）個人しか巻き込まない――、すなわち、個人が自分自身をどのように扱うのか、とりわけ自分の身体をどのように扱うのかについて、国家が介入するのを断念することがあるとしても、国家は、このような選択がそれに同意していない他の人びとに影響を及ぼす場合――酒酔い運転の場合のように直接的に影響を及ぼす場合であっても、あるいは、保険がカバーしている人びとの健康を危険にさらす実践（タバコ中毒、薬物中毒など）の場合のように、（公的なものにせよ民間のものにせよ）保険制度を介して間接的に影響を及ぼす場合であっても――、簡単に撤退することはできないのである。

だが、もしも自己所有権を根拠にして中絶を合法化していれば、もっとずっと大きなリスクが生じていただろう。それは、中絶は女性の身体だけでなく、女性の体内に入り込んでいる別の身体も巻き込むものなのではないかという異議申し立てが、「穏健派の」フェミニストのいくつかの潮流からも提出され、その結果、この身体を規定することが必要になってくるというリスクである。そうなれば、それまであらゆる手段を使って脇に置かれていた胎児の問題が、議論の中心にますます置かれることになっていただろう。私的領域（プライバシー）という概念を強調することによって、最高裁判所は、所有権の問題から、「信教の自由」にならって理解される自由の問題へと、議論を変化させた。すなわち「中絶する権利」が、「結婚、出産、避妊、家族関係あるいは子どもの教育に関する一連の基本的自由[43]」と結びつけられることになったのである。これらの問題は、「個人が人生の中で行いうる最も私的で個人的な選択、個人の尊厳と自律にとって中心的な選択と関わっており、（憲法、とりわけ憲法修正第十四条が保護している）自由の定義の核心を成している。自由の中心にあるもの、それは、生き方、生きる意味、世界、人命の神秘に関するその人固有の考え方を定義する権利である[44]」。

このような法的決定によって中絶が一つの権利となり、それゆえある意味で制度化されたことは、注目に値する。この決定は、国家が中絶の問題について中立性を表明し、中絶の完全に私的な性格を承認したことを主要な論拠としていた。そうであるとはいえ、この実践は法律によって枠づけられたままであった。要するに、——非常に異なる道を辿ったとはいえ、フランスの法律の場合と同じように——国家の後退と国家による統制の要求が結びついたのである。ヴェイユ法の場合と同じように、この要求は、中絶する女性の健康を保護する必要性によって正当化された。実際、胎児を黙殺する必要性を考えれば、女性の健康に準拠する以外に、この問題に国家の関心を再び導入することは不可能だった。というのも、国家の関心は、市民である限りの「患者を全面的に保護する」という問題にあるからである[45]——リベラリズムの伝統において、国家の果たすべき役割が自国民の安全の保障であるということは、疑う余地の全くないことであった。同様の理由は、次の主張を正当化するためにも引き合いに出された——この点もフランスの場合と同様である——。それは、中絶が再び国家の統制下に置かれるようになった期間のあとでも、すなわち妊娠第2三半期でも、国家は自らが望めば中絶を規制することができるという主張である。だが、このときも胎児が参照されることはなく、参照されたのは次の点だけであった。すなわち、妊娠週数が経つほど、——国家が場合によっては当人の意志に反してでも保護しなければならない——女性の健康が中絶によって危険にさらされる可能性がより高まってくるという点である。

中絶の正統化

我々はこれまで、中絶を自由に選択する可能性を切り開いた法律がどのような特徴を有しているのかについて、手短に述べてきた。上述したような特徴を有するがゆえに、この法律は当然のことながら、それを獲得するために闘ってきた人びとに、自分たちの勝利ははかないものであるという印象を与えることになった。最小悪の法律であり例外の法律であるフランスの法律は、向こう五年間を期限として採択されたものであった。この法律は中絶を合法化したわけではなかったし、中絶の処罰化を原則として廃止したわけでもなかった。この法律はただ、中絶の処罰化を見合わせることが許されるやむをえない状況に言及しただけであり、その状況を明示することはなかった。アメリカの法律に関して言えば、確かにそれは中絶を一つの権利としたが、国家がこの問題についての態度を決めることを私生活の尊重という名の下で放棄することを認めるものであった。いずれの場合においても、中絶の合法化を支持する人びととそれに反対する人びととの間で展開された論争の主要な対象――胎児――は、言及されないか、あるいは両義的に扱われた。それゆえ、法律を強固なものにしようという思いから、これまで獲得してきたものを弱める方向へと進む可能性のある全てのものに対して警戒を強め、抵抗を行う積極的な運動が形成されるだけでなく、正統性という基盤を法律に与えることを可能にする論拠が探求されるようになったのは、当然の成り行きだった。この正統化の企てが目指していたのは、中絶を一つの善にすることではなく、善悪の対立に対する中立性を確立することであった。

正統化の作業は、道徳哲学、とりわけアメリカの大学で展開されていたそれに依拠して行われた。この学問は、ヨーロッパよりもアメリカで定着していた。なぜなら、フェミニズム運動も中絶合法化に対する反対運動もアメリカの方がずっと活発に展開され、この問題をめぐって正真正銘の「戦争」が勃発していたからである。[46] 中絶の合法化を標的とする辛辣で時に激しい批判の前では、[47] プライバシーという論拠は不十分に思われていた。この論拠は、「女性の権利」の拡大と統一を図ろうとする努力に対して問題を引き起こしていたので、余計にそのように思われていた。実際、プライバシーという論拠は、ロック以来続くリベラリズムの伝統の中にしっかりと打ち立てられているある境界を拠り所にしている。それは、公共空間——ここで下される決定は国家と関わりをもつ——と私的空間——ここには国家は介入できない——との境界である。この境界を尊重することは通常、基本的自由の尊重を判断する根本基準の一つと見なされている。公共空間と私的空間の分割は、自律的に同意する人間の能力を、契約主義の精神に則って強調するものであり、また、(ジョン・ロックがロバート・フィルマーに抗する形で行ったように)君主の専制政治を家庭内の父親の権威と同一視することによって、それを国家の上に打ち立てようとする家父長的権力論に抗する形で構築されたものである。だが、この分割において、自律しておらず、市民に期待される合理的な判断を下すことができないという理由から、かなりの数の人間存在が公的空間から多かれ少なかれ遠ざけられ、私的領域に閉じ込められた。当然、このことが当てはまるのは子どもである——この点についてはあとで検討する。子どもは、この種の政治的構成体において、潜在的な市民としてしか関与性をもたない。だが、このことは子どもだけではなく、使用人や、ある程度は女性にも当てはまる。加えて、女性に関して言えば、常に同じ論理に従って、政治的に妥当なものとして判断されうるのは公的空間で行われた行為だけであり、家という親密空間の中で行われる「個人的」で「私的」な行為がそのように判断されることはない。だが、女性的なものがそれ自体として政治秩序の中に導入されるためには、公私の対立が乗り越えられることが必要だった。実際、ロールズを批判する際にスーザン・オーキンが論証していたように[48]、もしも女性にとって家が支配と不平等、とりわけジェンダー間の不平等の主要な場所であるならば、正義論は都市国家を定義することで満足してはならず、家の内部、とりわけ寝室に入り込まなければならない。なぜなら、女性が被っている抑圧は何よりも性的な次元、すなわち「親密な」次元に属するからである。セクシャルハラスメントを禁止する法律をつくるために引き合いに出されたのが、この種の立場であった。セクシャルハラスメントとはこの場合、同じ職場の人びとによって職場や職場の外で交わされた「個人的な（en privé）」会話も含まれる。この法律の目的は、「性的な問題を職場の外に置く」ことにあった。というのも、雇用者には「お互いが望んだ関係」までも禁止する権利があったからである。このことは「搾取の一様式」となりうるものであった。リベラリズムの観点から考えると、この法律は、言論の自由や私生活の保護とは正反対のものと見なすことができるものであったし、裁判所に訴えを起こす場合、原告も被告人も私生活の多くの部分をさらけ出さなければならないがゆえに、なおさらそう考えられた。[49]だがとりわけ、法律と司法権が私生活の境界を越えて拡大すると、中絶を合法化する法律を支えていた土台が掘り崩される恐れがあった。というのも、この法律は反対に、すでに見たように、公と私を分ける境界、家の中で行われることと政治空間の中で行われることを分ける境界、一般意志に関わる決定と私生活に関わる決定を分ける境界の重要性を改めて主張することを、自らの土台としていたからである。[50]

だが、法律を脆弱なものにしていたのはおそらく、とりわけそれが胎児とその規定の問題を避けて通っていたからであった。法律に反対する人びとは、事あるごとに胎児の存在を想起させていたが——彼らはたとえば、「その始まりから人間の生命」[51]を保護する新たな修正案がアメリカで採択されることを要求していた——、彼らの攻撃にさらされることで、胎児は絶えず議論の対象となっていた。その結果、中絶の犠牲となる存在の性質を考慮に入れながら中絶を正当化することのできる論拠がつくりあげる動きにつながった。

したがって、中絶を認可する法律を強固なものにしようとする企ては、人口統計学（「中絶の自由化が人口減少を引き起こすことはない」）や社会衛生学（闇中絶が「公衆衛生にもたらす害」と闘う必要性）

の領域から、権利の問題を中心とする道徳的・法的文脈において胎児を規定する領域へと移動した。実際、この論争はすぐにリベラリズムの枠組みに組み込まれることになり、妊婦が――私人として、そして国家に対する市民として――自らの妊娠を中断する権利が強調されるようになった。ひとたび胎児が議論の俎上に再び載せられるようになると、胎児も権利を有しているのかどうか、この権利が胎児を宿している女性の権利と対立しうるものなのかどうかが主要な問題となった。だが、リベラリズムの枠組みは、上述した理由――公的で政治的な空間と、私的な関係あるいは親密な関係が営まれる空間を分ける境界がそこで果たす役割と本質的に結びついている理由――から、この問題を受け入れる準備ができていなかった。この点を示しているのが、――胎児の事例と比べればずっと問題が少ないが――子どもやとりわけ乳幼児の権利に関する論争である[52]。権利へのアクセスは、理性を自律的に使用できているかどうかという点と結びついていたため、子どもはこの枠組みにおいては市民となる候補（« citizens in waiting »）としてしか政治的に規定されることがなかったし、乳幼児についてはなおさらそうであった。国家は、市民となる潜勢力を考慮に入れること以外に子どもや乳幼児に対して何の義務も負っていなかった[53]。厳密に法的な観点から見て、胎児が既存の枠組みの中で固有の権利を保持していないこと（あるいは、「憲法上の人」[54]ではないこと）を示すことは簡単なことだった。だからこそ、胎児が「道徳的観点から見て権利が問われるような生き物」[55]であるかどうかという問題に議論が移行したように思われる。

　妊婦の権利と胎児が潜在的に所有している権利は対立しうるものなのかどうかを主題とする議論は、まさに人（*personne*）という用語をめぐって大部分展開された。ここでの主要な問題は、よく知られているように、胎児が「人」であるかどうかをどのようにして決めることができるのか、という点についてであった。だが、中絶への自由なアクセスに賛同する人にも反対する人にも使われていたこの用語は、それが用いられる理論的枠組みに応じて、その意味合いがかなり変化しうるものであった。たとえば、この用語が中絶に反対するキリスト教徒によって展開される論証の中心を占めるようになったのはかなり驚くべきことであったが、キリスト教的伝統において人という概念は、(「生物」、「人間存在」、「被造物」について語られることはあっても)胎児についての言及が教父学の中にないため、[56] 三位一体の人(位格)に関する省察ととりわけ結びついている。すなわち、この場合、人という概念は、リベラリズムの理論が示す方向とは異なる方向へと向かうことになる。リベラリズムの理論においてこの概念は自律という観念の方へと向かうのに対して、キリスト教(とりわけ聖アウグスティヌス)はそれを、ある同一の実体における関係や自存(あるいは聖トマスにおける自存するものとしての関係)[57]へと向けるのである。だが、胎児に関する論争(あるいは、標準的なラベルを用いれば、「胚の地位」に関する論争)において、人という概念をリベラリズムの意味で解する方が優勢であったように思われる——リベラリズムの意味で人という概念を明確に採用したのは、この概念の道徳的意味と法的意味との関係が曖昧である点に乗じて、胎児が人ではないことを示すためにこの概念を使おうとした人びとであった。その結果、この論争に参加する全ての人びと、それゆえ、胎児が「人」であることをキリスト教の教義に基づいて証明しようとしていた人びとにまで、リベラリズムの意味で解釈された人という概念が押しつけられるようになった。自律している、あるいは反省するといった述語が人という概念と多少とも明確に結びつけられることによって、次の二つの問題の間を絶えず往復するという運動が生まれた。一つは胎児が「人」なのかどうかという問題、もう一つは胎児が権利——この権利はそれ自体、自律した行為主体となる能力によって定義される——、とりわけ生命権を有しているのかどうかという問題である。[58]

　胎児の問題を棚上げにすることはせず、この存在を「生命権」の保持者としないように規定することによって中絶を正統化しようとする議論が、主にアングロサクソンの道徳哲学の枠組みの中で展開された。その主なものをこれからより詳細に検討していきたいと思う。この種の論証を行うためには、胎児の存在論の問題に取り組むことが必要となる。かなり古典的なやり方ではあるが、これらの哲学的理論体系は、実体としての胎児を強調するのか、それとも関係性、とりわけ母親との関係性を基準にして胎児を定義しようとするのかに応じて区別することができる。

オール・オア・ナッシングのジレンマ

実体という観点からアプローチすると、胎児とは一体どのような存在なのかという問いは、中絶をめぐる議論においては何よりもまず、オール・オア・ナッシングという形で提起される。実際、中絶の合法化を正統化しようとする努力は、反対の立場を主張する人びとが主に展開していた次のような論証と真っ向からぶつかった。それは、成人は（「人権」という）権利を保持しているという点から出発し、逆向き推論（*backwards induction*）を使って、もしも成人がこのような権利をもつのであれば、子どももそれを保持していることになり、その結果新生児や胎児についても同じことが言えることになると徐々に考えていくというものである。母親の胎内に隠れている存在者、生まれる存在者、ひとたび生まれると大きくなることが運命づけられている赤ん坊として現れる存在者、この存在者がそうなるところの大人、これらはみな道徳的な観点から見れば同一の存在であり、それゆえ一方に支払われるべきもの――何よりもまず生命権――は、他方にも支払われるべきなのである。このように、発達過程で変容を被っても持続するという存在の特性に注意が向けられた結果、この立場の敵対者はしばしばそれを本質主義だと形容した。時間とともに変化する外観の下にはある同一の本質が維持されており、この本質は、それに付与することができる述語が増大し、世界の中でその存在が明確になるにつれて、その姿を現すようになるというわけである。

これと正反対の立場は、母親という実体の中に胎児を薄めることによって、胎児に対していかなる固有の実体も認めないというものだった。このとき胎児は、それが母親の一部である限りにおいて、そして胎児がこの身体に属している限りにおいて、単なる母親の臓器の一つと見なされる。

この種の論拠に従うと、胎児が母親の身体から離れる瞬間、すなわち出産の瞬間が非常に重要になってくる。この瞬間は、存在論という点で根本的な変化を生じさせる出来事と見なされる。膣を通過することによって、母親の臓器の一つは、権利を保持する完全な人間存在へと変わるというわけである。だが、この論証はその力を失いつつあることを指摘しておかなければならない。その原因は、――前章で言及したような――胎児と出産の条件に関する知識に影響を及ぼした、技術と社会の両方の面で生じた変化である。すなわち、主として経験的な理由から上記の論証は弱まっているのである。医師がとりわけ医療映像技術を用いて妊娠を継続的に検査すること。医師が最善だと判断した場合に分娩を誘発することができること――これは今ではごく頻繁に行われている。生育力があると合理的に判断された胎児を「月足らず」で生む段階を経る前に、妊娠をいわば母親の胎内で続けるのではなく、ある技術的環境の中で続けることなど。これら全てのことは、存在論的標識としての出産の価値を減じる効果をもった。

オール・オア・ナッシングのジレンマから抜け出すために、中絶の正統化を目指す他の理論体系は、生命権を割り当てることができない存在とこの権利を保持することができる存在――とりわけ胎児同士――を区別することを可能にする実質的な基準に関する研究に依拠した。この種の理論体系の中で最も厳密な議論を展開している一人がマイケル・トゥーリーであり、彼の仕事をこれから検討していくことにしよう。

彼の仕事が中絶をめぐる論争に与えた影響力は、決して無視することはできない。

「ヒト」対「人」

オール・オア・ナッシングのジレンマから抜け出す方法ですぐに思い浮かぶのは、発育途中の存在としての胎児を強調し、胎児はある一定の発育段階までは生命権をもたないが、その段階以降はこの権利を獲得すると考えるというものである。だが、このような推論の仕方——これはしばしば医者によって自然と用いられているものであるが（「それはまだ何ものでもありません」）、すでに見たように、中絶を合法的なものにする法律によって注意深く避けられていた——も、いくつかの理論的困難に直面する。この場合に問題となるのは、発達のどの段階で胎児は移行試験に首尾よく合格して、より高いクラスに到達することができるようになるのかを決める点についてである。別の表現で言えば、胎児の規定の変化を基礎づけることができる試練〔テスト〕を、どのようにして決定できるのかという問題である。この困難の源となっているもの、少なくともその大部分は、中絶をめぐる論争がもつまさにその力学である。実際、この困難は、妊娠の経過を区切る主要な時期の適合性が、この論争の中で疑問視されたことを主な原因としている。このような疑いの目は、自由化に反対する人びとからも（彼らは、これこれの段階の前でも胎児がすでに「人」であったことを示そうとした）、またそれに賛同する人びとからも（彼らは、配偶子が出会う原初的瞬間と人への転換点を引き離すことによって、優位に立とうとした）投げかけられた。その疑いの目の厳しさゆえに、どの立場ももはや説得力をもつことはなく、胎児の地位の変化に関して——明示的にせよ少なくとも暗示的にせよ——合意をつくりだすことのできるフォーカル・ポイント(59)が形成されることはなかった。

マイケル・トゥーリー[60]は、しばしば引き合いに出されるフォーカル・ポイントのどれもが「道徳的価値」を有しておらず、それゆえ——器官形成期（胎児がヒトの形を取るようになる時期）にせよ、胎動期（子宮内で胎児が動いていることを知覚できる時期）にせよ、生育可能期（胎児が子宮の外でも生存できる時期）にせよ、そして最後の出産期にせよ——胎児期を明確に二つに分ける境界を確立する手助けになりえていない点を認める。彼はまさにこのような状況を、我々がすでに言及したいくつかの論拠を用いながら批判した。

マイケル・トゥーリーの戦略は、生命権を保持する存在とそうでない存在とを区別することを可能にする試練〔テスト〕を、別の観点から決定することにあった。胎児を母親の臓器の一つとする議論とは反対に、トゥーリーは次の三点を認める。すなわち、中絶によってある特殊な存在が排出されること、この存在は排出される以前は一つの生物であること、この存在は疑いの余地なくヒト（être humain）であることの三点である。ここまでの彼の推論は中絶反対派のそれに近い。だが、彼は「絶対主義者」と言って中絶反対派を非難する。というのも、彼にとってこの立場は、人間種に属しているというただそれだけで全ての存在は生命権を保持しているという前提を置いているからである[61]。彼は反対に、生命権が保証されていない「ヒト」と、生命権をもっていると主張することが正統なこととされる「人」（人間種に属していると は限らない）を対置する論証を打ち立てようとする。この対置を確立するために、彼は、ある存在が「人」と規定されうるために所有していなければならない特性を定義しようとする。あるいはこう言って良ければ、この地位を志望するある存在が受けなければならない試練〔テスト〕の種類を決めようとする。M・トゥーリーは、形態学的な特性を棄却し（胎児の身体と赤ん坊の身体は、程度の差はあれ形態学的にかなり近い）、心の哲学に照らして適合的であると彼が述べる諸々の認知的試練〔テスト〕を強調する。

とりわけ重要だと判断された試練〔テスト〕は、序列化された次の二種類のそれである。一つ目は、喜びや苦しみを感じる能力と関係している。(62) よりランクの高い二つ目の試練〔テスト〕は、「自己意識」という能力と関係している。M・トゥーリーはこの用語を、時間を超えて持続する存在として自己を参照し続ける能力という意味で用いている。この能力はとりわけ、計画を立てる能力、あるいは欲求を介して顕現する持続的関心をもつ主体となる能力という形を取って現れる（リベラリズムの理論において関心への準拠は、権利を確定する上で決定的な役割を果たしている）(63)。生理学や実験心理学のデータに依拠しながら、著者は、妊娠二ヶ月以前の胎児はこれらの能力を一つももっていないが、妊娠三ヶ月で感覚を獲得するようになると考える。だが、（様々な中絶の技術の中で一番痛みを伴わないものを選ぶことによって）この特性を考慮に入れることは望ましいことであるにしても、この特性だけでは生命権を保証するのに十分ではない。生命権が与えられるのは、反対に、問題となっている存在が持続的自己の基準を満たす場合でなければならない。その場合にこの存在を「人」と言うことができるのである。この地位が付与される可能性があるのは、第一に、適切な認知的特性を有するヒトである。だが、著者は、この地位はおそらくいくつかの動物にも、さらには、限りなく遠い将来にはいくつかのコンピューターにも付与されるようになるだろうと示唆している。(64) 反対に、胎児も（生後十週あるいは十二週までの）(65) 新生児も、時間を超えて持続する自己という試練〔テスト〕をくぐり抜けることができないがゆえに、中絶も、生後二、三ヶ月で行われる嬰児殺しも、道徳的問題を提起することはない(66)。

議論のこの段階になると、マイケル・トゥーリーは、ヒトの発達とその道徳との関連性に関する問題を再び取り上げざるをえなくなる。そこで彼が取りかかったのは、彼が「潜在性原則」と呼ぶものの批判である。「潜在性原則」とは、ある固有内在的な過程に従って時間とともに進化することができる存在は、ひとたびその進化が完了すれば自分のものになるであろう特性を考慮に入れることによって、今は取り扱われなければならないという信仰を指す。ここで問題となるのが進化概念である。(67) この概念は、変化を強調すると同時に、(互いに独立した諸存在から成る不特定の一群に影響を与える偶然の出来事とは異なり)秩序立った変化を被る存在の恒常性を前提とする。進化概念に従えば、この存在の性質は、それに影響を与える変化の方向性によって決まることになる。M・トゥーリーは一方で、胎児とは「ヒト」であり、胎児が被っている進化はそれを「人」へと変える方向性をもつものである点を否定しない。他方で彼は、この事実が道徳と全く関連がなく、それゆえ胎児を保護するか殺すかという決定に影響を及ぼすものであってはならないという点を証明しようとする。彼にとってこの事実は、広く共有されている信仰、すなわち、中絶は妊娠初期に行われるよりも、それよりあとに――すなわち胎児が高いレベルの進化に到達したときに――行われる方が問題を生じさせるという信仰を正当化するために用いられるものであってはならないのである。(68) この目的を達成するために、彼は、主観的と客観的と形容することができる二つの論拠を用いる。主観的論拠は、(権利を支えるものとしての)関心というテーマを再び取り上げて、「胎児は存在し続けることに関心をもっている」と言うことができるのかという問題を提起する。この問題に対して、M・トゥーリーは次のように答える。存在することへの欲求は、成人の中に見られる存在することへの関心を支えるものだが、この欲求を胎児に移すことはできない。というのも、胎児は意識状態にある主体ではないからである。客観的論拠は、「対称性原則」(何か悪いことをすることと、その悪い何かが起きないようにする手立てを何も講じないことは、道徳的に等価である――この原理はそれ自体多くの議論の対象になった)と、ある「思考実験」を組み合わせる。それは、子猫と奇跡の薬の話である。一人の科学者がある薬を発見する。それは、子猫に注射されれば、その進化の過程で意志決定能力を発達させることができる薬であり、これによって子猫は人の地位を獲得することができる。M・トゥーリーは、この科学者は子猫にこの薬を投与せず、ただちに溺死させる権利をもっているのかと問う。彼はイエスと答え、この結論を胎児のケースに移し替える。つまり、もしも（奇跡の薬を投与しないことによって）子猫を人にせず、溺死させることが悪いことでないならば、もし生かしておけば人になっていたであろう胎児を殺害することも悪くないというわけである。

彼の著作の結論部でM・トゥーリーはいくつかの実践的考察を展開している。M・トゥーリーによれば、彼の目標は、中絶と嬰児殺しの道徳的性格を証明するための確固とした一連の論拠を提供することにあった。そうすることで彼は、「実践的観点から見て非常に重要な」ものであるこうしたジレンマ（たとえば新生児が障害をもっていれば中絶しなければならないのか、その子を殺さなければならないのか）[69]に直面しなければならない人びとを支えようとした。彼は、公開討論会で通常検討されるレベルよりも根本的なレベルでこれらの問題を扱うことができたと自負している。また彼は、人びとが「哲学者が考えるように」これらの問題について熟考することができるようになれば、中絶や嬰児殺しについて一つのコンセンサスに到達することができるようになると考えている。M・トゥーリーは嬰児殺しの正統性の問題を根本的なものと見なしている。というのも、彼は、中絶に賛成のコンセンサスが打ち立てられるためには、これらの問題が前もって解決されていなければならないと考えているからである。

我々がマイケル・トゥーリーの研究を一例にしながら取り上げてきた議論は、二つの系統をもつ。一つは論理実証主義、もう一つは功利主義である。

論理実証主義の著者たちは、(「思考実験」を支えるものとして逸話に訴えるといった) 議論のレトリカルな性格を排除するとともに、「形而上学的存在」と彼らが考えるものを参照しないようにするという態度をとりわけ保持している。「形而上学的存在」とは、今ここで実施される実験的試験の対象とはなりえないものと彼らが考える実体を指す。そしてこのカテゴリーが包含しているのは、超自然的存在 (神や天使など) や集合的存在 (人民、社会階級など) だけではない。それは、「形而上学的」性質を帯びている存在も含まれる。これらの著者たちによれば、状態や特性の変化を受けても残り続けるものによってある存在が規定される際、その存在は「形而上学的」性質を帯びているとされる。というのも、この場合その存在は、「本質」のようにその中に維持されている何かはっきりしないものと結びつけられる傾向があるからである。

功利主義の系統は、人間の生命そのものにある特定の地位を付与することへの拒否、人間の生命をそれ自体「神聖な」ものと見なすことへの拒否、したがって、それが何であれ人間存在の生命を保護するためにあらゆる手段が講じられるべきだと考えることへの拒否に明確に現れている。功利主義者は、このような立場はある形而上学的偏見に由来すると考えている (人間性という概念は、それ自体形而上学的な性質をもつものとされる)。彼らによれば、この種の偏見は経験的に確かめることができず、実定道徳の枠内で基礎づけることができない。それゆえ、功利主義者は、経験的世界に住みついている様々な存在に対して我々が負っている異なる道徳的義務を、より正確に定義しようとする。彼らはこのことを、これらの存在がもつ相対的価値の計算と道徳的義務を結びつけることによって達成しようとする。この計算は、全体論的観点を採用することによって実行される場合もあれば——この場合、ある存在の価値は、全体の幸福の最大化という要求との関係の中に、それゆえ集合的利益との関係の中に置かれることになる——、反対に個人主義的観点を採用することによって実行される場合もある[70]——この場合、ある存在の生命が「本当に生きるに値するのか」を判断するための基準は、その生命を「クオリティ・オブ・ライフのレベル」と関連づけることによって、それゆえ個人の利益との関係で打ち立てられることになる[71]。あるいはまた、この計算は、これら二つの観点の間を絶えず往復しながら、ある存在がもつ苦しむ能力（感覚能力）に基づく要求とその社会的有用性に基づく要求のバランスをとろうとすることによって行われる場合もある。功利主義的アプローチの目標の一つは、このような計算に強固な基礎を与えることにある。この目標を達成するために、功利主義的アプローチは、経験的に与えられている全ての存在を同等なものとすることができる一般的な原理を確立しようとする。そうすることでこのアプローチは、これらの存在を、我々がそれらに対して負っている道徳的義務という点から（とりわけ、その生命を尊重する義務、あるいは尊重しない義務という点から）比較し、序列化できるようにしようとする。

このような精神の下で行われた研究で興味深いのがメアリ・アン・ウォレンのそれである[72]。彼女は、一般的妥当性をもつ諸々の原理に依拠することによって、このような基準を明確に定義しようとした。また、彼女は、社会的有用性という点だけで評価するのではなく、生態全体に属する全ての存在の「道徳的地位」を定めることのできるような計算道具を提示しようとした。著者によれば、このアプローチは、「安楽死」、「中絶」、「栄養をとるために他の動物を用いる権利」、「生物医学研究」といった問題についての実践的な決定を方向づけることができるものでなければならない。M・A・ウォレンは、常識＝共通感覚から出発することによって「道徳的地位」という概念を精緻化することができると考えている（たとえば彼女によれば、石を砕いて悪いことをしていると我々が考えることは、例外的な状況を除けば普通ない）。明確な答えが存在せず、論争を引き起こす可能性のあるケースが数多く存在するが、功利主義的計算は、このようなケースに明快な答えを用意し、それゆえ紛争を巻き起こさないようにすることの手助けとなりうる。著者によれば、「ポストモダンの時代」は、「人間という実体と同様に非人間という実体の道徳的地位をめぐる議論の激しさ」によって「特徴づけられる」（M・A・ウォレンはその例として、中絶をめぐる論争と動物の権利を求める運動を挙げている）。それゆえ、我々は今かつてないほど、「大半の人びとが理解し、受け入れることができる」ように定義された「共有された基準」を土台とする、明確な「道徳的地位」の概念を必要としている。それはとりわけ、「他の動物」に比して人口が増大しているから、また、地球生態系を脅かしているこの人口の利用する技術的手段が、ますます強力なものとなっているからである。

M・A・ウォレンは（現代の功利主義者の大半とともに）、次のように仮定する。もしも全ての存在がある道徳的地位をもつことが可能であり、その地位がとりわけ苦しむ能力に応じて多少とも上昇するのならば、道徳的ヒエラルキーの頂点を占める存在、あるいは彼女が言うところの「完全な道徳的地位」（« full moral status »）をもつ存在がいるはずだと。その存在とは人である。人はまた、その道徳的地位という点で「平等」であると定義される。人がもつ完全な道徳的地位は、それを苦しませてはならない（あるいはできるだけ苦しませてはならない）という道徳的義務に、その生命を尊重しなければならないという義務が付け加わっている点にその本質がある。だが、人とは一体誰のことなのだろうか。形而上学的立場が放棄されているため、人を人間存在と同一視することは禁じられる。人はそれゆえ、苦しみを体験する存在の一つの下位概念として定義され、「合理性」や「自己意識」といった「高度な意志決定能力」によって特徴づけられることになる。M・A・ウォレンが指摘しているように、人の地位に対応する道徳的地位をもつためには、どのような能力を所有する必要があるのかについては、（信条や欲求をもつ能力から、道徳的判断を下すために必要となるより複雑な能力まで）現在様々な議論が展開されている。それゆえ著者は、様々な存在（牡蠣、ミミズ、乳幼児、障害者、胎児、大型類人猿、胚など）に順位をつけることで、その道徳的地位と、それゆえ我々がその生命を尊重しなければならない度合いを正確に定義することを可能にする、より正確な基準を構築することを試みる。この企てを成功させるために、著者は、「複雑な道徳的問題」をより適切な形で扱うことを可能にする「多基準的アプローチ」と呼ばれるものを展開する。こうしてM・A・ウォレンは、どのような存在であれその道徳的地位を定義する際に重要なものとなりうる七つの基準を特定する。これらの基準は、固有内在的特性と関係的特性を組み合わせる（たとえば、「エコロジー原則」と呼ばれる五つ目の基準がある。この基準に従えば、ある存在は、生態系の中で重要な役割を果たしているという理由から、固有内在的特性に基づいて要求していれば割り当てられていたであろう道徳的地位よりも高い地位をもちうる）。このような基準に基づいて定義された道徳的地位に応じて多様な存在の順位をつけることができるという考えを提示するために、著者は、メアリー・ミジリー(73)から次のリストを取り入れる。「死者、子孫、子ども、老人、一時的狂人、永続的狂人、障害者（植物人間も含む）、人間および他の胚、苦しみを感じる（感覚能力のある）動物、苦しみを感じない（感覚能力のない）動物、植物、芸術作品を含む人工物、無生物だが構造化されているもの――結晶、川、岩など――、家族や種を含むあらゆる種類の非選択集団、生態系、景観、巣穴、都市、田舎、生物圏」。

　多基準的計算の体系を中絶の問題に適用することで、M・A・ウォレンは、M・トゥーリーの立場をあまりに単純過ぎると批判することが可能となる。なぜなら、トゥーリーの立場は胎児の認知的特性しか考慮に入れておらず、(胎児は母親の胎内という生態系の中に位置づけられているといったような) 関係的特性を見ていないからであり、また、胎児を宿している女性の道徳的地位を介入させないからである。それだけでなく、M・A・ウォレンは、個人的有用性の計算から全体的有用性の計算へと移ることで、M・トゥーリー (と彼が唯一採用している「人であること (personhood)」という基準) を次のようにも批判している。M・トゥーリーは、将来世代が生きるに値する生活を送るために必要とするであろう資源を枯渇させないためには、どの程度の人口規模が維持されなければならないかという問題を無視している、と[74]。

M・A・ウォレンが我々に開放した計算方法を用いると、胎児について何を語ることができるだろうか。(a) 胎児は「道徳的行為主体」ではないため、完全な道徳的地位 (« full moral status ») を享受することはできない。(b) もしも胎児を早い段階で殺害することができれば、殺害された胎児を「苦しみを感じる存在」と見なすことはできなくなる。それゆえ中絶は「虐待反対原則」に違反しない。(c) 胎児は生きており、それゆえ生命が尊重される権利 (確たる理由がなく殺害されない権利) を有してはいる。だが、胎児の場合、「相互尊重原則」(第七原則) は制限される。なぜなら、「道徳的判断を下すことができる行為主体は権利をもつという原則」(第三原則) に従って女性が享受している道徳的権利を、胎児は享受していないからである。その結果、「胎児の固有内在的特性からは、胎児に高い道徳的地位を付与することができるという前提は導き出されない[75]」。

闖入者としての胎児——歓待は道徳的義務か?

我々はこれから、中絶を正統化することを目的とした議論の中で、多くの論評や論争の対象となったいくつかを検討していくことにしよう。これらの議論は、胎児の実体的な特性よりも、胎児とこの存在が発育する場所である女性との関係を強調する。この種の議論の一つ目の例として、ジュディス・ジャーヴィス・トムソンによる先駆的な仕事を取り上げたい(76)。

J・J・トムソンの研究が論証しようとしていること、それは、たとえ胎児が「人」と考えられるとしても中絶は正統なものであるという点である(著者は、胎児が人であるという信仰を共有しているわけではない。J・J・トムソンは、中絶に反対する人びとに、彼らの主要な拠り所となっているこの論拠でさえ、中絶の合法性に異議を唱えるには十分ではないことを示そうとしているのである)。それゆえ彼女は次の前提から出発する。(a)胎児は人であり、この資格において胎児は大人と同じ基本的権利、とりわけ生命権を有している。(b)だが、ある存在が生命権を有していることを認めるからといって、それを生かしておくために必要となる全てのものを享受する権利をこの存在に認めることにはならない(77)。

アングロサクソンの道徳哲学においてしばしば見られるように(マイケル・トゥーリーが語った「子猫と奇跡の薬」の物語はその一例である)、J・J・トムソンはある逸話を使用することで、「思考実験」を構築しようとする。「思考実験」は、広く共有されている道徳的直観に、一つのモデル化された形式を付与することを可能にする。J・J・トムソンが使用した逸話とは、「有名なヴァイオリニスト」をテーマとするそれである(これは中絶を扱う文献の中で有名になった)。ある一人の著名なヴァイオリニストが死に至る病に苦しんでいる。だが、ある女性の血液をしばらくの間輸血すれば、彼を救うことができる。彼を救うことができるのは彼女の血液しかない。音楽愛好家たちがこの女性を誘拐し、眠らせ、病院へと運び、そこで彼女はヴァイオリニストの身体とつながれる。彼女が目を覚ますと、病院長が彼女に会いにやって来て、次のように述べる。あなたはここを自由に出ることができる。だが、もしもあなたとのつながりが解かれてしまうと、このヴァイオリニストは死んでしまう。だが、と院長は付け加える。「もし同意してくれれば、九ヶ月後にはヴァイオリニストは治っているでしょうし、あなたもここを出ることができます」。J・J・トムソンが提起しているのは、我々の道徳的直観に従えば、当該女性はヴァイオリニストの身体とつながれたままでなければならない道徳的義務を有しているのかどうかという問いである。この問いを検討したあと、彼女はそれに否定的な答えを提示する。[78]

J・J・トムソンが展開した議論は、母親の身体を、断りもなく突然人が入ってきた家になぞらえている（この家は、プライバシーの権利、あるいはロック流に言えば自己所有権によって保護されている）。その闖入者は、自分が存在することで多大な迷惑をかけることになるにもかかわらず、「自分を迎え入れること、保護すること、食べ物を与えること」を要求してくる（J・J・トムソンは、吐き気、便秘、性交時の不快感など、妊娠が引き起こす様々な障害を列挙している）。それゆえ、ここで提起されているのは、よそ者を歓待することは道徳的義務なのか、それとも、――歓待を拒否すれば救助を求めている存在に死がもたらされることになるとしても――自由に選ぶことのできる選択なのかという問いなのである。[79]この著者は後者の立場を、自由の要求と両立しうる唯一のものと見なしている。[80]

J・J・トムソンの論文に寄せられた反論に答えるために（我々はあとでこの反論を検討するつもりである）、何人もの著者が、この議論をより強固なものにしようとした。その際にとりわけ利用されたのが、「権利譲渡」という法の問題系である。このとき、次の問題が問われることになった。それは、母親が自分の身体を使用する権利を胎児に譲渡したと考えることができるためには、どのような条件が揃わなければならないのか、という点である。[81]

何人かの著者は、生命権をもつ存在ともたない存在とを区別する操作として、他者による承認（とりわけ母親による承認）というテーマを強調した――ある存在が生命権をもつのは、この権利が当該存在にあると承認されているからだとされる。ロバート・ソロモンの研究[82]はこの潮流の中に位置づけられるが、彼の研究が興味深いのは、この立場と功利主義的公準を総合しようと試みている点である。R・ソロモンは、人と人でないものとの対立から出発するアプローチ（M・トゥーリー）も、「生命の固有内在的価値」を設定しようとするアプローチ（R・ドゥオーキン）も、合理的に基礎づけられないとして斥ける。彼は、（第一次集団から広義の社会にまで及ぶ承認、具体的な欲求をもつ限りにおいての個人から、その個人としての特殊性が認められている主体にまで及ぶ承認、家族から市民社会を経て国家にまで及ぶ承認といった）承認の諸様式の中にヘーゲルが見出した力学から出発することで、「人権」を相対化する。彼にとってこの権利は、匿名性が通例となっている大規模な社会に住まう諸個人の生命を保護するために用いられる一つの装置でしかない。このことから彼は次のような結論を下している。「人命の固有内在的価値」とはそれ自体、全体としての社会に奉仕することを目的とする一つの「社会的慣行」なのだ、と。このような功利主義的な立場に立つことで、彼は（功利主義者、とりわけベンサムが行なった人権批判にならって）[84]、人命の固有内在的価値という概念がもつあらゆる妥当性を、抽象的な原則であるとして否定する。彼によれば、ある存在が「価値」をもつと言うことできるのは、誰か（あるいは社会）がその存在に承認を与え、価値を付与する場合に限られるのである。この原則を中絶に適用すると、彼は次のように考えることができるようになる。「胎児の価値は、この存在が関わりをもっており、生まれたあとにも関わりをもつことになるであろう人びととの関係性によって変化する」。このような考えを背景にして、彼は、我々がフィールドワークに基づいて提出した区別、すなわち真正な胎児とできものとしての胎児との区別を正統化することを試みる。たとえば、子どもが欲しいと思っている女性にとって、医者が彼女に妊娠していることを知らせるとすぐに胎児は「人」となるが、子どもを欲していない女性にとって妊娠とは一つの侵略であり、胎児はできるだけ早く厄介払いしなければならない闖入者と同じようなものとなる。同様に、子どもが欲しいと思っている女性は、完全な生命権を胎児に付与するが、子どもが欲しいと思っていない女性の場合だとこのようにはいかない。それゆえ、ロバート・ソロモンは、「胎児は権利を有しているか」という問いを、間違ったものと見なしている。なぜなら、この問いは「権利」をまるで人びとの所有する何かであるかのように扱っているからである。反対に、「権利」とは、他者によって与えられる属性、あるいは要求することのできる属性なのである。ところで、彼によれば、胎児はいかなる権利も要求することができない。そのため、生きる権利が他者から与えられなければ、胎児に権利が認められることはない。それゆえ、「他者」が胎内に存在できるかどうかを決めるのは承認なのである。

母親による承認との関係から胎児の価値を考察したあと、R・ソロモンは、社会一般に対して胎児が有する価値について議論を始める。彼によれば、胎児が社会に対してどのような価値をもつかどうかは、経済的観点と生物学的観点からどのように考察されるかによって変わってくる。「人口過疎の恐れのある」社会であれば、胎児は「諸権利、とりわけ生きる権利をもった真の人」と見なされることになる。それに対して、「人口過剰の恐れのある」社会であれば、「胎児は寄生虫同然のものとして見なされることになるであろうし」、また、「ペスト流行期のネズミと同様に、権利をもたない病原菌の媒介者と見なされることになるだろう」。しかしながら、著者によれば、これほど極端な見解は我々の社会では見られないという。

というのも、我々の社会では、胎児の価値は主として個人的要因に応じて変化するからであり、この要因は、「胎児には固有内在的価値がある」という支持することのできない「形而上学的公準」とは何の関係もないからである。さらに彼は、「固有内在的価値」をもっていないという事実は、胎児だけではなく、「我々」の場合にも（すなわち、暗黙のうちには、胎児の価値に関する論文を書いている著者たちにも）当てはまる点も付け加えている。最後に、生命権をもつかどうかは他者から承認されるかどうかにかかっており、それゆえ、生き残るチャンスをもつかどうかは、運命によって人びとがどのような共同体に放り込まれるかにかかっているとしながらも、R・ソロモンは、「道徳的相対主義」という非難に対して反論している。彼の主張によれば、共同体の欲望によって道徳的善を定義することよりも、抽象的なルールによってそうすることの方が「相対主義的」である。最終的に彼は、中絶に関して徹底した自由放任を推奨している。彼によれば、中絶という実践は、法律によって規制されるべきではない。この実践を規制して良いのは、「普遍性をもたず」、「相矛盾する」「内面化された道徳的諸制約」だけなのである。

我々は、ロバート・ソロモンによって展開された論証が、一九七〇年代のフランスで展開された中絶に関する議論に付随するいくつかの論証と類似している点に気づくだろう。だが、我々の国で展開された論証は、承認というテーマ群よりも、むしろフロイト主義的な意味での欲望という主題系に依拠するものであった。ここで強調されたのは、「権利」ではなく（このテーマは、憲法上の理由から、アメリカと同程度の重要性をフランスでは帯びていなかった）、完全な人間になるための条件であった。カトリックを家系とする著者、あるいはカトリックから影響を受けた著者たちは、「人道主義的」あるいは「唯心論的」と形容することのできる論証を展開した。この論証はある批判を出発点としている。それは、人間存在を純粋に「唯物論的に」表象し、ダーウィン主義的観点から人間存在を動物種の一つの成員と見なすことへの批判、したがって、胚から新生児への進化を厳密に生理学的な過程に還元する立場への批判である。これらの著者は反対に、人間を人間として規定するためには、象徴的機能に準拠することが必要であると考える。その結果、彼らは、胚から子ども、そして大人へと至る生物学的進化だけでなく、象徴化へのアクセスを左右する過程も、人間化過程に組み入れる。ところで、彼らは、象徴的機能を獲得する過程の中で、ある要素が中心的な役割を果たしていると考える。それは、両親とりわけ母親が抱く「子どもが欲しいという欲望」である。かくして、母親の欲望は、欲望された存在と象徴的秩序との関係をつくり出す限りにおいて、人間化の条件の一つとなる。その結果、もしも子どもが望まれることなく生まれてしまえば、その子どもは完全な人間性を獲得しないか、あるいはそのリスクが出てくるだろう。したがって、望まれない胚あるいは胎児を中絶することを、人間存在を殺害することと同一視することはできない。なぜなら、この存在には、完全な人間になることが望まれていないからであり、これからも望まれることがないからである。(85)

脱構築主義的批判

中絶に好意的な立場から提示された論証をこれまで簡潔に描いてきたが、脱構築主義の立場に触れずにこの作業を終えることはできない。この立場については胎児の視覚表象をめぐる論争との関連で前章で論じたが、この場合、中絶を肯定的に正統化することよりも、中絶によって引き起こされる対立を徹底的に批判することの方に重点が置かれていた。脱構築主義の企ては、男性支配や家父長制が依拠しているイデオロギーへの批判として現れる。この企ては社会科学、より具体的には民俗学や歴史学から借用されたデータに依拠して、この潮流に属する著作の中で「自然主義」と呼ばれるものを問題化しようとする。この場合の自然主義とは、実際には時代や文化によって変化する社会的取り決めの中で関与性をもつ信仰や実践を、「自然」に属するもの（より正確に言えば「人間の本性」に属するもの）として扱う点にその本質がある。それゆえ、「自然主義」は、こうした信仰や実践を絶対化（「自然化」）することを、その本質としているのである。脱構築は、これらの信仰や実践が「絶対的な」ものではなく、「恣意的な」ものであることを示そうとする。この場合の「恣意的な」ものとは、「社会的に構築されたもの」であることを意味し、その性質上変化を免れえない。それゆえ、現在の信仰や実践を根本的に変えて、別のものに置き換えようとすることを妨げるものは何もない。だが、脱構築主義的分析は、そこでとどまることはできない。実際、もしも、恣意的である信仰や実践を変える唯一の目的が、同じように全く「恣意的な」他の信仰や実践に置き換えることであるならば、信仰や実践が「恣意的」であることは、それらを変えるのに十分強い動機とはならない。それゆえ、もうワンステップが必要となる。それは、これらの信仰や実践が、何人かの人びと（我々が検討しているケースでは男性）の利益となっており、別の人びと（女性）に不利益をもたらしていることを示すことである。この意味において、脱構築主義的批判（この点でしばしばマルクス主義的なイデオロギー批判と再び接合する）も、搾取論にせよ（搾取の全般的な水準を上げる信仰がいくつか存在する一方で、搾取の全般的な水準を下げる他の信仰がいくつか存在する）、理性論にせよ（他のものよりも理性的な信仰がいくつか存在する）、進歩論にせよ（未来の信仰は過去の信仰よりも好ましい）、あるいは、しばしば起こることだが、これら三つの理論の結合にせよ、実証的命題に依拠しなければならない。だからこそ、脱構築を政治的に利用し、「社会的構築」というテーマを援用しながら批判を行っても、実証科学、より正確に言えば自然科学を力の源泉とする実在論的論証へと回帰することにしかならないことが多いのである。

数ある本の中から、メアリー・ボイルの最新の著作を開いてみよう。[86] この著者が採用しているアプローチ（デリダとフーコーを後ろ盾にしている）は、次の考えを擁護することにその本質がある。それは、中絶が問題となるのは、肯定的に判断される出産〔母性〕（maternité）との関連でそれが否定的に判断されているからに過ぎないという考えである。それゆえ、彼女は、出産〔母性〕を肯定する先入観を男性的イデオロギーの反映として破壊し、中絶と出産を再対称化することを企てる。このとき出産は、中絶に対する（数ある）代案の一つとして提示される。彼女は、心理学や医学から借用したデータに依拠しながら、出産が中絶よりも健康に害を及ぼすリスクがあること、あるいは中絶を行ったあとよりも出産後の方が抑鬱を頻繁に生じやすいことを示すことによって、出産の方が価値があり、中絶の方が価値が低いのは、「社会的に構築された」一つの信仰の効果に過ぎないことを論証する。[87] メアリー・ボイルはまた、「人間の命は聖別化された性格をもつ」という考えを脱構築するために、「社会的構築」という概念を用いる。彼女はその際、マイケル・トゥーリーのように、（「自然主義的」として批判される）認知主義的な論証を用いるのではなく、「人」というカテゴリー（人であること）は普遍的では全くなく、反対に西洋の歴史に刻み込まれていると主張することによって、脱構築を行っている。

男性支配の維持に必要となる（中絶と対比される）「出産」〔母性〕を「社会的に構築されたもの」として糾弾することは、生殖様式を根底から変え、一つの抜本的な変革をもたらす可能性を切り開く。実際、「自然主義」を脱構築すると、次のように考えることが可能になる。つまり、数ある人間の生殖様式の中の一つを自然化する信仰のせいで、我々は、自分たちが今慣れ親しんでいる人間の生殖方法（男女が直接性関係を結ぶことで女性が懐胎する）を「自然な」ものと見なしているのだ、と。それゆえ、このような人間の生殖様式は、今度は、搾取に基礎を置く「生殖秩序」の一部として記述される可能性を秘めているのである。ところで、生殖補助医療技術が発達することで、他の生殖装置の一般化を真剣に検討することができるようになっている。もし一般化すれば、現在女性一人にかかっている妊娠という仕事を、両性間でより平等に割り振ることができるようになるだろう。[88] この新たな生殖秩序を描き出そうとする著者たちが中絶の問題に関心を抱くのは、このすでに獲得している自由を守ることが、新たな自由を獲得するための条件であり、未来にとってより重要であると考えられる場合に限られる。ひとたび新たな生殖秩序が確立されれば、中絶の問題は自然と消えていくだろう。この意味で、中絶の大義は、これらの著者にとって中心的であると同時に、時代遅れなものなのである。

正統化の企てとそれへの批判

我々はこれまで、中絶を正統化しようとする企ての主要な論証枠組みについて述べてきた。その大半は一九七〇年代前半に確立されたものである。この企ては、この三〇年来、批判と正当化の力学によって発展してきた。批判（中絶の自由化に反対する著者たちだけでなく、しばしば別の方針を擁護しようとする哲学者によっても行われた）は数々の反論を呼び起こし、そして今度はこの反応が多くの論評を引き起こし、ということが繰り返された。無限に近いこれらの論争の詳細に立ち入ることなく、我々は、これらの様々な正統化の試みが提起する問題のいくつかを概略的に示していくことにしよう。

最初に、(生命権をもつ)人と(生命権をもたない)人でないものとの間に明確な区別を設ける主張を見ていこう。おそらく、その最も良い例がM・トゥーリーの著作である。この主張は、技術的問題に加えて、その外延に関する問題、それから、日常的判断の中に一般に入り込んでいる他の道徳的直観との関係に関する問題を提起する。技術的問題の一つは、問題化することが困難で、長期間安定した強固な基準を立てることが困難なことを原因としている。実際、M・トゥーリーのような著者が提示した基準は、実証科学、とりわけ生理学や心理学を由来としている。だが、これらの基準は、これらの学問が変化するのに応じて修正されることができなければならない。そうすると、「人」と「人でないもの」との違いを実証的に基礎づけようとする努力が無意味化する恐れが出てくる。M・トゥーリーの論証と、日常生活の他の次元で作動している多くの道徳的直観との関係は、よりいっそう問題をはらんだものとなる。マイケル・トゥーリーは、彼が中絶の正統性を証明しようとするそのやり方が、他の道徳的信念の見直しを導くことを認めた最初の人物である。実際、トゥーリーが行っているようにヒトと人との間に区別が設けられると、一方で、新生児だけでなく、重い障害をもつ人びと(半身不随の人びと、脳を損傷した人びと、アルツハイマー病を患っている患者など)も人でないものに分類され、他方で、人間ではない存在(高等動物、十分な能力がある場合のコンピューターなど)が人に分類されることになる。このような分割は、中絶の正統化に続いて、安楽死や人権をいくつかの高等動物へと拡張するといった実践の妥当性も認めることを、我々に要求するものなのである。[89] 中絶の自由化に賛成する人びとの多くがこういった一歩を踏み出すということはないものの、この一歩は共通の人間性という概念を降格させ、それを認知テストの成功に基礎を置く別の共同化原理に置き換える。もしもこのような変化が起きたら、我々の道徳的習慣や政治的実践に大きな変化がもたらされることになるだろう（このような変化は全く考えられないことではない）。たとえば、人びとの間に根本的不平等（人種的不平等ではなく遺伝的不平等）を承認するということが、我々の民主主義的理想に加えられるといったことが起きるかもしれない。[90] 反対に、M・トゥーリーの論証においてあれほどまでに重要な役割を果たしていた「潜在性原則」の問題化が、社会生活における数多くのルーティン、とりわけ教育や学校と関わる社会的義務と両立可能なものになりうるとは考えづらい。この種の義務は、ある存在——子ども——があとになってからでないと（有効に）活用することのできない資源を、今その存在に投資することをその本質としている。それゆえ、この義務は、この存在がどういった方向に成長する可能性があるのか前もって考慮に入れることに、道徳的価値を付与するよう我々を導くのである。

社会や時代によって出産〔母性〕、胎児、新生児、「人」などの表象に違いが存在することを強調し、それゆえこの違いが「社会的に構築されている」ことを強調する論証は、構築主義的アプローチ一般に向けられた批判と同様の批判を受けた。[91] すでに言及した点ではあるが、我々の目的との関連で厄介な問題の一つは、論証のある段階で、厳密に脱構築主義的で徹底的に批判的な立場から断定的立場へと移る必要性の中に見出される。というのも、イアン・ハッキングが指摘しているように、変化を指向する場合にしか、とりわけ、脱構築の企てによって予告されている変容がすでに始まっていると読者に感じられる場合にしか、脱構築主義的姿勢が真に説得力をもたないのだとすれば、[92] 今なお使われている慣行の「関係的」性格を強調することによってその信用を失わせる戦略を何らかの時点で放棄し、こうした変化がどこに向かうのかを示す一覧表を概略的に描くとともに、それがいかなる点で望ましいのかを言おうとしなければならない。ところが、これをするためには、不当に自然化された要求の「恣意的な」性格を暴露するのに適した懐疑的姿勢を放棄し、望ましい変化を価値あるものとして基礎づけることが必要になる。そうなると、容易に理解されるように、相対主義と両立させることが難しい方法が必要になってくるのである。

中絶を正統化するための道徳的論拠として使用される承認というテーマ群に対しては、一九九四年の生命倫理法の中で「親となるプロジェクト」が参照されたことについてベルナール・エデルマンが呈した疑問を転置することができる。ベルナール・エデルマンによれば、ある存在の生命権を他者による承認に依存させることは、たとえその他者が生みの親であっても、結局のところ、「子どもの生まれる自由を考慮に入れない」ことと等しい。すなわち、子どもを「両親だけがもつ『自由のプロジェクト』として、あるいはこう言って良ければ、両親が自由に扱うことのできる対象として」見なすことと等しいのである。だが、ベルナール・エデルマンが付け加えて述べているように、「ある人間存在は他の人間存在が自由に扱うことのできる対象＝事物となりうるとする奇妙な考え」は、「奴隷制と結びつけられ」なければならない[93]。この場合でも、胎児の「地位」が提起する諸々の問題を脇に置いて、引き合いに出される原則――他者による承認という原則。この場合、他者は、承認を与えることも与えないこともできる経験的個人と見なされる――により一般的な妥当性を与えようとすると、その原則は問題を引き起こす（だが、ロバート・ソロモンはこの原則に一般的妥当性を認めている）。人びとにどのような身分が割り振られるのか、あるいはこう言って良ければ、各人にどのような「地位」が付与されるかは、他者が彼らに与える承認に依存するのであり、それゆえ偶然的状況に依存するのだ、という考えを政治構造の中に組み入れるプロジェクトを立てたとしても、それについて満場一致の賛成が得られることはおそらくないだろう。しかも、

R・ソロモンが用いている承認の論理が、少なくとも暗黙のうちには立場の不平等な分配——承認しなければならない立場にいる存在もいれば、承認されなければならない立場にいる存在もいる——を前提としているため、なおさらそうである。さらに、市民権、すなわち、ある一定の「国家の」領土に生まれ、公式に「届け出られた」全ての人間存在（かつ／あるいはある一定の「国籍」をもつ両親のいる全ての人間存在）に国家が与える承認としての市民権は、まさに、状況に応じて変化し、その場にいる他の人びとの意見に訴える承認という考えとの対比で定義されている。市民権が人格的従属関係に対して解放的価値をもつのは、[94]それが——状況や気分に応じて自分の評価や実践を自由に変える——経験的諸個人の評価に依存しない保護を与えるからなのである。[95]

中絶の正統化の問題に対して提案された様々な解決策の中で、J・J・トムソンが提示した図式が、おそらく最も多くの論評や批判の対象となり、これらの批判を和らげることを目的とした再精緻化の試みが行われた。主要な反論の一つは次のようなものであった。いくつかの状況では、とりわけ強姦の場合、胎児は闖入者と見なされる可能性があるにしても、大半の場合、母親は自分が身ごもっている胎児に対して特別な責任を負っている。なぜなら、胎児が母親の胎内に存在するのは、彼女が同意して行った性的関係の結果だからである。だが、この性的関係が彼女を妊娠させる可能性があることを、彼女が知らないはずはなかった。それゆえ、この反論によれば、たとえ待望の子どもではなかったとしても、その胎児を闖入者と見なすことはできないし、迎え入れないことが道徳的に許されるよそ者と見なすこともできない（責任原則）。さらに、強姦を引き合いに出しても論争を閉じるのに十分ではない。なぜなら、それは様々な解釈の問題を引き起こすからである。たとえば、男女間で結ばれる性的関係が常に（あるいはほとんど常に）非対称的な性格を有している点が強調されると、日常的なルーティンの枠内で行われ、何の苦情も引き起こさない性行為であっても、その多くが暴力行為のカテゴリーに分類される可能性が出てくる。すでに見たように、J・J・トムソンの論証を提示するより洗練された方法の一つは、権利の譲渡という法律用語でそれを再精緻化することにある。このとき、性的関係を（自発的に）もつという行為は、このような権利の譲渡をもたらす行為と同一視することができるかどうかが問題となる。J・J・トムソンの返答は、まだ実在していない存在に権利を譲渡することはできないというものである。[96] もう一つの論拠は、権利の譲渡は明確に望んで行われなければならないというものである。これは、性的関係はもったが生殖を明確に目指していたわけではない女性には当てはまらない。[97]

時折予想だにしない形で、J・J・トムソンの論証は他のフェミニストから多くの批判を受けた。彼女の論証は、母親と胎児の関係を、係争中である二人の見知らぬ人間同士の関係に近づけていると批判される。この批判の中心にあるのは、次のような非難である。すなわち、J・J・トムソン（そして、同種の論証アプローチを用いる他の道徳哲学者たち）は、この問題に対して、男性に典型的な立場と公平な無関心というレトリックを暗黙のうちに採用しており、そのせいで、女性に特殊な経験を理解し表現することができなくなっている、という非難である。[98] だが、この批判によれば、中絶する権利、より正確に言えば、公衆衛生という点で最も安全で、精神的に最もつらくない中絶の方法を自由に用いる権利を要求するためには、まさにこのような経験から出発しなければならない。これらの著者によれば、女性の経験において中心的な位置を占めているにもかかわらず、道徳哲学者たちによってとりわけ忘れられているのは、他でもない苦しみである。中絶という経験は、女性にとって常に痛みを伴う経験なのである。この論証の方針に従うと、中絶は二つの行為として提示されることになる。一つは、当該女性だけが行うことができる決定、それゆえ彼女の自由の行使としての決定に従う行為。もう一つは、差し迫った必要という制約の下でしか決して達成されない行為である。このような制約は、中絶という行為に陰鬱な選択（*grim choice*）という性格を付与することになる。ここで我々は、この問題への法的アプローチを特徴づける正統化なき合法化の探求を再び見出すことになる。このとき、中絶は、前述したように、最小悪という観点から捉えられることになる。

第七章　中絶の経験

リベラルな枠組みからの脱出

前章で指摘したように、政治哲学の領域でフェミニズムの視点に立つ女性は、中絶を正統化するために提出される大半の論証に対してしばしば批判的な態度を示しながらも、中絶を自由に利用する可能性を擁護する立場を取っている。それゆえ、彼女たちは、自由化とリベラリズムとの間で板挟みになっているように見える。そして、おそらくこのように据わりの悪い立場を採用しているからこそ、彼女たちの言説は時折擁護し難いものになってしまい、よりラディカルな方針を擁護しようとする敵対者から激しい拒絶反応をしばしば引き起こすのである。自由化の要求を頑なに主張しながらも、彼女たちは実際のところ二つの議論に同時に反対している。一つは、女性とその権利しか考慮に入れず、胎児を無へと連れ戻す傾向のある議論（胎児は、母親の身体の一要素であるという点を除いて、取るに足りないものとされる）。もう一つは、胎児の存在を考慮に入れはするものの、胎児を「人」と見なすことはできないし、ましてや、今いるところにとどまり続け、そこで発育する権利を備えた存在と見なすこともできないことを示そうとする議論である。彼女たちは後者の議論について、次のような形で非難している。この議論は、母親と胎児という二つの存在が実在し、両者はそれぞれ異なる検討の対象となりうるという公理を基礎に置いている。このとき両者の関係は、雇用主と従業員との関係や家主と借家人の関係などのような、契約関係に近いものとなってしまうかもしれない。[1] それに対して彼女たちは、中絶という状況に直面している女性は苦しみを経験しており、二種類の暴力の間で板挟みになっている点を強調しようとする。一つは、女性が望んだ存在であろうとなかろうと、この存在が避け難く胎内にいることによって女性にもたらされる暴力。もう一つは、中絶をすることによって胎児だけでなく自分自身も被ることになる暴力である。したがって、彼女たちが強調しようとしているのは、妊娠という状況がもつ次のような特殊性なのである。すなわち、妊娠はもつれ合う二つの異なる存在を関わらせるものであるため、一方に対して何かを行えば、必ず他方に何かが行われることになるという点である。

だが、この種の問題関心は、中絶の自由化を正統化する際に最も頻繁に採用されるアプローチ、すなわちリベラリズムに依拠したアプローチと両立させるのが難しい。この政治的枠組みは、創造主や親族、国家との取り決めに取って代わる新たな取り決め（我々が第三章でこの用語に与えた意味でのそれ）を描くことが問題となったときに利用することのできた、ほとんど唯一の資源であった。というのも、自律的な主体というリベラルな概念は、これら多様な審級のもつ強大な力との対立の中で形成されたものだったからである。すなわち、自律的な主体とは、神からの啓示を待つことなく自分に道徳律を与えることができる存在であり[2]、親族のつながりから引き離されても固有の価値を備えた個人として検討されうる存在であり[3]、国家――それがたとえ自由な合意をもとにしてつくられたものであっても――の権力濫用から守る価値のある存在なのである。このような枠組みの中で中絶とその合法性や正統性といった問題が検討される場合――とりわけこの問題が、一時しのぎの手段として法律に訴えるのではなく、それを超えて真っ向から取り組まれる場合――、妊娠という状況は、母親と胎児のそれぞれの権利が――両者を対立させるためにせよ、序列化するためにせよ、あるいは両者に裁定を下すためにせよ――秤にかけられる紛争という観点から解釈される。このとき、胎児を――キャサリン・マッキノンの表現を用いると[4]――「私であり、かつ私でないはないもの」と考える可能性は排除される。

だが、我々がこれから探究しようと考えているのは、まさにこの道なのである。なぜなら、我々が出会った女性たちの経験――少なくとも、彼女たちの物語から捉えられる限りでのそれ――を最も的確に説明できるのは、この道であるように思われるからである。我々は、中絶という状況に直面したときに彼女たちが獲得した自己認識を再構成していきたい思う。次に――一つ目の作業と不可分の関係にあるが――、ここで提示される分析枠組みでこの経験を書き直すことを可能にするような、一つの概念言語を確立していく。最後に、生むことに課せられる二つの制約への準拠が（第二章）、親密性（intimité）という言語でどのように理解されるのかについて検討していく。

道徳カテゴリーから自己認識の言語へ

簡潔に言うと、中絶に関する政治的あるいは道徳的言説を編成する諸々のカテゴリーは――中絶を正統化しようとする言説であろうが、反対に非難しようとする言説であろうが――、明らかに、この試練について女性がつくり上げる物語を解釈するのにほとんど役に立たないし、おそらくより一般的には、自らの妊娠について語る際に彼女たちが言わんとすることを理解するのにもほとんど役に立たない。

一つ目の分割は、自律的主体としての自分自身と、自分の身体の中に、すなわち「子宮」にあたるまさに解剖学的な場所の中に位置づけることができる、他律的だがはっきりと他と区別されるこの他なる存在との分割である――この位置づけ方は、ある事物の位置が空間座標によって定義される仕方と少し似ている。彼女たちが自分自身について語るその仕方の中に、このような分割は存在しないように思われる。彼女たちが自身の妊娠について語る際、自分自身とこの他なる存在は、不可分でかつ連続的なものとして扱われている。このとき、次のような事実によって特徴づけられる特殊な状態が強調される。それは、これら二つの存在を通じて、同一性における他性の試練とでも呼べるような何かが顕在化するという事実である。

二つ目の分割は、望んだものであるがゆえに「幸せな」妊娠と、「偶然生じたもの」であり「望んだものではない」ために、もっぱら「苦悩」という感情を通じてただちに顕在化する妊娠とを対立させる分割である――この分割は、〔彼女たちの語る〕物語の中でかなりの程度無効化されている。本章のこのあとでより詳しく見ていくように、妊娠、とりわけ初期段階のそれは、幸福に似た状態――あるいは、このあと詳しく見ていくように、充足という状態――を生み出していたにもかかわらず中絶という結果に終わるものもあれば、反対に、大きな不安を伴いながらも出産予定日へと至るものもある。あるいはまた、おそらくこれが最も多いケースだろうが、これら二種類の状態が多かれ少なかれ長期にわたって繰り返されるものもある。

三つ目の分割は、――この分割も、収集されたデータを見ると、少なくとも絶対視することはできない――中絶に直面したときに採用される立場に関わるものである。通常この立場は「道徳」という様式で扱われているが、これらの物語を読むと、はっきりと区別される二つのカテゴリーにこの立場を分類することが難しくなる。すなわち、この行為を思い出して「罪の意識」が表明されるというカテゴリーにも、中絶がほとんど害のないものとして提示されるというカテゴリーにも分類できなくなるのである――後者の場合、中絶はあたかも、不快でつらい思いをさせるものであるものの、特に問題を引き起こすものではないものとして扱われる。インタビューを通じて表出される種類の感情は、大半の場合、明確な禁止を基準にして方向づけられる道徳的感情という意味での「罪の意識」を越えたところに位置しているか、あるいはその手前に位置している。それゆえ、インタビューを再現するためには、むしろ「悲嘆」、「喪失」、「虚無感」、「不安」、あるいは拒否という様式に訴えなければならないのである。

最後に、「赤ちゃん」になる真正な胎児と、「無」へと連れ戻されることになるできものとしての胎児というカテゴリー上の区別――この区別が、親となるプロジェクトを中核とする取り決め、とりわけ公式にあるいは公然と表明される場合のそれに対して、重要な役割を果たすのを我々は確認した――までもが問い直される。この問い直しは、永続的に行われることはないにしても、少なくとも物語のいくつかの段階で、とりわけ、中絶の決定が下されるか、あるいは手術が厳密な意味で行われる（「決定」が下されても、そのあと何回も続けて再検討されることがある）前の数週間に行われる。このことがとりわけ明白になるのは、しばらく躊躇したあと、この行為がまだ法的に可能である最後の時期に中絶の決定が下されるときである。

たとえばファビエンヌのケースがそうである。彼女は現在三六歳。秘書を務めている。彼女は中絶を二回経験した。一度目は青年期に（彼女が十六歳で「彼氏」が十九歳のとき）、二度目は結婚生活の始め（二六歳）である。程なくして彼女は再び妊娠し、子どもを産むことを決める。そのことについて、最初は夫と合意していたが、そのあと夫の意向に逆らう形になった。彼はまた中絶することを彼女に要求してきたのである。彼女は今一人で娘を育てている。ファビエンヌは一度目の中絶に関してはほとんど語らず、ただ、「それは私が選択したこと」ではあるが、「それ以外に解決策がなかったのです」と言うだけであった。「たとえ子どもが大きくなるのをストップさせなかったとしても、私くらいの年齢の人が母親になり、母親らしく接するなんて無理だったのです。私はそれを引き受けることができませんでした」。だが、彼女は、結婚生活の始めに起きた二度目の中絶については、長い時間をかけて詳細に語ってくれた。二度目の中絶は「全く異なっており」、「より厳しいものでした」。なぜなら、「別の解決策があったから、物事が別様でありえたからです」。彼女によれば、夫は彼女との「子どもを望んでいない」と彼女に語ったという。彼女はしばらく待って、「この話題についてもう少し話をしたり、事態がどのように進展していくのかを見定めようとした」が、結局妊娠してから二ヶ月近く経った頃に中絶する決定をする。彼女は、中絶で終わることになるこの二回目の妊娠の初期段階について、次のように語っていた。「三日目に私は『妊娠している』と思いました。私はこのことを確信していましたし、実際に妊娠していました。私の体がいつもと違ったのです。何かが私の体に存在していて、普段通りに物事が進まなかったのです（…）。私はこの存在を常に感じていましたし、しかも『だめ、急がないで』と言われているように思えたのです。なので、少なくとも一週間は待たなければなりませんでした。そんな風に思えるだけ、それだけのことだって自分に言い聞かせるんです。でも、そのたびに本当にそう感じるんです。感覚に身を委ねると、この存在がどこにいるのかといったことや、私の感じている苦しみ、私の生の一瞬一瞬が、体を通じて伝わってきました。

ですので、当然ですが、私が感じていたのはとても微妙なもので、普段の体の調子や感じ方とは少し違っていたのです（…）。私はそれを感じていました。このことはとても大切なことだと思っています。妊娠のある段階ではとりわけそうです。なぜなら、全て体の中で起きていることだからです。体がここにあって、生命をもち、語りかけてくるのです。体が体を感じる、そのような内的感覚があるのです。それは妊娠六ヶ月の感覚と同じものではありませんが、確かに存在するのです。それはほんのわずかな感覚で、まるで水の流れる方向が変わるときのような、いつも同じリズムで同じ方向に流れる川が、ある瞬間にそのリズムを変えるときのような、そんな変化なのです。それは触って確かめることができるようなものではなく、頭でわかるものでもなく、生理的なものでもなく、だから体がる……良い表現を見つけられるかわかりませんが、それは別の……こう言って良ければ、それは異なる動きをするのです。違ったことをするのです。なので、もしも何かしら感じる力があり、感じようとする意志があれば、感覚は存在しますし、それは感じられるのです」。そのあとでファビエンヌは、中絶をしたときに抱いた感覚を次のように語ってくれた。「中絶をしたあと、隙間が空いていました。この隙間は、頭や心で感じられる隙間だけではなく、体の中にぽっかり空いた隙間でもありました。隙間、そう、空虚感であり喪失感でした。この隙間は悲しみをもたらすもので、笑いたいという気持ちがあまり出てこなくなりますし、少し陰鬱な気持ちになります。これは時間とともに変化します。最初は、この感覚はずっと続きます。一日中です。この感覚とともに目が覚めるのです。でも、少しずつ薄らいでいくことで良くなっていきます。他のことが目に入ってきたり、それでも人生は続くのだと思わせる何かが出てきたり、どこかで小さな幸せを感じる時期を迎えるようになります。そうしたらもう大丈夫です。この感覚は、ゆっくりと変化していくものなのです」。

ポーレットは現在無職で（彼女はドイツ語を勉強していた）、年齢は三二歳。妊娠四ヶ月を迎えていた。彼女は二度の中絶を経験している。二三歳と二九歳のときのことである。彼女の二度目の中絶は、次のような状況で起きた。ポーレットは、四年間付き合っている男性がいた。彼女はその男性との子どもが欲しいと思っていた。だが、二人の関係が悪くなり、セックスをしない時期が数ヶ月続いた。その時期に彼女は「愛の義務から逃げ出して」、ある「友人」と「純粋に性的な快感」を得るという目的から「たった一度だけ関係」をもつ。この一夜限りの関係が引き金となって、彼女は妊娠してしまう。彼女によれば、彼女は、「自分が結局のところ愛していた男性、生涯を共にしたいと思っていた男性、子どもが欲しいと思っていた男性」に、「妊娠したけれど、誰の子どももかわからない」ことを告げた。彼は中絶することを要求した。ポーレットにとってその決定を下すことは難しかった。なぜなら、彼女は「子どもが欲しかった」からであり、また「もうすでに三〇歳」だったからである。彼女はためらいながらも、最終的に中絶する選択をする。だが、彼女は手術が行われるまで一ヶ月待たなければならず、手術は法定期間を過ぎるぎりぎりの日に行われた。「妊娠していることに耐えられませんでした。妊娠に体を慣れさせたくありませんでした。自分の身に起きたことに愛着を抱き過ぎるのが怖かったのです。なぜなら、結局のところ、これこそが私が望んでいたことだったからです。私が赤ちゃんを感じるなんて、あってはならないことでした。私は怖かったのです。赤ちゃんを感じることが、〔赤ちゃんと〕気持ちが通じ合うことが……私の体の状態についても、胸が張ってきたりして、体に生じるいくつもの変化に私は耐えられませんでした（…）。同じ時期に、私は仕事を変えなければならないという括弧つきの『チャンス』を得ました。私は仕事に身を投じました（…）。外に出かけて、沢山の人と会いました。それから大麻を吸いました。沢山吸いました。考えないようにしたり、暗い考えをもたないようにすることが実際の目的でした。仕事に没頭していたので、家に帰るのが遅くなり、かなり疲れていました。でも、大麻のおかげで考えずに済んでいました。特に、あれのことを考えずに済んだのです」。この中絶の六ヶ月後、ポーレットは彼氏と「よりを戻し」、現在彼との子どもを妊娠している。

セシールは二七歳。教職についている。彼女は二度中絶を経験していた。一度目は二〇歳のとき、二度目は二二歳のときのことである。とりわけ二度目の中絶のときに、彼女は自分の「だらしのなさ」に対して「罪の意識」を抱き（彼女のパートナーはコンドームを使用していたが、彼女はピルを服用していなかった）、自分のことを本当に「愚かな人間」だと感じた。中絶を経験してからしばらく経ったあと、彼女は後悔を口にした。それは、自分が産むことのなかった子どもを惜しんで述べたものではなく、自分の「体」に「それをもたらした」ことに対する後悔であった。彼女にとって「それ」は、「無益」で「つらい思い」をさせるだけの「必要のない」ものであった。彼女は、自身が経験した中絶に関する「非常につらい」思い出を忘れられないでいた。彼女はとりわけ、二回目のときに医者が執拗に「エコー画像を見せようとした」ことを取り上げ、これが「あまりにも失礼なこと」であった点を強調した。彼女は今、「三回目が自分に起きるかもしれない」という考えに「ひどく苛まれており」、「婦人科検診に行くこと」を嫌がっていた。一度目の妊娠のとき、彼女は「全然気づかなかった」。気分が「良くなさそう」で、「様子がいつもと違う」セシールを見て、妊娠していることに気づき、そのことを彼女に告げたのは、セシールのルームメイトであった（この「お告げ」は、検査によって確かめられることになる）。二回目のときは、「一回目よりも早くわかった」という。彼女は、自分の体に生じていることに耐えられなかった。彼女は、妊娠していることを示す様々な兆候のせいで「ひどく苦しい思いをした」(「吐き気」、「痛み」、「突発的な不安」、「おりもの」)。「自分の体を通じて、私は自分が本当に妊娠していることがわかりました。それは望んだ子どもではありませんでした。妊娠して、痛みを伴う兆候があるだけでもつらいものなのです。それが望んだものであったとしても……」。彼女は(「健康上の理由」から)依然としてピルを服用していなかったが、今なお三回目の妊娠を不安に思いながら暮らしている。彼女は新たに妊娠することを望んでいなかったし――「妊娠してもそのことを引き受けることはできないでしょう」と彼女は言った――、子どもをもつことも望んでいなかった――「いずれにせよ当面の間は」。

ダニエルはセシールとほぼ同年齢で、職業的状況も社会的出自も似通っていた(職業教育に従事する中産階級)。彼女もまた二度の中絶を経験していた。にもかかわらず、その経験の語り方は異なっていた。「二度目のとき、またそれが私に起きるなんて思っていませんでした。それでも私は妊娠してしまい、そのことに気づくことになります。こうして、この子を産むべきかどうかという大問題が生じました。もうこの時点でこの赤ん坊は私の中で生きていたわけで、私はこの子の夢を見ていましたし、この子を愛していました。自分がこの小さな赤ちゃんを愛しているのを強く感じていましたし、何より、エコー画像でこの子を見ていたのです……でも、この子を産むことはできないという決断をして、再入院したとき、何かが切り替わりました。それから我に返って、また同じことを続けたわけですが、本当に私の中で何かが切り替わったのです。直前まで感じていたものなんてもうほとんど覚えていません。わかっているのは、切り替わる前と後があるということだけです(…)。どうやったのかは覚えていませんが、それが私の生活に何の変化ももたらすことはなかったという気はしています。私は自分にこう言い聞かせています。『ダニエル、結局のところ、あなたはそれを感じながらも、本当にうまくやっているのよ』」。だが、ダニエルは、中絶してから程なくして「恋人」と別れたあと、「定期的に夢を見る」ようになる。「出産する夢を見たり、赤ちゃんの存在を強く感じたり、あるいはその子に愛を感じたりすることがあります。なので、ここに何かがいることはいるのですが、それはいつも私が見る夢の中にしか現れないのです」。

我々に語られた物語を解釈するためには、様々な対立——意志的なものと非意志的なものとの対立、望まれることと耐え忍ばれることとの対立、同一性と他性との対立、幸福と苦悩との対立など——を、一つのより大きな枠組みの中に入れてみなければならない。そうすれば、これらの対立が問題化しうる瞬間を捉えると同時に、これらの対立が経験を伴って生じる文脈を特定することができるようになるだろう。

生むことと中絶における自己経験について語るための局所論

我々は何人もの女性と出会い、彼女たちの経験した生むことと中絶について話を聞いてきた。我々はこれから、彼女たちの話をある同一の形態に結びつけることを可能にする分析枠組みの概略を示していきたいと思う。ただし、彼女たちが語ってくれた内容は、非常に多様な行程を背景とするものであった。ある人物の全生涯が語られるとき——あるいは、今や慣用的となっているP・リクールの表現を借りれば、「筋立てられる」とき——、その内容は様々な予期せぬ出来事から構成されるが、それと同じくらい彼女たちの歩んだ行程は多様なものであった。

このモデルを構築するために、我々はフロイト主義に由来するいくつかの用語を使用していくことにしたい。その用語とは、局所論と審級である。もちろん、「空間（lieux）」の論理への準拠は、ここでは二重の意味で隠喩的である。実際、我々は、精神分析学がそうするように、心は様々な身体的基盤に配置されているという考えと距離を置くだけでなく――そうすることで、「心的空間（lieu psychique）」という分析概念に隠喩的性格が付与される[5]――、異なる機能をもつ複数の情動システムを一定の形で配列したものとして心的装置を描こうとするプロジェクトとも距離を置いている――反対に、そのようなプロジェクトは〔精神〕分析理論には存在している。予想されるように、我々がこうするのは、第一に、我々が取り組んでいる主題――生むこととの関係で語られるライフストーリー――が、一般に「心的現象」と呼ばれているものに収まるものでは全くないからである。だが、それだけでなく、我々がある理論的視点を採用していないからである。もしもその理論的視点を採用していれば、我々は、次のようなプロジェクトを立てることのできる立場を採用することになるだろう。それは、人びとが我々に言わないことや、さらには彼らが我々に隠していること、あるいは本人の気づかないところで決められていること、「意識」と「無意識」との関係のようなものを、第一に捉えようとするプロジェクトである。このような立場を採用しないからといって、我々の研究対象が誰の目にも明らかで、いわば透けて見えるものであると言いたいわけではない。そうではなく、我々の注意を引く不透明性とは、まさに当事者が直面していたそれなのである。彼女たちは次のような場合にしばしば、明示的と言って良いような形でこの種の不透明性に言及していた。すなわち、過去の出来事に立ち戻って、自分がどのような「感情」を抱き、どのような行動を取ったのかについて語り、それを通じて「理解」しようとする場合。その行為の「理由」（motifs）を見つけようとしたり、場合によってはそれを「正当化」しようとする場合。あるいは、――彼女たちがしばしば使った用語を借りれば――行為に「意味を与え」ようとする場合である。ところで、不安や当惑、動揺――中絶に直面した一時期あるいは複数の時期をしばしば特徴づけたのは、これらの感情であった——の様相を再現しようとする際、彼女たちは次の点を強調していた。すなわち、異なる意志が自分の中で顕現し、それらの間で緊張が生じていた点、さらには、ある一定の意志に突き動かされているときに、別の形態の意志が優勢になるという転換の瞬間がいくつもあった点である。

我々はこれらの意志を肉の意志、制御の意志、正統化の意志と呼ぶことにする。これらの意志のどれが優勢になるのかに応じて、世界の切迫性の様相も異なってくる。この様相に言及するために、我々は審級という用語を用いることにする。

肉の意志と制御の意志を区別するために、我々は、ミシェル・アンリの現象学の中で展開された肉と肉の自己‐触発（*auto-affection de la chair*）という概念に依拠していきたいと思う[6]。実際、主客未分の問題を掘り下げることを可能にする言語の探究は、ミシェル・アンリの肉の哲学の中で中心的な位置を占めている。アンリは、志向的意図（visée intentionnelle）を、肉の自己‐触発と対比させている。意識は、世界に存在する客体が志向的意図を通じて与えられるときに——また、これを通じて世界それ自体が与えられるときに——形成される。それに対して、肉の自己‐触発は徹底的に内在的なものであり、外在性への投影をなしで済ませる。肉の自己‐触発がつくり上げる運動によって、「生は、その永続的な自己‐触発の過程の中で生み出される。この過程の中で、生は自らに到来し、自らに衝突し、自らを感受し、自らを享受するのである[7]」。M・アンリにとって、この過程は、完全に内在的であるだけでなく、絶対的に受動的なものでもある[8]。だが、それでもこの内在性と受動性は、「《自己》（Soi）」を構成する。それは、個別性としてのそれであり、自己性（ipséité）としてのそれである[9]。だが、肉の自己－触発の中で生み出される「《自己》」は、ミシェル・アンリの理論構成においては、世界に現前することの重みの全てを支えているわけではない。たとえ、自己－触発の中で生み出されるものが明らかにされず、この世界への現前を可能にするものが何かわからないままであったとしても。「《自己》」の解明に続いて、M・アンリは別の要素を導入する。この要素は、「肉の自己－触発の中で自己として生み出される」ものが、いかにして受動性から逃れ、「自我（moi）」が「自分自身」と「自らを貫く力能（pouvoirs）を所有する」形で現実化するようになるのかに注目するときに、その姿を現わす。このように「自我が自己を所有する能力」、「自分の身体の力能を遺憾なく発揮する能力」、「自分自身を独占する能力」こそが、M・アンリによれば、「《われ》（Je）」をつくり出す。[10] ミシェル・アンリによれば、この「われは、次のように表記される。われ《能う》（je Peux）、と」。「《われ》」とは、「その人のもつあらゆる力能を所有」する「力能」なのである。だが、「《われ》」は、その根底にある「《自己》」とは異なり、自己－触発の受動性から逃れている。そのため、「《われ》」が展開されると「表象構造」が生じ、この構造との関連で「全てが配置されることになる」――M・アンリの現象学の用語法において、この構造は脱自と呼ばれる。この構造は、外部、世界、「前方〔目の前〕」にあるもの、「そのものが存在する（cela est）」、「有ること（il y a）」へと方向づけられている。[11] それゆえ、この構造を通じて、ある主体との関係における客体が生まれ、投企（*projet*）という外在性の中にそれらが配置されるということが起きる。

より詳細な検討に入る前に、肉の意志と制御の意志との違い――このあとのページで詳述されることになる――が、ミシェル・アンリにおける「《自己》」と「《われ》」との区別に対応すると言っておきたい。

M・アンリの主張に忠実でないかもしれないが（というのも、彼の著作は精神分析の用語に収まるものではなかったからである）[12]、我々は、「《自己》」の審級と「《われ》」の審級について論じていくことにしたい。だが、我々は、肉の自己‐触発によって形成される「《自己》」の審級を、肉が妊娠という状況で触発される際に示すその特殊な側面から詳述していく。この状況において、肉は、（自己の身体の経験という意味で）自己に属するものとして感受されると同時に、――胎児が肉の中で発達し、肉が別の存在の形成に関わる限りにおいて――志向性を介した理解から逃れ、肉固有のある種の意志を顕現させるものであるかのように感受される。

胎児とそれを身ごもる女性とのもつれ合いについて論じるために、我々はコーラというプラトンの場所概念（topique）を用いたいと思う。この概念については多くの解釈が提出されているが、我々は、社会科学で定着しているある使用法を借用するつもりである。それは、オギュスタン・ベルクが風土（*écoumène*）という地理的概念を構築するために用いた使用法である。実際、オギュスタン・ベルクは、環境の動態を記述するために、トポスとしての空間概念と距離を取ることを可能にする概念を必要としていた（アリストテレス主義的、とりわけ今回の場合、デカルト主義的に解釈された空間概念が文化一般に組み込まれることによって、トポスは我々にとって親しみ深いものとなり、ほとんど「自明の」ものとなった）。その結果、物とそれが置かれている場所との関係について、相異なる二つの表象が生じることになった。場所がトポスとして捉えられる場合、それは「物から分離可能なものとなる。物は動かせるが、場所は動かせない」。反対に、オギュスタン・ベルクは次のように付け加えている。「コーラは、そこにあるものの性質を帯びる場所である。また、コーラは動的な場所であり、そこからなにか異なるものが生じるような場所であって、物をその存在の同一性の中に閉じ込めるような場所ではない」[13]。したがって、コーラという概念は、主客未分の状態にあるもの――それぞれ異なるものでありながらも、他との関係の中でしか存在しないような状況にある複数の存在――に名前を付与する概念道具として、役に立ちうるものなのである。

コーラは、知解可能なものと感覚可能なものとの媒介物に形を与えるために、『ティマイオス』で導入された概念である――実際、このような媒介物がなければ、両者の関係は謎めいたものになってしまうだろう(14)。コーラとは何よりもまず、生成と消滅の下に置かれている諸現象が現れ出る場所を指すが(15)、我々の研究にとって興味深いのは、それが母胎における出生（engendrement）の隠喩に少なくともかなりの部分依拠している珍しい哲学用語の一つだという点である（援用されるもう一つの隠喩は、溶けている蠟や金のような柔らかい物質を加工する職人のそれである）。だが、この場所は、語の近代的な意味における空間、すなわち座標系によって抽象的に定義される空間ではなく、むしろ在り処（*contrée*）なのである(16)。それゆえコーラは、アリストテレスの著作においてデカルト的空間を予示するものとして使用されていた意味でのトポスと区別される(17)。空間としてのトポスと対置される在り処としてのコーラを種別化するものとは、この場合、事物とそれが占める場所との分離不可能性である(18)。トポスとしての空間の場合、事物は、それが空間の中で占める位置――座標によって定義される位置――がどのようなものであれ、同一であり続ける。事物が移動しても、空間それ自体に影響が生じることはない。だが、コーラの場合、場所もそこを占めるものも、それぞれ独立したものとして捉えることはできない(19)。それゆえ、コーラとは「関係」であると言うだけでは十分ではない。というのも、もしそうであれば、関係を取り結ぶ複数の辞項がすでに同定されていることが前提となるからである。コーラとは占められるものと占めるものなのであり、両者を分離することはできない。したがって、コーラは主体と客体との関係の論理、あるいは主語と述語との関係の論理からも逃れる。[20] 述語は、分離不可能な形で対象に組み込まれている。というのも、コーラは、（場所としての）「その中（ce en quoi）」であると同時に、（母胎としての）「そこから（ce de quoi）」であり、[21]（型としての）「それに合わせて（ce sur quoi）」だからである。実際、空間の隠喩に、職人の仕事と関わる構成の隠喩が重ねられている。コーラは、「蠟のように柔らかいうちに新生児の形を整えようとする妊婦」と同じように、[22] その中にあるものの「形を整える」。職人が何か柔らかいものからある形をつくり上げたり、あるいは蠟の一片にある型を当てはめるのと同じように、この場所はそこを占めるものをつくる。だが、〔職人の〕隠喩が展開されると、再び母胎へと行き着くことになる。というのも、形が整えられるものもまた、形を整えるものに自らの型を残すからである。

我々は、コーラ概念が有する形而上学的な含意を脇に置いて、この隠喩を二つの方向で展開していきたいと思う。一つ目の方向は、政治的な影響を直接もたらすものである――オギュスタン・ベルクがこの場所論を用いたやり方をとりわけ思い出してもらいたい。トポスとしての空間概念は、リベラリズムの問題構成と一致している。実際、リベラルな主体が構成されうるためには、存在と場所の分離が必要となる。リベラルな主体とは、その自律性によって定義される。すなわち、この主体は、一時的にせよ永続的にせよ自分の置かれている文脈に左右されない存在として、また、主観的権利――すなわち、いかなる環境にいようが、その主体に固有のものとして付与される権利――を保持する存在として定義される。反対に、在り処との依存関係の中で定義されると、この主体は、自らを構成するその自律性――主体を他ならぬ自分自身として、権利の主体として構成する特性――を失うことになる。さらに、このような理由から、トポスとしての空間概念と袂を分かち、反対に物と場所、容器と中身との相互依存を土台にして社会的紐帯をつくり上げようとしていた政治哲学者は、場合によってはファシストが唱える有機体説の誘惑に屈してしまうほどまでに、徐々にリベラリズムから距離を取ったのである。

コーラ概念を用いる際に取りうる二つ目の方向は、当然ながら、この概念をその隠喩的起源の一つ、すなわち妊婦に関わるそれへと連れ戻すものである。だが、我々はコーラを、解剖学的な意味で理解される母胎と同列に扱うことはしない。反対に、我々は、生物学的客観化の場の外へと移動する手段として、母胎の代わりにコーラを用いることにする。生物学的客観化は、婦人科医にふさわしいものではあっても、我々の企てに役立つものでは全くないだろう。反対に、我々は、妊娠という試練の最中にある身体固有の経験へと向かうことにする。ここでは、コーラを、妊娠において現実化する肉のある状態として用いることにする。

妊娠をその特異な性格から捉えようとすると――あるいは、妊娠を記述しようとすると――、人びとは容易に主体の経験に差し戻される（このことは、このテーマを扱った文献、とりわけ道徳哲学の文献によく当てはまる）。主体であれば、（トポスとしての）自分の身体という空間の中に、ある事物＝客体（胎児）が存在することを意識し、その事物＝客体に関する表象をつくることになるだろう。それゆえ、主体であれば、その事物＝客体を自分の前に投げ出して（projeter）、それについてあるプロジェクトを立てることになるだろう。それはたとえば、自分の内部空間にそれを保存しておくというプロジェクトであるかもしれないし、あるいは反対に、それを外部へと追い出すというプロジェクトであるかもしれない。外部とはすなわち自己の身体の外のことであり、このとき身体もまた事物＝客体として構築されることになるだろう。我々は、このような記述が現実と全く一致していないと言いたいのではない。我々はこのあとで、人びとがこの種の記述をどのように登場させることができるのかを見ていくつもりである。だが、この記述は、「《われ》」の審級の下で行われる分析に属するものであり、その特殊性は肉の経験と対比させなければ明らかにならないのである。

それゆえ、コーラを参照することで、我々は二つの危険を回避することが可能となる。一つ目の危険は、肉一般、すなわち、妊娠という状況によって適切に限定づけられていない肉を自らに与えることにある。二つ目の危険は、自己触発の図式を放棄して、物理座標に刻み込まれた空間として捉えられる身体の分析に最初から向かおうとすることにある。この場合、身体の中にある事物＝客体（胎児）が収められることになるであろうし、自分の身体とそこに収められているものを意識する人物は、その事物＝客体に関する直接的な表象を自らに与えることになるだろう。そこで、コーラを、妊娠という試練を受けて自己－触発している限りでの肉の名前として用いることにする。

制御の意志に話を移そう。制御の意志とは、「《われ》」の力能について述べるためにここで用いられる表現であった。そして「《われ》」とは、行為の流れの中で自分自身を取り戻し、自己の所有として自らを現実化する際に立ち現れるものであった（「われ能う」、「われ欲する」）。我々は制御の意志を、プロジェクトにコミットする瞬間と結びつけて考えていきたいと思う。(24)「《自己》」の審級の場合、妊娠は、自らを触発してくるものの中で自己を感受する肉の感情の中で顕現する（あとで見ていくように、この感情は肯定的なものとして印づけられる場合もあれば、否定的なものとして印づけられる場合もある）。それに対して、（こう言って良ければ）「《われ》」の審級の水準では、女性が身ごもっているものは、それを包含する肉と想像を介して切り離され、表象され、現象学の表現で言えば前方へと〔目の前に〕投げ出される。

すなわち、〔生まれてくる〕以前から世界の外在性に投げ入れられると同時に、未来の方に投げ出され、ある種のプロジェクトに組み込まれるのである。この存在は様々な規定の対象となりうる。簡単に言えば、あらかじめ構築されており、社会的世界の中にすでに置かれている諸図式のどれに基づいてこの存在が同定されるかは――すなわち、我々が検討しているケースで言えば、できものとしての胎児（取るに足りないもの）と同一視されるのか、それとも真正な胎児（私の赤ちゃん）と同一視されるのかは――、それがどのような規定を受けるかによって異なってくるのである。

最後に、正統化（*legitimation*）の意志について語ることによって我々が言及したい審級とは、正当化（*justification*）の審級である。この審級を作動させるためには、まるでそれに対して弁明（explications）をすることが義務であるかのような第三者――実在するものにせよ、想像上のものにせよ――の存在が必要となる。この第三者は、（G・H・ミードの言う）[25]「一般化された他者」――骨と肉を備えた生身の対話者の中に具現される場合もあれば、そうでない場合もある――であるかもしれない。それはまた、自分自身と対話し、自分が内面化した――『道徳感情論』の中でアダム・スミスが用いた表現を借りれば――「公平な観察者」に対して弁明を行う当事者であるかもしれない。あるいはまた――おそらく非常に頻繁に起こりうるケースであり、このあとで詳細に検討することになるが――、もし生まれる予定の子どもが実際に生まれていたら実在していたであろう者、弁解の意味をもつような理由が提示される者でさえあるかもしれない。[26]

これら三つの審級とそこで顕現する意志は、異なる時間的方向性をもつことも指摘しておこう。「《自己》」の審級は主として現在に組み込まれており、肉の意志はまさにそこに今存在しているものの力を通じて感受される。それゆえ、肉の意志は、その人（vous）を受動性の中に固定し、「侵襲してくる」ような状態を通じて感受されるのである。我々は、この状態が「わからなくなる」程度にまで「いつか」消えてなくなることを――「抽象的には」――知っている。だが、たとえそうだとしても、この状態から逃れることは困難なのである（この点において、この状態は失恋に伴う苦しみの状態と似通っている）。反対に、「われ」の審級は未来へと方向づけられており、制御の意志は、何か緊急にしなければならないことが課され、その意味内容（teneur）を何らかの方向で決めなければならなくなるときに、最も強烈な形で顕現する。最後に、正当化の審級は、それが判断＝裁判（jugement）の特性をいくつか有する操作に適用される限りにおいて、何よりもまず回顧的なものである。実際、正統化の意志は、過去へと向かい、過去において生起した行為や感情、事実を探し出し、それらを批判という試練〔テスト〕にかけることを受け入れなければならない。しかしながら、弁解はもう少し複雑な時間的構造をもつ。というのも、弁解の本質はしばしば、もし中絶していなければ胎児に一体どのような未来が待ち受けていただろうかと想像し、生まれてこない方が結局良かったのだということをこの仮想的な存在にわかってもらおうとすることにあるからだ。

我々はこれから、その特徴を簡単に描いたばかりの各々の審級を展開することによって、また、相互に結びついている複数の審級の間で生じる緊張にとりわけ関心を向けることによって、この局所論の探究を続けていきたいと思う。

充足と不安の狭間に位置する妊娠経験

我々は、二つの用語を用いることによって、妊娠における肉の経験を規定することができると主張したい。一つ目の用語は充足である。ただし、我々はこの用語に道徳的価値を付与することはしない。もしそれを行ってしまえば、この用語が重層的に規定されることになるだろう。そして、もう一つの用語が不安である。実際、充足感は非常に不安定な様相を呈しているため、異様なもの（étrangeté）を前にした不安と我々が呼ぶつもりのものへと変質あるいは転換する恐れを絶えず有している。そして、このような変質や転換は、これから見ていくように、「《自己》」の審級と「《われ》」の審級との間に新たな関係が打ち立てられることによって生じるのである。[27]

実際、妊娠時における肉は、妊婦にとって「私の肉」であり続けながら、それがもつ発生や繁殖の能力を現働化する。また、肉は、ある忘我の状態の中で自らを誇示する能力をもつが、この能力が発揮されるときに肉は感受される。だが、忘我と言っても、おそらくそれは自己の内部に存在するものであり、自己なのである。それゆえ、「《自己》」に対して透明で、「《自己》」と一体となるまでに至った肉に固有の意志、いわば「肉の意志」が、肉自身を捉えて、肉のもつ抗し難い性質、異様な（étrange）性質、よそ者的な（étranger）性質、利己的な性質の中で自らの存在を示そうとしているかのように、事態は進行するのである。

このように突然開示される肉の自律性は、審級としての「《自己》」が「《われ》」と取り結ぶ関係に影響を与える。妊娠という試練が課せられている状況でも、生の自己-触発が通常の形で生起している場合は、肉の受動的感受は「《自己》」を現実化し、その同じ流れで「《われ》」――「《自己》」と「《われ》」が透明な関係を取り結んでいる際に生起する、「自我が自己を所有する能力」としての「《われ》」――も現実化する。だが、肉の自己-触発は、たとえそれが「《自己》」を構成するものであっても、「《われ》」の審級によってそのままの形で再我有（réappropriée）されることはないし、「《われ》」と混ざり合うこともない。妊娠という試練を通じて触発される肉は、確かに「自己に属する」ものではあるものの、普段とは異なる肉――それに染みついていた習慣をすっかりなくした肉――として顕現するのであり、その結果、ある意味では他者あるいは他者の肉のように顕現するのである。「《われ》」の審級から見ると、コーラを通じて備給される「《自己》」は、このとき、鎮静化されることが要求される不安という形を取った異様なものとして顕現する。

おそらく、不安を伴う肉の経験と幾分似通ったものは、病という試練の中でも顕現しうる。だが、このような類比は誤解を招く恐れがある。というのも、病の場合、新たな状態は、まさしく健康との対比で定義されるからである。このように定義されると、新たな状態から距離を取ったり、それをいわば否認するための道がつくられることになる。このとき、この新たな状態は、事故=偶有性（accident）という存在論的様式で捉えられる。事故=偶有性は、偶然的で、非本質的で、外在的なものとして、「《自己》」の性質を変えることなくそれに付加される（だが、廃棄される胎児、すなわち我々が「できもの」と呼ぶ胎児も、この様式で表象されうる——まさにそうであるがゆえに、我々はこの種の胎児を「できもの」と呼ぶのである）。だが、我々がここで関心を寄せている経験においては、正常と病理を分ける境界それ自体が消失する傾向にある。異様なものとして現前する肉は、自らの意志をむき出しにするように見えるものの、それでもなお「《自己》」にくっついたままである。肉の意志は、まるで自律したものであるかのように顕現するものの、それでもなお、肉と最も密接な関係を取り結んでいる「《自己》」に属しているのである。なぜなら、妊娠の経験は、不安と充足、自己疎外と自己実現を不可分なものとして含み込んでいるからである。

中絶を選択するときに、充足と不安という感情がどのように入り込んでくるのかについて、少し詳細に検討していこう。我々が出会った大多数の女性、とりわけ、父親の無能さ（父子関係を拒絶した、彼女たちによって「未熟」と判断された、父親である可能性のある複数の男性から父親を特定することが難しかったなど）によって中絶の決定を弁明していた女性——このようなケースは数多く存在した——は、二つの審級の緊張が明確な形を取るいくつかのシークエンスを、自分の物語に加えていた。ここで言う二つの審級とは、妊娠によって触発される肉（「《自己》」）の審級と、現実主義的であろうとする意図から外部へと向かい、プロジェクトを立てる「《われ》」の審級である。

実際、最終的に中絶を選択したからといって、妊娠がわかったときや妊娠によって身体に変化が生じたときに「充足」という感情を経験した記憶がなくなるわけではない——この感情はしばしば、幸福や喜びという調子を帯びて喚起される。出産が無事に成功した記憶と結びつくと、妊娠による身体的変化の経験は、容易に人に伝えられ、おそらく理想化されることすらあるだろう。また、妊娠することで不愉快な経験をした数々の思い出も、多かれ少なかれ消えていくだろう。だが、中絶という結果に至った場合、妊娠による身体的変化の経験は、たいていの場合、苦しみを伴う二律背反という形を取って、物語の中に出現するのである。

それゆえ、この経験とどのような関係が取り結ばれるかは、中絶へと至る過程を構成する様々な瞬間の間で、どのような期間が過ごされるのかによって、かなりの部分変わってくるように思われる（あるいは、いくつかのケースでは、このことは、中絶するプロジェクトが立てられたあと、それが「土壇場で」放棄されることで、最終的に中絶へと至らない過程でも当てはまる）。その瞬間とは、妊娠を予感させる身体的「兆候」や感情的「兆候」が現れる瞬間、妊娠していることが正式に認められる瞬間（薬局で購入した妊娠検査薬の結果が医者によって確証される瞬間）、中絶するプロジェクトが検討可能なものとして提示される瞬間、この可能性が避けがたいものとなり、「決定」が下される瞬間、当事者が自由意志に基づく妊娠中絶（IVG）を行う婦人科と連絡を取って、「決定」を実行に移す瞬間、そして最後が、医師によってその行為が行われる瞬間である。

ソフィアは十九歳のときに経験した中絶について次のように語ってくれた。「生理がずっと来ていたのに、吐き気を催したり胸に痛みを感じたりすることがあって、それが一体なぜなのかわかりませんでした。そのことをずっと悩んでいたのですが、私が生理だと思っていたのは、結局出血だったのです（…）。でも、私がそれを強く感じていた場所は、厳密に言うとお腹の中ではありませんでした。そのすぐ近くだったのです。つまり、それは私の頭の中に一つのイメージとなって現れていたのです。すぐ近くにそれはつくられていたのです。私はそれを間近で見ていたのです。そう、心の中でではありますが、私はそれが大きくなるのを間近で見ていたのです。（…）それから、私はプランニング・ファミリアルに行って、そこのスタッフと話をしました。私は、自分が感じていたことを彼らに説明しようとしました。これから下される決断……、下されなければならない決断について私が感じていたことを」（三八歳、一度の中絶、三人の子ども、別居中、会社勤め、パリ居住）。

このような行程の中で、数多くの典型例が生じうる。妊娠が疑われて、それが証明される瞬間と、中絶の決断が「唯一可能なもの」あるいは「唯一合理的なもの」として現れる瞬間との間にかなり長い期間が存在するとき――すなわち、多くの場合、父親の態度が曖昧で、妊婦と父親との恋愛関係が今後どうなるのかまだ完全に決まっていないとき――、妊娠によって充足がもたらされる余地が生じる。〔充足を〕思い出すと、女性は次のような過去について語った。自分のお腹が大きくなるのを感じて喜びを抱いたこと。

自分がどうやってお腹を触わったり、鏡越しでお腹を見つめたりしたのかということ。自分が女性であることをその当時どれだけ強く感じたのかということ。あるいは、自分が「輝いている」と感じたこと、すなわち、「きれいな髪」、「本物の体」、「美しい肌」を手に入れて、自分を今までよりも美しいと感じたことについても時折語られた。あるいはまた、「エネルギー」が増大した、自分固有の「力」を感じた、「元気」になったなどの経験が語られることもあった。非常に多くの場合、中絶の語りは、中絶の決定がなぜ「避けがたい」ものだったのかに関する説明と、——当事者の語るところによれば——子どもをもつための方途が見つからなかったため余計に「子どもが欲しい」という思いが強かったという説明を、非常に複雑な形で混ぜ合わせる。

妊娠することで生じる充足を、イザドラは次のように説明してくれた（彼女は一度中絶したあと、三人の子どもを儲けた）。「私は、女性の妊娠を、崇高で素晴らしいものとして憧れていました。なぜなら、得体の知れないホルモンに満たされることで、身体的に元気になれるからです。しかも、若くしてこの子たちを産んだので、疲労も溜まっておらず、健康そのものでしたし、この子たちはみんな三週間早く生まれてきたので、取り乱す時間さえありませんでした」。だが同時に、中絶の経験はイザドラにとって厳しいものだった。「妊娠すると、身体全体に及ぶ現象が生じます。そうすると、ホルモンに関係する何かが活性化し始めるのですが、それは進行したり突然止んだりします。なので、身体的にも精神的にも疲れ果ててしまうのです」。イザドラを特に苦しめたのは、不安の表出であった。「この子を妊娠してから約九ヶ月経った頃、つまり中絶してから七ヶ月半経った頃に、母乳が出ました。生理的なメカニズムが全て動き始めていたのです。しかも、赤ちゃんが生まれるはずであった時期に、母乳が三日間も出っ放しだったので、服の上にこんな丸い形をしたものができあがっていました。衝撃でしたよ。なので、私は身を隠していました。それが何を意味するのか両親に知られたらどうしようと恐れていたからです。母乳が出ることは本当につらいことでした」。

ヴィオレーヌは、屋外（市場）の仕事をしており、中絶を一度したあと二人の子どもを儲けた。彼女は、自身が経験した妊娠を「暖かさ」と結びつけて考えていた。「私は妊娠している間ずっと元気でした。暖かさを感じるからこそ人は元気なれるというのは本当なのですね。暖かさを感じて元気になること、私が望んでいたのはまさにこれでした。私は普段から寒がりで、しかもあの当時屋外で働いていたので、いつも寒さを感じていました。ああ！　あの二つの時期、あの二つの九ヶ月間、私は常に暖かさを感じていましたし、元気でした。間違いなく良い状態でした。最後の三ヶ月だけは本当につらかったです。というのも、寝ているときですら両足に重みを感じていましたから。どういう態勢を取れば良いかわからないくらいでしたよ」。ヴィオレーヌは次のように付け加えていた。「私は子どもをもつためにつくられたのです。私は蟹座生まれで、母性の象徴なのです」。

ヴェロニクは二四歳。学業を終えたところだった。彼女は、流産によって終わることになる初めての妊娠について、次のように語ってくれた（彼女は一度目の妊娠のあと再び妊娠するが、中絶することになる）。「私は幸せの絶頂にいました。体調も良く、何と言うか、特別な感覚がありました。妊娠した瞬間から私は、自分の過去が私を捕らえることはもう二度とないだろうと感じるようになったのです。私にとってそれは一種の啓示のようなもので、自分ならほとんど何でもできると感じられました。それは信じられないことでした。というのも、私は自分の過去にかなり引きずられていたからです。私にとって自分の過去は、抱えておくにはあまりに重たいものだったのです。色々な人と色々なことがありまして。でも、それももう全て終わったのです、本当に……私は完全に、これからのこと、未来のことに目を向けることができるようになりましたし、自分なら何にでも耐えられると感じていました。体の調子も良かったです。別に、私は大した人間だったわけではありません。私は単なる……でも、そのような人間だと感じるのに、あれを感じるだけで十分だったのです。あれは忘れ難いものでした。私は、身体的な面においてですが、自分ならできるという印象を抱いていました。あれが私の力を何十倍にもしてくれている、山のような量の仕事であっても全てこなすことができる、自分ならやっていける、といった印象です。でも、それだけではありませんでした。精神面に関わるいくつかの問題、いくつかの小さな足枷……（…）それらのどれも私にとっては何の問題にもならないという気がしていました。全てがスムーズに流れていると思えましたし、それをする力が自分にはありましたし、驚くほどのエネルギーに支えられているという感覚があったのです」。

このように充足が高まって幸福感が生じていたにもかかわらず、あるいはまさにそうであるがゆえに、中絶の決定が下されてから中絶が実際に行われるまでの時期が、非常に耐え難いものとなることがある。このことがとりわけ当てはまるのは、当事者の意志と無関係な理由で――たとえば医療機関の混雑のせいで――中絶の実行が延期される場合である。このとき、妊婦は矛盾した状況に置かれる。なぜなら、妊娠が進んでいることを体験しながらも（そして、しばしば、自分には制御できない喜びをそれに感じ続けながらも）、中断されることが決まっている妊娠であるがゆえに、それにいつまでも執着しているわけにはいかないことを――いわば、自分が強く感じているものを知ってはならないことを――知っているからである。

ジュリエットは二七歳。教師をしている。彼女は、インタビューの約一ヶ月前に中絶をした。彼女は、一夜の関係であったが妊娠をした。相手の男性のことは「前から知っていた」が、「しばらく会っていなかった」。彼女はすぐに中絶する決定をした。なぜなら、その男性は「ふさわしい人ではなかったからです。単なる行きずりの関係だったので」。だが、当時、彼女はたまたま子どもを非常に欲しがっていた（彼女は、子どもができたばかりの友人とバカンスに出かけていて、「子どもについての話ばかりしていたのです」）。それゆえ、妊娠していることがわかってから中絶するまでの期間は、〔彼女にとって〕非常につらいものだった。「結局、私にとって一番つらかった時期は、それに気づいてからそれに具体的に対処するまでの間、つまり中絶するまでの間でした。妊娠しているという感覚はありましたが、いずれにせよ中絶するということを決めていたので、自分が妊娠しているということをあまり意識したくありませんでした。でも、それを感じてしまうのです。そのあと私はすっかり疲れてしまって。要するに、二つの状態を行き来するような感じになってしまったせいで、私はすっかり気が滅入ってしまったのです」。中絶したあと、彼女は「解放感」を強く抱く一方で、もう二度と性的関係をもちたくないと思うようになった。ところで、彼女はある男性と知り合ったばかりだったが、彼は「しつこく要求してくる」ため、「全然うまくいっていない」という。

二六歳のフローランスと出会ったとき、彼女は二度目の妊娠をしていた（彼女は三年前に一度目の中絶をしていた）が、二日後に中絶をすることになっていた。彼女は、子どもが欲しいという思いはあったものの、彼女の肉の中に到来した存在を子どもとして迎え入れることができなかったこと、この存在が思いかけない享楽と同時に非常に強い不安も引き起こしたことを説明してくれた。「私はずっと前から子どものことが大好きでした。なので、私はばかみたいに泣いているんです、四六時中。幼い子を見ると、いつもこんな風になってしまうんです。みんなから『どうかしてるよ』って言われるくらい（…）。それは苦しかったですよ、だってこの子を産みたかったのですから。でも、私の状況がそれを許してくれなかったのです（…）。自分のお尻を叩いて、『そう、私はどんな犠牲を払ってでもこの子が欲しいの』と言えるほどの力が、私にはなかったのです（…）。気分も良くなり始めていましたし、子どもをもつ準備もできていました。子どもも欲しいと思っていました（…）。何かが私の命を食べている感覚がありました。私を内側から食べる何かと言いますか。それは悪いものではありませんでしたし、不快なものでもありませんでした。でも間違いなくそこに何かがあったのです（…）。今は吐き気があって、気分が良くありません。食事をしてもおいしくないですし、寝て起きても体調が良くないのです。何かが私の命を内側から食べているような気がするのです」。

他の場合、すなわち、妊娠発覚後すぐに中絶を決めて、それに向けて第一歩を踏み出した女性の場合、彼女たちは、肉の二重意識から逃れるためにどのような心理的過程に訴えたのかを覚えていた。たとえば、「自分と感情を切り離した」と述べるジョエルは、「〔感情が〕自分を襲ってこないようにするために、自分のできることをした」という。あるいは、「自分の経験を押し殺していた」ことを覚えていたシドニーは、その当時の自分の状態を事物になぞらえた。当時の彼女は、「工場の部品」、すなわち、「物が生産される」「ベルトコンベア」の上で手を加えられ、「箱詰めにされ」、運ばれるような、「されるがままの何か」と同じようなものだったという。

このような発言が表現しているのは、中絶の決定を曲げてはならないという思いである。彼女たちは、中絶の決定を曲げないために、「《われ》」の審級だけに身を置くことで、肉から発せられることばを押さえつけようとしているのである。これから見ていくように、このようなやり方で中絶のプロジェクトに強くコミットするためには、多くの場合、正統性を求めて「合理的な」理由を提示したり、正当化を行う必要が出てくる。彼女たちは、これらの理由や正当化に自らをつなぎとめる。ちょうど、──J・エルスターによる有名な比喩を使えば──セイレーンの歌声に身を委ねてしまうことのないようにするために、船のマストに自分を縛りつけるユリシーズと同じように。[28]

意志の葛藤としての「アンビバレンス」

だが、いつもこうなるとは限らない。精神分析学者はしばしばこの種の状況の中に「アンビバレンス」の存在を指摘するが、「アンビバレンス」は、母親が自分の身ごもっている子どもを「産みたい」と主張するといった他の多くの状況でも認められる[29]──だからこそ、精神分析学者は時折、今日常識となっている「子どもが欲しい」という考えを取り上げ、その「曖昧な」性格を強調するのである。我々がここで展開する枠組みにおいて、「アンビバレンス」は、制御の意志と肉の意志との間で起こる不安定な転換として解釈することができる。このとき、「アンビバレンスを伴う葛藤[30]」は、「プロジェクト」が展開される《われ》の審級と、コーラによって触発される肉の審級との狭間に位置づけられる。肉の審級は、内部に位置する外的対象として胎児が構成される手前に位置しており、性行為の産物である取り換え可能な存在と、世界に到来し、その中で明確な位置を占めるようになる個別的な存在──すなわち、取り換え不可能な存在──を区別することができない。

要するに、額面通りに捉えると矛盾しているように見える発言も、我々が特定した二つの意志が葛藤状態にあるという現実を考慮に入れようとする――経験に根差した――関心と、結びつけられなければならないのである。そのような発言は、中絶に賛成する代弁者の多くによってなされている。彼女たちは、フェミニズムの伝統を引き合いに出しながら、一方で中絶する女性に「罪悪感を抱かせる」ことになったり、あるいはそのような効果をもつことになるかもしれないあらゆる介入に抗議しながらも、他方で中絶という行為を「軽々しく」扱い、それを「ありふれたものにする」ことは、現実に反するものであり、中絶を行う女性に対する侮辱となる点を強調する。実際、そのようなことをすれば、中絶は「暴力」を常に内包しているということが忘れられることになるだろう。この種の「暴力」が向けられる存在とは、その実在がわずかにしか対象化されないものの、常に問題化される可能性のある存在（だけ）ではない。この「暴力」は、妊娠している女性の肉の中で行使されるという意味で、女性自身に対するものなのである。

妊娠した肉の経験はまた、充足ではなく不安という形で突然生じたり、あるいは、多かれ少なかれ早いシークエンスに従って、これら二つの感情の間で揺れ動くことがある。このとき、妊娠は病気と同じように経験される。それは、妊娠、とりわけ妊娠初期に体調不良（吐き気、疲労、消化不良など）が生じるからだけではない。ある異様な肉が肉それ自体の構造の中で増殖していくという、そのとりわけ異様な性格のせいでもある。まるで人間の意志と独立した固有の意志から影響を受けているかのように、ほとんど情け容赦ない形で肉の構造の中で大きくなる何か。この何かが引き起こす感情は、耐え難い不安という形を取ることがある。病院で出会ったある女性――その当時、彼女はひどく狼狽していた――の表現を借りれば、この不安は、「この［自分から］決して離れようとしない何か」によって引き起こされるのである。

このとき、中絶は一つの解放として期待される。中絶は、我々が前述したケースのように、「現実」やとりわけ「未来」を考慮に入れた一つの「決定」の結果として提示されるのではない。それは、妊娠によって現在生じている諸々の感情と緊張状態に入る可能性のあるものとして提示されるのである。耐え難いものとして経験されるのは、まさにこの妊娠という状態なのであり、より正確に言えば、自己の中に住まうこの「物」の存在なのである。

二五歳の学生であるソフィーは、十八歳のときと二二歳のときに中絶をした。彼女は、妊娠、とりわけ二度目の中絶の際に妊娠をどのように経験したのかについて話をしてくれた。二度目の中絶は彼女にとってつらいものだった。「あなたが妊娠する前で、もし一度も妊娠したことがなければ、赤ちゃんをもつことについて考えるかもしれませんが、それはひどい幻想です。本当に妊娠すると、突然身体の中で何かが大きくなっていることがわかるんです。そうなると、幻想から離れて現実の中に入ることになります。感じるんですよ、そこに何かが存在することが……たとえ身体の中でうごめいている全てを感じることはなくても、何かが存在することはわかるのです。しかも、それを抑えることができないこともわかっている。たとえそれについて考えないようにしても、心の中で中絶をしてもです」。このような経験をしたあと、ソフィーは、自分の身体の中に何かが入ってくると考えるだけで不安を感じるようになった。そのせいで、彼女の性生活は一変した。「私は、男性に身体を預けることに不快感を覚えるようになりました。喜びや愛情、性欲を回復できるように時間を費やしましたが、私の内部に直接射精される感覚に耐えられませんでした。自分の中で混ざり合う全てのものに対して拒否反応が出てしまうのです。受け入れることはできても、受け入れたくはないのです」。

カリーヌは二五歳のときに妊娠したが、その当時彼女はまだ大学寮住まいだった。彼女は家族計画課とコンタクトを取った。「私は自分の問題をすぐに片づけたかったのです」。妊娠初期は非常に厳しいものだった。「もっと早く問題を片づけていれば良かったのでしょうが、その当時、体調が本当に悪かったせいで、余計に妊娠がきつかったのです。あんなに長い間体調が悪かったのは人生の中で一度もなかったと思います。というのも……とりわけ……一回目の面談が行われる一週間前、二度の面談が行われた週、そして中絶が行われた日、私は死ぬほど体調が悪かったのです。吐きましたし、立っていられませんでした。何キロ痩せたかわかりません。だって、二週間も食べていなかったのですから。何も飲み込むことができませんでした。（…）家族計画センターの出入り口の前で吐いてしまうことさえありました。なぜかと言うと……しかも、看護師さんさえ私にこう言ったのです。『こんなことありえないですよ、一体どうしたというのですか、ここまで体調を崩されるなんて普通じゃないですよ？』。こんなにひどかった気分の悪さも、自由意志に基づく妊娠中絶（IVG）をした五分か十分後になくなったのです」。カウンセラーとの面談の際に、カリーヌは自分の中で起きていることについて、次のように説明した。「私は、自分が物事をどのように理解しているのかについて、ほんの少しですがカウンセラーに説明しました。自分のことを病人だと思っていること、治療を受けたいと思っていること、私の確信を疑われたくないと思っていることをです。ところが、彼女は私に、『あなたは病気にかかっているわけではありません。妊娠は病気ではないのです』と言ったのです。彼女の指摘はおそらく正しかったのだと思います。私が病人だというのは、おそらくちょっと短絡的な見方だったでしょうから。でも、私にとってはそうだったのです。もしあのとき急性虫垂炎にかかっていたら、私は虫垂炎の手術を受けていたでしょうが、それと同じことだったのです」。同じ面談の後半部。「とうとう私は自分に対して、身体の中で何か異様なものが成長していると言わざるをえなくなりました。それは本当に耐え難いものでした（…）。どうすることもできませんでした。私の身体の中で何かが起きていて、それに対して私はどうすることもできなかったのです。耐え難かったのはまさにこのことだったのです。感じ取ることはまだできないけれど、全くコントロールできない状況に私を置く何かが起きていたのです」。

自己の中にある他者の痕跡

なぜ充足や不安といった感情が顕現するのか。これらの感情の一方が、どれくらいの強さで、あるいはいつ、他方の感情に対して優位に立つのか。このような問いに答えるという目標は、おそらく、社会学で通常使用されている方法を用いても達成することはできないだろう。とはいえ、これらの主題について二つの予測を立てることはできる。一つ目の予測は、これらの感情のどれが大きくなるかによって、最終的に採用される解決策――中絶するか子どもを守るか――が変わってくる可能性が非常に高いというものである。このことはとりわけ、決して例外的ではない次のような場合によく見られる。すなわち、社会規範の観点から見れば不利な状況（たとえば、今日で言えば、生む条件が、「親となるプロジェクト」をつくり出すことがないような状況）であるにもかかわらず、あらゆる期待に反して（また、当事者に近い人びとがしばしば言うように、あらゆる理性に反して）子どもが守られる場合である。だが、このことはまた、正反対の状況でもよく見受けられる。すなわち、出産するための社会的条件が明らかに整っているにもかかわらず、中絶が強く要求される場合である――このようなケースも例外的ではない。二つ目の予測は、肉の中に刻み込まれているこれらの感情は、女性が自分を妊娠させたと思っている男性のことをどのようにイメージしているのかという点と結びついているに違いないというものである。この男性は、愛する人としてイメージされる場合もあれば（たとえ、男性による父子関係の拒否が、中絶の決定において中心的な役割を果たしたとしても）。あるいは、その男性との関係が全て終わっていたとしても）、どうでもいい人（これはしばしば、妊娠が一晩の「アバンチュール」の結果、あるいは束の間の「関係」の結果である場合に起きる）、あるいは愚劣な人として提示される場合（これは、妊娠した女性が、内縁関係にせよ夫婦関係にせよ、男性と多かれ少なかれ長い関係を取り結んでいた可能性を否定するものではない）もある。

マリーは五三歳。教員を務めていた。彼女は二度中絶を経験していた。彼女は三度目の中絶をするために入院していたが、手術の前夜、最終的に子どもを守ることに決めた。一度目の中絶——三三歳のときの出来事であり、その当時彼女は離婚していて、七歳の小さな娘がいた——は、「ある友人」との関係が終わったときに起きた。彼との関係は、「あまり安定したものではありませんでしたし、深い愛で結ばれているわけでもありませんでした」。彼女にとってこの一度目の中絶は当然のことだった。それゆえ、それについて彼女は次のように語るだけだった。「その子を産みたいとは思いませんでした。なぜなら、子どもが欲しいと思える男性ではないことをよくわかっていたからです」。二度目の中絶は、二人目の夫になることになる男性と出会った直後に起きた（彼は妻と別れたばかりで、二人の幼い子どもがいた）。「安定はしていませんでしたが、彼とは深い恋愛関係を築けていましたし、彼となら将来子どもをもちたいと強く思っていました。でも、あのときではなかったのです」。マリーは、この二度目の中絶について、「記憶から消しました」と語った。三九歳のときに、彼女は再び同じ男性との子どもを身ごもった。彼女は最初、「タイミングが良くない」ため、この子を産むつもりはなかった。彼女の夫も中絶に賛成だったが、彼女に決定を委ねた。だが、彼女の妊娠との関わりは、強烈な葛藤を引き起こすものだった。妊娠の兆候が出るたびに、彼女は「ひどく苦しみました」。なぜなら、自分はその子を産むことがないとわかっていたからである。「私は多少の憎しみと気詰まりを感じていました。自分の姿を見てみたら、自分の身体に恐怖を感じたことを今でも覚えています（…）。身体が変わって欲しくなかったのです。なぜなら、自分が中絶する決定をしたことをよくわかっていたからです」。病院に場所が不足していたせいで、中絶の日取りが延期になった。彼女は、中絶前のエコー検査を受けた（「私は心の中で思っていました。見たくない、それを見たくないと（…）。自分が妊娠していることを実感したくなかったのです」）。「ひどいですよ。だってあんまりじゃないですか。九週間子どもを身ごもったあとに中絶するだなんて、それこそ私が望んでいないものでした。なぜ嫌だったかと言えば、私の中で葛藤が生じるからです。私の中に人、存在がいて、それが成長するのを見届けたあと、それを切り取ってしまうわけです。なので、これは私にとって本当にショックな出来事でした。というのも、それより前にも私は中絶をしたことがありましたが、そのときはすぐに決断していたからです。妊娠していることがわかった同じ週に、私は中絶をしていたのです」。彼女は中絶をするために入院するが、その日の夜に彼女は悪夢を見る。彼女は、「また出産の経験をしたい」と思っている自分に気がつく。朝七時に彼女は看護師を呼んだ。「申し訳ないのですが、このまま妊娠を継続したいです」。彼女の二番目の娘は、現在十三歳である。

実際、妊娠の状態にある肉は、通常とは異なるもの、言い換えれば「他者」となる。それは、肉がそれ固有の意志によって突き動かされているからだけではなく、他者が残した痕跡を肉が組み込んでいるからである。この痕跡は、良い思い出にせよ悪い思い出にせよ、女性が男性と性的関係をもつことで残ることになった思い出とは異なる――それは、頻繁に思い出される場合もあれば、反対に消去される場合もある。なぜなら、この痕跡は、肉固有の構造の中に持続的に刻み込まれているからである。それは、自己をもった肉をつくり出す。そして、自己と混ざり合うことで、嫌悪感を催させる存在の痕跡は、不快感、より正確に言えば、自己嫌悪ともなるある種の不快感を引き起こす。我々が不安と呼んだものは、この意味において、決して口にしたくないものを食べてしまった人を襲う不快感と結びつけることができる（たとえば、ユダヤ教徒やイスラム教徒にとっての豚肉、あるいは、あるインド人にとっての全ての肉のように、禁じられている肉がそうである）[31]。口にした肉はそのあと、その人自身の肉に組み込まれ、その人と一体化する（これは、食事と性行為との類似を示す多くの指標の一つである。両者の類似は、人類学者によってしばしば指摘されている）。それゆえ、妊娠時における肉、とりわけ妊娠初期における肉は、いわば肉自身にとって異様なものとなるのである。まるで、他者が残した持続性をもつ痕跡を通じて、肉の中に何かが刻み込まれているかのように。その何かとは、この異様な存在、その固有の実体[32]、また、それとともに、世界におけるその存在の状況や、集団構造――おそらくとりわけ親族――の中でその存在が占める位置、要するに、その存在を今ある形にした全てのもの、つまり、その存在が過去の人生を通じて身体化した全てのものである。

我々が出会った何人かの人びと――とりわけ、病院施設内で実施した調査を通じ、中絶が行われる直前に出会った人びと――は、身体の中に住まうようになり、次第に大きくなっていくものに対する不快感を示した。一人で子どもを育てており、すでに一度中絶を経験していた、商務官を務める三〇歳のある女性は、次のように述べていた。「私は自分の内部に招かれざるものを迎えたような感じがしました。私の息子とその父親のときにはそんなこと全くなかったんですけれど」。それから彼女は、〔今回の〕妊娠の原因をつくった今の彼氏について語った。「彼は以前粗暴な人間でした。今でも独占欲が強いです。彼と知り合ってからずっと私は元気がないんです」。以前に一度中絶をしたことがある二四歳の販売員の女性は、これよりもずっと強い拒否反応を示しながら、次のようにはっきりと述べた。「それが誰の子だったのかわかりません。お腹の中にモンスターがいる気がしました。それが同じ人物との子どもかどうかお尋ねになりましたが、実は私は一人目とちゃんと別れることができていなかったのです。恥ずかしい話ですが。それが彼の子だという感じがしたのです。とにかく、その子がそう感じられたのです」（カウンセリングの中での発言、病院、地方）。

　これらの指摘はまた、我々が充足と呼んだものも明らかにしてくれる。充足を感じる瞬間というのは、肉がその中に刻み込まれた異様なものを制御し、それを家族として迎え入れ、その膨張を肉の我有化（appropriation）として感受する瞬間である。このとき我有化されるのは、他者の肉だけではない。それを通じて、世界のもつ最も外的な側面、差異のもつ最も根本的な側面も我有化されると言うことができるだろう。このとき、差異は、〔自己を〕脅かすようなものではなく、自己と調和したものとなる。不安と充足は交互に入れ替わることがあるが、これはしばしば妊娠初期に起きるように思われる。そのあと、これらの感情の一方がよりしっかりとその人の中に根づき、他方の感情に対して優位に立つ傾向がある。この運動が生じると、「われ能う」の水準で肉が再我有化され、胎児がプロジェクトに登録される。だが、肉の感情それ自体もいくつかの痕跡を残す。たとえば、拒否された胎児が中絶によって殺害されても、その存在がなかなか消えることなく、空白、欠如、喪失という様式で存在し続けることがある。この存在は、ある出来事（たとえば、自分と同じ時期に妊娠していた古くからの友人の子どもと偶然会うという出来事）によって、もし中絶していなければ「これくらいの年齢の子ども」が自分にもいたのかもしれないと思い出してしまうときに顕現するというように、断続的に顕現する場合もあれば、反対に、執拗かつ連続的に顕現する場合もある。我々が出会った何人かの女性は、自分が中絶した「子ども」の夢を見たり、あるいはそれに「話しかけ」たりしたことがあると述べていた。一度目の中絶をしたあと、三人の子どもを困難な状況（生物学上の父親が二人続けて中絶を要求した）で出産したある女性（ソフィア）は、もしまた運悪く妊娠したとしても、その場違いの闖入者を――彼女曰く、まるで「いつも一人いなくて寂しく思うようになる」かのように――産もうと思っていると語っていた。

反対の状況も存在することを指摘しておこう。つまり、「待望の」と言われ、出産予定日を迎える予定だった子どもが、妊娠の間ずっと不安と拒否の対象となり続けるような状況である。だが、このような状況を本研究の枠組みの中で捉えることは我々にはできない。それは、中絶を媒介として生むこととの問題にアプローチすることを選択したから、中絶されることがなくてもこれらの存在は強い拒否を受ける可能性があるから、という理由もあるが、それだけではない。たとえ、妊娠に対して感じた嫌悪感、あるいは、いなくなった子どもをあとになって懐かしく思う気持ちをインタビューの中で表明することは可能であっても、（その子の妊娠が決定の結果であったという意味で）「待望の」と言われ、その子の誕生が家族という共同体の全員に期待されていた子どもに対して不快感を抱いていたことを告白することほど、難しいことはないからである。すでに生まれている子どもへの拒否については言うまでもない。

妊娠によって触発されると、肉の中で何かが生じる（それゆえ、これは、我々が「《自己》」の審級と呼んだものの水準で生じる）。その何かを再我有化し、プロジェクトを立て、再我有化したものをプロジェクトの中に組み入れる（これは、我々が《われ》の審級と呼んだものの水準で行われる）ためには、ある根本的な変容が前提となる。実際、「《われ》」は、この場合、「《自己》」が構成されれば自然に生じるわけでは全くない。なぜなら、妊娠した肉は、まるでそれが自律した意志を備えているかのように、「《われ》」に対して顕現するからである。「《われ》」が望むことを「《自己》」が望むとは限らないし、肉が望むことを「《われ》」が行うわけでもない。また、「《われ》」は、コーラとしての肉に対して何の影響力ももっていないし、肉も「《われ》」に対して何の影響力ももっていない。制御の意志が展開されるプロジェクトの様式に組み込まれるためには、肉の意志は、コーラとしての場所の論理から離れて、トポスとしての場所の論理と結びつかなければならない。このとき、肉の内在的経験に身体の経験が取って代わる。身体は、主体に帰属し、主体が所有する場所として捉えられる。このような置き換えが生じるためには、身体が主体と明確に区別されると同時に、主客関係が新たに確立されることが必要になる。「お腹」や「子宮」、すなわち身体空間のどこかにいる胎児という存在——胎児は、まるで他の場所にも位置づけることができるかのように、奇妙な主意主義的幻想によってそこに位置づけられる——が、目の前に置かれている事物のように、「《われ》」に外在し、「《われ》」によって対象化されるのである。このような根本的な変化は、妊娠経験の時間的構造にも影響を及ぼす。胎児は、自分をしまい込んでいた場所から引き離されると——これ以降、この場所は在り処ではなく空間となる――、未来と、それと不可分の関係にある想像へと自らを投げ込む運動によって理解されることになる。というのも、根本的な変化が生じる前の胎児が目の前に存在しないのと同じように、外的物体とは違って目に見えないのと同じように、世界に現前するのではなく肉の中に身を置き続けるのと同じように、根本的な変化が生じたあとの胎児も、その異様な存在論的地位の中でしか存在しないからである。胎児は、それがプロジェクトに組み込まれれば必ず与えられる形、すなわち完璧な「子ども」という形（私の赤ちゃん）で存在することもなければ、潜在性という形（取るに足りないもの）で存在することもないのである。

だが、コーラとしての肉に対して影響力をもたない制御の意志が顕現しうるためには、この異様な「思考実験」が行われなければならなかったのである。「《われ》」が、目の前に現れているあらゆる事物に対して行うのと同じように、胎児にまなざしを向けて、それを対象として構築することができるのは、その並外れた想像力（現実に常に存在する「《自己》」を無視する能力）を働かせることによってである。目に見えないが、それに向けられる想像上のまなざしによって構築されるこの「他者」に対して、人びとは、一つの地位、より正確に言えば、どのようなプロジェクトが立てられるかによって異なる地位を付与する。プロジェクトは常に、世界の中にいる外的存在としてこの「他者」と関わる。このことは、「他者」が生まれてくるべきものとして（真正な胎児という様相で）構築されようが、消される必要のある「取るに足りないもの」として構築されようが変わらない。「《われ》」の観点から見れば、プロジェクトが付与した地位としっかりと結びつけられるためには、この内的で瞬間的な存在は、肉からいわば引き離されなければならないのである。

しかしながら、「《われ》」の審級の水準で行われるこのような再我有化は、常に不安定なものであり続ける。触発されている肉が惹起する感情は、抑圧されてはいても、完全に消し去られているわけではない。制御の意志は、肉の意志を完全に支配しているわけではないのである。その理由の一つは、（妊娠が進行するにつれておそらく段々と低くなるとはいえ）「自然」流産と言われるものが突然生じる可能性を、完全には退けられない点にある。それゆえ、胎児は、たとえ対象という様式で再我有化され、プロジェクトに組み入れられても、人びとがそれに付与した想像上の地位から逃れる可能性を有しているのである。科学技術の発達によって、「人工」妊娠中絶が失敗するケースは、ゼロではないにせよ、ほとんどなくなった（そう遠くない昔は非常に多かった。それゆえ、予定日前に排出したいと思っていた胎児が生まれてしまうということもあっただろうし、その結果嬰児殺しが行われるということも時折あっただろう）。たとえそうであっても、真正なものとして構築された胎児が「自然」流産に遭うケースは、肉の意志が忘れ去られるほどにはなくなっていないのである。

だが、このようなあからさまな反乱は除いても、受動的な触発が優位に立つ状態と、「《われ》」が優位に立つことで胎児がプロジェクトの対象となる状態が交互に入れ代わることとなく、妊娠が「生きられる」ことはまずない。コーラから込み上げてくる漠然とした不安がなければ、中絶のプロジェクトを立てる根拠は、ほとんどなくなってしまうだろう。また、コーラから生じる充足なしに、長期にわたって続く妊娠生活が「経験されるに値する」ものとなりうるだろうか。

病院で知り合った女性にせよ、直接知り合った女性にせよ、彼女たちは、我々が肉の意志と呼んだものと制御の意志（「《われ》」の意志）と呼んだものとの間で生じる緊張を、自分をひどく動揺させるものとして感受していた。彼女たちは、人生の二つの時期に二つの経験をしていた。それらの経験を彼女たちは相互に関連のあるものと見なしていた。一つ目は、妊娠したいのにできないという苦しみの経験である（観察した様々な事例の中で、医療的介入の結果最終的に出産する場合もあれば、出産しない場合もあった）。もう一つは、一つ目の経験のあとに生じるものである。それは、子どもはもう欲しくないのに妊娠してしまう（そして、最終的に中絶する）ことへの不安（あるいはパートナーがもつ不安）という経験である。三八歳の既婚者であるシドニーには、二人の子どもがいた。彼女は、これら二つの経験を対比しながら、自身の中絶について次のように語っていた。「私は、三人目ができる可能性を諦めていなかったのかもしれないと思うことが時々あります。今でもこの可能性は私の頭の中にあるんです」。そう語ったあと、シドニーは、再び母親になろうとして結局なれなかった時期を思い出して、次のように述べた。「私は人生の中でもっと苦しい経験をしたことがあります。子どもが欲しいときに子どもができないというのは、本当につらいことですし、大きな挫折なのです。採血のためにクリニックに立ち寄って、妊娠していないことがわかると、私はよく泣いていました。女性にとってそれはとてもつらいことですし、フラストレーションを生むものなのです。なぜなら、選び取ることができないからです。来たものをただ受け入れなければならないわけです。何もすることができず、夢の中でしか解決策を見つけ出すことができないというのは、時に人を非常に苦しめることがあるのです。なかなか妊娠しないので、私はやめていました。妊娠したのは結局、丸八年も経ったあとでした」。

同様に、効果的な避妊法を色々と利用することができたのに、出産するのが難しい状況で妊娠してしまう場合、それは、「《われ》」の意志とは関係のない自律的な意志の表れとして解釈されたり、時には――精神分析学に由来する様々な要素が出版物やテレビ放送を通じて普及することで――「無意識」のせいにされることもある。ポーレットは次のように語っていた。「私は一人前の女性で、赤ちゃんのつくり方だって知っていたのに、『どうしてこんなことが私に起きたのだろう？』と自問していました。二度目の中絶のあと、私はわかったのです。子どもが欲しいという無意識の願望に、人は抵抗することができないということを」。そのあと、彼女は補足説明として次の点を付け加えた。「私はいつも子どもたちに囲まれていました。私にとって、それは何も不思議なことではありませんでした。ずっと前から私はそのことを、私の女性としての人生の中に完全に組み込んでいたのです。私の家は大家族で、甥と姪が何人もいました。なので、子どもが欲しいという願望は、ずっと以前からあったのです」。

「私の肉の肉」

全ての胎児が中絶されるわけではない。肉の中に到来し、そこに根を張り、出産日まで残り続ける存在の数は、（おそらく、とりわけ効果的な避妊法が普及して以来）そこを追い払われる存在の数よりも多い。妊娠が中絶へと至る場合、肉の意志と制御の意志は容易に葛藤を引き起こすことを見たが、妊娠が出産へと到達する場合、両者の関係はどのように確立されるのかを考察していきたい。

第一に考えられるのは、受動性の可能性である。妊娠の中断を企図した介入が行われず、流産によってその継続が阻害されることもなければ、妊娠は、出産予定日へと行き着くことになる。妊娠を引き起こす性行為がどのような状況で行われようが（レイプ、服従、性的欲求、売買春など）、母親がどのような状況に置かれていようが、生まれてくる子どもを待ち受ける場所が考慮されていようがいまいが、そんなことお構いなく妊娠は出産予定日へと行き着く——少なくとも、妊娠がその生物学的次元から捉えられる場合は。受動性において、「《われ》」の審級は、まるで介入する必要がないかのように、あるいは、このような状況で起きることに対して何の影響力ももっていないかのように（あるいは何の意欲ももっていないかのように）、引き下がる。最も明白な男性支配の産物としてしばしば非難されるこのような受動性を拒否することは、避妊にせよ中絶にせよ、「産児制限」を行う主要な論拠の一つとなった。だが、ここで検討されている受動性は、「肉」を触発する受動性とは異なるという点を指摘しておこう。この受動性は、「《自己》」ではなく「《われ》」の水準に位置しており、プロジェクトの断念を示している。すなわち、肉の意志を顕現させるものを制御の意志の水準で再我有化することの拒否、あるいは、おそらくより正確に言えば、その不可能性を示しているのである。まるで当事者がいわば肉に心をすっかり奪われてしまい、肉の意志に関与せよという提案を認めることも、それに抵抗することもできなくなってしまっているかのように、事態が進行するのである。そして、「《自己》」を前にして「《われ》」を放棄するこの種の行為こそが、外部から検討されると、世の顰蹙を買うものとして、さらには非人間的なものとして感じられるのである。それがこのように感じられるのは、人びとがこの種の放棄の中に、当事者が自分自身に対して（あるいは、活動家たちが述べるように、「自分の身体に対して」）もつ権利の放棄を見出すからだけではない。おそらく、明確に表現されることは少ないかもしれないが、人びとが、肉に対してプロジェクトの審級が示すこのような受動性の中に、我々が第二章で明らかにした生むことに課せられる第一の制約の侵犯のしるしを認めるからであろう。もしもプロジェクトが断念されれば、肉の中に到来した存在をことばによって認証するという過程が完遂されなかったことが明らかになってしまうであろうし、生まれてくる存在がそれを身ごもる女性によって家族として迎え入れられず、その結果、個別性、すなわち完全な人間性を獲得する条件が完全には保証されなかったことが明らかになってしまうだろう。

我々が出会った女性の一人が一番下の息子に対して感じていたのは、まさしくこれであった。その当時、彼女は妊娠していた（そして、自由意志に基づく妊娠中絶（IVG）を婦人科医に勧められるような健康状態であった）。彼女は、もし長男が白血病を患っていなければ、おそらく中絶をしていただろうと言った。彼女が最終的にこの三人目の子どもを手放さず、産むことを決意した理由の一つは、長男が病気をぶり返して、生き延びるために移植が必要となるようなことが万一起きた場合に、その子が移植の材料を提供することができるという期待にあった。したがって、彼女はその子自身のためにその子を家族として迎え入れたわけではなく、いわば他者のためにその子を自分の中に保持したのである。家族として迎え入れる行為がこのように阻害される過程は、妊娠中にとった彼女の行動を通じて、非常に具体的に現れた。たとえば、彼女は、最初の二回の妊娠の際には胎児に話しかけていた（「私は子どもが胎内にいたとき、よく話しかけていました。それはもう盛大な議論でしたよ。そのせいで、私は気が触れたみたいになっていました」）。それに対して、三番目の子どもとなる胎児に対しては、「同じように」話しかけることは決してなかった。この子は、生まれた最初の数年間、「多くの問題を抱えて」おり、彼女を「ひどい目に遭わせていた」。彼女は、この子を家族として迎え入れなかったのは、その子が手を焼かせる行動をとっていたせいだと考えていた。彼女は今、一番下の息子（現在四歳）に関心と愛情を惜しみなく注ぐことによって、この受動性を埋め合わせようとしている。「私のお腹にいたとき、この子には愛情が欠けていました。そのことがあとになってわかりました。私はミシェルのことを受け入れていなかったのだと思います。このことがわかった日はとてもつらかったです。本当に苦しみました。このことがあったからこそ、私とミシェルの関係は一番親密なものとなったのです。私はあとになって大変な仕事をやり直しました。私は『愛している』とミシェルに言い続けましたし、ミシェルをよく抱きしめました。今でも私のベッドに来続けているのはこの子だけなんですよ」（三八歳、離婚、一度の中絶、三人の子ども、会社勤め）。

だが、受動性に言及するだけで、出産へと至る妊娠の全てを説明できるわけではない。妊娠が受け入れられたり、「望まれ」たりする場合もあるからだ。ここで問われるべきは、この場合肉の意志と制御の意志との間にどのような種類の関係が確立されるのか、である。というのも、〔妊娠が〕受け入れられるためには、受動性とは異なり、「《われ》」の審級の水準で再び取り上げられて、プロジェクトへと組み込まれることが必要になるからである。このような移行は、対象との関係の構築を伴う。「前方に〔目の前に〕投げ出された」胎児は、志向的意図の対象となる。人びとは、胎児の将来について計画を立てる（「子ども部屋」を用意する、託児所の予備登録をする、など）。それゆえ、この場合もまた、肉の審級に対してある種の抑圧が行われる（たとえこの審級が、不安と充足が繰り返し登場する中で、そのまま顕現し続けるとしても）。しかし、この抑圧は葛藤をはらんだものではない。まるで、肉の審級の水準で生じた感情が、「《われ》」の審級で再び取り上げられ、描き直されたかのように、二つの審級の間で生じる緊張は、ほとんど和らげられているのである。

ナディアは教師を務めており、十二年間同じ男性と暮らしていた。当時彼女は三七歳で、一人目の子どもの出産を予定していた。彼女は妊娠してから八週間しか経っていなかったが、この「待望の子ども」は想像の中ですでに形づくられていた。ナディアは夫に、妊娠検査が陽性であることを次のように知らせた。「四日目のことです。私は薬局に行って、妊娠検査薬を手に入れてから、スーパーマーケットにマークと行きました。私はそれを隠して、買ったことを彼に見せませんでした。それで帰宅して、トイレに駆け込んで、おしっこをして、印を見てみたら、ああ、なんとそれは……そう、それで私はマークを呼んで、その印のついたスティックを彼に見せました。彼にはきっとそれがいったい何のことなのかわからないだろうと思っていました。彼に見せて、私は笑っていて、彼は私に『いったいこれは何だい?』って尋ねてきました。私は『そこの印を見て』と言ったら、彼は『え、これどういうこと?』って。だから私は言いました。『ほら、これはあなたが求めていたものよ』。彼は信じられない様子で、本当に喜んでいました。彼は私を抱きしめて、笑って、もう本当に喜んでいました」。ナディアは自分の赤ちゃんを次のように想像している。「私は想像しているんです。この子がどんな存在になるのか。髪、肌、香りはどうなのか。何を欲しがるようになるのか。どんな性格の人になるのか。実際に生まれるのは九ヶ月後ですけど、私はもうこの子の特徴について考えているんです。この子の肌に触れたくてたまりません。赤ちゃんの肌って、本当に感動的なんです。なので、私から栄養を取っているこの小さな存在について、私は沢山考えているんです。それから、この子の名前、私がこの子にこれから与える名前についても考えています。私は自分の望みを子どもに投影しているのではないかとか、この子にどうなって欲しいのか、どういう人間になって欲しいのかを言っているのではないかと思って、少し不安になります。私はこの子には勇敢な人になってもらいたいと思っています。たとえば、もし女の子であればヴァレンティンという名前を、男の子であればジェロームという名前をこの子に授けようと考えています。私は、この子が、心根の優しい強い人間になることを夢見ているのです。（…）朝も夜も私はこの子を触っています。たとえまだ感覚はなくても、私はこの子がここにいるのがわかるんです」。ナディアは、初めて受けたエコー検査について次のように語っていた。「私はそれがとても感動的な瞬間であることをもうわかっていたので、自分を抑えて、冷静さを保とうとしました（…）心臓が鼓動する音はとても印象的でした。私はカセットテープに録音したかったのですが、それは画像という形でした現れませんでした。マークもやってきて、彼は椅子に座って横でじっとしていました。彼はもう不満を言っていて、女性に次のように言っていました。『父親の役割というものが何なのかわかりましたよ。横でじっとしていることなんですね。私が再び部屋に入ったときも、医者は私にこう言ったのです。「この横にある小さな椅子にお座りください」とね』」。

肉の意志から制御の意志への移行が有する性質とは何だろうか。我々は、それは愛の領域に属するものであると主張したい。我々は以前の著作で、社会学によってその重要性が無視されるかもしくは過小評価されていた行為レジームや相互行為のレジームを記述するために愛という用語を使用したが[33]、ここでもその意味でこの用語を使用していく。行為レジームや相互行為のレジームとしての愛は、我々がここで取り組んでいる問題に対して、ある興味深い特性を有している。それは、肉の自己‐触発と、様々な形で開始される志向的意図に基づく行為が接するところに、愛を置くという特性である。我々は、「情念のレジーム」の可能性を検討したS・ラウルーの仕事に依拠しながら[34]、自己‐触発と愛のレジームを簡潔に関連づけていきたいと思う。

第一に、自己‐触発——受苦と享受、あるいは我々がここで検討しているケースで言えば、充足と不安という「限界状態」から理解される――と愛のレジームは、両者とも同等性を確立することを可能にする資源をもたないという点で関連づけられる。肉を触発するものは「通約不可能」である。実際、様々な瞬間に様々な人が顕現させるこれらの感情の中に共通の尺度を見出そうとすれば、一般性へと上昇すること、それから、ある慣行に依拠して何らかの度量衡を設定することが必要になってくるだろう。もしそうなれば、直接経験の場を離れることになるだろう。同様に、愛のレジームは、何よりも同等性の拒否によって定義される。この点において、愛のレジームは正義のレジームと対置される。正義の場合、能力や均衡を考慮に入れて評価が行われるのに対して、愛は、（計算から逃れているという意味で）「根拠のないもの」、「無限なもの」として提示される。[35] 愛は、それが向けられる対象の能力にも、〔対象から〕支給される手当てにも全く依存していない。関連づけを支える同等性という手段をもたないため、愛は、能力も手当ても算定することができないのである。まさしく愛は無根拠である限りにおいて、無限なものとなりうるのである。

〔自己‐触発と愛のレジームを〕関連づける二つ目の点は、言語の問題と、ある状態（個人の状態にせよ人間関係の状態にせよ）を報告書で描写する可能性に関するものである。自己‐触発の場合、ことばに相当するのは、この自己‐触発それ自体である。だが、純粋な自己感受の外部へと出るという動きが起きなければ、それが分節化されることはない（さらに、そうであるがゆえに、受苦とは「話すと気が楽になるもの」と言われるのである。まるで、ことばにすると「情念のレジーム」の外へ出ることができるかのように）。何が起きているのかを報告書で伝えることの難しさは、愛のレジームの特徴でもある。自ら同等性に言及するような行為は、愛のレジームの外へと連れ出す。このことが明瞭に現れるのが、「ほら、惜しみなく（sans compter）君に与えているよ」という言表である。計算する（compter）という行為が言及されるだけで、それゆえ、計算を可能にする同等性という手段が言及されるだけで、愛とは決してなじまない計算的意志が再び生じてしまうのである。

最後の共通点は、たとえば正義のレジームとは異なり、過去を顧みることなく、現在を選好する傾向である。自己‐触発は現在の中で感受される。そこには、（今語る自分と、今語り直されているものを多かれ少なかれ遠い過去に感受した自分との間の対話的関係である）筋立てによってつくられる隔たりもなければ、何らかの「反省的あるいは批判的距離」もない。同様に、愛のレジームにいる人びとは、――他に適切な表現がないために仕方なくこの表現を用いるが――お気楽な関係と形容することができるものを取り結んでいる。彼（女）らは、他者の行為を長期にわたって評価することを可能にするような一続きの物語をつくろうとはしていないのである。

だが、他の点では、我々が愛のレジームとして記述したものは、S・ラウルーが「情念のレジーム」と記述していたものと明確に区別される。たとえば、愛のレジームにいる人びとは、情念の中に閉じ込められてはおらず、反対に他者関係へと方向づけられており、ときには「我を忘れる」ほど行為に熱中する。だが、彼らが行う行為は、単に非意志的で自発的なものというわけではなく、反対に、彼らを他者へと方向づける志向的意図によって支えられている。それゆえ、愛は、「《われ》」の審級の中にしっかりと根を下ろしているのである。このレジームにいる人びとは、受動的であるわけでもなければ、自分の肉によってただ触発されているわけでもなく、他者へと積極的に向かっている。彼（女）らは、原初的な不分割の中にいるわけではない。彼らは、同じ状況に身体的に現前している他者であろうが、想像という様式で思い起こされる他者であろうが、まさしく自分と異なるものであるがゆえに、この他者を愛の対象として定めることができる。愛する存在について計画をいくつか立てて、一つのプロジェクトにコミットすることを妨げるものは何もないのである。

このような対照的な特性は、愛のレジームに一つの可能性を付与する。それは、妊娠した肉の自己‐触発と「《われ》」の審級とをつなぐ転換子の役割を果たす可能性である。母親の愛は、ある対象へと向けられている。それは、母親が自分の中、すなわち自分の身体空間の中に身ごもっている存在である。母親はこの存在を、まるで子どもがそこにすでにいるかのように、想像力を介して前方に〔目の前に〕投げ出す。しかし、だからといって、母親は肉と切り離されているわけではない。肉は、同じ一つの運動によって、――不安と充足をもたらす――自分の肉として感受されると同時に、私の肉の肉として感受されるのである。だが、転換子としての愛に対して、なぜ我々は無限と言うのだろうか。無限という性質を付与するからといって、それが「最も偉大な」ものであると言うことにはならないし、母性愛の賛歌を歌うことにもならない。ここでの無限は、大きさの問題とは関係がないのである。この点について二点述べておきたい。一つ目は、ここでの無限は、長期にわたるコミットメントと対応しているという点である。その期間の長さゆえに、このコミットメントは、まるで終わりがないものであるかのように実質的に扱われる。二つ目の点は、一つ目よりも根本的である。それは、この愛がその対象からの見返り――少なくとも、均衡的互酬性という形の見返り――を期待していないだけではなく、対象の能力の評価にそもそも基づいていないという点である。自分の肉の中に刻み込まれている胎児に対して母親が向ける愛の場合、母親はこの愛の受取人についてほとんど知らない以上、どうすればこの愛は別様でありえるだろうか。それゆえ、この愛についても無償である＝根拠のない（*gratuit*）と言うことができるのである。

胎児が保護され、子どもが「望まれる」場合、プロジェクトの論理が妊娠した肉の経験を基礎としながらどのように転換していくのかについて、簡単に分析してきた。この分析は、反対推論によって、中絶の経験を厄介なものにするのはいったい何かという点について、より良い理解を提供してくれる。胎児が保護されなければならないものと見なされようが、殺害されなければならないものと見なされようが、どちらの場合も、プロジェクトへの移行には、胎児を表象として、それゆえ対象として構築する運動が伴う。だが、プロジェクトが中絶の方向で決定される場合、それは無償の＝根拠のない愛という論理に基づいて転換することはないし――というのも、通常であれば、自分の愛する存在を進んで殺害することはないからである――、（正義の形而上学の意味での）試練〔テスト〕にかけることで転換することもない。もし試練〔テスト〕にかけるとすれば、その胎児が生まれてくるのに必要な性質をもっていないということを示すものとなっていただろう。胎児に能力を認めることも、数々の失敗を胎児のせいにすることもできない。なぜなら、胎児は世界の中で行動しているわけではないからである。確かに、現代の調査技術によって、殺害の動機となるほどの重大な欠陥が胎児に見つかることがあるかもしれないが、この欠陥は、まるでそれが胎児から生きる権利を奪うものであるかのように提示されることは決してない（もしそうなれば正義の方向へと向かうことになるだろう）。障害をもつ胎児が今日殺害されるのは、悪人や役立たずでお金のかかる人間をつくり出してしまうことになるからではない（国家との取り決めの枠組みではそうだったかもしれないが）。障害をもつ胎児の殺害は、大半の場合、もしもそのような障害をもった状態で生まれてしまったら抱くことになるかもしれない苦しみ、「生きるに値しない」人生を送ることで味わうことになるかもしれない苦しみを引き合いに出すことによって行われる。すなわち、この行為は、無償の＝根拠のない愛の論理でも正義の論理でもなく、憐憫の論理に基づいて行われるのである。

　その結果、産みたいと思う子どもに対して妊婦が採用するかもしれない立場と、厄介払いしたいと思う胎児に対して妊婦が採用するかもしれない立場は、対称的とはならない。実際、子どもをもつプロジェクトの中で再我有化される場合、胎児は家族として迎え入れられることになるが、胎児を殺害する行為と同様に、この行為に対して理由がつけられることはない。だが、そもそもその必要はないのである。なぜなら、愛する対象の性質の評価を根拠としないという意味で無償の＝根拠のない愛の公式が、――正義の論理を指向する――正当化の要請に置き換わってしまうからである。妊娠していることを詫びる人はいないし、いずれにせよ、この生まれてくるべき子どもに対して詫びる人はいない。たとえ、合理的な外的観察者であれば、――たとえば、父親が警察に追われている、母親が病気である、経済的に不安定であるなどの理由から――子どもを産むタイミングではないと考えるような状況だとしても。反対に、胎児が中絶される運命にあり、その性質上愛の対象として構築されることがない場合（構築されてはならないのに構築されてしまうと、精神的緊張はすぐさま耐え難いものとなるからである――調査の中でこのようなケースに出くわすことがあった）、殺害について弁明するための理由をつくり出す要求が、再び前面に出てくる。この要求を黙殺することは決してできない。まさにこの段階において、我々が第二章で特定した二つの制約の二つ目――差別禁止の制約――が、最も厄介な形で姿を見せることになる。なぜ他ではなくこの子なのか。なぜこの子なのか。

二五歳のときに中絶をしたあと、結婚をして、子どもを一人産んだウルディアは、二度目の妊娠について次のように語った。「全体的に見れば、非常に良い妊娠だったと思います。全て順調に進みましたし、問題が起きることもありませんでした。なので、私はすぐに安心しました。医者に対しても、医療技術に対しても、不安を感じることはありませんでした。ですが、同時に私は罪悪感を感じていました。『そう、この子が生まれてくるためにあらゆる手段を講じているのに、あの子に対してはチャンスをあげなかったのかもしれない』と思っていたのです。確かに、胸が締めつけられるような思いは多少ともありました。なぜなら、それについて考えたり、同じような心理状態に戻ったり、そこから抜け出せなくなったりすることがあったからです……妊娠していることを知らせてくれたのは同じ医者でしたし、この同じ医者が……それは他の何か、全く異なる他の何かに対することだったのです。一人目については、それを追い出すためにあらゆる手段を講じました。でも、二人目については、私はここにいて、その子を守るために、その子が健康になるためにあらゆる手段を講じているわけです。なので、それについて考えざるをえないのです。なぜなら、基本的に感覚は同じものだからです。そのあと、私はそれについて考えたことはあります。でも、罪悪感はもうありませんでした。単に考えただけでした」。

解決策の一つは、もちろん、第五章ですでに見たように、中絶の決定がなされた妊娠初期から何も存在していなかったのだ、と自分自身を納得させることである。自由意志に基づく妊娠中絶（IVG）を行う医療機関で我々が出会った女性の何人かは、ある期待を胸に秘めてそこを訪れていた。それは、自分の身体の外に何も排出されることなく、妊娠を止めることのできる「ピル」のようなものが存在するはずだ、という期待である。[36] もっとも、医師とカウンセラーは、多くの場合、このような信仰の表明を強くはねつける。彼らにとって、このような信仰は、「死者を悼む」（deuil）過程を妨げるものなのである。彼らによれば、「中絶から自由になる」ためには、それを「引き受け」なければならないのである（それゆえ、彼らは、たとえば〔自分の主張が〕あまりにも強く否定されていると感じられるときに、中絶するつもりの女性にエコー画像を見せようとしたり、女性と慎重に距離を取るのではなく、女性を批判しようとすることがある。すでに見たように、このことは日常的に行われている)。

我々がこれから検討していくのは、まさにこのような弁明である。その際、我々は、引き合いに出される一連の理由(motifs)の中でもとりわけ、外的対話者、すなわち共通感覚=常識を受肉化した代表者に対して語られる理由ではなく、なぜ寵愛を与えなかったのかについて弁明しなければならない胎児自身に対して語られているように見える理由を強調していく。

中絶について説明する――正当化、理由、弁解

ここで登場するのが、我々が設定した三つの審級の最後、すなわち、我々が正統化の意志の顕現と結びつけた審級である。この審級は、当事者が、中絶した偶然的状況を説明しようとする際に、すなわち申し開きをする際に活性化する。この説明は、我々が正当化、理由、弁解という用語に結びつける三つの様相に従ってなされる。すでに示唆しておいたように、中絶が説明される語用論的条件と、出産予定日を迎えることになる妊娠、あるいは出産が説明される語用論的条件は、全く異なる。後者の状況では、何が起きているのかに関する言表、出来事(「おめでた」)に関する言表は、いわば自足的であり、より詳細な説明も正当化も必要としない(ただし例外もある。それは、妊娠が、現在確立されつつある新たな道徳規範――高齢であると判断される出産、母親が病気である、など――を満たしていない場合である)。それに対して、中絶について報告すること、あるいは、中絶を予定していると単に他の人びとに知らせる行為で

すら、依然として問題をはらんだままである。だからこそ、我々が出会った女性の大半が、ごく限られた人間にしか中絶する意図を話さなかったと語っていたのである。それは母親である場合もあったが（父親であることはごくまれであったように思われる）、より多く見られたのは姉や妹、あるいは、（多くの場合病院まで付き添った）「仲の良い」友人だった。彼女たちは、このように産んであげられなかった子どもがいたことを「あとになって」思い出したり、苦い思い出が蘇ったりするのを恐れていた。彼女たちがごく限られた人にしか語らなかったのは、しばしばこうした恐怖心からであった。

この点から見ると、中絶の合法化が、公共空間だけでなく、ごく親しい人びとの間を除いた私的領域においても、この行為について容易に語る可能性を切り開かなかったことは、非常に示唆的である。ごく一般的な見地から考察される中絶の可能性については、公然と語ることが可能であるのに対して、具体的な行為を対象とする報告については、たいていの場合、親密性の世界の中に閉じ込められたままである。中絶について報告書をつくろうとすれば、必ず最終的に〔中絶について〕釈明することにつながる。中絶について語ることが必要になるとすぐに、その行為は、「弁明」されなければならないものとして提示されるのである。

我々は、道徳的地平を指向し、一般的妥当性をもつものとして中絶を正統化しようとする説明を指示するために、正当化という用語を取っておいている。中絶の正当化（あるいは反対に、その拒否の正当化）は、道徳的な善悪の論理との関連で中絶を位置づけることを目的としている。たとえば、我々が前章の終わりに検討した道徳哲学の様々な試み――中絶を正統化することによって、その合法化を強固なものにしようとする試み――は、まさに、「日常生活者」に採用され、具体的なケースに応用される正当化のレパートリーの一つを打ち立てようとするプロジェクトの一部を成しているのである。人びとが一般的なものとしての中絶について語るとき、とりわけ、中絶する女性に対して「罪悪感を抱く」べきではないと言ったり、あるいは、個人的な事情から、彼女に「罪悪感を抱かせ」ようとしたことに対して誰か（友人、医者、カウンセラーなど）を非難するときに、彼らはこのような正当化へと向かう。[37] 実際、「罪悪感」や「罪悪感を抱かせる」といった用語は、裁判（*jugement*）という文脈との関連でここでは用いられている。というのも、これらの用語の使用は、状況に直接関与せず、外在的位置に立って、他者の行為を非難するための道徳的権威を有している、第三者への準拠を前提としているからである。中絶に関わっていない人間が「罪悪感を抱かせる」行為に反対する場合、その反対には、中絶は外在的位置から判断することのできない行為なのだ、という意志が示されているのである。とはいえ、「意見」というよりライフヒストリーを収集した我々のインタビューの中で、このような様式の正当化が登場することはほとんどなかった。

我々が出会った多くの人びとの中絶の語り方を記述するためには、「罪悪感」よりもむしろ、際限なく続く「死別の悲しみ」（deuil）という用語を採用するべきだろう。私はこの用語を、モニーク・ビドロウスキーがそれに付与した意味で用いている。彼女は、「一度も会ったことのない子どもの新生児死亡」の結果生じるトラウマを分析する中で、この用語を用いた。「愛する存在を失うことで生じる」ものとは異なり、この種の悲しみは、まるで「自分自身の一部を失った」かのように人びとを悲しませる。死別の悲しみを固定させることのできるような「痕跡は何一つ存在しない」。すなわち、「亡くなった存在を思い出させるような洋服も使い慣れたものも存在しない」。「戸籍登録も墓」も存在しないし、「触れたり見たりすることで、〔亡くなった存在の〕思い出を忘れずにいられるような感覚的痕跡も存在しない」。それゆえ、厳密な意味で死者を悼む過程は「起こらないのである」[38]。

ファビエーヌは、もし二度目の中絶をしていなければ産んでいたはずの子どもに対する死別の悲しみを、ずっと抱き続けていた（一度目の中絶は、彼女の記憶の中にほとんど痕跡を残さなかったようである）。彼女はこの悲しみについて、次のように語っていた。「苦しみ、そう、かなり重い苦しみを感じています。しばらく時間が経てば次第に薄らいでいって、過去のものとなるのでしょうが、それでも今苦しいのです。一生抱き続けるような苦しみではありません。私が失ったのは、私がそれと距離を取ることができるようになると思います。でも、私は失ったのです。次第になくなっていって、それ産んで、現在存在している子どもではありません。でも、私が感じているこの喪失も、一つの喪失なのです。身体全体でこの喪失感が感じられるのです。私が失ったのは、まだここに存在していない子どもです。なので、その子に触れることができたわけではありませんし、それに……でも、失ったことに変わりないのです。愛する具体的な存在を失ったわけでもないですし、同じ時間を共有した具体的な存在を失ったわけでもありません。でも、これも一つの喪失ですし、喪失のあり方が違うだけなのです。なので、この喪失には、その位置を割り出す目印がないのです。記憶や思い出といった目印が。この苦しみの中に存在する何かと自分を結びつける手段がないのです。なので、これは空虚なのです。自分の体験したものやある瞬間について抱くことのできる思い出と結びついていない空虚なのです。なので、これは本当に一つの空虚なのです」。

我々がこの文脈で見つけた主な正当化は、いささか古典的なやり方で、初期中絶――「それがまだ取るに足りないものでしかない」とき、あるいは「ほとんど取るに足りないものである」ときに実践される中絶——と、後期中絶——胎児がすでに人間の形をしているときに実践される中絶——の違いを強調していた。だが、このような正当化のレジスターは、実際に行われていることとかなりかけ離れているように思われる。自分自身は経験したことはないが中絶に賛成であると言う女性もいれば、中絶を経験したことはあるが——ただし「他に解決策がなかった」——この実践に反対であると述べる女性もいた。

反対に、常に特殊なものとして提示される偶然的状況の中でなぜ中絶するに至ったのか、その理由を詳細に説明する語りを、我々が行ったインタビューの中にいくつも見つけることができる。我々は第四章でこれらの理由のいくつかに言及した。このような「弁明」は、中絶を、まるでそれが善であったり道徳的に中立的な行為であるかのように正当化するということはしない。実際、この「弁明」は、「道徳的」レジスターとの関連で直接位置づけられるわけではないのである。この「弁明」は、まるで生まれなかった者に弁解するかのように行われる。

たとえば、「経済的理由」から「仕方なく」中絶をしたロールは、数ヶ月にわたって手紙を書いた。彼女はそれを保管しているが、読み返してはいない。「生まれてこなかった子ども宛に書いたものです」と彼女は語っていた。デュルケムが自殺のいくつかの類型を規定するために用いた表現の一つを借りると、ここでの弁明は「利他的な〔集団本位的な〕」性格を有している。生まれてこなかった者に対して、なぜこうなったのかが説明されるだけではなく、なぜ生まれてこない方がその存在にとって良かったのか、少なくとも、産まないという決断をした際にその存在の利益——もし生まれれば悲惨な人生を送ることになるだろう——がどれだけ考慮に入れられていたかについても説明されるのである。ポーレットは、自身の中絶を説明するために、次のように語っていた。「私は子どものことも考えていました。赤ちゃんは、多かれ少なかれ幸せになるためには、望まれなければなりません。私はそう考えています。私の家族の話は、この点と関係があります。私の母はその当時避妊をしていませんでした。なので、母は四年連続で妊娠したのです。私は望まれて生まれてきたわけではなく、しかも無意識のうちにそのことを知っていました。なので、私は、こんな形で生まれてきた子ども、つまり、若気の至りで生まれてきた子どもという重荷を、背負いたくなかったのです」。

このような弁明の中で最も中心を占めるのは、事実や出来事、決定、条件の列挙である。母親自身に関するものも列挙されるが、とりわけ、すでに見たように、不在のあるいは役立たずの父親と母親との関係に関するものが列挙される。女性は、父親による父子関係の拒否に加えて、我々が容易に想像できる理由をとりわけ引き合いに出す。つまり、未熟であること、お金や仕事がないこと、両親から独り立ちしていないことである。あるいは、もっと年齢が上がると、大半の場合自分一人で育てなければならない幼年期の子どもが家にいることで生じる費用、極度の疲労、女性にのしかかる様々な制約を全く考慮に入れない労働条件が女性にもたらす状況なども引き合いに出される。だが、これらの弁明は、次の点も同時に指摘している。すなわち、このような偶然的状況においては、「本当の父親」もいなければ、ある意味では、胎内に宿った存在を本当に家族として迎え入れることのできる「本当の母親」もいないため、もし生まれてくることが許されて、世界に到来してきても、その存在は自己を実現することができないであろうし、その人間性を完全に達成することもできないだろう、という点である。

だが、ある次元、すなわち時間的次元が、これらの弁解に、人びとを不安にさせ、確信を揺るがせる性質をしばしば付与する。というのも、これらの弁解を提示する人びとは、過去を振り返って、過去に起きた一つあるいは複数の出来事——自分が経験した中絶——について説明する際、もし生まれていたら子どもの運命はどうなっていただろうという（前望的）予期を働かせるからである。だが、物事が別様に生じることはなかっただろうと言える徴候はどこにも存在しない。すなわち、自分が産まないことに決めたこの子どもが、その前後に産んで、しばしばあらゆる困難に抗して大切に育ててきた子どもと同じ仕方で成長することはなかっただろうと言える徴候は、どこにも存在しないのである——大切に育ててきた「かけがえのない」子どもに対してであれば、「ほとんど何でも」したであろうし、するだろう。

出来事に意味を与える

簡潔に言えば、我々が出会った人びとは、インタビューの間、起きたことに意味を与えようとしていた。意味を付与するといっても、彼女たちがしていたのは、大半の場合、自分自身のためにすでに始めていた反省の作業を、声に出して続けることだけであった。自分の行為に意味を与えるために——すなわち、他の偶然的状況で他の顕現を生み出しうる諸現象の次元と結びつけることによって、自分の行為を純粋な偶然性から守るために——、彼女たちが自由に利用できる手段の数は無限ではない。その中の三つを指摘しておこう。一つ目のレジスターは、意志に準拠するものである。このレジスターに従えば、ある行為が意味をもつのは、それが起きるのを望んだからである。二つ目のレジスターは、必然性を引き合いに出すことにその本質がある。このレジスターは、意志から独立した原因の存在を示し、行為が外的諸力に従って行われるものであることを強調する。最後に、三つ目のレジスターは、一見すると分離しているように見える事実と出来事の間に存在する呼応関係が発見されるときに展開する。

我々が検討しているケースの場合、意志のレジスターは、プロジェクトの論理（それゆえ、我々が制御の意志と呼んだものの表出）と完全に合致しており、自明なものとして提示されているように思われる。中絶の権利（「プロチョイス」）を擁護しようとしている運動家たちが今日行っているのと同じように、家族計画の主導者たち（「子どもは私が欲しいときだけに」）がかつて訴えていたのは、まさにこのレジスターだったのではないだろうか。我々が出会った人びとは、自由意志に基づく妊娠中絶（IVG）を最終的に決断したのは他ならぬ自分である、ということをはっきりと述べようとするときに――これはしばしば起きることだった――、このレジスターを採用していた。それゆえ、中絶は合理的行為、つまり、線形的な時間概念との関連で定義され（「タイミングが良くなかった」）、選好の序列化を考慮に入れながら行われる行為の平面に組み込まれているように思われる。たとえば、もし子どもが生まれてしまうと研究を中断せざるをえなくなるかもしれないため、妊娠と出産を延期する代わりに、研究を続ける選択をした、という理由が引き合いに出される場合がそうである。もちろん、この種の説明だけで終わることもあるだろうし、実際そういうこともあった。だが（そして、もし我々が男性に質問をしていれば、おそらく同じようなことにはならなかっただろうが）、合理的選択の論理はしばしば、別のレジスター、すなわち必然性のレジスターに飲み込まれる。

必然性のレジスターは、意志のレジスターと根本的に対立するある構造をもっている。この場合の行為主体は、慎重に自分の利益を吟味したあとに選択をするような人間ではもはやない。行為主体は、逃れることのできない一連の力を通じて、それゆえ、人びとがその存在を証明しようとすることができる一連の原因を通じて構築されるのである。これらの力と原因は、特定の偶然的状況と結びついて人称化される場合もあれば（たとえば、中絶する必然性が、子どもの父親の無能さや、女性の母親からの圧力のせいにされる場合）、あるいは反対に、非人称的な形で一般化される場合もある（たとえば、経済的あるいは社会的決定論といった形で一般化され、それらの制約を女性が感受する場合）。そのあと、サルトル的な「自己欺瞞」を連想させるような仕方で、次のような推論が続く。すなわち、自由意志に基づく妊娠中絶（IVG）は選択されたものではあったが、他に選択肢がなかったのだ、という推論である。意志のレジスターから必然性のレジスターへの移行が頻繁に生じることは、驚くべきことではない。一方で、この移行は、中絶する責任を引き受けるためには自分に外在する権威に依拠しなければならないという要求に応じるものである（だが、すでに見たように、生むことについても全く同じことが言える）。他方で、この移行は、肉の意志と制御の意志との間に生じる対立関係に応じるものでもある。なぜなら、ある種の必然的原因に準拠することは、決定の重圧から「《われ》」の審級を部分的に解放することによって、この対立を弱める一つの手段となるからである。最後に、この移行は、生まれてくることを妨げられた存在に弁明しなければならないという強迫に応じるものでもある。ところで、一般的に言って、人間の意志とは無関係の「外的原因」が介入してきた「偶然的状況」を引き合いに出すという行為は、まさに弁解の論理に従って行われるのである。

コミュニケーション学を専攻する二二歳のクロエは、（十五歳のときに一度目の中絶をしたあと）二〇歳のときに「突然妊娠した」。ピルを使い切ったあとも、一年前から一緒に暮らしていた男性と無防備にセックスをしていたからである。彼女は次のように説明していた。「彼は望んでいませんでした。なぜなら、彼は自分にその準備ができていないと感じていたからです。私も学業があったので無理でした。それから、経済的にも不可能でした。そう、私たち二人にはそれを望む理由が一つもなかったのです」。だが、彼女は一度目の中絶と比較して次のように付け加えた。「二度目の方がつらかったですね。一度目のときよりも年を取っていましたし、お互い付き合いが長かったからです。自分たちならできたかもしれないと思うことはあります。単にお金がなかったのです。あるいは時間がなかったのです」。

シドニーもまた、中絶の決定を弁明するために必然性のレジスターを引き合いに出していた（彼女によれば、この決定は夫によってなされたものであったが、それは彼女を守るためであった）。彼女は看護師として働き、すでに二人の幼い子どもがいたが、三七歳のときに再び妊娠をしてしまう。「それはものすごい犠牲を強いることを意味していました。私はそこから逃げ出したのです……私は郊外に住んでいました。毎朝〔パリの〕十六区に行くために家を出たあと、急いで仕事から帰って、託児所に預けている子どもを迎えに行っていました。帰宅したあとは買い物に行って、料理をつくって。こんなことを続けることはもうできませんでした。ヘトヘトだったのです。（…）全部やりましたよ。帰宅して毎日買い物して。夫は買い物をする時間がなかったので、私が毎日買い物をしなければならなかったのです。どのスーパーマーケットも家から遠いのに、車の運転ができなかったので、バスで帰宅しなければならなかったり、公共交通機関に走って乗らなければなりませんでした。とうとうそれをするのも難しくなってきたので、私はもう、あの子たちが学校を終える四時半までに帰宅するなんて無理だと思うようになりました」。

二四歳で従業員のリリアンヌは、二度の中絶を経験していた。彼女は、私が出会った多くの人びとと同じように、必然性に言及していた。だが、彼女のケースにはある特殊な点があった。それは、自分の議論の説得力について、彼女自身が疑いをもっていた点である。彼女は最終的に自分の母親のせいにしていた。「一度目の中絶のとき、私はその子が欲しいと思いませんでした。でも、二度目の中絶のとき、どういうわけか、私は『この子を産みたい』と思ったのです。実際、私はもう中絶したくありませんでした。中絶するくらいなら死ぬ方を、一生苦労する方を選ぶつもりでした。私の心は本当に幸福感に満ちていました。『よし、私は母親になってこの子を産むんだ。それで良いんだ』と。でも、彼〔彼女のパートナー〕は、物事をこのようには見ていませんでした。『君は正気か？　頭がおかしくなっているんじゃないか？』。なので、私はこの問題について母親に話したのです。そうしたら、母は『ちょっと待ちなさい。病院に行きましょう』と言って、私を病院に連れて行きました。こういうわけで、私は病院に行かざるをえなくなったのです。母が予約を取ってくれました。自分では予約を取ることはできなかったでしょう。なぜなら、彼は仕事をしていませんでしたし、身分証明書ももっていなかったからです。彼はフランス人でしたが、二年前からずっと身分証明書を待ち続けていたのです。要するに、あまりにも状況がひどかったので、それが不可能だったのです。もし彼に仕事があれば、もし彼が大金を稼いでいれば、もし職業安定所が彼に身分証明書を送っていれば、もし……おそらく〔可能だったでしょう〕。（…）実際、私たちが産むかどうかを決めるときに問題となっていたのは、両親が同意していないことや、私たちが同じ文化を共有していないこと——彼がアラブ系で私がフランス人であること——などではありませんでした。このような障害は、本当の意味での障害ではありませんでした。私たちにとって、障害はお金でした。つまりアパルトマンでした。もしお金や仕事やアパルトマンがあれば、たとえ私の父が同意せず、『だめだ、私は断固反対だ』と言ってきても、問題が提起されることすらなかったでしょう。そもそも父は反対していたのですが、それは全く障害ではありませんでした。つまり、私にとって問題だったのは、彼が何の役に立っているかということだったのです。安定を得るのに役に立っているのか、経済的に豊かで安定した――とりわけ経済的に豊かな――環境で子どもを育てるのに役に立っているのか、です。私が言いたいのは、私の頭の中を何よりも占めていたのはこの問題だったということです。ええ、そうだったのです！でも、お金は必要ですよ。こう言うと、『そんなの間違っている』、『おいおい、子どもをもつためには金持ちにならないといけないのか』と思われるかもしれません。でも、全くそうではないのです。なぜなら、子どもをもつことができないのは、実際のところ、年齢が若すぎたり、子どもを育てることができるほどのお金がないせいだと気づくときに、私たちは『そんなの間違っている』と思うからです。とはいえ、法定最低賃金しか稼いでいないのに子どもを育てている人もいます。それはつまり……それは必ずしも矛盾しないのです」。

我々が集めたライフヒストリーを見てみると、起きたことに意味を与えるためのアプローチとして、意志のレジスターや必然性のレジスターの他に、第三の道がしばしば利用されていた。それは、呼応関係を発見することをその本質とするものである（これはときどき積極的に探求される）。この場合の呼応関係とは、伝記を構成する種々雑多な要素の間に発見されるものだけではなく――人びとは、しばしば「数年経ったあとに」これらの要素について「もう一度考える」ことによって、その中に一つの「つながり」をつくり出す――、自分の人生の中で忘れがたい役割を果たしたと判断されるいくつかのエピソードや、自分より上位の血族（とりわけ、母親や祖母といった女系の血族）の人生に大きな影響を与えたいくつかの出来事の間に発見されるものをも指す。（経済的制約のような）線形的因果性の様式で作動する非人格的な力を指向する必然性への準拠とは異なり、呼応関係への言及は、一つの個別的な布置連関を探求する。この探求は、ある特定の人物やその人物を生んだ親族、あるいはその人物と近しい人びとが歩んだ行程を辿ることによって行われる。それゆえ、呼応関係のレジスターは、意志のレジスターと必然性のレジスターを仲介する位置を占めている。一人の個別的な人間に何かが生じるのであって、たとえば、ある地位と共有財産によって定義される一人の社会的行為者に生じるのではないという意味で、呼応関係のレジスターは意志のレジスターに近づく。だが、必然性が持ち出されるケースと同じように、ここで作動している意志とは、当人にとって明々白々な「決定」を下す「主体」の意志ではない。それは、諸々の力の影響を部分的に受けながら行為をする人間の意志なのである。この力は、その人間の理解を超えるものであるにもかかわらず、その人間の中に存在する——その人間自身である。記号を解釈するようにその力の顕現を解読しようとすれば、事後的にその力を捉えることはできるかもしれない。

　このような呼応関係は、日付に関わるものが多い[39]（たとえば、ジョエルの場合がそうである。彼女は結婚をしていて、子どもが欲しいと思っていたが、「七月十四日」に「流産」をしてしまう。その日は「まさしく」、彼女が中絶をした日と全く同じだった）。また、場所に関わるものもある。たとえば、（あとで詳細に検討する）イザドラの話がそうである。彼女は、のちに結婚することになる男性とギリシャのある島でバカンスを過ごしているときに、自分が妊娠していることに気がついた。それは十八歳のときのことだった。彼女は中絶をするが、その十年後、彼女は同じ島にいて、またバカンスを過ごし、また「お腹に赤ちゃんがいた」。彼女は、まるで「振り出しに戻った」かのように、中絶の思い出から「解放された」。呼応関係はまた、「困惑」させる「偶然の一致」に基づく場合もある（ジュリエットのケースがそうである。彼女は、「親友」に子どもができて、その子の「名付け親」になって欲しいと言われてすぐに、自分が妊娠していることに気づいた。彼女は妊娠した子どもを中絶することになる）。他には、すでに述べたように、複数の世代を関係づけて、自分に起きたことを、自分の母親に結びつけて考えたり（たとえば、ロールは、二二歳のときに中絶をしたことについてずっと考えていた。二二歳というのは、「まさしく」、ロールの母親が彼女を産んだ年齢であった）、自分の祖母に結びつけて考えたりする呼応関係もある（自分の話は「偶然の産物ではない」と考えていたジョエルは、自分が行った中絶と祖母が行った中絶、そして、自分が誕生した状況の三つを関連づけていた。ジョエルの話については、このあと検討していく[40]）。

このような関連づけは、しばしば偶然の領域に属するものとして提示される。だが、それは、アンドレ・ブルトンの表現を借りれば、客観的偶然――一見すると偶然の産物のように見える「一致」を介して、隠れてはいるが物事を規定している秩序の方向を示す何か――なのである。それゆえ、たとえ起きてしまったことに正確な意味を付与することができなくても、人びとは次のような思いを抱くことになる。すなわち、偶発的に生じたように思える出来事、起きないということもありえたかもしれない出来事、遭遇したことをときどき悔やんだりすることがある出来事、これら全ての出来事は、――現在日常的に用いられるようになっている精神分析学に由来する表現を使えば――どこかに存在するに違いないある文脈の中に位置づけられれば、それぞれ秩序立てられ、いわば「語り」始めるだろう、という思いである。おそらく、精神分析学に多かれ少なかれ由来する用語や概念、観点が、とりわけ出版物を通じて普及したために、このような関連づけを行う道具だけでなく、それを広める行為を正統なものにする――少なくとも容認しうるものにする――道具も手に入るようになったのだろう。だが、同様に、精神分析学はこの点において、種類は異なるが隠れて結びついている諸領域に属する存在、出来事、力の間に存在する呼応関係を暴露し、解釈することによって世界に意味を与えるという、最も一般的で最も伝統的な方法の一つを引き継いだだけだと考えることもできるだろう。

四六歳の看護師であるジョエルは、彼女が二〇歳のときに経験した中絶と、三三歳のときに経験した流産──その当時、彼女は結婚していて子どもを望んでいた──を結びつけて考えていた（彼女は翌年女の子を儲けるが、そのあと夫と別れてしまう）。「そのあと、子どもをもつことを考えることができるようになると、必ず自分が中絶したことを思い返すようになります。これはあとになって気づくことです。数年後のことですが、あれが偶然の一致だったかどうかわかりませんが、でも私は関連があると思いました。マノンを産む前の話なのですが、ええと、流産をしました。妊娠していることがわかって数週間後のことでした。しかも奇妙なことに、私が流産したのは七月十四日だったのです。私はすぐに……一度目と同じようにしました。（…）妊娠するために、夫と私はあらゆる手を尽くしていたので、流産はとてもつらかったです。もう泣いてばかりいました。二〇歳のときと同じように、私は七月十四日に病院にいました。日付を考えると……全く同じ日に起きたのだとすると、偶然とは思えませんでした。（…）あの当時、私は自分が子どもを欲しがっていることを自覚していました。なので、私は子どもを欲しいと思っていなかった時期のことをよく思い出していました。なぜなら、人は、中絶をするときに抱く「子どもは要らない」という思いと同じくらいの強さで、そのあと子どもが欲しくなったときに「本当に子どもが欲しい」と思うものだからです。一度目は（中絶することが）自明のことでしたが、二度目のときに自明だったのは、私が子どもを欲しがっているということでした。七月十四日というまさにその日に、ある明白な事実が存在していたのです」。

ジョエルはまた、二〇歳のときに彼女に起きたことと、母親が彼女を産んだ当時の状況との間にも呼応関係を見出していた。「それから、私の話も偶然ではなかったのです。というのも、母は十六歳のときに私を産んでいたからです」。さらに、彼女の父方の祖母が中絶の際に亡くなったという話も、インタビューで明らかになった。ジョエルはこの事実をあとになって聞かされたという（家族の中では「発熱と悪寒」で亡くなったと語られていた）。ジョエルは、自身の出生を次のように解釈していた。母がジョエルを中絶するのではなく十六歳で産んだのは、ジョエルの父（当時彼は十八歳だった）が母に中絶して欲しくなかったからである。というのも、父は中絶で自身の母親を亡くしていたからだ。「私には、このような形で亡くなった父親の母親、要するに父方の祖母がいます。私は、祖母がこのような形で亡くなっていたのではないかと推察していました。なぜなら、祖母がどうして亡くなったのかについてははっきりと口にされないということが、家族の中でよくあったからです……祖母は発熱と悪寒で亡くなったと語られていましたが、そう聞かされるたびに私は違和感を覚えていました。（…）祖母について語られていたのは次のような話でした。祖母は自転車を漕いでいた。レインコートを着ていて、非常に暑く感じていた。突然発熱と悪寒に襲われた。それが祖母を死に追いやった。（…）二二歳か二三歳の頃だったでしょうか、もう覚えていませんが、私はある日、母にこう言いました。『ねえママ、パパのお母さんが発熱と悪寒で亡くなったっていう話、何か違和感があるの』。そして、それがなぜなのかわからないということも伝えました。そうしたら母は私に、祖母が亡くなったのは中絶による出血のせいだと言いました。なので、母が中絶をせず、父が母に『中絶して欲しくない』と言わなければならなかったのは、きっとこれのせいだったのです。〔当時〕父の母親が数年前に亡くなっていたからなのです。私の父は十二歳のときに自分の母親を亡くし、十八歳のときに私が生まれました。十六歳だった母は、私を産みたいと全く思っていませんでした。ですが、中絶をするという考えが頭によぎることがあったとしても、父はノーと言っていたに違いありません。なぜなら、自分の母親がそれのせいで亡くなったことを父は知っていたからです。もし私の母が同じ理由で亡くなってしまっていたら、父はきっとそれを受け入れることができなかったでしょう。もしそうでなければ、母はきっと、そのリスクを冒していたでしょう。だって、そうでしょ、あの当時それは一つのリスクだったのですから！（…）要するにこういうことだったのです。私の祖母も母も私も、こうした現実を生きてきたのです」。

イザドラ（彼女は四八歳で、三人の子どもがいた。仕事はしていなかった。カトリック教徒ではあったが、中絶の自由に賛成の立場だった）は、十八歳のときに中絶をした。それは、のちに夫となる男性とギリシャでバカンスを過ごしたあとの出来事だった。彼女は、十八歳のときに経験したこの中絶とその十年後の出産との間に、呼応関係を見出していた。「それは何年経っても私の頭から離れませんでした。なぜなら、私は誰かを暗殺したような感情を抱いていたからです。あのとき罪悪感はありませんでした。というのも、この出来事の中で私が他の誰よりも苦しんでいると感じていたからです。私は社会のせいで、社会環境や家庭環境がもたらす精神状態のせいで、自分自身について抱くイメージのせいで苦しんでいました。私は死刑執行人以上に苦しんでいると感じていました。ですが、それでも私が思っていたのは……何年経っても何かが私の頭から離れなかったのですが、その後私はそれから解放されました。実際、バカンスでギリシャにいるときにその赤ちゃんを身ごもったのですが、私は十年後にギリシャを再び訪れたときにその子から解放されたのです。しかも、ほとんど同時期に、私はジェラールの子どもを身ごもっていたのです。ギリシャを再訪して、産むことになる赤ちゃんがお腹にいて。このことが私を解放したのです。私は振り出しに戻ってきたような感覚がありました。なぜなら、ギリシャを離れたときは、産まずに中絶してしまう子どもを妊娠していたのに、同じ場所に戻ってきたときは、私のお腹の中に、私が待ち望んでいて、可愛がっていて、愛していて、産むつもりの子どもがいたからです。口には出しませんでしたが、私は最終的にこう思いました。おそらく同じ魂が、私によって迎え入れられることを知りながら、舞い戻ってきたのだろうと」。イザドラは、別の呼応関係も見出していた。それは、彼女が中絶した存在――彼女は、もし中絶されていなければこの存在は女の子として生まれていただろうと思っていた――と、彼女の甥の恋人との呼応関係である。もしも中絶された存在がもう少しイザドラの中で生きていたら、「この子は〔甥の恋人と〕全く同じ年齢だったのです」。「私は、振り出しに戻るために、あらゆるものから完全に自由になるために、彼女を託されたのだと思いました。なぜなら、過去の中で人生を謳歌することなどできないからです」。

文法的アプローチから経験の解釈へ

第二章で展開された文法的アプローチと、ここで問題になっている人びとの語りから引き出される経験を説明するために我々がその輪郭を示したばかりの分析枠組みとの間に、どのような連関を打ち立てることができるだろうか。[41]「《自己》」の審級と「《われ》」の審級との区別、肉の意志と制御の意志との区別を再び取り上げてみよう。我々が明らかにした第一の制約（肉としてしか生み出されていない存在と、ことばによって生み出されてもいる存在との区別をつけるという制約）は、経験を分析するために使用された諸々の用語を使って簡単に言い換えることができる。第一の制約は、胎内で大きくなる存在によって自己

‐触発される肉の受動性の中、つまり自他未分の状態の中にとどまり続けてはならないという要求と対応している。あるいは、充足と不安の間で揺れ動くだけではなく、肉の中で大きくなるものを「《われ》」の水準で捉え直さなければならないという要求、それを一つの対象として自らに提示しなければならないという要求（それが真正なものとして構築されようが、できものとして構築されようが）、そして、プロジェクトという様式でそれを未来の中に位置づけなければならないという要求とも対応している。すでに見たように、妊娠が「最上の幸せ」や「最上の喜び」として提示される場合も含めて、不安が全く生じないということはない。それゆえ、不安は、受動性の外部に出て、「《われ》」の水準で捉え直されることを、いわばそれ自体で必要としているのである。実際、不安は、肉の中に到来するものを、――できるだけ早く捨てるべきものとしてだろうが、すでにそこに存在していて、「触れ」たり「話しかけ」たりすることのできる赤ん坊としてだろうが――〔対象として〕構築することによってしか和らげられない。受動性から逃れるためには、すなわち、起きていることをプロジェクトの論理に基づいて再我有化し、同じ運動によって「《われ》」をつくる（あるいはつくり直す）ためには、制御の意志は、肉の意志を抑えるという自分の能力を試練にかけてみなければならない。ところで、この場合利用できる試練はたった一つしかない。すなわち、その発育を止めることによって肉の意志をだまらせる可能性、つまり中絶の可能性を――たとえ想像の中であっても――検討することにその本質をもつ試練である。それゆえ、文法的アプローチが我々に示した個別化の要求――すなわち、性行為の産物である取り換え可能な存在を、世界の中のある一定の場所を占めることになる存在に置き換えるという、人間に固有の必要性――が満たされるのは、受動的な自己‐触発の段階から、胎児を対象として構築する段階へと移行し――このとき胎児は、目の前に現れ、いわば外部に、世界の中にすでに置かれている――、この対象に対峙する主体の位置に自らを位置づける場合なのである。

第二の制約（差別禁止の制約）についてはどうだろうか。すでに見たように、この制約は、とりわけ中絶が表象されることが少ない点を解釈するために考慮に入れなければならないものであった。もし「《われ》」の審級の水準で全てが起きるのだとすれば、第二の制約が存在することはなかっただろう。その場合、性行為の産物である無価値な存在としてであれ、世界の中に組み入れられ、その中で一つの個別的な位置が割り当てられることになる子どもとしてであれ、対象――胎児――を構築し、これら二種類の存在の間に深い溝をつくり出そうとする志向的意図に言及するだけで十分ということになるだろう。ある意味でこの視点を採用していているのが、次のような形で中絶を正統化しようとする理論体系である。すなわち、胎児の根本的な他律性に対して母親のプロジェクトの自律性を譲渡不可能なものとして強調する理論体系である。この種の理論体系に従えば、胎児が人間性を獲得するかどうかは、胎児をプロジェクトに組み入れる際に母親が思いのままに行う承認によって決まることになる。このとき、肉としての人間ではあるが、その人間性が完成されないことを余儀なくされる存在と、この伝統において「人」と呼ばれる存在との区別を可能にするのは、「承認」と「プロジェクト」ということになる。

だが、我々の目から見ると、このような立場は一部虚構的な性格を有している。なぜなら、それは不完全な現実を当てにしているからである。実際、この立場は、「《われ》」の審級の水準で捉え直されても、妊娠した肉（コーラという用語がもつ諸々の規定に従えば、ある痕跡が刻まれている肉）の自己-触発がなくなるわけでは全くなく、せいぜい、主体と客体の区別がつけられる手前に位置する経験に主客関係を押しつけることによって言い直されるだけなのだ、という点を考慮に入れていない。ところで、触発されることで経験の平面に顕現する肉の意志にとって、胎内で大きくなる存在がプロジェクトの水準で捉え直されたあとに真正な胎児として構築されるのか、それともできものとしての胎児として構築されるのかに応じて、ほんのわずかでも違いをつくり出すことができるものなど、何一つ存在しない。それと同時に、肉の経験に立脚すると、この区別は常に恣意的な構築物として現れうるし、できものとしての胎児の殺害も、常に正当化不可能でかつ不当なものとして現れうる。なぜなら――もしこう言って良ければ、肉の視点から見れば――、待ち望まれており、すでに愛されているこの他者と、できものとしての胎児を区別するものは何も存在せず、後者もまた存在することができたかもしれないからである。だからこそ、制御の意志を実現することは、とりわけ胎児が殺害される運命にある場合、非常に難しく見えるのである。実際、制御の意志は、一方で、肉の意志を抑圧できるくらいの力で顕現しなければならない――この種の抑圧は、容易に達成される場合もあれば、なかなかうまくいかない場合もある。他方で、制御の意志は、正統性の意志の要求に従うことができるくらいに、自らの力を弱めなければならない――正統性の意志は、「決定」の瞬間をぼかして、（「創造主」、「親族」、「社会」、「親となるプロジェクト」のどれに基づいて特定されたものであろうが）子どもをつくったり殺害したりするときには必ず介在しているように思える他者の介入や衰退を強調しようとする。要するに、肉の中に組み込まれることになった存在を使って子どもをつくるという行為、あるいは、ことばによる構築を拒否することによってこの存在を破壊する行為は、「《われ》」やそれを顕現させる制御の意志の影響下で完全に行われるわけでは全くなく、反対に、その影響を逃れる、少なくともその影響からあらゆる方向にはみ出す傾向があるかのように、事態は進行するのである。

結論　中絶を忘れる

中絶をめぐる論争の終結

中絶の合法化も、中絶を正統化することによって合法化を強固なものにしようとする哲学的理論体系も、価値のない（できるものとしての）胎児と、生まれてくるべき子どもを予示するかけがえのない〔真正な〕胎児を徹底的に区別する境界を打ち立てる構築主義的装置でさえも、中絶をめぐる議論や紛争に終止符を打つことはできなかった。法律の領域で起きた中絶の合法化は、〔中絶の禁止がもたらしていた〕胎児の問題を迂回することのできる道へと進んだ一方、生物工学の発展がもたらす新たな問題と直面するようになった。すなわち、「胚に地位」を与えることが求められるようになったのである。道徳哲学の分野で提示された中絶の正統化を試みる理論体系は、しばしば創意工夫に富むものではあったものの、それをどこまで広げることができるのか、日常生活の他の領域に関わる他の道徳的問題に提示された解決策とどこまで整合性をもたせることができるのかが、とりわけ大きな問題となった。その結果、この厄介な問題を解決しようとしていた多くの人びとは、日常生活全体に根づいている道徳、とりわけユダヤ・キリスト教の遺産を受け継いだ道徳と、きっぱりと縁を切らなければならないと考えるようになった(だが、同じ作業が他の伝統的な道徳的枠組みに対して行われていたら、おそらく似たような問題が生じていただろう)。だが、道徳感覚全体を改革すると言っても、道徳感覚の形成過程は西洋文明のそれと同じくらい広範かつ古いものであるため、それは決して容易な仕事ではない。いずれにせよ、アメリカの大きな大学の哲学科が教令のようなものを発する形で手に入れられるような代物ではないのである。構築主義によるブリコラージュについて言えば、日常生活の矛盾をはらんだ要求に対処するには非常に有効であるものの、絶対に連結してはならない諸々のカテゴリーをまたぐ論争が生じることによってダメージを受けることになった(この論争は、しばしば、テクノ胎児が急激に増加することによって提起された問題と結びついていた)。たとえば、最近出版されたある本の中で、二人のアメリカ人の大学教員は、中絶の妥当性を「胎児の社会的構成」に基礎づけようとする三〇年前からなされている努力を賞賛したあと、科学技術の発展、とりわけ可視化の技術の発展によって、不幸にもこの企ての力と信憑性が弱まってきていることを最終的に認めている。これらの技術によって、写真やエコー画像によって目で確かめることができる胎児は、それが辿る運命がどのようなものであれ、「現実に」実在するのだという常識への信仰が強化されたのである。そこに生まれる反啓蒙主義的な態度に直面して、二人の大学教員は、中絶の擁護は別の道を辿らなければならないという結論に至る。それは、「理性を備えた」「自律的」存在である限りでの女性に、「自分の生活に入り込んできて、自分自身の完全さを脅かすこれらのものを殺す権利」を与えることを要求する道である。彼女たちによれば、この殺害する権利は、これまで男性の特権の一つとなっていたものであり、「善き生の探求——つまり、男性が「狐を狩ったり、食用タンポポを摘んだり、ときには人間を殺したりする」こ[1]

とが必要であると判断する場合に行われるそれ――と結びついた要求によって正当化されていた。

中絶が争いの対象となることは、驚くべきことではない。中絶は、いわばその構造上そうなるのである。なぜなら、中絶は、人間を生む行為に固有のある緊張を暴露してしまうからであり、そうすることによって、その緊張に矛盾という形態を付与してしまうからである。およそ五〇年間も続いているこの争いは、おそらく収束することはないであろうし、どのような社会的状況が支配的となるかに応じて、鎮静化と再燃を繰り返すことになるだろう。それゆえ、我々は次のように言うことができる。すなわち、我々が今採用しており、その最も広い意味で理解される人間学的枠組みと道徳的枠組みにおいて（ただし、この枠組みも根本的に変化する可能性はある）、この争いが完全に収束するということがあるとすれば、それは、中絶が消滅する場合か、あるいは、十九世紀以降の西洋社会におけるある歴史特殊的局面を通じて暗闇の外に出てきた中絶が、再び暗闇の中へ戻る場合だけである、と。

だが、中絶を消滅させなければならない、あるいは少なくともそれを忘れなければならない差し迫った理由を理解するためには、矛盾の問題、それから、複合社会の中で矛盾に立ち向かうことを可能にする様々な種類の装置に関する分析を経由しなければならない。

矛盾を最小化する二つの方法

生むことと中絶について我々がこれまで行ってきた探究の理論的関心の一つは、まさに、矛盾とそれが社会的配置の中で果たす役割がとりわけはっきりと現れる対象、しかも、正義感覚を分析するために我々が以前に確立した道具とモデルでは扱うことのできない形で現れる対象に取り組むことであった。人間行動の規範的次元を重視しようとする社会学（デュルケム的な意味での道徳社会学、すなわち、道徳主義に満ちた社会学ではなく、「道徳的事実」を真剣に捉える社会学）は、おそらく、矛盾――この研究が対象としている領域で見られるような、最も明白な形で現れる矛盾にせよ、一時的な緊張という形で現れ、行為の中で解消することがより容易な矛盾にせよ――を自らの関心の中心に置かなければならない。というのも、規範的期待、あるいは理念と言っても良いだろうが、それらが存在しない社会であれば、人びとが複数の選択肢に直面することはあっても、その選択は純粋に戦略的なものとなるからである。新古典派経済学が構築したモデルの中にしばしば見られるのが、このようなケースである。新古典派の正統主義的パラダイムは、価値に関わるジレンマを、利益の最大化を目指す合理的行為のモデルを展開することによって取り扱う。このように狭くて、しばしば非現実的であると言わざるをえない枠組みの中であれば、人びとは矛盾に対処する必要はない。さらに、人間行動の規範的次元を重視するか、それとも反対に、人間行動の規範的次元を別の種類の配置の中に解消しようとするかは、社会科学の様々な潮流を分ける主要な境界線となっている。この境界線は、学問を分ける制度上の分割、たとえば社会学と経済学の分割をなぞるものでは全くなく、反対に、各学問間の内部を通っているのである。[2]

矛盾が生起するのに気づくには、フロイトがそう認識していたように、単に現実――現にあるもの――に対する感覚だけでなく、そうあらねばならぬことと、そうでないのが好ましいこと、つまり善いことと悪いことに対する差し迫った感覚が、行為者に備わっていなければならない。ところで、一九三〇年代から五〇年代のアメリカの社会心理学（とりわけレオン・フェスティンガーの仕事[3]）に続いて、社会学ではアーヴィング・ゴフマンの著作[4]が、そして人類学ではクロード・レヴィ＝ストロースの著作が示したように[5]、社会の中の人間存在にとって、矛盾は耐え難い性質を帯びる（おそらくそれは、矛盾が行為を抑制し、一切の協調の可能性を妨げることで、暴力へと行き着くからであろう)。したがって、一般にイデオロギーと結びついている多くの社会的装置は、それが特定の矛盾の縮減に果たす役割が分析されるときに、とりわけくっきりと浮かび上がるのである――社会的装置は、こうした矛盾を解消することはできなくても、少なくともそれを緩和したり、あるいは隠蔽することはできる。だが、我々の研究分野を構成するもの――複合社会における正義感覚と道徳感覚――から出発することによって、我々は、善の問題を考慮に入れる装置と、むしろ悪の様々な表出を考慮に入れることを指向する装置を区別するつもりである。

正義感覚を説明するために我々が『正当化の理論』で提示した市民体(と世界)のモデルは、善への準拠がもたらす諸問題の処理を指向する装置の良い例となっている。このモデルは実際、善の様々な形態の間に矛盾が常に生まれる可能性――マックス・ウェーバーが「神々の闘争」を語ったときに主題化していたもの――を考慮に入れながらも、論争が至る所で巻き起こっても世界が存続しうるような形で、人びとの間で相異なる主張が展開されてもそれが暴力(のみ)によって解決されることのない形で、その全体が構築されている。複合社会において(そして、ひょっとしたらあらゆる社会において)、様々な形態の善(や理念)は正統なものとして認められている。だが、これらの善(や理念)は、同じ時間に同じ状況で現働化されれば、必ず解決不能なジレンマを引き起こす。そうである以上、一つの解決策は、これらの諸々の善を、(たとえば、ジョルジュ・デュビーが利用していたG・デュメジルの三機能モデルのように(6))様々な類型の個人に結びつけることではなく――この種の解決策は、共通の人間性の承認を危機に陥れるカースト制社会を限界としてもっている――、ある特定の種類の世界との関連において可能な限り同質となるよう組織された様々な類型の状況に結びつけることにある。これらの状況のいずれにおいても、善(あるいは、『正当化の理論』の語彙を再び用いるならば、偉大さ)を称揚することは可能である。人びとは、自分たちの行為を通じて、ある形態の善を例証する。そのような例証が達成されることを通じて、ある形態の善がそれぞれの状況で開示されるのである。こうした称揚は、他の状況で例証される別の善の表出を遠ざけつつ行われる。

また、公正なものの問題をめぐる論争が展開されることもあるかもしれない。だが、そうした論争は、特定の偉大さの原理と、特定の試練〔テスト〕の方法に準拠することによって処理されるだろう。これによって、もしも善のあらゆる形態が同時に現れればおそらく避けることができない暴力の使用が、遠ざけられるのである。この種のモデルは、人びとが、ある固定的な同一性によってそのようなものとして安定化されており（もしそうでなければ、我々は、異なる「市民体」の間を移動する人びとを追跡できなくなってしまうだろう）、要求されている善の形態をその都度認識しながら、ある世界から別の世界へ、ある状況から別の状況へと移行することができることを前提としている。

この枠組みには別の可能性も存在する。それは批判という可能性である。批判は、そのラディカルな形態においては、その状況において認められている善を、他の可能な善の形態と対立させることによって、その妥当性に異議を唱える。このとき、その善は、他の可能な善の形態と矛盾するものとなる。このような紛争の解決は、おそらく、外部の善を指向しうる全てのものを遠ざけることでその状況を浄化するか、あるいは反対に、様々な善の間に現実的な妥協をつくり上げることにある。妥協は、様々な類型の善の間に生じる矛盾を解消することはしないが（これらの様々な善を序列化することを可能にする同等性の原理が登録されている上位の善など存在しない）、これらの矛盾を緩和することを、あるいはそれに目をつぶることを可能にする。一言付け加えておけば、諸々の善に力点を置くこの種の装置は、とりわけ公共の問題の処理に、一般的には、一般性と正統性の要求が課せられる、多くの場合公式的な性格を有した状況に適合しているように思われる。

しかしながら、この研究の対象となった分野において、我々は全く異なる典型例に直面した。我々は生むことに課せられる二つの制約の間に生じる矛盾を明らかにしたが、これらの制約を異なる諸状況に配分しても、この矛盾を解消することはできない――もし解消されるのであれば、二つの制約は、異なる状況の中で一つの善として現前しているだろう。中絶の問題が正義の支配下から逃れる多様な理由を再び検討するつもりはないが、主要な理由の一つを再度指摘しておこう。それは、人間界への入場希望者の幾人かは殺害されるという単純な事実である。こうした原初的な暴力のために、その固有の何かによってすでに同定されているある同一の存在に、異なる諸々の世界の間を通過させるという解決策を用いることはできないのである。この種の典型例に直面したとき、矛盾の緩和を目指す努力は別の道を辿ることになるだろう。この努力は、(諸々の)善の問題を脇に置き、(諸々の)悪の問題に集中することになるだろう。なぜなら、この種の事例においては、堅固に確立された善を公然と引き合いに出すことのできるような矛盾の解決方法は存在しないからである。

妥協をつくり上げるという道が取られることもない。その理由は非常に単純である。妥協は、ある善が他の諸々の善への準拠を退けるほどまでに優勢になることなく、いわばお互いを制限し合うような仕方で、競合関係にある様々な善が関連づけられることを要求する。だが、この要求は、その性格上、純粋に論証的でも、あるいはこう言って良ければ抽象的でもない。この要求が現実に行われるためには、この妥協に関与する様々な存在――人間、物、人工物、動物など――が、つくり上げられた妥協の枠組みの中で共存し続けることができること、つまり、最低でも破壊や殺害から守られていることが必要になる。だが、中絶の場合、生かすか殺害するかを決めなければならない存在が、少なくとも一つは実在する。すなわち胎児である。この二者択一の妥協案となりうるものは存在しないのである。

この種の事例に直面したとき、矛盾を緩和するか弱める道の探求は、（諸々の）善の問題から離れて、（諸々の）悪の問題へと向かうことになるだろう。このとき、最小悪の論理に準拠することで行為を方向づけるように、悪の様々な表出を序列化するという操作が行われることになるだろう。だが、悪は、たとえ別の悪よりもましなものと見なされ、その別の悪が避けられるとしても、やはり悪であることに変わりはない。それゆえ、善についてそうするように、このような悪を公然と引き合いに出すことは難しい。善を指向する行為が正当化の要求に直面するのに対して、最小悪の論理によって導かれる行為は弁解しか提供することができない。ところで、弁解は、正当化とは異なり、正統性を要求することはしない。むしろ（酌量されるべき）状況が正統な行為の枠に収まるものではなかったことを強調するのである。

中絶は正統化されえないものであると言うことで我々が言いたかったのは、まさにこのことなのである。なぜなら、中絶は、一つの善として扱うことも、ある正統な要求に準拠してその全てを正当化することもできないが、だからといって罰則を課すこともできないからである。もしそうであれば、ある絶対的な力をもつ規範に諸々の実践を従わせる可能性だけでなく——すでに見たように、そういったことは起こらなかったように思われる——、引き合いに出される状況がどのようなものであれ、いかなる場合においても中絶は糾弾されるべきものであると判断する可能性——すなわち、中絶とは常に、それよりも大きな悪が決して対置されることのない、一つの悪の表れであると考える可能性——も前提となってくるだろう。

こうして、最小悪への準拠が優勢となる契機が生じても、公共空間にそれを極力出現させないようにする傾向が出てくる。それについて語ることはできても、私的で非公式な関係の中、あるいは制度化された守秘義務に守られた状況の中に限られるし、また、それを語る相手も、——まるで、自分自身が同じジレンマと戦った経験をもち、このような問題に直面すると最小悪を選ぶ以外に直面する矛盾を緩和する解決策が存在しないことを知っているかのように――引き合いに出される弁解を理解し、受け入れてくれる可能性のある人物に限られるのである。

しかし、最小悪の論理に基づいて実行された行為の理由（motifs）を公にすることは困難であると主張するからといって、そのような理由が行為者によって知られていないと言いたいわけではないし、それらが「無意識の」次元に属すると言いたいわけでもない。透明なものとして現前し、公的な正当化が優勢な状況を、最小悪の論理が働いており、不透明であることが定められている状況から区別するために、幻想という重厚長大な機械装置に訴える必要はない。このように暗々裏に容認されている現実の諸要素は、否定的な性格を帯びてはいても、無意識の深淵に完全に抑圧されることも拒絶されることもない。たとえ、人びとがそれらをできるだけ遠ざけようとする傾向にあるとしても、あるいはアーヴィング・ゴフマンの語彙を用いれば、あたかも取るに足らない偶発事であるかのように扱うことでそれらを「最小化する」傾向にあるとしてもである[7]。悪は、たとえある別の悪に対して序列化されたとしても、一つの悪であることに変わりはない。それゆえ、人びとは、これについて長く考え過ぎるのを避けたり、これに目をつぶる傾向があるのだ。だからこそ人びとは、「自分には手の施しようがない」といううまい言い訳を思いつくのだろう。人びとは、このより大きな悪を防ぐためには、その一部に目をつぶる以外に何もできないのであり、それゆえ、この不可避の悪を容認せざるをえないのである。なぜか。一般的には、社会的世界が現にある形で存在し続けるためであり、また、社会的世界が別の形で存在しうるということを人びとが想像できないためである。あるいは、暴力への恐怖のせいである。すなわち、もし矛盾が明るみに出てしまったら、より大きな暴力が巻き起こるかもしれないという恐怖のせいなのである。

したがって、社会的現実の大部分に目をつぶる行為は、それをますます目立たないものにする傾向を実質的にもっている。実際、人びとが目をつぶるものは、見えやすい形で配置されていない。社会的世界は、直接経験のみを通じて送り届けられるような透明なものではなく、距離を置いて捉える道具、とりわけ、諸々の出来事と存在をその最も一般的な性格において構築する道具——ローラン・テヴノーが「形態への投資」[8]と呼ぶもの——を用いることを要求する。それゆえ、——特定の状況の中に埋め込まれており、その状況から何かを常に得ている——諸々の行為や実体をある一定の観点から関連づけることを可能にする、同等化の道具を用いることが必要になる。だが、目をつぶることが望ましいものに対して、諸々の事例の間に同等性が確立されることはない。それゆえ、諸々の出来事や統計データが系列化されることもない。総括することも不可能であり、悪の表出が人の目に触れることがあっても、それはみな、例外、特殊事例、瑣末事、起こるべきではなかったのに起きてしまったことという形態を取る。さらに、最小悪を引き合いに出す判断は、その性質上、状況に応じて下されるものであるため、一般的な性質をもつ諸々の善への準拠をなしで済ますことができる。とはいえ、善への準拠は、序列化された悪の様々な表出を維持し、基礎づけるのに必要なものであると考えられることもあるかもしれない。

目が開かれるためには、「犠牲者たちの競争」[9]の間に割って入り、様々な種類の悪の間で一般的に認められているヒエラルキーを修正しようとする運動が生じるくらいに、(最小)悪によって損害を受けた一部の人びとの声が聞き届けられなければならない。我々はここで、このような批判的運動がそれぞれの具体的事例において生じたり生じなかったりする要因を検討することはしない——この種の要因はおそらく、諸々の状況の特殊な重なり合いから生じるものであり、こう言って良ければ本質的に歴史的なものである。だが、批判的運動が生じると、最小悪の論理が隠蔽することしかせず、真に解消することのできなかった矛盾が、再び表面化してくる。このとき、二者択一が生じる。再び矛盾を抑圧するか、それとも、（最小）悪を検討し、何らかの善と結びつけることによってそれに正統性を付与することができるように、それまで公式に認められていた規範的枠組みの全体を変更しようとするか、である。このような変容がどの程度受け入れられるか、それゆえどの程度達成するのが難しいかは、それが正統性の様々な次元に対してどれほど影響力をもちうるかによって異なってくる。最小悪の論理が緩和するか、いずれにせよ目立たないものにしようとしていた矛盾は、いくつかのケースにおいては――その一つのケースが中絶だと我々は考えている――、人間学的な位相に根を下ろしているかもしれない。その場合、それまで悪と見なされていたものを正統なものにしようとする試みが行われると、矛盾の容認し難い側面が再び表面化するかもしれない。そうなると、回避やさらには恐怖といった反応が生じ、再び矛盾を忘れることを可能にする手段が探し求められることになるだろう。

中絶の消滅を目指して？

中絶に対してここ三、四十年ずっと向けられてきた批判は、まさにこの実践の消滅によって特徴づけられるような地平を目指していたように思われる。さらに、この批判の力学は、胎児それ自体が社会的表象の場へと侵入する上で重要な役割を果たし、矛盾を以前よりもずっと明白なものにした。人びとを当惑させ、顕在的にせよ潜在的にせよ対立を引き起こす問題として現在提示されているものについてであれば、誰もがみな、それがもはや問題とならなくなること、それが忘れ去られることを望むだろう。だが、中絶が消滅するのを見たいという望みは、現状への批判がどのような方向性をもつのかによって、非常に異ななる意味を明らかに帯びている。

中絶の合法化に反対した人びと、あるいは今でも反対している人びとは、このような行為が実践されなくなることだけではなく、中絶の消滅がその禁止と再処罰化と結びつけられることを望んでいる。[10] 彼らは暗黙の了解として、まるで中絶が今日存在するのは合法化の結果であるかのような行動をとる。少なくとも、彼らは、中絶が合法化され、許容可能なものになり、その結果「日常化」したことによって、中絶の実践が飛躍的に増大したかのように振る舞うのである。だが、中絶の再処罰化を要求することとは、それが合法化される以前は非常に頻繁に実践されていたことを忘れることであり、闇中絶がもたらしていた多大なる苦しみを軽視することなのである。しかも、中絶の実践とその法的地位との間に非常に強い因果関係が存在することを示すものは何もない。したがって、禁止の措置を要求する人びとは、おそらく、二〇世紀半ばに活躍した家族計画の推進者たちと同じ過ちを犯しているのである。家族計画の推進者たちは、避妊法が発達すれば中絶は周辺的な役割しか果たさなくなるだろうと考えていた。だが、すでに確認したように、そうはならなかったのである。

おそらくもっとずっと危険なのは、次のような信仰である。すなわち、中絶の再処罰化は、大した反対運動を引き起こすことなく(一九二〇年と一九二三年の法案が、世論からも、左派右派両方からも強い反対が表明されることなく採択されたのと似た形で)、大半の市民に受け入れられるだろう(なぜなら、民主主義国家においては、議会が法案を可決したあとでなければ、このような措置が取られることはありえないからである)、という信仰である。中絶が再処罰化されても、闇中絶の実践(あるいは、経済的に余裕がある人びとにとっては、中絶が許可されている国々への移動)を再び活性化させることにしかならないと推測することは、それほど困難なことではない。たとえ、中絶の再処罰化が民主的な手段を通じて――あるいは、中絶を妨げる障害物を積極的に、さらには専制的に増やしていく妨害の政治を通じて――課されることに成功したとしてもである。だが、そんなことはおそらくありえないだろう。もし闇中絶の実践が再び活性化すれば、一九七五年の法律が第一に消滅させようとしていた諸々の悪が、再び現れることになるだろう。中絶は、暗闇の中に投げ捨てられるという意味で消滅するかもしれない。だが、それでも中絶は日常生活の中で実質的に存在し続けることになるだろう。中絶の存在感はおそらく、暗闇の中に投げ捨てられているがゆえにいっそう増大するであろうし、多くの異議申し立てを引き起こすことになるだろう。このような目標は、最近の傾向を見ると[11]、空想的であるように思える点も付け加えておこう。なぜなら、それは、創造主との取り決め――人間の生命を一元論的に捉え、中絶を最も許容しない取り決め――が（再び）優勢になることを前提とするものだからである[12]。しかも、以前は密接に結びついていた取り決め、すなわち親族の取り決めと分離しながらである。すでに見たように、親族との取り決めは、人間界への入場希望者たちの多くを様々な手段によって排除することを容認するものであった。

もちろん、新たな取り決めが確立され、すでに見たように中絶が重要な役割を果たす親となるプロジェクトに取って代わることを想像することはできる。だが、こうした典型例において、新たな種類の外在性への準拠が確立され、普及し、人びとに内面化されても、それは親となるプロジェクトよりもずっと中絶の実践にとって都合の良いものとなるのではないかと推測することができる。それがどのような取り決めとなりうるのかを正確に述べることはできないけれども、ある有望な候補者が出現しており、すでにかなり頻繁に引き合いに出されていることを指摘しておこう。それは他ならぬ地球――ガイア――である。すなわち、人類ではなく、諸存在の集合、とりわけ、我々の惑星に暮らす生物の集合であり、より正確に言えば、生物と無生物との相互作用によって構築され、構成要素の総和以上の実体として捉えられる組織化された全体である。[13] この視点、すなわちラディカル・エコロジーの視点から見ると、捕食動物と見なされる人間種は、それが食い物にするか、あるいは殺害する他の諸々の存在との関係、とりわけその定量的関係を再考しなければならない。たとえば、この潮流に与する最もラディカルな預言者たちは、ドミニク・ブールが「生命中心主義的平等主義」と呼ぶものの名において、たとえば人間の数を一億人か二億人に減少させるといったように、[14]「人間の数の大胆かつ短期間の削減」を検討しなければならないと考えている。[15] だが、――どのような（諸々の）審級が、こうした結果をもたらしうる措置を講じるための権威を保持しているのか（国家ではないだろうが、もし国家だとすれば、国家との取り決めや、また十分に考えられることだが、独裁国家との取り決めという典型例に立ち戻ることになるだろう）、また、どのような選抜テストによって、生む権利や生まれる権利をもっている（あるいはもっていない）人間を決められるのかについて、今のところわかっていないという点に加えて――地球との取り決めは、ほぼ間違いなく、中絶の役割を制限するどころか、反対に、断種や精管切除だけではなく中絶にも重要な位置を与えることになるだろう。

だが、中絶をめぐる現在の状況は、よく知られているように、他の批判も受けている。それは、中絶の自由化に対して非常に好意的な態度を示している人びとによって定式化された批判である。我々は、この種の批判が、諸々の前例と同じように、だが全く異なる方法で、中絶を消滅させるか、少なくともそれを再び暗闇の中に戻すことを目的としていると主張したい。この批判は、主として二つの方向性を有している。一つ目の方向性は、一九七五年の法律から生じた諸々の装置の中に存在する、中絶の可能性を制限するもの――規則によるものにせよ（中絶がそれ以降禁止される妊娠週数、未成年者が親の許可を得る必要性など）、事実上の妨害にせよ（医療サービスの混雑など）――を非難することにある。二つ目の方向性は、現行の諸装置、あるいは、それらを作動させる人びと――医師、看護師、カウンセラー、薬剤師など――の態度の中に存在する、「女性に罪悪感を抱かせる」傾向にある全てのものを標的とするものである――罪悪感を抱かせる行為は、中絶が例外的で悲劇的で、さらには侵犯的な性格を有することをほのめかすことによって達成される。特に槍玉に挙げられる（あるいは挙げられた）のが、ヴェイユ法によって設置された諸々の装置、たとえば、中絶前カウンセリングの義務、申請してから実践されるまでの一週間の考慮期間、中絶をしたことを公共機関に申告する義務である――これらの装置は、ヴェイユ法のもつ例外的な性格、あるいは最小悪の性格を強調するものであった。また、「説教を垂れるような」発言、あるいは「罪悪感を抱かせるような」発言をする医師やカウンセラーも槍玉に挙げられる（あるいは挙げられた）。こうした批判が、二〇〇一年七月四日の法律によって部分的に聞き入れられた点を指摘しておこう。この法律によって、最終月経日から十四週にまで合法期間が延長されたり、カウンセリングの義務的性格が除去されたり（ただし、カウンセリングの提案は必須のままである）、薬剤師が「アフター」ピルと呼ばれるものを、それを要求する人物が成人であるかどうかにかかわらず、渡さなければならなくなったりした。そして、より一般的には、中絶をする権利ではないにしても、中絶をする行為が、言ってみれば合法化されたのである――確かに、法律という点から考えると、この合法化は多少とも逆説的なものだった。だが、こうした措置でさえも、たとえば、中絶の合法期間が他のヨーロッパ諸国と比べてずっと長い、などと主張する批判に終止符を打つことはなかったのである。[16]

こうした批判が要求しているのは、中絶の「非深刻化」と呼ぶものである。この種の批判の主張によれば、中絶の自由化をめぐる闘争が繰り広げられた華々しい時代に起きていたこととは異なり、この実践が今日医療上の危険をもたらすことはほとんどないし、この実践が女性を苦しめることも、宗教的信仰と社会的禁制が支配的だった時代ではありえたかもしれないが、今はもうない。中絶はいわば風習化したのである。最後に、この種の批判は、中絶が今日、吸引法よりもずっと負担の少ない技術を用いて行うことが可能である点を強調する。しかも、社会保障制度のおかげで吸引法よりもずっと費用がかからないため、薬による中絶の技術の発展は、実際この方向へと進んでいるように思われる。薬による中絶は、現時点では主として医療機関で実践されているが（患者は医師による監視の下で薬を服用し、そのあと排出するために病院に戻ってくる）、病院の外で行われる方向へと進んでいる。もしそうなれば、一回目の薬の服用が病院で行われることは変わらなくても、そのあと患者は自宅で排出して、医師のもとを再び訪れるのは検診のためということになるだろう。ところで、もしこのような装置が一般化すれば、中絶そのものが消滅し、避妊と中絶との間にある種の連続性がつくり出されることになるだろうと、当然考えることができる。このとき、中絶は、数ある小さな医療問題の一つ——他の多くの医療問題よりも解決するのは容易だが、いかなる場合でも極力目立たない形で処理されなければならない問題——を解決する際に必要となる行為の一つとなるだろう。全てが患者と医師との対面状況で進行し、言語に訴える場面もほとんどなく、何かを排出することが不可避的であり続けるとしてもほとんど何の痕跡も残ることはないだろう。もしそうなれば、中絶について語られることはなくなり、それゆえ中絶は「消滅した」と考えられることになるだろう。

二〇〇一年七月四日の法律によって、新たな諸装置が設置された。これによって、「自由意志に基づく妊娠中絶（IVG）を実践することが許可されている機関と、国務院が定めた条件の下で営業している開業医を結びつける諸々の協定（conventions）の枠内であれば、外来担当医でも、少なくとも部分的には、ＩＶＧを行うことできると考えられるようになった。もしそうなれば、『自宅中絶』とすでに呼ばれているものが実施されることになるかもしれない(17)」。一定の試験期間が設定され、その中で何百人もの女性が、病院から指導を受けながら、自宅で薬によるＩＶＧを体験した。重大な問題は一つも起きなかったという。この試験期間のあとに、有志の町医者たちと、薬による中絶の経験を十分に積んでいる病院グループを、過去の協定を通じて結びつけるネットワークが、現在形成されつつある(18)。

この新たな布置連関において、医療処置について指示を出すのは町医者である（町医者は、患者の不安や緊急事態に対処するために、自分の携帯電話の番号を患者に伝えることが義務づけられることさえあるだろう）。そして、病院に勤める何人かの人びとによれば、病院は、ミフェプリストンが調剤薬局で手に入らないときに利用される、純粋に薬を給付するだけの存在へと変わることになるかもしれない。実際、少なくとも最初の段階は、患者は、看護師か医者の前で一回目の薬の服用をするために、病院を訪れ続けることになるであろうし、四八時間後に服用しなければならない錠剤がそこで手渡されることになるだろう。このとき、患者は、社会心理カウンセラーとのカウンセリングを受けるか――大半の場合、それは薬を服用したその日に行われる――、それとも、町医者の診療所で一度目の診察が行われたあとに病院で話し合いの場を設定するか、提案されることになるだろう（だが、後者のアプローチはあまり実現しそうにない。カウンセリングが――未成年者を除いて――法的にはもはや義務づけられていないのに、「できるだけそれについて考えたくない」と思っている女性が、カウンセリングを受けようとする姿を想像することは難しい）。町医者と医療センターとの間で、連絡カードが循環することになるだろう。医療センターは、場合によっては起こるかもしれない問題、すなわち手順の失敗に対して、十日後に吸引法を用いることによって対処するだろう。そして、医療センターは、IVGが行われたことを、県保健福祉局（DDASS）に匿名で申告することになるだろう。

「自宅で中絶が行われるようになれば、社会は中絶に対して責任を負わなくなるでしょう。事前と事後に一回ずつ彼女たち［患者］を診察するのは町医者で、何か問題が生じた場合に責任を取るのは女性自身ということになるでしょう。（…）三〇年前に戻っているのです。我々は赤ん坊を女性に押しつけているのです」（医者、地方）。この指摘は、自宅中絶の実施をめぐる議論が話題になったときに、町の婦人科医が話の途中で提示したものである。彼女の指摘は、この可能性が、家族計画課でIVGの実行に携わっていた医療関係者の一部の間で議論になっていることを示している。パリ地方の家族計画課で働く別の看護師も、「IVGをするのは女性であり、女性がそれに直接関与することになるのです」と述べていた。反対に、全国女性権利情報センターに勤める医師は、次のように考えている。「薬による中絶は、外科手術がもたらすあらゆる有害作用を排除します。これは、医療実践の中で見られる一般的傾向です。薬が使用されるようになれば、IVGは完全に私的なものとなるでしょうし、社会や制度による統制から女性を解放することになるでしょう」。これは、全国医療認証評価機構（ANAES）が擁護した立場である。この立場によれば、薬によるIVGを理由とする入院は、方法の十分な安全性を考えると、もはや正当化されない。町医者と医療センターとの間で結ばれている協定の枠内で、外来患者に対して薬による中絶を行うことが考えられるようになれば、面談時間が短くなり、もっと多くの女性を引き受けることができるようになるだろう。そうなれば、もっと多くの女性がこの方法を享受して、もっと早く妊娠を中断することができるようになるであろうし、妊娠後期のＩＶＧも減少することになるだろう。だが、ＩＶＧを何度も実践したことのある他の医師たちからは、反対意見が出ている。彼らはとりわけ、最終月経から四八日（七週間）を超えてはならないという期間の短さを強調している。「自宅中絶のために活動している人びとは、中絶を普通の行為にしたいと言っています。仕事で中絶に関わっている人びとにとってはそうなのでしょうが、でも中絶をする人びとにとってはそうではないのです。たとえば、彼らは自宅中絶を、とりわけ薬による中絶のせいで女性が流産をすることと比べますが、もしも流産をしたことのある女性に意見を聞いたら、大変なことになりますよ！　大量に出血する感覚を伴うといったような、いくつもの困難が存在するのです」（医師、病院、地方）。この種の中絶にはカウンセリングがほとんど存在しないことを嘆く医師もいた。我々の調査を歓迎してくれた地方病院勤務の医師の一人は、次のように述べていた。「自宅中絶は、選択の自由を女性に与えるという建前の下で、部分的には場所や従業員にかかる費用を節約したいという理由から、実施されることになるでしょう。そうなると、我々は、ヴェイユ法が登場する以前のように、たった一人で中絶をする時代へと女性を送り返すことになるでしょう。その場合、女性は、自分の袋を置く〔＝排出物を処理する〕のを手伝ってくれる第三者がいないということを知りながら、どうやってこれを切り抜けるというのでしょうか。（…）実際、カウンセリングがないのに、物事の進め方についてどうやって事前に評価を下すことができるというのでしょうか。全然現実的ではありません。どんなに聡明な女性でも、どんなに超人的な女性でも、物凄く動揺することがあるのです。（…）センターで過ごす時間を活用することで、腰を据えて自分の経験について語ったり、場合によってはそれを他の人の経験と突き合わせてみたり、避妊がうまくいかなかったことをことばで表現したり、そして最後に、未来を少しでも自分の求めるものにするために物事に取り組む機会が失われるのです（…）。我々はまた、中絶をする女性が、生殖可能な期間が終わるまでに、他の女性と同じくらいの数の子どもをつくるということも知っています。中絶をするまさに同じ女性が、そのあと子どもをつくるわけです。それをする女性とそれをしない女性がいるわけではありません。それは同じ女性なのです。おそらく、そうであるからこそ地位を認める価値があるのです」。

自宅中絶に対する医師たちの批判を見てきたが、ひょっとしたら医師たちは思い違いをしていて、この実践は日常世界の平凡さへと実質的に組み込まれることになるかもしれない。個人的に知り合った女性にせよ、病院で出会った女性にせよ、大半の女性が経験していた心理的困難――悲しみ、如何ともし難い死別の苦しみ、不安――は、ひょっとしたら世代的なものかもしれない。すなわち、現在二〇歳から四〇歳までの世代の女性は、未だに「古い」表象、とりわけ、今なお母性に依存する女性らしさの定義の影響下にいるものの[19]、この定義は今まさに時代遅れになりつつあるかもしれないのである。このような図式――中絶の手段の拡大や中絶の「非深刻化」の中に自由化の企ての継続の重要な一要素を見て取る批評家たちの発言の中に、暗々裏に示されることが多い――は、諸々の信仰や態度や実践を、過去の女性というカテゴリーと未来の女性というカテゴリーに割り当てることを可能にする、進歩主義的な歴史概念に基づいている。ただし、このような分類をするために用いられる作用素がどのようなものなのか、いつもはっきりとわかるわけではない。

だが、この作用素が、――十七世紀以来続く批判についてとりわけ当てはまるように――自然と文化の分離と間違いなく関わりをもっている点は指摘しておこう。だが、その解釈は時折複雑なものとなる。というのも、この区別は二つの方向で作用することがあるからだ。自由化は、文化の事実性から離れて、自然という現実へと立ち戻ることとして理解することができる（このことは啓蒙の時代にしばしば見られたものであり、今日で言えば、環境保護を指向する言説の中に頻繁に見られる）。だが、自由化はまた、自然という足枷と（偽りの）制約から離れて、人間の解放に向かうこととして理解することもできる。この場合、人間の解放とは、人類が自己生産と生殖の条件を全て自分で決めることができるようになることを意味する――もしそうなれば、人類は、絶えず自らを新たな形でつくり続けることになるだろうし、こうした革新がどれだけ予測不可能なものであっても、人間性の完全な実現の方向へと進むことになるだろう。このとき、自然への準拠は、一つの文化的人工物（イデオロギー）と見なされることになる。つまり、自然と文化の結合を通じて立てられる計画よりも広範囲に影響力を及ぼす計画を実現しうるためには、他のあらゆる文化的人工物と同じように、自然への準拠を脱構築しなければならないのである。ここで我々は、――バーナード・ヤックによって綿密に分析された[20]――「全体革命」という図式を再び見出す。この図式は、著者が「カント左派」と呼ぶ人びとの間で確立されたものである。彼らは、政治革命としてのフランス革命がなぜ失敗したのかを理解し、説明しようとする際、政治的条件の手前にある何かを特定しようとした。それは、完全な人間性を獲得することを阻害する条件の中に人びとを追いやる何かである。自己実現を達成すると同時に、歴史の中で自己を開花するためには、その何かは暴露され、転覆されなければならないとされた[21]。

この図式は、長い間、主として経済活動や社会活動の次元に閉じ込められていたが、今やその大部分が、人間学、性行為、生むことの領域に浸透している[22]。SFに最も近い形で表現されると、この図式は、中絶を消滅させる最後の可能性の方向へと向かう。それは、生むこと、少なくとも、性行為という今日まで支配的だった形態で生むことを消滅させる可能性である。[23] 実際、もしも生むことが全面的にせよ部分的にせよ技術化されれば、中絶が存在する余地はもはやなくなるだろう。このようなユートピアを題材とするいくつかのテーマを思い出しておこう。異なる性、より正確に言えば、異なる性別に属することは、もはや運命の問題ではなくなるだろう。性別がなくなることはないだろうが、それでも性別は、性行為の実践と性的快楽を継続的に得る要求との関係をできるだけ厳密に調整しながら、選択可能なものとして存在し続けることになるだろう。[24] 性行為と生むことは完全に切り離されることになるだろう。このとき、性行為は、性的快楽と感情の表出を指向する遊戯的活動の一つとして実行されることになるかもしれない。そして、人間種を増やすことを目的とする別の性質の操作に専心する必要はなくなるだろう。このような操作は（食欲のような他の欲求を充足させることを目的とする活動も同じように）、最先端技術を駆使することによって、集合体、あるいは、集合体の専門部署の一つによって引き受けられるようになるだろう。人間種は、性行為を通じた生殖という制約から解放されると同時に、多大な犠牲を強いていたジェンダー間の差異からも、また、この差異に付随する形ではるか昔から生じていた男性支配や、さらには、このユートピアが語るところによれば、支配そのものからも解放されることになるだろう。それゆえ、人間種は、物事を明確に捉え、進展させることをこれまで妨げていた諸々の幻想やイデオロギーを捨て去ることによって、自らを完全な形で実現することができるようになるだろう。

矛盾の消滅？

このユートピア、すなわち、技術化された生殖が人間の身体の外部で行われるというユートピアの限界について考察することはしない。だが、生むこと、あるいは、生み出された存在を処分することが、作品の制作がたいていの場合人間存在に提起する問題と大して変わらない問題しか提起しなくなり、いかなる場合においてもその悲劇的な次元を失っているような世界の可能性について、真剣に取り上げてみよう。さらに、生むことの条件が完全な透明性を獲得しうるような歴史的状況、すなわち、それが暗室の外に完全に出て、技術的効率性や公共活動の点から検討されるような歴史的状況、それゆえ、公式的なものと非公式なものとの隔たりが完全になくなっているような歴史的状況とは、一体どのようなものなのかについても考えてみよう。この点について、我々は、次の三つがもたらす諸帰結を限界まで推し進めることによって、一定の見通しを立てることができる。一つ目は中絶の合法化。二つ目は胎児の公共空間への接近。そして最後は、感覚（視覚、聴覚など）を通じてにせよ、技術的装置を介してにせよ、生まれてくる前にその子どものことを知る可能性である――この可能性はすでに我々に与えられており、今後ますます増大していくだろう。

このような状況が生じると、我々が第二章で切り離して考えた二つの制約は、どのようなものになるだろうか。第一の制約（肉の中に組み込まれるようになった諸存在の中から、ことばによって家族として迎え入れられるものを選別すること）の正統性は、公式に認められるだけでなく、法的にも認められるようになるだろう（このことは、今や儀礼となりつつある質問、すなわち、医師が女性の妊娠を確認したあとに、「出産を希望されますか?」と尋ねる質問によって予示されている）。第二の制約について言えば（差別禁止の制約）、消えてなくなる可能性が高いだろう。実際、一方で、第一の制約が公的で公式的なものとなり、人びとがもっともな理由を引き合いに出すことによって決定を正当化するようになれば（なぜなら、公的秩序の主要な特徴の一つは、正当化の要求が広がっていることだからである）、他方で、個々の胎児の特性の多くが、妊娠期間中に行われる検査によって知られるようになれば、肉の中に組み込まれるようになった諸存在の中からいくつかの胎児を家族として迎え入れることは、「予測的」検査と呼ばれるものの結果に依拠するようになるだろう。このとき、選別は恣意的なものではなくなるだろう――すでに見たように、この恣意的性格が、人間の差異を確立する上で重要な役割を果たしていた。「リベラルな優生学」[25]への批判の多くが標的としているのは、まさにこの種の状況である。このとき、マルセラ・イアキュブとピエール・ジュアネの用語を借りれば、「命を判断する」[26]権利がつくられることになるだろう。それは、マルセラ・イアキュブが別の著作の中で展開した主張によれば、欠陥のある胎児をより質の高い胎児に必要なだけ置き換える権利である。このような置き換えは、「生まれてくるべき子ども」――法的に認められるアイデンティティを備えた唯一の存在と見なされる――の主観的利益という名の下で行われる。[27]

実際、このような状況になれば、我々が第二章で特定した二つの制約の間で生じる矛盾は、諸々の規範が矛盾をきたすことなくしっかりと確立されている透明な世界の中で、解消されることになるだろう。また、公的秩序と非公式的実践との差異に依拠する必要も、もはやなくなるだろう。だが、この種の状況が確立されれば、共通の人間性に関する日常感覚に対してどのような影響を及ぼすことになるのかについて、よく考える必要がある。さらに、このようなユートピアを持続的に実現するのはどこまで可能なのかという問題を提起してみる必要もある。

ここで問われているのは、人間の差異はこのときどのように確立されるのか、である。恣意的につくられ、あらゆる人間存在を横断する差異に、より人間的な存在からあまり人間的ではない存在にまで広がる差異が置き換わることになるかもしれない。実際、――あらゆる状況に適用可能な選別の法的原理が確立されることはあるかもしれないが（これは、国家による優生学の実践へと多かれ少なかれ再び行き着くことになるだろう）——選別は、完全な人間性がどのように表象されるかによって変わってくるだろうし、その表象も個人や集団によって変わってくるだろう。社会階級のケースで見たように[28]、完全な人間になるために人間存在はどうあるべきかに関する支配的な原型がつくられることで、真に人間的だった人間があまり人間的ではない人間へと降格する可能性や、より高い人間的地位にいることを承認してもらうための闘争が繰り広げられる可能性が切り開かれることになるかもしれない。このとき、共通の人間性という概念はあらゆる意味を失うことになるだろう。また、人間の境界はどこにあるのか、おそらくより正確に言えば、それはどこにあるべきなのかという問題をめぐって、永続的な不安が生じることになるかもしれない。極端な場合には、自分は間違いなく人間の一員であるということは、誰にとっても自明なものではなくなるかもしれない。

だが、何よりも、人間存在が、おそらくより正確に言えば、人間存在の何人かが、肉の中に刻み込まれている諸々の特性に基づいて、人間の差異をつくり出し、定義し、絶えず定義し直す権力——とてつもないと言ってよい権力——を保持することになるかもしれない。だが、このことが人間社会の正常な作動と両立しうることを示すものは何もない。すでに見たように、人間社会は、（動物種ではそうであるように）肉の中に組み込まれるようになった全ての存在を無条件に受け入れることを容認することはないだろうし、また、人びとの要求に応える形で、ある所定のフォーマットに一致するいくつかの存在だけを選ぶという選別を容認することもないだろう。もちろん、人間存在はこの選別を行う権力を所持しており、この権力が増大していくと予想することはできる。だが、どのような権威の下で人びとはこの選別を行うのか、いかなる審級がこの権力を行使する権威を人間存在に与えるのかという問題は、依然として開かれたままである。ところで、我々が生むことの人間学から引き出すことのできる最も議論の余地のない教訓とは、子どもを殺害するだけではなくつくる際にも必要となる権威を獲得するためには、個人ではない諸々の審級にいつも準拠しなければならない、ということである[29]。

人間学的問題

中絶に賛成の立場を採用するにせよ、この実践に憤慨する立場を採用するにせよ、なぜ中絶を消滅させる必要がこれほど強力に生じるのだろうか。この点を理解するためには、中絶の存在論的地位の中に存在する、中絶を隠すように導く何かについて再び検討しなければならない。中絶は、それが人目に晒されると、人間に固有の形で行われる生むことがはらんでいる緊張を暴露してしまう。しかも、中絶はこの緊張を、乗り越え不可能でかつ痛みをもたらす矛盾として可視化する。おそらくそうであるからこそ、驚くべきことに全員が一致して、中絶を暗闇の方に押しやろうとしたり、――まるで嫌な思い出を忘れるように――それを忘れようとするのである。

それゆえ、中絶の問題にけりをつけることとは、理想化された過去へとまなざしを向け、ある世界――一度も存在しなかった世界――を取り戻そうと思っている人びとにとって、一つの必要性として現れる。その世界とは、肉の中に到来した子どもをつくるかどうかについて責任を引き受ける必要がなく、ただその子どもを迎え入れるだけで良かった世界、すなわち、殺害の可能性を視野に収めながらも、その人間性を認証し、家族として迎え入れるだけで良かった世界である。だが、同種の要求は、別の理想――今度は未来に投影された理想――を追い求める人びとにも課されているように思われる。彼らが望んでいるのは、他の多くのものをつくるのと同じように、新たな存在を生むことに大きく関与している諸々の条件――不可避的であると同時に乗り越え可能な内的緊張をはらんだそれ――について知らなくても、あるいは知らないふりをしていても、子どもを（首尾よく）つくることがこれからできるようになることである――新たな存在が人間性を獲得するためには、その存在は、類的性質、分類的性質、個別的性質の全てを帯びていなければならない。

この二つのユートピアは、一見すると正反対のように見えるが、傷つけられていない最低限の人間性を追求している点で、おそらく根本のところではかなり類似している。性行為は、生むことと取り結んでいる曖昧な関係によって、厄介な現実を生じさせているが、二つのユートピアは、性行為がもたらすこの厄介な現実を追い払おうとする二つの異なるやり方と、密接に関連している。一つ目のやり方は、性行為を自律したものとして認めず、いわば性行為を忘れてしまうことにある。これは、生むことを柔軟に捉え、その中に性行為を解消してしまうことによって達成される。このとき、生むことがもっていた神秘的でかつ悲劇的な性格は、消し去られることになるだろう(30)。二つ目の方法は、性行為と生むことを完全に切り離そうとするものである。そうすることで、この方法は、〔一方で〕何の拘束も受けずに性的快楽を味わう可能性を解放することができるように性行為に自律性を与え、〔他方で〕技術化された社会に住む人間であれば、生むことの目的が何であれ、生まれてくるものの全てに品質と信頼を期待しうるものとする。

だが、我々はそこまでには至っていない。二〇世紀後半に、自分たちを苦しめる支配に対して女性たちが起こした抵抗運動によって、中絶は暗室の外へと出た。また、全く異なる理由からではあったものの、胎児は数ある社会的存在の一つとなった。それ以降、我々は、人間性の問題に取り組まなければならない歴史的状況を生きることになった。人間性は、もはや自明ではなく、単純に与えられるものでもない。かといって、我々は、人間性を、一定の方法に従って故意につくることができるものと考えることに決めたわけでもない。もっと正確に言えば、中絶の問題が白日の下に晒され、それが合法化されたことは、おそらく生殖技術の発展を可能にした諸々の決定的要因の一つとなった一方で――というのも、中絶が公式上禁止されているような状況であれば、場合によっては殺害という結果を生むかもしれない胎児の操作に関わる技術が探求されることはなかっただろう――、人間存在の人間性の中身や人間の境界についての問題を再燃させることにもなった。まさにこの問題こそ、第二次世界大戦の惨禍のあとに生じた人権問題の再活性化が、永遠に封印することを目指していたものである。

だが、我々がその行為者であると同時に証人でもある過程を記述する際に用心しなければならない落とし穴が、二つ存在する。それは、無制限の自由化という主題系と、野蛮への回帰という主題系である。この点で、今日我々が直面している状況は、約二千年前に生じた状況、すなわち、強大な帝国が機能する際の基礎となっていた奴隷制――すなわち、完全に異なる人間的地位をもつ二つのクラスに人間存在を振り分けるという、自明なものと見なされていた操作――のもつ、不可避的で自然な性格が問題視された際に生じた状況に似ている。その当時、人びとは、今日の場合と同じように、人間学的問題が再燃する現場に立ち会っていた。すなわち、人間存在の人間性を構成するものは、必然的なものでも所与のものでも獲得されるものでもなく、不安という感情とともに、一つの答えを出さなければいけない問題として、常に新しく提示されうるものなのだという意識が、人びとの間で再び上昇していたのである[31]。

ところで、我々は、生むことの条件に影響を与えた最近の変動を通じて、ある存在と出くわしたわけだが、この存在は、上述の点において我々の関心を引き、価値をもった。これまで目に見えなかったもの、そしておそらく目にしたくなかったもの、あるいは目にしてはならなかったもの、すなわち胎児――この不確かな存在は、不在と存在の間、あの世とこの世の間、他者に属するものと自己に属するものとの間、無と全の間、現実と仮想の間、事実の次元のものとプロジェクトの次元のものとの間で宙吊りになっている――が、この変動を通じて明るみに出たことによって、我々は、人間性の獲得に大きく関わる諸々の条件だけではなく、我々の人間性それ自体の逆説的な性格、それゆえその際立って脆弱な性格を認めざるをえなくなった。これはとりわけ、一方の取り替え可能な存在としての我々の実存と、他方の完全に個別的な存在としての我々の実存との間に存在する緊張や矛盾を認めざるをえなくなったことが大きい。一方の取り替え可能な存在がいなければ、社会が時間とともに拡大していくことはありえなかっただろう。それゆえ、取り替え可能な存在とは、異なる多様な観点から捉えられるとはいえ、同等な存在なのである。他方の個別的な存在はみな、唯一無比の人生を送る（あるいは送っていた）。この存在は、いたずらに生き長らえることが許されているが、その生は、どんなに個別的なものであっても、他者に記憶されるのである。

こうした緊張の存在を認め、それを前面に置く必要性を認めることは、この緊張を諸々の可能性の間に位置づけ、そのどちらか一方に押しやるような社会的装置――一つは、社会的再生産の要求を軸に展開する、全てを画一化する装置である。この種の装置は、諸個人をあまり重視せず、諸個人の命ではなくてもその自由を絶えず脅かす。もう一つは、集合体が確立される可能性さえも疑わしいものにするほどまでに〔他者との〕区別を追求する、全てを個別化する装置である――ではなく、この緊張が明確に現れるかもしれない社会的装置を展開する必要性を認めることでもある。これらの点を認めることは、一枚岩の均質性ではなく、個別的なものの積み重ねでもなく、共通の人間性という支持しうる概念への道を切り開く。

このような常識的な真実に到達するのに、これほど長い迂回をする必要はなかったと反論されるかもしれない。だが、我々は、常識＝共通感覚を構成する諸々の直観を明らかにする作業を、社会学に割り当てることができる主要な任務の一つであると主張したい。というのも、明らかにされた自明の真理と、当然で避けられないものと見なされている自明の真理は、異なる認識上の地位を有しているからである。それはとりわけ、自明の真理は、それが明らかにされると、議論したり正当化したり存続させることが、あるいは反対に、批判したり拒否することができるようになるからである。それゆえ、我々が行った研究の方法は、正義の共通感覚を明らかにしようとした際に通った道の延長線上にある。この共通感覚もまた、二つの要求の間で生じる緊張下にあった。一つは、相互行為をしている人びとを、それぞれの偉大さに応じて序列化するという要求。もう一つは、共通の人間性に属しているがゆえに、彼らの基本的平等を尊重するという要求である。この共通の人間性という公理は、我々がかつて正義を主題とした仕事の中で非常に重要な役割を果たしていたにもかかわらず、そこでは十分に検討されなかった。この公理についてより深く理解したいという思いが、我々の研究を刺激する要因の一つとなった。この目的との関連で、生むことの問題――中絶をめぐる昨今の議論は、この問題へと至る非常に興味深い経路を切り開いた――、より一般的には、胎児の条件に対して今日投げかけられているいくつもの問いかけを経由したが、それはおそらく無駄なことではなかっただろう。なぜなら、胎児の条件とは、人間の条件だからである。

訳者あとがき

本書は、Luc Boltanski, *La condition fœtale : Une sociologie de l'engendrement et de l'avortement*, Paris, Gallimard, 2004 の全訳である。本書にはすでに、ドイツ語版、イタリア語版、英語版、スペイン語版が存在する。

著者のリュック・ボルタンスキーは一九四〇年生まれ。ピエール・ブルデュー以後のフランス社会学を代表する人物の一人として、フランス国内外でその名が知られている。

ボルタンスキーの地位を独特なものにしているのは、おそらく彼の卓越した業績だけではない。彼のユニークな家族の存在も少なからぬ影響を与えているように思われる。二〇一五年にフェミナ賞を受賞したジャーナリストのクリストフ・ボルタンスキーは彼の息子であり、現代芸術家のクリスチャンと言語学者のジャン＝エリーは彼の兄弟である。ボルタンスキーがブルデューと知り合うきっかけをつくったのは、このジャン＝エリーである。

ボルタンスキーが歩んだ軌跡は、ブルデューとの関連で言うと、おそらく三つの時期に区分することができる。一つ目は、ブルデューの学生、それから助手として研究活動をしていた時期である。ボルタンスキーは、一九六五年から一九八四年まで、ブルデューが主宰するヨーロッパ社会学センターの一員として、多くの業績を残している。一九六八年に書かれた第三期博士論文『初期教育と階級道徳（*Prime éducation et morale de classe*）』や、一九八一年に書かれた『管理職層――ある社会集団の形成（*Les cadres : La formation d'un groupe social*）』は、この時期の代表作である。後者の論文で、ボルタンスキーは国家博士号を取得している。

二つ目の時期は、独自の研究プログラムを打ち立てるために、ブルデューの批判社会学から距離を取る時期である。批判の社会学、あるいは、批判のプラグマティック社会学と呼ばれるこのプログラムは、制度的には一九八五年にローラン・テヴノーと「政治・道徳社会学グループ」を設立することによって、理論的には一九九〇年に『能力としての愛と正義（*L'amour et la justice comme compétences*）』を出版することによって確立される。一九九一年に刊行され、現在日本語で読むことができる『正当化の理論――偉大さのエコノミー（*De la justification : Les économies de la grandeur*）』は、この研究プログラムの最初の応用例である。

三つ目の時期は、批判社会学と批判の社会学との両立可能性を探る時期である。前者に特徴的な力および力関係という観点からの記述と、『正当化の理論』で展開された道徳的観点からの記述を、同じ一つの動態モデルのうちに統合しようとした『資本主義の新たな精神（*Le nouvel esprit du capitalisme*）』は、ボルタンスキー社会学の地位を不動のものにした――一九九九年に出版されたこの本も、現在日本語で読むことができる。二〇〇八年の「アドルノ講義」の報告内容をもとにして書かれた『批判について――解放の社会学概論（*De la critique : Précis de sociologie de l'émancipation*）』では、批判社会学にとっては中心的な問題でありながら、『正当化の理論』においては脇に置かれていた制度と支配の問題が、正面から論じられている。この本で提示された理論的枠組みを用いて、近代ヨーロッパの国民国家の構築の問題に取り組んだ二〇一二年の『謎と陰謀――調査に関する調査（*Énigmes et complots : Une enquête à propos d'enquêtes*）』は、フランス・キュルチュールとル・モンドからペトラルカ賞が授与されている。

二〇一三年に「政治・道徳社会学グループ」が解散してからも、ボルタンスキーは、「社会的争点に関する学際的研究機関（Institut de Recherche Interdisciplinaire sur les Enjeux Sociaux）」の一員として、精力的に研究活動を続けている。彼は、アルノー・エスケールとの共著による論文や著作をここ数年で立て続けに発表しており、齢七八を超えて研究意欲が衰えるどころか、むしろ年々高まっているようにさえ見える。

以上のように要約されるボルタンスキーの研究キャリアの中に、本書はどのように位置づけられるだろうか。本書が出版されたのは二〇〇四年であり、『資本主義の新たな精神』と『批判について』の間に位置している。前述のように、この時期は、批判社会学と批判の社会学との両立可能性を探る時期であった。本書もその特徴を少なからず有している。このことを示唆しているのが、本書の序論で見られる以下の記述である。ボルタンスキーはここで、本書の理論的目的の一つを次のように表現している。「強い意味での無意識の問題系を経由せずに、(…)社会的自己欺瞞の問題、公式に知られているものと非公式的なものの様式で知られているもの(…)との分離の問題」を「新たな基礎の下で再び取り上げること」(本訳書、六頁)。

ここで注目したいのは、「強い意味での無意識の問題系を経由せずに」と述べられている点である。象徴的暴力概念に見られるように、ブルデュー社会学がターゲットとする支配や暴力の特徴の一つは、必ずしも行為者にそのようなものとして経験されない点にある。ボルタンスキーによれば、なぜ行為者がそれと気づかずに支配を受けているのかを説明するために、批判社会学は、行為者を盲目にする幻想に重きを置き、無意識概念に訴えなければならなくなる。このことの帰結をボルタンスキーは『批判について』の中でいくつか指摘しているが、ここで重要なのは次の二点である。一つ目は、行為者が欺かれた存在として扱われることになり、行為者の批判的能力が過小評価されるようになる点。もう一つは、行為者と社会学者との間に過度の非対称性——欺かれている行為者と、行為者が置かれている社会的条件の真実を行為者に開示することができる社会学者との間の非対称性——が置かれる点である。だが、科学の光によって啓蒙されている社会学者と、幻想に浸っている行為者といった非対称性を、経験的に確証することは難しい。このような問題意識から、ボルタンスキーは、行為者が「目を開く」瞬間、とりわけ、批判と正当化を行う論争を主要な研究対象に据えることになった——その具体的成果が『正当化の理論』である。

だが、批判社会学から批判の社会学へのこのような移行は、その反面、行為者が「目をつぶる」瞬間、より正確に言えば、「目を開く」瞬間と「目をつぶる」瞬間との対立という問題を脇に置くことにもつながった。

批判の社会学の視座を捨て去ることなく、ブルデュー社会学において中心的な問題であったこの対立に取り組むためには、どうすれば良いか。ブルデューが『実践理論の素描（*Esquise d'une théorie de la pratique*）』で展開した「公式的なもの」と「非公式的なもの」との対立を取り入れながら、中絶という人びとが「目をつぶる」傾向のある問題を社会学の一対象として取り上げた背景には、このような問題意識があったと考えることができる。

中絶の問題、それと密接に関わる生むことの問題に取り組むために、ボルタンスキーは異なる三つのアプローチ――文法的アプローチ（最初の二章）、歴史的アプローチ（第三章から第六章）、行為者の経験から出発するアプローチ（第七章）――を収斂させることを試みている。序論で掲げられている本書の理論的目的の二つ目が、この収斂である。

第一章で、ボルタンスキーは、ジョルジュ・ドゥヴルーの著作『原始社会における中絶の研究』の検討を通じて、中絶に関する四つの特徴を導き出している。（一）中絶とは、その可能性があらゆる社会で知られている実践である。（二）中絶は広く非難の対象になる。（三）中絶は広く容認されている。（四）中絶とは、それに関する表象がつくり出されることが非常に少ない実践である。

なぜ中絶は規範性の次元に対して曖昧でかつ不安定な位置を占めているのか。なぜ中絶は広く知られているのに、表象の領域から遠ざけられているのか。それはなによりもまず、生むことに課せられる二つの制約の間で生じる矛盾を中絶が暴露してしまうからだ、というのがボルタンスキーの主張である。ボルタンスキーは一つ目の制約を「区別の制約」と呼んでいる。これは、性的関係のあとに女性の「肉」の中に偶発的に組み込まれるようになった存在と、母親（あるいは、権威をもつ審級）の「ことば」によってその人間性が認証される存在との間に区別を設けることを要求するものである。このように肉としての存在とことばによって認証される存在の間に差異が設けられるためには、生む過程は宿命的なものであってはならず、中絶が常に可能でなければならない。だが、このとき別の問いが提起される。なぜあの存在ではなくこの存在が認証されるのか。なぜこの存在なのか。このような言表によって表現される制約を、ボルタンスキーは「差別禁止の制約」と呼ぶ。中絶が暴く矛盾とは、人間性の二元論的捉え方に基礎を置く第一の制約と、人間性の一元論的捉え方に依拠する第二の制約との間に生じるそれなのである。

第三章と第四章は、この矛盾を緩和する社会的装置としての「取り決め」の分析に当てられている。第三章で、ボルタンスキーは三つの取り決めのモデルを提示している。すなわち、(一)創造主との取り決め(肉の中に到来する全ての存在はすでに認証されている)、(二)親族との取り決め(嫡出性の有無が強調される)、(三)産業国家との取り決め(社会的有用性が試金石となる)である。これら三つの取り決めにおいて、生まれてくる子どもの認証行為に正統性を付与する権威は、人びとを超える審級(創造主、親族、産業国家)へと移動させられている。女性たちとのインタビューを通じてボルタンスキーは、新たな超個人的審級の出現を示している。その審級をボルタンスキーは「親となるプロジェクト」という用語で指示している。

合法化され、法律の中で表象されるようになったからといって、中絶は、公式的な次元に完全に組み込まれるようになったわけでもなければ――実際、女性が自身の中絶経験について大っぴらに語ることは滅多にない――、正統化されたわけでもない。中絶は依然として、生むことに課せられる二つ制約の緊張を顕在化させる可能性を有したままなのである。こうして、緊張を緩和するための操作や、中絶の正統化を指向する論証枠組みが要求されることになる。第五章では前者――胎児の存在論的操作――が、第六章では後者――道徳哲学、とりわけリベラリズムに属する議論――がそれぞれ検討される。

だが、第七章で展開される経験を起点とするアプローチを通じて明らかになるのは、「真正な胎児」と「できものとしての胎児」というカテゴリー上の区別や、母親と胎児の関係をまるで法定で争う二人の見知らぬ人間同士の関係のように扱うリベラリズムの枠組みが問い直されるような現実を、女性が生きているという事実である。このような現実に接近するために、ボルタンスキーは、「生むことと中絶における自己経験について語るための局所論」を展開している。その展開のなかでボルタンスキーはミシェル・アンリを参照しているが、この哲学者が提起した「肉の自己−触発」概念は、まさに「強い意味で無意識の問題系を経由せずに」この自己経験に到達することを目的として用いられている。

結論部では、『正当化の理論』で提示された「共通の人間性」という公理の検討がなされたあと、次のような印象的な一文で本書が閉じられる。「なぜなら、胎児の条件とは、人間の条件だからである」（本訳書、四六一頁）。

以上の要約からもわかるように、本書は、中絶の自由化の是非をめぐる議論にいずれかの立場から参画することをねらいとした本ではない。あくまで、中絶と生むことが織り成す現実を記述することを第一の目的としている。だが、そうであるからこそ、本書は中絶をめぐる規範的議論に貢献できると考えることもできる。原書の裏表紙には、「数十年来政治的には合法的なものとなっている中絶を、今後社会的にも声の届く経験にするために、文法、物語られる経験、歴史的パースペクティヴがここで結び合わされる」と書かれてあるが、本書は、中絶を社会的にも声の届く経験にすることによって、この種の議論を活性化させる可能性を有している。この可能性はとりわけ日本において重要な意味をもっているように思われる。というのも、規範的な原則に関する議論がまだ十分に深まっていないにもかかわらず、医療技術の発達に押される形で、生命に関する重大な決定がなし崩し的に下されているように思われる状況が、日本で見られるからである。

この意味で、本書は、中絶という現実を理解したいと思う人びとにも、また、中絶の自由化の是非をめぐる議論に参画している人びとにも、有益な視座を提示してくれるだろう。

最後に、訳出の過程でお世話になった方々にお礼を申し上げたい。法政大学の鈴木智之先生には、草稿段階の訳文に全て目を通していただき、貴重なアドバイスを多くいただいた。慶應義塾大学の浜日出夫先生からは、訳語の選定の際に非常に有益なコメントをいただいた。慶應義塾大学の川口順二先生には、原文に関する質問にいつも快く応じていただいた。島根県立大学の村井重樹さん、大学院時代からの友人である澤田唯人君、鳥越信吾君、牛膓政孝君には、最後に訳稿に目を通していただき、有益なコメントをいただいた。アルノー・ポワトゥーさん、レティシア・ヴァサールさん、リシャール・タオさんには、「訳者あとがき」の仏訳の際に並々ならぬ尽力をいただいた。出版にあたっては、法政大学出版局の前田晃一さんに大変お世話になった。心から感謝の意を表したい。ありがとうございました。

二〇一八年七月十三日

小田切祐詞

著　者

リュック・ボルタンスキー（Luc Boltanski）

1940年生まれ。フランス社会科学高等研究院（EHESS）教授。現代フランス社会学を代表する人物の一人。資本主義、国家、愛、生命など、多様なテーマを取り上げながら独自の社会学を展開している。邦訳された著書に、ローラン・テヴノーとの共著『正当化の理論――偉大さのエコノミー』（三浦直希訳、新曜社、2007年）、『偉大さのエコノミーと愛』（三浦直希訳、文化科学高等研究院出版局、2011年）、エヴ・シャペロとの共著『資本主義の新たな精神』（上・下、三浦直希ほか訳、ナカニシヤ出版、2013年）がある。

訳　者

小田切祐詞（おだぎり・ゆうじ）

1983年生まれ。慶應義塾大学大学院社会学研究科博士課程単位取得満期退学。神奈川工科大学、武蔵野大学、上智大学非常勤講師。論文に、「中絶が規範社会学に提起する問題――L. ボルタンスキーの検討を通じて」（『慶應義塾大学大学院社会学研究科紀要』第84号、2017年）「批判社会学とその規範性の問題――構築主義以後の社会学における規範性への関心の高まりを考えるために」（『慶應義塾大学大学院社会学研究科紀要』第76号、2013年）、「ボルタンスキーの『原初状態』概念に関する一考察――ブルデューとホネットとの比較を通して」（『哲學』第133集、三田哲學會編、2014年）ほか。

《叢書・ウニベルシタス　1086》
胎児の条件
生むことと中絶の社会学

2018年10月29日　初版第1刷発行

リュック・ボルタンスキー
小田切祐詞 訳
発行所　一般財団法人　法政大学出版局
〒102-0071 東京都千代田区富士見 2-17-1
電話03(5214)5540 振替00160-6-95814
組版：HUP　印刷：ディグテクノプリント　製本：積信堂

Printed in Japan

ISBN978-4-588-01086-6

人名・固有名索引

ア行

アーチャード Archard, D. : (71), (72).
アーニール Arneil, B. : (71).
アイマラ族 Aymara : (20).
アガンベン Agamben, G. : (40)
アシュアール族 Achuar : 29, 70.
アスン Hassoun, J. : 56, (24).
アトラン Atlan, H. : (17).
アナグノスト Anagnost, A. : (54).
アブラモウィッツ（対レフコウィッツ裁判）Abramowicz (*vs* Lefkowitz) : 318, (68).
アメリカ合衆国 États-Unis: 3, 257, 266, 294, 318-319, 323, 325, (41), (53), (69).
アリエス Ariès, P. : (47).
アリストテレス Aristote : 288, 370, (21), (22), (30), (63).
アルコーン Alcorn, R. : (77)
アルベンガ Albenga, V. : (87)
アレクサンドル Alexandre, J. : 17.
アレクサンドル＝ビドン Alexandre-Bidon, D. : (35), (47).
アレス Alès, C. : 17, (19), (21), (33).
アレント Arendt, H. : 306, (21), (22), (30), (65), (77).
アロシュ Haroche, C. : (40).
アンイイ族 Anyi : 66.
アンブロセリ Ambroselli, C. : (58).
アンベール Imbert, C. : 17, 18.
アンリ Henry, M. : 228, 269, 367-369, (78), (79).
イアキュブ Iacub, M. : 79, 263-266, 270, 455, (30), (58), (59), (88).
イギリス Angleterre: 140, 153, 164, 255, (37), (38), (67).
イザンベール Isambert, F.-A. : 3, 312, 318-319, (42), (45), (66), (67), (68), (70).
イボ Ibos, C. : 17.
インド Inde : (32).
ヴァレンタイン Valentine, P. : (19).
ヴァレンティ Valenti, C. : (42), (43), (44), (45), (64), (65), (66), (67).
ヴァン・パレース Van Parijs, P. : (27).
ヴィーニュ Vigne, É : 18, (25).
ヴィダル＝ナケ Vidal-Naquet, P. : (30).
ウィートン Wheaton, R : (37).
ヴィルノ Virno, P. : 289-291, (63).
ウィンシップ Winship, D. : (71).
ウインター Winter, J. : (40).
ヴェイユ Veil, S. : (66), (67), (68).
ウェインドリング Weindling, P. : (41), (42), (44).
ウェーバー Weber, M. : 4, 178, 213.
ヴェネ Venner, F. : (53).
ヴェルナン Vernant, J.-P. : (30).
ウォルツァー Walzer, M. : (64).
ヴォルムス Wormser, G. : (58).
ウォレン Warren, M. A. : 336-339, (74).
エーリック Ehrlich, P. : (66).
エジャトン Edgerton, S. : (23).
エスキモー Eskimo : (28).
エデルマン Edelman, B. : 268, 269, 351,

(46), (58), (59), (76).
エニック HEINICH, N. : (23), (26).
エランベール EHRENBERG, A. : (46).
エリチエ HÉRITIER, F. : (34), (50), (83), (88).
エルヴィユ＝レジェ HERVIEU-LÉGER, D. : (86).
エルスター ELSTER, J. : 385, (83).
エルノー ERNAUX, A. : 237, (51).
エルミット HERMITTE, M.-A. : 17, (58).
エルリッヒ ERLICH, M. : (41).
エロワ ÉLOI, T. : 76, (29).
エンゲルハルト ENGELHARDT, T. : (71).
オーキン OKIN, S. : 324, (70).
オースティン AUSTIN, J.-L. : 85, (31), (82).
オーバンク AUBENQUE, P. : (63).
オーリヤック AURILLAC : 134.
オジェ AUGÉ, M. : (17).
オスターヴェェン OOSTERVEEN, K: (39).
オダール AUDARD, C. : (74).
オッフェンスタット OFFENSTADT, N. : 17.
オティエ＝ルー AUTHIER-ROUX, F. : (56).
オブリスト OBRIST, H. U. : 16.
オラスキー OLASKY, M. : (70).
オランダ Pays-Bas : 164.
オリゲネス ORIGÈNE : 125.

カ行

ガーランド GALLAND, O. : (46).
ガーディナー GARDINER, A. H. : 60.
カールスルーエ・アート・アンド・メディア・センター Center for Art And Media de Karlsruhe : 15, 18.
カイラ CAYLA, O. : 268-269, (59).
カヴァリエリ CAVALIERI, P. : (76).
カステル CASTEL, R. : (40).
カストレル KASTLER, A. : (65).
カストロ CASTRO, G. : (76).
カスパー CASPER, M. : 259, (58).
カナダ CANADA: 185.
カム KAMM, F. M. : (74).
カルサンティ KARSENTI, B. : (84).
カルステン KARSTEN, R. : (19).
カルボンヌ CARBONNE, B. : (56).
カン KAN, S. : (19).
カント KANT, E. : (25).
カント＝スペルベール CANTO-SPERBER, M. : (64).
カントロヴィチ KANTOROWICZ, E. : 78, (22), (25).
ガンジー GANDHI, M. K. : (83).
キーオン KEOWN, J. : 154, (42), (43).
キャロル CAROL, A. : (40), (41), (43).
キューブリック KUBRICK, S. : 280.
キュッソ CUSSO, R. : 17, (54).
ギリガン GILLIGAN, C. : (77).
ギリシャ GRÈCE : 423, 427-428.
キルケゴール KIERKEGAARD, S. : (83).
ギンズバーグ GINSBURG, F. : (54), (70), (88).
クーゼ KUHSE, E. : (72).
クサンタク XANTHAKOU, M. : (88).
クラヴリー CLAVERIE, E. : 16, (29), (35), (36), (44), (68).
グラッサン GRASSIN, M. : (56).
グランツ GLANTZ, L. : (71).
クリグマン KLIGMAN, G. : (54).
クリスタン CHRISTIN, O. : 301, (65).
グリフィン GRIFFIN, J. : (72).
クリプキ KRIPKE, S. : 64, (26).
グリメール GRIMMER, C. : 134, 138, (36), (38).
グロ＝ジャラベール GUERREAU-JALABERT, A. : 122, (34).
ケック KECK, F. : 16, (26).

ゴー Gau, J.-A. : 302, (65).
コーエン Cohen, J. : (71).
コーエン Cohen, L. : (18).
ゴーティエ Gauthier, X. : (64), (65).
ゴーマン Gorman, M. : (34).
国連（国際連合）ONU (Organisation des Nations Unies) : 250, 307.
ゴデ Godet, M.-N. : 13, 15.
ゴディリエール Gaudillière, J.-P. : (41).
ゴドリエ Godelier, M. : 29, 56-59, (21), (24), (88).
ゴフマン Goffman, E. : 304, 435, 440, (85).
コペ＝ルジェ Copet-Rougier, É. : (34).
ゴルトン Galton, F. : 148, (40).
コングルドー Congourdeau, M.-H. : (35).
コンディット Condit, C. M. : (61).
コンドン Condon, R. : (28).

サ行

サール Searle, J. : (63).
サッター Sutter, J. : 155, (44).
サングリー Singly, F. (De) : (47).
サントメール Sintomer, Y. : (69).
ザンビア Zambie : 77.
シアルデ Sciardet, H. : (31).
シェイファー Schaeffer, J.-M. : (31).
シェパー＝ヒューズ Scheper-Hughes, N. : 128, 131, (35), (36).
ジェリス Gélis, J. : (21), (22), (42).
シェリング Schelling, T. : (72).
ジジェク Zizek, S. : (39).
ジスカール・デスタン Giscard d'Estaing, V. : 316-317.
ジャコブ Jacob, F. : (65).
シャクター Schachter, S. : (85).
ジャスパー Jaspard, M. : (67).
シャテル Chatel, M.-M. : (49).
シャトレノ Chateauraynaud, F. : (27).
シャバン＝デルマス Chaban-Delmas, J. : 317.
シャペロ Chiapello, E. : 17, (32), (46), (47), (68).
ジャマール Jamard, J.-L. : (88).
ジャミ Giami, A. : (41).
シャルヴォン Chalvon, S. : 17, (46).
シャンプノア＝ルソー Champenois-Rousseau, B. : 17, 239-240, (52).
ジュアネ Jouannet, P. : 264, (58), (88).
ジュアン Jouin, B. : (21).
シュヴァリエ Chevalier, L. : (40).
シュナイウィンド Schneewind, J. : (78).
シュミット Schmitt, J.-C. : 129-130, (36).
シュルロ Sullerot, E. : (46).
ショーモン Chaumont, J.M. : (85).
女性解放運動 MLF (Mouvement de Libération des femmes) : (45), (66).
ジョバン Jobin, P. : 17.
ジョリヴェ Jolivet, M. : (21).
ジョンソン＝レアード Johnson-Laird, P. N. : (23).
ジルソン Gilson, E. : (73).
シンガー Singer, M. : (86).
シンガー Singer, P. : (72), (73), (74), (76)
スイス Suisse : 155.
スウェーデン Suède : 155, (41).
スターヴォ＝デボージュ Stavo-Debauge, J. : 17.
スタロバンスキー Starobinski, J. : (77).
ステーシー Stacey, J. : (61).
ストラザーン Strathern, M. : (61).
スジエ Sgier, L. : (71).
スピッカー Spicker, S. : (71).
スフェーズ Sfez, G. : (68).

スミス Smith, A. : 104-105, (24), (32), (78), (82).
スミス Smith, H. : (74), (75), (77).
スミス Smith, R. : (39).
スローターダイク Sloterdijk, P. : (80).
スペイン Espagne : 164, 255.
セイゴウ（王国）Ségou (Royaume De) : 65.
セーヴ Sève, L. : (58).
セダン族 Sedang : (28).
全国医療認証評価機構 ANAES (Agence Nationale d'Accréditation et d'Évaluation en Santé) : (86)
ソビエト連邦 Union Soviétique : 155, 160.
ソリンガー Solinger, R. : (70).
ソロモン Solomon, R. : 342-344, 351-352, (75)

タ行

ターナー Turner, V. : 76-77, (30).
ターンブル Turnbull, C. : (27).
タイ Thaïlande : (31).
タイテルボーム Teitelbaum, M. : (40).
タギエフ Taguieff, P.-A. : (55).
タッターソル Tattersall, I. : (22).
タルデュー Tardieu, A. : (38).
ダルベル Darbel, A. : 211, (50).
ダルモン Darmon, P. : (37).
地域別人間関係資料 Human Relations Area Files : 21.
チャコ Chaco : (19).
中国 Chine : 24, (32).
中絶と避妊の自由化運動 MLAC (Mouvement pour La Libération de L'Avortement et de la Contraception) : (66).
チョムスキー Chomsky, N. : (17).
ディディエ Didier, E. : 17.
テイラー Taylor, A.-C. : 17.
ティリエ Tillier, A. : 73, 152, (28), (37), (38), (43).
ティロー Thireau, A.-C. : 17.
テヴノー Thévenot, L. : 17, 441, (17), (32), (40), (63), (85).
テキサス Texas : 319.
デショー Déchaux, J.-H. : (46).
デスコラ Descola, P. : 17, 18, 29, 70, (19), (20), (27).
テスタール Testart, A. : (29).
テスタール Testart, J. : 263-266, (58).
デュクロ Ducrot, O. : (31).
デュルケム Durkheim, E. : 6, 20, 144, 435, (47).
デュビー Duby, G. : 436, (85).
デュポン Dupont, F. : 76, (29).
デュメジル Dumezil, G. : 436.
テリー Théry, I. : (45), (46).
デリダ Derrida, J. : 347.
テルトゥリアヌス Tertullien : 125.
デルマ＝マルティ Delmas-Marty, M. : 268, (17), (59).
テレー Terray, E. : (87).
デンマーク Danemark : 155, (41).
ドイツ Allemagne : 155, (41).
ドゥーデン Duden, B. : (35), (62).
トゥーリー Tooley, M. : 329, 331-335, 338-340, 342, 347, 349, 350, (72), (73), (74), (75).
トゥールモン Toulemon, L. : (47).
ドゥヴルー Devereux, G. : 19-23, , 25, 30, 32, 59, (18), (25), (28), (28).
ドゥオーキン Dworkin, R : 342, (71), (72), (78).
ドゥルラン＝ロリエ Dourlen-Rollier, A.-M. : 158, (42), (44), (65).
トーマス Thomas, Y. : 79, (22), (30),

(59).
ドゴン族 Dogon : (28).
トマス・アクィナス Thomas d'Aquin : 126.
トムソン Thomson, J. J. : 340-341, 352-353, (74).
トライブ Tribe, L. : (70).
ドラテ Derathé, R. : (27).
トリンギット族 Tinglit : (19).
ドロール Delors, J. : 317.
トロム Trom, D. : (85).
ドロワ Droit, R.-P. : (17).
トロント Tronto, J. : (78).
トング Tong, R : (61).
トンプソン Thompson, D. : (53).
トンプソン Thompson, E. P. : (38).
ドンブロウスキー Dombrowski, D. : (73).

ナ行

ナイ Nye, R: (40).
ナバホ族 Navaho : 26.
ニザール Nizard, A. : (46).
西田幾多郎 Nishida Kitarô : (79).
ニスベット Nisbet, R : (39).
日本 Japon : 24, 32, 34, 93, 155, (19).
ニューカム Newcomb, T. : (85).
ニューマン Newman, K : (61).
ニューヨーク New York: 318, 319.
ニルソン Nilsson, L. : 279.
ヌーナン Noonan, J. : (35).
ネグリ Negri, A. : (77).
ネフ Nef, F. : (63), (76).
ネロドー Néraudau, J.-P. : (28).
ノ Nau, J.-Y. : (58).
ノージック Nozick, R : 320, (69).
ノヴァエス Novaes, S. : (72).

ハ行

バーク Burke, M. : (60).
ハーシュマン Hirschman, A. : (24).
ハースガー Harsgor, M. : (37).
パーディ Purdy, L. : (73).
ハート Hardt, M. : (77).
ハートレイ Hartley, E. : (85).
ハーバーマス Habermas, J. : (55), (88).
バーリン Berlin, B. : (51).
パイエ Paillet, A. : 17, (56), (57).
ハイト Heyd, D. : (86).
バイドロウスキー Bydlowski, M. : (51), (84).
ハクスリー Huxley, A. : (17).
バザン Bazin, J. : 74-75, (28).
バシュロ Bachelot, A. : 191, (49).
バジョ Bajos, N. : 190, (48), (49).
バスツアンガー Baszanger, I. : 17, (57).
パゾリーニ Pasolini, P. P. : (65).
バタイユ Bataille, G. : 89, (32).
ハッキング Hacking, I. : 41, 284, 350, (23), (63), (76).
バトラー Butler, J. : (88).
パノフ Panoff, M. : (21).
バミューデス Bermudez, J. L. : (73).
ハラウェイ Haraway, D. : (59), (60).
ハリミ Halimi, G. : (66), (68)
バルマー＝ツァオ Ballmer-Cao, T.-H. : (71).
バレ＝クリージェル Barret-Kriegel, B. : (58).
ハレーブン Hareven, T. : (36).
バンヴェニスト Benveniste, É. : (63).
ハンクス Hanks, J. R : (31).
パンゴー Pingaud, B. : (65).
バンジュネール Bungener, M. : (57).
ピエ Pihet, V. : 14, (62).
ピショ Pichot, A. : (44).

ピック Pick. D. : (44).
ピック Picq, F. : (64).
ピナール Pinard, A. : (40).
ビノシュ Binoche, B. : (60).
ヒバロ族 Jivaro : 26.
ヒューバー Huber, G. : (147).
ビュルギエール Burgière, A. : 17.
ファース Firth, R : (27).
ファイアーストーン Firestone, S. : (76).
ファヴレ＝サーダ Favret-Saada, J. : 41, (23)
ファン・デル・ルフト Van Der Lugt, M. : (21).
フィーヌ Fine, A. : 152, (43).
フィリップス Philips, A. : (71).
フィルマー Filmer, R : 324.
フィレンツェ Florence : 138.
フィロネンコ Philonenko, A. : (25).
フィンレー Finley, M. I. : (30).
フェスティンガー Festinger, L. : 435, (85).
フェラン Ferrand, M. : 190, (48), (49), (67), (68).
フェロー Ferro, M. : (65).
フォワイエ Foyer, J. : 302, (67).
フランドラン Flandrin, J.-L. : 122, 134, (34), (36), (37), (38), (39).
フーコー Foucault, M. : 44, 347, (23), (39), (40).
ブール Bourg, D. : 445, (86).
ブエッチラ Buechler, H. : (20).
フォード Ford, C. S. : (19).
フォード（財団）Ford (Fondation) : 250.
フックス Fuchs, R : (39).
ブノワ Benoist, J. : (84).
ブラウン Brown, P. : (34), (89).
ブラジル Brésil : 128, 185.
プラトン Platon : 369, (81).
フランク Franck, P. : (41).
ブランク Blank, R. : (58).
フランクリン Franklin, S. : (61).
フランス中絶学会 ANEA (Association Nationale pour l'Étude de l'Avortement) : (65).
プランニング・ファミリアル Planning Familial : 165, (45).
ブリードラヴ Breedlove, D. : (51).
ブリック Blic, D. (De) : 17.
ブリソン Brisson, L. : (80), (81).
フル Hull, N. : (37).
ブルデュー Bourdieu, P. : 7, 28-30, 116, 211, (20), (50), (52).
ブルターニュ Bretagne : (28).
ブルドレ Bourdelais, P. : (41).
ブルトン Breton, A. : 424.
ブレイユ Bleil, S. : 14-15.
フレスコ Fresco, N. : (17).
ブレッション Bréchon, P. : (86).
フレンケル Fraenkel, B. : (23), (25).
フロイト Freud, S. : 20, 56, (24).
ベジン Béjin, A. : (41).
ベッカーマン Beckerman, S. : (19).
ベッシー Bessy, C. : (27).
ベルク Berque, A. : 369, (79), (80), (81).
ヘルダー Herder, G. : 291, (63).
ペルニオーラ Pernioia, M. : 17.
ベンサム Bentham, J. : 342.
ポーム Paulme, D. : (28).
ボイル Boyle, M. : 347, (75).
ボヴァレ＝ブートゥイリ Beauvalet-Boutouyrie, S. : (39).
ボー Baud, J.-P. : (20).
ホースレイ Horsley, H. : (20).
ボズウェル Boswell, J. : 138, (34), (38).
ホッファー Hoffer, P. : (37).
ホッブズ Hobbes, T. : (22), (24).
ポドゥヴァン Podevin, A. : (60).
ホネット Honneth, A. : (75).

ホピ族 Hopi : 25, 34.
ボビニー（裁判）Bobigny (Procès De) : 318, (68), (69).
ポラック Pollak, M. : (30).
ポラック・ペトチェスキー Pollack Petchesky, R. : (61), (70).
ボリビア Bolivie : (20).
ボルタンスキー Boltanski, C. : 16.
ボルタンスキー Boltanski, J.-E. : 16, (17).
ボルタンスキー Boltanski, L. : 14-15, (17), (23), (32), (40), (46), (47), (52), (75), (87).
ホワイト White, P. : (71).
ポンタリス Pontalis, J.-B. : (78).
ボンデソン Bondeson, W. : (71), (75).

マ行

マードック Murdock, G. P. : 21.
マイケルズ Michaels, M. : (85).
マクスウェル Maxwell, C. : (18), (70).
マクラウド Macleod, C. : (71), (72).
マクラレン Mclaren, A. : 127, 137, 153, (35), (37), (38), (42), (43).
マグレブ Maghreb : (50).
マケヴォイ Mcevoy, S. : (82).
マッキノン Mackinnon, C. : 357, (78).
マッコービー Maccoby, E. : (85).
マッサン Massin, B. : (41).
マネシエ Manessiez, Ch. : (60).
マリ帝国 Mali: (29).
マリノフスキー Malinowski, B. : 30, (21).
マルキ Marquis, P. : (60).
マルクス Marx, K : (60).
マルサス Malthus, T. : (38), (43).
マルジェリド山地 Margeride : 75.
マルツァーノ＝パリゾー Marzano-Parisou, M. : (49).
マルティノ Martino, B. : (51).
マタコ族 Mataco : (19), (27).
マテュー Mathieu, B. : (59).
マテイ Mattei, J.-F. : (80), (81).
ミード Mead, G. H. : 374, (82).
ミジリー Midgley, M. : 338, (74).
ミリエズ Milliez, J. : 378, 389.
ミルダー Midler, C. : (46).
ミレット Millet, K : (76).
ムーア Moore, T. E. : (53).
メイヤスー Meillassoux, C. : 74, (29).
メーストル Maistre, X. (De) : (60).
メトロー Métraux, A. : (28).
メメル＝フォテ Memel-Fotè, H. : (29).
メルロ＝ポンティ Merleau-Ponty, M. : (18).
メリック Merrick, J. : (58).
メンミ Memmi, D. : (86).
モーガン Morgan, L. : (85).
モース Mauss, M. : 7, (31), (32), (51).
モーラー Maurer, B. : (57).
モス＝ラヴォ Mossuz-Lavau, J. : (64).
モティエ Mottier, V. : 391.
モノー Monod, J. : (65), (69).
モハーヴェ族 Mohave : 59.
モワゼフ Moisseeff, M. : (87).

ヤ行

ヤック Yack, B. : 452, (87).
ヤノマミ族 Yanomami : (19), (21), (33).

ラ行

ラウルー Laoureux, S. : 17, 404, 406, (78), (83)
ラグラーヴ Lagrave, R-M. : 17, (87).
ラスレット Laslett, P. : 140, (39).
ラッセル Russel, B. : 60.

ラップ Rapp, R. : (54).
ラデー族 Rhadé Moi : (21).
ラトゥール Latour, B. : 15, 17-18, 281-282, (27), (58), (61), (62).
ラトクリフ Ratcliffe, J. : (75).
ラドリエール Ladrière, J. : (27).
ラドリエール Ladrière, P. : 3, (45), (67), (73), (75).
ラビノウ Rabinow, P. : 17.
ラプランシュ Laplanche, J. : (78).
ラブリュス＝リウ Labrusse-Riou, C. : (59).
ラフルーア La Fleur, W. : (19), (32).
ラメゾン Lamaison, P. : (29), (36).
ラルシェ Larchet, J.-C. : (72).
ランハール Linhardt, D. : 17.
リーガン Reagan, L. : 152, 154, (42), (43).
リーケン Riecken, H. W. : (80).
リクール Ricœur, P. : 10, 36, 86, 87, 365, (18), (23), (31), (32), (64), (82).
リシェ Richet, C. : (41).
リシャール Richard, G. : (60).
リチャードソン Richardson, D. : (88).
リドル Riddle, J. : (19).
リントン Linton, R : 21.
ル・ブラ Le Bras, H. : 17, (23), (54).
ル・ナウール Le Naour, J.-Y. : (42), (43), (44), (45), (64), (65), (66), (67).
ル・ロワ・ラデュリ Le Roy Ladurie, E. : (36), (37).
ルーカー Luker, K : (70).
ルーセル Roussel, F. : (55).
ルーゼル Rousselle, A. : (28).
ルーディー Rudy, K : (70).
ルーマニア Roumanie : 160, (54).
ルヴェル Revel, J. : 18.
ルヴォ・ダロン Revault d'Allones, C. : (83).
ルソー Rousseau, J.-J. : 303, (24), (25), (27), (76).
ルッサン Roussin, P. : (68).
ルノー Renaut, A. : (59).
ルフォール Lefort, C. : (18).
ルプレージュ Leplège, A. : (74).
ルミュー Lemieux, C. : 16, 17, 196, (37), (82).
ルメル Lemel, Y. : (46).
ルリー Lury, C. : (61).
ルリドン Leridon, H. : (41), (47).
レーヴン Raven, P. : (51).
レヴィ＝ストロース Lévi-Strauss, C. : 17, 54, 56, 60-61, 244, 435, (18), (24), (25), (26), (53), (85).
レット Lett, D. : (35), (36), (47).
レミー Rémy, C. : 17, (31).
ロー（対ウェイド裁判） Roe (*vs* Wade) : 319, (71).
ローマ Rome : 73, 74, 76, 123.
ロールズ Rawls, J. : 68, 324, (26), (27).
ロクエプロ Roqueplo, P. : (75).
ロシオ Rossiaud, J. : (36).
ロス Ross, E. : (66).
ロス Roth, S. : (18).
ロック Locke, J. : 324.
ロックフェラー（財団） Rockefeller (Fondation) : 250.
ロッシュ Rosch, E. : 47, 244, 260, (23), (88).

ワ行

ワグナー Wagner, P. : (40).
ワトソン Watson, P. C. : (23).

ン行

ンデンブ族 Ndembu : 67.

事項索引

ア行

愛　404-407.
アイデンティティ／身元　203.
　数的アイデンティティ　90.
　個人的～　50-51, (23).
　質的～　90.
　社会的～　51.
　～の二元論的理解　94.
　～の一元論的理解　99, 123.
赤ちゃん／赤ん坊　235, 240, (56).
　「子ども」も参照。
あらかじめの認証　109, 119.
　～の審級　113, 143, 155.
アンビバレンス　385-389, (83).
安楽死　349, (76).
　胎児の～　254, (55).
医学的理由に基づく妊娠中絶　254, (55).
遺棄（子どもの）　138.
育児学　148, (40).
医師　144-145, 150-152, 257-259, 299, 312, 410, (35), (43).
意志　367, 418.
　～の葛藤　386, 391.
　正統化の～　374-375.
　制御の～　373, 402, 404.
　肉の～　367, 391-392, 395, 402, 404.
一般化された他者　374, (82).
イデオロギー　102, 146, 346-347.
意味　417-424.
生むこと　12.
　～と社会科学　42-46.
　～の失敗　188-197.
　ことばによって～（「肉として」に対して）　66, 72-104, 109.
　～の霊的な性格の強化　121-122.
　「性行為」も参照。
うわさ　117.
嬰児殺し　72-73, 93, 109, 128, 138, 334, (27), (28), (33), (37), (38), (73), (74).
エコー検査　239-242, 254, 272, 275, (52).
エスノサイエンス　234.

カ行

可逆性（と「不可逆性」）　99-101, 286, (55).
可視性　272-280, (61).
家族　171.
～の変化　179, (46).
　「親族」も参照。
家族として迎え入れること　136, (31).
　母親が生まれてくる子どもを～　86, 401, 409.
　「認証」も参照。
価値（弁別的）　91.
価値中立性　4.
カテゴリー化　234, 243, 284-285, 451, (23), (54).
　～と存在論　287-292.
　～と批判　244-252.

〜と矛盾　244-245.
〜の闘争　253.
カトリック→「キリスト教」を参照。
家父長制　249, 345, (53).
歓待　341.
気遣い（の倫理）(77).
規定　283, 325, 330, (22), (54), (62).
虚構　135-136, 233, (37).
キリスト教　27, 120-125, (65), (86).
空間　366, 370.
「場所」を参照。
クラス（同等性をもつ）46-47, 61, 70-71, 99.
「カテゴリー化」も参照。
クローン化　2, 267, (17).
経験／実験　9, 428-431.
〜を押し殺すこと　384.
個人の〜　357, 378.
病の〜　377.
思考〜　340.
契約　356.
社会〜　(27).
結婚　170, 178-179.
「家族」も参照。
権威　111-114, 167, (31).
国家の〜　159.
言語学　(17).
現実主義／実在論　221-222, 347, (63).
現象学　9, 228, 373, (78).
権利／法　78, 157, 256, 262, 283, 208, 294-297.
〜の譲渡　353.
子どもの〜　326, (59).
主観的〜　267, 271, 371.
生殖に関する〜　(54).
胎児の〜　257.
人間種の〜　267, 271.
権力　30, 84, 110-115, (33).
行為レジーム　404.
抗議　297-299.
公式的なもの「対」非公式的なもの　6, 28-31, 40, 115-118, 155-159, 184-187, 232, 298, 439, 454.
構成主義　12, 68, (26).
構築主義　13, 284-287, 350, 432-433, (63), (76).
合法化　294, 296-297, 305.
功利主義　335-336, (60).
呼応関係（の論理）422-428.
コーラ「対」トポス　369-373, 385, (79), (80), (81).
国家　122-123, 305-309, (39).
〜による生むことの統制　144-150, (41).
〜の後退　306, 316.
〜の中立性　322.
〜の役割の再定義　317.
親族と対置される〜　143-145.
固定指示詞　64.
子ども　45-46, 326, 328, (46), (47).
異常児　(43).
子どもが欲しいという欲望　211, 345, 380.
〜の権利→「権利／法」を参照。
〜への価値付与　186, 233.
〜をもつプロジェクト　183.
個別化（過程）50, 63, 170.
〜と親族　58, 71.
個別性　48, 88, 460, (26).
〜と社会学　63, (23).
〜の贈与　84, (33).
〜への上昇　63-65.
固有名　60-62, 64.
痕跡　389-394.

サ行

差異（人間の）69-71, 80, 93, 455-456.

罪悪感（と「罪悪感を抱かせること」）
413, 446, (84), (87).
最小悪　8, 40, 312-315, 354, 439-442, (68).
裁判所　73, 137.
搾取　346, 348.
差別　96,409.
ジェンダー／性　29-31, 324, 348, (88).
時間性　374, 395, 406, 416, (22).
子宮内避妊器具　165, 185.
事件（形態）(68).
　ペリュシュ～　78, 269-270.
志向性　367.
自己性　367.
自己認識　357-365.
自己の身体　369, 387, 392.
　「肉」も参照。
事故／偶有性　193, 288, 377.
自然　19, 69, 156.
自然主義（批判）247, 346-347.
失敗（取り決めにおける）118.
事物　84-85.
自分をバラバラにするもの　183.
資本主義　139, 174.
市民体　436-437, (33).
　家政的～　303-305.
社会学者（の位置）4, 40-41, 118, 187.
社会的事物（と「物理的事物」）(63).
写真　279-204, (61).
自由意志に基づく妊娠中絶（IVG）
11, 237, 311, (18).
　～の件数　179-180.
　「中絶」も参照。
周産期医療　186.
充足「対」不安　375-376, 392, 404, (82).
主体「対」客体　368, 371, 430.
出産／母性（批判）347.
承認　342-344, 351-352, (75).
助産婦　25, 151.
試練／テスト／検査　221, 296, 304, 331-332, (17).
進化　333, (67).
神学　124, (35).
審級　366.
人権　267-271, 328.
　～の動物への拡張　349, (73).
　～批判　(60).
人口　44-45, 307, (38).
　～過剰　307, (54), (66).
　～の量と質　148, 250, (40).
人口統計学　43-44, 46, 143, (19), (66), (86).
真正性　183.
親族　52-59, 95, 131—140, (24).
　～と家族　147.
　「家族」も参照。
侵犯　142.
進歩　346, 451.
性行為　210-211, 317, 324.
　～と生むこと　58-59, 81, 109, 116, 120, 132, 164, 184, 458.
　～の重視　164.
　～の統制　116, 156.
　性的指向　(88).
　中絶後の～　217, 387.
政治的生態学　307, 445, (66).
生殖政策　119, 147, 148, (40).
生殖補助医療（PMA）2, 251, 259-260, 348, (45).
精神分析（学）20-21, 56, 227-228, 366, 369, (23), (79).
生政治　45, 152, 188, 306.
制度　95, 112, (22), (32).
正当化　112, 256, 296, 333-348, 374, 411-415, (67), (68).
　法的正当化「対」道徳的正当化

(64).
「弁解」も参照。
正統化　295-297, 328-352, 432, 437, 439.
正統「対」非正統　30, 37, 112, 116, 131-132, 135.
生物工学　251, 259-267, 432.
制約（生むことに課せられる）　66.
～間の緊張　113, 141, 156, 232.
第一の～　80, 400, 428, 454.
第二の～　94, 409, 430, 454.
生理　127-128.
世界　(32).
つながり重視の～／結合主義的～　175-176, 182.
可能～　63, 99.
世間の顰蹙を買うような／スキャンダル　142, (38).
潜勢態／潜在性　244.
～と可能態　290-291.
～原則　332, 350.
全体革命　452, (87).
選択　230.
選別　88, 93, 97-98, 109, 143, 233.
国家による～　145, 147.
恣意的な～　98.
無知のヴェールの下で行われる～　88, 97.
洗礼　121, (35), (36).
操作（存在論的）　232.
尊厳　262, 268, (69).
存在論　233.
～と構築主義　287-293.

タ行

胎児　12, 237-238, 272, 323, 326-327, 353, (71).
～が十分に表象されないこと　35-36.
～の価値　344, 408.
～の社会的世界への参入　253, 281-282.
～の法による承認　310.
真正な～　233-235, 261-262, 272-279, 284, 289, 343, 396, (63).
全体主義的な～　249.
できものとしての～　236-239, 260, 266, 272-279, 284, 288, 343, 377, (63).
テクノ～　253, 259-267, 285, 289.
保守的な～　234.
未開の～　248-249.
「胚」も参照。
胎児外科　258-259.
対称性（原則）　333, (75).
胎動（の瞬間）　124-127, 152.
妥協　438.
脱構築　280-281, 287, 345-347, (62).
「構築主義」も参照。
多父制　(33).
断種　160, (41), (44).
誕生　29, 73, 81, 121, 167, 172, 255, (24), (73).
婚外出産　179.
生年月日　(84).
非嫡出子の出生　140.
男性支配　29, 248, 305, 345, 347, 400, (76).
父親　115, 168, 195, 198-214, 377, 379, 393, 416.
膣外射精　136, 165, (37).
中絶　2-5.
～に対する寛容さ　27-28.
～に対する激しい非難　26-27.
～の技術　24-25.
～の件数　157-158, 179-180, 189.
～の合法化　2, 162, 432, (65), (70).
～の消滅　434, 442-457.

〜の処罰化　151, 155-158, 443-444, (43).
〜の非処罰化　294.
〜の非深刻化　446, 451.
〜の普遍的な性格　23.
〜の法定期間　164.
可能性としての〜　92-93.
薬による〜　274-276, 448, (52).
自宅〜　448-451, (86).
19 世紀における〜の増加　151.
操作としての〜　236, 241.
犯罪としての〜「対」治療としての〜　153-154, (43).
闇〜　(51), (54).
闇〜の犠牲者　158-159.
優生学に基づく〜　154.
「自由意志に基づく妊娠中絶」(IVG) も参照。
転換子　407.
道徳的地位　336-339.
道徳哲学　323, 328-340, (75).
トポス→「コーラ」を参照。
取り替え可能「対」取り替え不可能　82, 88-89, 102-103, 460.
取り替え子　129-130.
取り替え不可能→「取り替え可能」を参照。
取り決め　107-114.
〜と矛盾　107-109.
国家との〜　143-150, 161, 249-250, 303.
親族との〜　131-143, 162, 248, 305, 303-304.
創造主との〜　120-131, 162, 246, 301, 444.
プロジェクトとの〜　161-174, 252.
奴隷制　74-77, 351, 459, (29).

ナ行

肉　9.
〜の自己－触発　367, 376, 395, 404.
肉「対」ことば　66, 72-104.
私の肉の〜　399-407.
日常的道徳感覚　295-296, 433, 864).
人間（性）(59).
完全な〜になること　345.
共通の〜　70, 455-456, 460.
ことばによる〜「対」肉としての〜　71, 139.
種としての〜　68-69.
序列化された〜　70-71, 93.
認証（ことばによる）　80-84, 87, 167, 400, (32).
「家族として迎え入れること」も参照。
ネットワーク　174, (59).

ハ行

胚　12, 345, (57).
〜の地位　263-265, (22), (58).
凍結〜　260.
売春婦　134, 138.
「売春宿」も参照。
売春宿　134, 138.
場所　369, (80).
「空間」も参照。
母－娘（関係）　200-201, 421, (49).
ハプトノミー　235.
反種差別主義　60, 75.
比較論　19-21.
非嫡出子　123, 139, (37).
必然性　418-423.
人／人格　326-327, 337, 339, 355, (73).
〜「対」ヒト　330-333, 349.
〜としての赤ん坊　235, (51), (52).

憲法上の～　(71).
準－～　(73).
法～　79.
避妊　164—130, 184-186, 210, (44), (45).
～の失敗　188-190, 213, (48).
批判　295-296, 345-353, 437, 442.
表象　272-280.
～の拒否　237.
～の不足　31-36.
ピル　165-166, 185.
不安→「充足」を参照。
不安定性　177.
フェミニズム運動　300-301, 323, (65).
フォーカル・ポイント　330.
不変項　19.
プライバシー　320-321, 323-324.
プロジェクト　372, 400, 408, (53).
～としての子ども　183.
～による市民体　174-176.
～の延期　206.
～の失敗　195, 210.
～の不在　198-203.
親となる～　163-169, 173, 192, 233.
職業～　219.
性愛に基づく～　210.
性に関わる～　213.
恋愛～　220, 223.
プロチョイス「対」プロライフ（運動）　264, 270, 418, (53), (70), (71), (72).
プロライフ（運動）→「プロチョイス」を参照。
文法（生むことの）　8, 66.
文法的（アプローチ）　8, 104-105, 428-429.
分類不可能　253-259.
弁解　411, (82).
辺獄　129, (35).
法／法律　295.
アメリカの～　318-319.
ヴェイユ～　12, 307, 309-319, 446, (68).
オブリ～—　273, 313, (44), (60).
生命倫理～　262, (46).
暴力　386.
本質主義（批判）　245, 328.

マ行

魔術　(20).
未熟児　255.
無関心　353, (78).
矛盾　7, 66, 244, 434-442, 460.
～の解消　(85).
～の消滅　453.
～への嫌悪　102, 435-436.
法律文書間の～　(58).
目をつぶる→「目を開く」も参照。
目を開くこと「対」目をつぶること　6-7, 38-39, 116-118, 440-441.
物語　357-359, 406, (18).

ヤ行

約束　85, (31).
優生学　88, 148, (41), (44), (54), (55).
リベラルな～　455, (55).
有名なヴァイオリニスト　340-341, (74).
夢　365, 391, 394, (83).
予期　222-223.
～の調整　224-228.

ラ行

リベラリズム　268-269, 319-320, 325-327, 332, 355-356, 371-372.

レイプ／強姦　9, 134, 137, 352, (36).
歴史　10, 119, (25).
連想結合　282.
論理実証主義　335.

ワ行

私「対」彼　105.

参考文献

Agamben G., 1997, *Homo sacer. Le pouvoir souverain et la vie nue*, Paris, Seuil.〔＝2007, 高桑和巳訳『ホモ・サケル――主権権力と剝き出しの生』以文社〕

Albenga V., 2002, *Le sentiment de culpabilité des femmes confrontées à l'avortement depuis sa légalisation en France en 1975*, mémoire de fin d'études, Institut d'études politiques de Lyon.

Alcorn R, 1984, *Pro Life Answers to Pro Choice Arguments*, Grand Rapids, Multnomah.

Alès C., 1998, « Pourquoi les Yanomami ont-ils des filles ? », in M. Godelier, M. Panoff, éd., *La production du corps. Approches anthropologiques et historiques*, Amsterdam, Overseas Publishers Association, édition des Archives contemporaines, pp. 281-315.

Alès C., 2002, « A story of unspontaneous generation », in S. Beckerman, P. Valentine, éd., *Cultures of Multiple Fathers. The Theory and Practice of Partible Paternity in Lowland South America*, Gainesville, University of Florida Press, pp. 62-85.

Alexandre-Bidon D., Lett D., 1997, *Les enfants au Moyen Âge, Ve-XVe siècle*, Paris, Hachette.

Ambroselli C., Wormser G., 1999, *Du corps humain à la dignité de la personne. Genèse, débats et enjeux des lois d'éthique médicale*, Paris, CNDP.

Anagnost A., 1995, « A surfeit of bodies : population and the rationality of the state in post-Mao China », in F. D. Ginsburg, R. Rapp, éd., 1995, *Conceiving the New World Order. The Global Politics of Reproduction*, Berkeley, University of California Press, pp. 22-41.

Archard D., Macleod C. M., éd., 2002, *The Moral and Political Status of Children*, Oxford, Oxford UP.

Arendt H., 1967, *Essai sur la révolution*, Paris, Gallimard.〔＝1995, 志水速雄訳『革命について』ちくま学芸文庫〕

Arendt H., 1982, *L'impérialisme*, Paris, Fayard.〔＝2017, 大島通義・大島かおり訳『全体主義の起原2――帝国主義』みすず書房〕

Arendt H., 1983, *La condition de l'homme moderne*, Paris, Calmann-Lévy, préface de Paul Ricoeur (traduction de *The Human Condition*, Chicago, 1958).〔＝1994, 志水速雄訳『人間の条件』ちくま学芸文庫〕

Ariès P., 1960, *L'enfant et la vie familiale sous l'Ancien Régime*, Paris, Plon.〔＝1980, 杉山光信・杉山恵美子訳『〈子供〉の誕生――アンシァン・レジーム期の子供と家族』みすず書房〕

Aristote, 1983, *Éthique à Nicomaque*, Paris, Vrin, traduction et introduction de J. Tricot.〔＝2002, 朴一功訳『ニコマコス倫理学』京都大学学術出版会〕

Aristote, 1998, *De la génération et de la corruption*, Paris, Vrin, traduction de J. Tricot.

Atlan H., Augé M., Delmas-Martym., Droit R-P., Fresco N., 1999, *Le clonage humain,* Paris, Seuil.〔＝2001，工藤妙子訳『ヒト・クローン未来への対話』青土社〕

Aubenque P., 1997, *Le problème de l'être chez Aristote*, Paris, PUF (première édition 1962).

Audard C. (textes choisis et présentés par), 1999, *Anthologie historique et critique de l'utilitarisme*, Paris, PUF, 3 vol.

Austin J. L., 1970, *Quand dire c'est faire*, Paris, Seuil (première édition anglaise 1962).〔＝1978，坂本百代訳『言語と行為』大修館書店〕

Austin J. L., 1979, « A plea for excuses », in *Philosophical Papers*, Oxford, Oxford UP, pp. 175-204.〔＝1991，服部裕幸訳「弁解の弁」『オースティン哲学論文集』勁草書房，276-331頁〕

Authier-Roux F., 1999, *Ces bébés passés sous silence. À propos des interruptions médicales de grossesse*, Ramonville-Saint-Agne, Erès.

Bachelot A, 2002, « Aspects psychologiques de la grossesse non prévue », in N. Bajos, M. Ferrand *et alii, De la contraception à l'avortement. Sociologie des grossesses non prévues*, Paris, INSERM.

Bajos N., Ferrand M. *et alii*, 2002, *De la contraception à l'avortement. Sociologie des grossesses non prévues*, Paris, INSERM.

Ballmer-Cao T.-H., Mottier V., Sgier L. (textes rassemblés et présentés par), 2000, *Genre et politique*, Paris, Gallimard.

Barret Kriegel B., 1995, *Les droits de l'homme*, Paris, PUF.

Bataille G., 1974, *L'érotisme*, Paris, UGE (première édition 1957).〔＝2004，酒井健訳『エロティシズム』ちくま学芸文庫〕

Baud J.-P., 2001, *Le droit de vie et de mort. Archéologie de la bioéthique,* Paris, Aubier.

Bazin J., 1975, « Guerre et servitude à Ségou », in C. Meillassoux, *L'esclavage en Afrique précoloniale*, Paris, Maspero, 1975, pp., 135-181.

Beauvalet-Boutouyrie S., 1999, *Naître à l'hôpital au XIXe siècle*, Paris, Belin.

Benoist J., Karsenti B. (sous la direction de), 2001, *Phénoménologie et sociologie*, Paris, PUF.

Benveniste É., 1966, *Problèmes de linguistique générale*, Paris, Gallimard.〔＝1983，岸本通夫監訳『一般言語学の諸問題』みすず書房〕

Berlin B., Breedlove D. E., RaVen P. H., 1968, « Covert categories and folk taxinomies », *American Anthropologist*, 72, (2), avril, pp. 290-299.

Bermudez J. L., 1996, « The moral significance of birth », *Ethics*, 106, janvier, pp. 378-403.

Berque A., 1998, « Lieu et modernité chez Nishida », Anthropologie et Sociétés, vol. 22, nº 3, pp. 23-34.

Berque A., 2000, *Écoumène. Introduction à l'étude des milieux humains*, Paris, Belin.〔＝2002，中山元訳『風土学序説――文化をふたたび自然に，自然をふたたび文化に』筑摩書房〕

Bessy C., Chateauraynaud F., 1994, *Experts et faussaires*, Paris, Métailié.

Binoche B., 1989, *Critiques des droits de l'homme,* Paris, PUF.

Boltanski J.-É., 1999, *Nouvelles directions en phonologie*, Paris, PUF.

Boltanski J.-É., 2002, *La révolution chomskyenne et le langage*, Paris, L'Harmattan.

Boltanski L., 1969, *Prime éducation et morale de classe*, Paris, Mouton.

Boltanski L., 1982, *Les cadres. La formation d'un groupe social*, Paris, Minuit.

Boltanski L., 1990, *L'amour et la justice comme compétence*, Paris, Métailié.

Boltanski L., 1993, *La souffrance à distance*, Paris, Métailié.

Boltanski L., 2002, « The left after may 1968 and the longing for total revolution », *Thesis Eleven*, n° 69, mai, pp. 1-20.

Boltanski L., 2002 , « Nécessité et justification », *Revue économique*, vol. 53, n° 2, mars, pp. 275-289.

Boltanski L., Chiapello È., 1999, *Le nouvel esprit du capitalisme*, Paris, Gallimard.〔＝2013, 三浦直希他訳『資本主義の新たな精神　上・下』ナカニシヤ出版〕

Boltanski L., Thévenot L., 1991, *De la justification. Les économies de la grandeur*, Paris, Gallimard.〔＝2007, 三浦直希訳『正当化の理論――偉大さのエコノミー』新曜社〕

Bondeson W. B., Engelhardt Jr. H. T., Spicker S. F., Winship D. H. éd., 1984, *Abortion and the Status of the Fetus*, Dordrecht/Boston/Lancaster, D. Reidel Publishing Company.

Boswell J., 1993, *Au bon cœur des inconnus. Les enfants abandonnés de l'Antiquité à la Renaissance*, Paris, Gallimard.

Bourdeiais P., éd., 2001, *Les hygiénistes. Enjeux, modèles et pratiques, XVIIIe-XXe siècle*, Paris, Belin.

Bourdieu P., 1972, *Esquisse d'une théorie de la pratique, précédé de Trois études d'ethnologie kabyle*, Genève, Droz.

Bourdieu P., 1979, *La distinction*, Paris, Minuit.〔＝1990, 石井洋二郎訳『ディスタンクシオン　I・II――社会的判断力批判』藤原書店〕

Bourdieu P., 1997, *La domination masculine*, Paris, Seuil.〔＝2017, 坂本さやか・坂本浩也訳『男性支配』藤原書店〕

Bourdieu P., Boltanski L., 1975, « Le titre et le poste », *Actes de la recherche en sciences sociales*, (2), pp. 95-107.

Bourdieu P., Darbela., 1966, «La fin d'un malthusianisme ? », in Darras, *Le partage des bénéfices*, Paris, Minuit, pp. 135-155.

Bourg D., 1996, *Les scénarios de l'écologie*, Paris, Hachette.

Boyle M., 1997, *Re-Thinking Abortion*, Londres, Routledge.

Bréchon, P, (sous la direction de), 2000, *Les valeurs des Français. Évolutions de 1980 à 2000*, Paris, Armand Colin.

Brisson L., 1974, *Le même et l'autre dans la structure ontologique du Timée de Platon*, Paris, Klincksieck.

Brown P., 1995, *Le renoncement à la chair. Virginité, célibat et continence dans le christianisme antique*, Paris, Gallimard.

Bydlowski M., 1997, *La dette de vie. Itinéraire psychanalytique de la maternité*, Paris, PUF.

Canto-Sperber M., 2001, *L'inquiétude morale et la vie humaine*, Paris, PUF.

Carbonne B., 1999, « L'interruption médicale de grossesse, comment ça se passe ? », *Études sur la mort,* n° spécial, *L'euthanasie fœtale*, pp. 23-31.

Carol A., 1995, *Histoire de l'eugénisme en France. Les médecins et la procréation, XIXe-XXe siècle,* Paris, Seuil.

Casey E. S., 1997, *The Fate of Place. A Philosophical History,* Berkeley, University of California Press.〔＝2008，江川隆男他訳『場所の運命――哲学における隠された歴史』新曜社〕

Casper M., 1998, *The Making of the Unborn Patient. A Social Anatomy of Fetal Surgery*, New Brunswick, Rutgers UP.

Castel R., Haroche C., 2001, *Propriété privée, propriété sociale, propriété de soi. Entretiens sur la construction de l'individu moderne*, Paris, Fayard.

Castro G., 1984, *Radioscopie du féminisme américain*, Paris, Presses de la FNSP.

Cavalieri P., Singer P., éd., 1993, *The Great Ape Project*, New York, St. Martin's Griffin.〔＝2001，山内友三郎・西田利貞監訳『大型類人猿の権利宣言』昭和堂〕

Cayla O., 1998, « Le coup d'État de droit ? », *Le Débat*, n° 100, pp. 108-133.

Cayla O., Thomas Y., 2002, *Du droit de ne pas naître. A propos de l'affaire Perruche,* Paris, Gallimard.

Centre Catholique Des Médecins Français, 1972, *Avortement et respect de la vie*, Paris, Seuil.

Chalvon-Demersay S., 1996, « Une société élective. Scénarios pour un monde de relations choisies », *Terrain*, n° 27, pp. 81-100.

Champenois-Rousseau B., 2003, *Éthique et moralité ordinaire dans la pratique du diagnostic prénatal,* thèse en socio-économie de l'innovation, École nationale supérieure des mines de Paris, Centre de sociologie de l'innovation.

Chatel M.-M., 1993, *Malaise dans la procréation. Les femmes et la médecine de l'enfantement,* Paris, Albin Michel.

Chaumont J.-M., 1997, *La concurrence des victimes*, Paris, La Découverte.

Chevalier L., 1958, *Classes laborieuses et classes dangereuses à Paris pendant la première moitié du XIXe siècle*, Paris, Plon.〔＝1993，喜安朗訳『労働階級と危険な階級――19世紀前半のパリ』みすず書房〕

Christin O., 1997, *Les paix de religion*, Paris, Seuil.

Claverie É. 1998, « La naissance d'une forme politique : l'affaire du chevalier de La Barre », in P. Roussin, éd., *Critique et affaires de blasphème à l'époque des Lumières*, Paris, Honoré Champion.

Claverie E., 2003, *Les guerres de la Vierge. Une anthropologie des apparitions*, Paris, Gallimard.

Claverie É., Lamaison P., 1973, *L'impossible mariage*, Paris, Hachette.

Club De Rome, 1972, *Halte à la croissance ?*, Paris, Robert Laffont.〔＝1972，大来佐武郎訳『成長の限界――ローマ・クラブ「人類の危機」レポート』ダイヤモンド社〕

Cohen J. L., 2001, « Harcèlement sexuel : les dilemmes de la législation américaine », *Esprit*, mars-avril, pp. 137-155.

Cohen L., Roth. S., 1984, « Coping with Abortion », *Journal of Human Stress*, n° 34, pp. 140-144.

Condit C. M., 1990, *Decoding Abortion Rhetoric*, Urbana, University of Chicago Press.

Congourdeau M.-H., éd., 2000, *L'enfant à naître,* Paris, Migne.

Cusso R, 2001, *La démographie dans le modèle de développement de la Banque mondiale : entre la recherche, le contrôle de la population et les politiques néolibérales*, thèse de l'EHESS, Paris, mimeo.

Darmon P., 1981, *Le mythe de la procréation à l'âge baroque*, Paris, Seuil.

Déchaux J.-H., 1998, « Dynamique de la famille: entre individualisme et appartenance », in O. Galland, Y. Lemel (sous la direction de), *La nouvelle société française. Trente années de mutation*, Paris, Armand Colin, pp. 60-89.

Delmas-Marly M., 1994, *Pour un droit commun,* Paris, Seuil.

Derathé R, 1970, *Jean-Jacques Rousseau et la science politique de son temps,* Paris, Vrin. 〔=1986, 西嶋法友訳『ルソーとその時代の政治学』九州大学出版会〕

Descola P., 1986, *La nature domestique. Symbolisme et praxis dans l'écologie des Achuar*, Paris, éditions de la Maison des sciences de l'homme.

Descola P., 1998, *Les lances du crépuscule*, Paris, Plon.

Devereux G., 1955, *A Study of Abortion in Primitive Societies*, New York, International Universities Press.

Dombrowski D. A, 1997, *Babies and Beasts. The Argument from Marginal Cases*, Chicago, University of Illinois Press.

Dourlen-Rollier A-M., 1963, *La vérité sur l'avortement, deux enquêtes inédites*, Paris, Maloine.

Duby G., 1978, *Les trois ordres ou l'imaginaire du féodalisme*, Paris, Gallimard.

Ducrot O., Schaeffer J.-M., 1995, *Nouveau dictionnaire encyclopédique des sciences du langage*, Paris, Seuil.

Duden B., 1993, *Disembodying Women. Perspectives on Pregnancy and the Unborn*, Cambridge (Mass.), Harvard UP. 〔=1993, 田村雲供訳『胎児へのまなざし——生命イデオロギーを読み解く』阿吽社〕

Duden B., 1996, *L'invention du fœtus*, Paris, Descartes et Cie.

Dupont F., Éloi T., 2001, *L'érotisme masculin dans la Rome antique*, Paris, Belin.

Dworkin R, 1993, *Life's Dominion. An Argument about Abortion, Euthanasia, and Individual Freedom*, New York, Knopf. 〔=1998, 水谷英夫・小島妙子訳『ライフズ・ドミニオン——中絶と尊厳死そして個人の自由』信山社〕

Edelman B., 1999, *La personne en danger*, Paris, PUF.

Edgerton S., 1985, *Pictures and Punishment. Art and Criminal Prosecution during the Florentine Renaissance*, Ithaca, Cornell UP.

Ehrenberg A, 1998, *La fatigue d'être soi. Dépression et société*, Paris, Odile Jacob.

Ehrlich P., 1972, *La bombe population*, Paris, Fayard. 〔=1974, 宮川毅訳『人口爆弾』河出書房新社〕

Elster J., 1986, *Le laboureur et ses enfants. Deux essais sur les limites de la rationalité*, Paris, Minuit.

Ernauxa., 2000, *L'événement*, Paris, Gallimard.

Favret-Saada J., 1977, *Les mots, la mort, les sorts*, Paris, Gallimard.

FERRAND M., JASPARD M., 1987, *L'interruption volontaire de grossesse*, Paris, PUF.

FERRO M. (présentation de), 1986, *La bataille de l'avortement*, Paris, La Documentation française.

FESTINGER L., RIECKEN H. W., SCHACHTER S., 1956, *When Prophecy Fails*, Mineapolis, University of Minnesota Press.〔＝1995，水野博介訳『予言がはずれるとき――この世の破滅を予知した現代のある集団を解明する』勁草書房〕

FINE A, 1986, « Savoirs sur le corps et procédés abortifs au XIXe siècle », *Communication*, n° 44, pp. 107-119.

FINLEY M. 1., 1979, *Esclavage antique et idéologie moderne,* Paris, Minuit.

FIRTH R., 1936, *We, the Tikapia : a Sociological Study of Kinship in Primitive Polynesia*, Londres, George Allen.

FLANDRIN J.-L., 1976, *Familles, parenté, maison, sexualité, dans l'ancienne société*, Paris, Hachette.〔＝1993，森田伸子・小林亜子訳『フランスの家族――アンシャン・レジーム下の親族・家・性』勁草書房〕

FLANDRIN J.-L., 1980, « Repression and change in the sexual life of young people in medieval and early modem times », in R. Wheaton, T. K. Hareven, éd., *Family and Sexuality in French History,* Philadelphie, University of Pennsylvania Press, pp. 27-48.

FORD C. S., 1964, *A Comparative Study of Human Reproduction*, Yale University Publications in Anthropology, n° 32, Yale, Human Relations Area Files Press.

FOUCAULT M., 1976, *Histoire de la sexualité I. La volonté de savoir*, Paris, Gallimard.〔＝1986，渡辺守章訳『知への意志――性の歴史1』新潮社〕

FOUCAULT M., 1997, *Il faut défendre la société*, Paris, Hautes Études, Gallimard, Seuil.〔＝2007，石田英敬・小野正嗣訳『社会は防衛しなければならない――ミシェル・フーコー講義集成〈6〉コレージュ・ド・フランス講義1975-1976年度』筑摩書房〕

FOUCAULT M., 1999, *Les anormaux,* Paris, Hautes Études, Gallimard, Seuil.〔＝2002，慎改康之訳『異常者たち――ミシェル・フーコー講義集成〈5〉コレージュ・ド・フランス講義1974-1975年度』筑摩書房〕

Fraenkel B., 1992, *La signature. Genèse d'un signe*, Paris, Gallimard.

FRANKLIN S., LURY C., STACEY J., 2000, *Global Nature, Global Culture,* Londres, Sage.

FUCHS R., 1992, *Poor and Pregnant in Paris. Strategies for Survival in the Nineteenth Century,* New Brunswick, Rutgers UP.

GANDHI M. K., 1950, *Autobiographie,* Paris, PUF.〔＝2004，蠟山芳郎訳『ガンジー自伝』中央公論新社〕

GAUTHIER X., 2002, *Naissance d'une liberté. Contraception, avortement : le grand combat des femmes au XXe siècle*, Paris, Robert Laffont.

GÉLIS J., 1984, *L'arbre et le fruit*, Paris, Fayard.

GÉLIS J., 1988, *La sage-femme et le médecin*, Paris, Fayard.

GIAMI A, LERIDON H., éds., 2000, *Les enjeux de la stérilisation*, Paris, INSERM.

GILLIGAN G., 1982, *In a Different Voice*, Cambridge (Mass), Harvard UP.〔＝1986，岩男寿美子訳『もうひとつの声――男女の道徳観のちがいと女性のアイデンティティ』川島

書店〕

Gilson É., 1971, *D'Aristote à Darwin et retour,* Paris, Vrin.

Ginsburg F., 1989, *Contested Lives : The Abortion Debate in an American Community*, Berkeley, University of California Press.

Godelier M., 1996, *La production des grands hommes*, Paris, Fayard.

Godelier M., 2001, « La sexualité est toujours autre chose qu'elle-même », *Esprit*, mars-avril, pp. 96-104.

Godelier M., Hassoun J., éd., 1996, *Meurtre du père, sacrifice de la sexualité. Approches anthropologiques et psychanalytiques*, Strasbourg, Arcanes.

Goffman E., 1973, *La mise en scène de la vie quotidienne*, Paris, Minuit.〔＝1974, 石黒毅訳『行為と演技――日常生活における自己呈示』誠信書房〕

Goffman E., 1991, *Les cadres de l'expérience*, Paris, Minuit.

Gorman M., 1982, *Abortion and the Early Church. Christian, Jewish and Pagan Attitudes in the Greco-Roman World*, Princeton, Paulist Press.〔＝1990, 平野あい子訳『初代教会と中絶』すぐ書房〕

Grassin M., 2001, *Le nouveau-né entre la vie et la mort. Éthique et réanimation*, Paris, Desclée de Brouwer.

Grimmer C., 1983, *La femme et le bâtard,* introduction d'E. Le Roy Ladurie, Paris, Presses de la Renaissance.

Guerreau-Jalabert A., 1995, « *Spiritus et caritas.* Le baptême dans la société médiévale », in F. Héritier-Augé et E. Copet-Rougier, éd., *La parenté spirituelle,* Paris, Bâle, éditions des Archives contemporaines, pp. 133-204.

Habermas J., 2002, *L'avenir de la nature humaine. Vers un eugénisme libéral ?*, Paris, Gallimard, traduit de l'allemand par G. Bouchindhomme.〔＝2004, 三島憲一訳『人間の将来とバイオエシックス』法政大学出版局〕

Hacking I., 2001, *Entre science et réalité : la construction sociale de quoi ?*, Paris, La Découverte.〔＝2006, 出口康夫・久米暁訳『何が社会的に構成されるのか』岩波書店〕

Halimi G., 1973, *La cause des femmes,* Paris, Grasset.

Haraway D., 1991, *Simians, Cyborgs, and Women. The &invention of Nature,* Londres, Free Association Books.〔＝2000, 高橋さきの訳『猿と女とサイボーグ――自然の再発明』青土社〕

Haraway D., 1992, « Manifeste cyborg : la science, la technologie et le féminisme socialiste vers la fin du xxe siècle », *Futur antérieur*, n° 12-13, pp. 155-197.

Hardt M., Negri A., 2000, *Empire*, Paris, Exil.〔＝2003, 水嶋一憲他訳『〈帝国〉――グローバル化の世界秩序とマルチチュードの可能性』以文社〕

Harsgor M., 1975, « L'essor des bâtards nobles au xve siècle », *Revue historique*, avril, pp. 319-354.

Heinich N., 1998, *Ce que l'art fait à la sociologie*, Paris, Minuit.

Henry M., 1985. *Généalogie de la psychanalyse*, Paris, PUF.〔＝1993, 山形頼洋他訳『精神分

析の系譜──失われた始源』法政大学出版局〕

Henry M., 1990, *Phénoménologie matérielle,* Paris, PUF.〔=2000, 中敬夫・野村直正・吉永和加訳『実質的現象学』法政大学出版局〕

Henry M., 1994, « Phénoménologie de la naissance », *Alter*, (2), pp. 11-27.

Henry M., 2000, *Incarnation. Une philosophie de la chair*, Paris, Seuil.〔=2007, 中敬夫訳『受肉──〈肉〉の哲学』法政大学出版局〕

Herder J. G., 1992, *Traité de l'origine du langage*, Paris, PUF, traduit de l'allemand par D. Modigliani (première édition 1772).〔=1972, 大阪大学ドイツ近代文学研究会訳『言語起源論』法政大学出版局〕

Héritier F., 1994, *Les deux soeurs et leur mère*, Paris, Odile Jacob.

Héritier F. (entretien avec), 2001, « Privilège de la féminité et domination masculine », *Esprit*, mars-avril, pp. 77-95.

Hermitte M.-A., 1990, « L'embryon aléatoire », in Jacques Testart, éd., *Le magasin des enfants*, Paris, François Bourin, réédition Gallimard Folio, 1994, pp. 327-367.

Hermitte M.-A., 2000, « L'embryon humain : problèmes de qualification », *Revue générale de droit médical*, novembre, pp. 17-40.

Hervieu-Léger D., 2003, *Catholicisme, la fin d'un monde*, Paris, Bayard.

Heyd D., 1994, *Genethics. Moral Issues in the Creation of People*, Berkeley, University of California Press.

Hlrschman A., 1980, *Les passions et les intérêts*, Paris, PUF.〔=1985, 佐々木毅・旦祐介訳『情念の政治経済学』法政大学出版局〕

Hoffer P. C., Huil N. E. H., 1981, *Murdering Mothers : Infanticide in England and New England, 1558-1803*, New York, New York UP.

Honneth A., 2000, *La lutte pour la reconnaissance*, Paris, Cerf (première édition allemande 1992).〔=2003, 山本啓・直江清隆訳『承認をめぐる闘争──社会的コンフリクトの道徳的文法』法政大学出版局〕

Horsley R, 1979, « Who were the witches ? The social roles of the accused in the European witch trials », *Journal of Interdisciplinary History*, vol. 9, n° 4, pp. 689-715.

Huber G., 2000, *L'homme dupliqué. Le clonage humain : effroi et séduction*, Paris, L'Archipel.

Iacub M.,Jouannet P., éd., 2001, *Juger la vie. Les choix médicaux en matière de procréation*, Paris, La Découverte.

Iacub M., 2002, *Penser les droits de la naissance,* Paris, PUF.

Isambert F.-A., 1982, « Une sociologie de l'avortement est-elle possible? », *Revue française de sociologie*, XXIII, pp. 359-381.

Isambert F.-A., Ladrière P., 1979, *Contraception et avortement. Dix ans de débats dans la presse 1965-1974*, Paris, CNRS.

Jolivet M., 2002, « Derrière les représentations de l'infanticide ou *Mabiki Ema* », *Bulletin of the Faculty of Foreign Studies*, Sophia University, n° 37, pp. 81-115.

Kamm F. M., 1992, *Creation and Abortion. A Study in Moral and Legal Philosophy*, Oxford, Oxford

UP.

KAN S., 1989, *Symbolic Immortality : the Tinglit Potlach of the Nineteenth Century,* Washington, Smithsonian Institution Press.

KANTOROWICZ E., 1989, *Les deux corps du roi*, Paris, Gallimard.〔＝2003, 小林公訳『王の二つの身体』ちくま学芸文庫〕

KEOWN J., 1988, *Abortions, Doctors and the Law. Some Aspects of the Legal Regulation of Abortion in England from 1803 to 1982*, Cambridge, Cambridge UP.

KIERKEGAARD S., 1980, *Les œuvres de l'amour, Œuvres complètes*, t. XIV, Paris, Orante, introduction et notes de Jean Brun (première édition 1847).〔＝1964, 武藤一雄・芦津丈夫訳『愛のわざ』白水社〕

KLIGMAN G., 1998, *The Politics of Duplicity. Controlling Reproduction in Ceausescu's Romania*, Berkeley, University of California Press.

KRIPKE S., 1982, *La logique des noms propres*, Paris, Minuit.〔＝1985, 八木沢敬・野家啓一訳『名指しと必然性——様相の形而上学と心身問題』産業図書〕

KUHSE E., SINGER P., éd., 1999, *Bioethics. An Anthology,* Oxford, Blackwell.〔＝2011, 江口聡編・監訳『妊娠中絶の生命倫理』勁草書房〕

LADRLÈRE P., 1982, « Religion, morale et politique : le débat sur l'avortement », *Revue française de sociologie*, vol. XXIII, pp. 417-454.

LADRLÈRE P., 1991, « La notion de personne héritière d'une longue tradition », in S. Novaes, éd., *Biomédecine et devenir de la personne*, Paris, Seuil, pp. 27-86.

LADRLÈRE J., VAN PARIJS P., éd., 1984, *Fondements d'une théorie de la justice*, Louvain-la-Neuve, Institut supérieur de philosophie.

LA FLEUR W., 1992, *Liquid Life. Abortion and Buddhism in Japan,* Princeton, Princeton UP.〔＝2006, 森下直貴他訳『水子——〈中絶〉をめぐる日本文化の底流』青木書店〕

LAOUREUX S., 2003, *L'immanence à la limite. Recherches sur la phénoménologie de Michel Henry*, thèse de l'université de Liège et de l'université de Paris IV.

LAOUREUX S., 2004, « Vers un régime de l'auto-affection ? Remarques sur la possibilité de formaliser un régime de passivité », in *Recherches Sociologiques,* 35 (2), pp. 155-166.

LAPLANCHE J., PONTAUS J.-B., 1968, *Vocabulaire de la psychanalyse*, Paris, PUF.〔＝1977, 村上仁監訳『精神分析用語辞典』みすず書房〕

LARCHET J.-C., 1998, *Pour une éthique de la procréation. Éléments d'anthropologie patristique*, Paris, Cerf.

LASLETT P., 1977, *Family Lift and Illicit Love in Earlier Generations,* Cambridge, Cambridge UP.

LASLETT P., OOSTERVEEN K, SMITH R. M., éd., 1980, *Bastardy and its Comparative History,* Londres, Edward Arnold.

LATOUR B., 1993, *La clef de Berlin et autres leçons d'un amateur de science*, Paris, La Découverte.

LATOUR B., 1999, *Politiques de la nature*, Paris, La Découverte.

LATOUR B., 2002, *La fabrique du droit. Une ethnographie du Conseil d'État*, Paris, La Découverte.〔＝2017, 堀口真司訳『法が作られているとき——近代行政裁判の人類学的考察』

水声社〕

Le Bras H., 1994, *Les limites de la planète. Mythes de la nature et de la population*, Paris, Flammarion.

Le Bras H. (sous la direction de), 2000, *L'invention des populations. Biologie, idéologie et politique*, Paris, Odile Jacob.

Lebrun F., 1975, *La vie conjugale sous l'Ancien Régime*, Paris, Armand Colin.〔＝2001, 藤田苑子訳『アンシアン・レジーム期の結婚生活』慶應義塾大学出版会〕

Lefort C., 1978, *Les formes de l'histoire. Essai d'anthropologie politique*, Paris, Gallimard.

Lemieux C., 2000, *Mauvaise presse*, Paris, Métailié.

Le Naour J.-Y., Valenti C., 2003, *Histoire de l'avortement, XIXᵉ-XXᵉ siècle*, Paris, Seuil.

Leplège A., 1999, *Les mesures de la qualité de la vie*, Paris, PUF.

Leridon H., 1995, *Les enfants du désir. Une révolution démographique*, Paris, Hachette.

Leridon H., 1998, « Trente ans de contraception en France », *Contraception. Fertilité. Sexualité*, vol. 26, nº 6, pp. 435-438.

Le Roy Ladurie E., 1973, *Le territoire de l'historien*, Paris, Gallimard.

Lett D., 1999, « La naissance du limbe : des lieux pour le fœtus et l'enfant mort sans baptême au Moyen Âge », in *Études sur la mort*, nº spécial, *L'euthanasie fœtale*, pp. 11-22.

Lévi-Strauss C., 1958, *Anthropologie structurale*, Paris, Plon.〔＝1972, 荒川幾男・生松敬三・川田順造・佐々木明・田島節夫訳『構造人類学』みすず書房〕

Lévi-Strauss C., 1962, *La pensée sauvage*, Paris, Plon.〔＝1976, 大橋保夫訳『野生の思考』みすず書房〕

Lévi-Strauss C., 1973, *Mythologiques, IV. L'homme nu*, Paris, Plon.〔＝2010, 吉田禎吾他訳『裸の人　1・2』みすず書房〕

Luker K., 1984, *Abortion and the Politics of Motherhood*, Berkeley, University of California Press.

Maccoby E., Newcomb T., Hartley E., 1958, *Readings in Social Psychology*, New York, Holt, Rinehart and Winston.

Malthus T., 1992, *Essai sur le principe de population*, Paris, Flammarion, 2 vol., édition de Jean-Paul Maréchal (première édition 1798).〔＝1985, 大渕寛・森岡仁・吉田忠雄・水野朝夫訳『人口の原理』中央大学出版局〕

Malinowski B., 2001, *Trois essais sur la vie sociale des primitifs*, Paris, Payot (première édition 1933).〔＝1955, 青山道夫訳『未開社会における犯罪と慣習』日本評論新社〕

Martino B., 1985, *Le bébé est une personne*, Paris, Balland.

Marzano-Parisoli M., 2002, *Penser le corps*, Paris, PUF.

Mattéi J.-F., 1996, *Platon et le miroir du mythe*, Paris, PUF.

Maurer B., 1999, *Le principe de respect de la dignité humaine et la Convention européenne des droits de l'homme*, Paris, La Documentation française.

Mauss M., 1960, *Sociologie et anthropologie*, Paris, PUF.〔＝1973, 有地亨・伊藤昌司・山口俊夫訳『社会学と人類学　Ⅰ』弘文堂；＝1976, 有地亨・山口俊夫訳『社会学と人類学　Ⅱ』弘文堂〕

Mauss M., 1968, « Introduction à l'analyse de quelques phénomènes religieux » (1906), in

Œuvres, vol. I, *Les jonctions sociales du sacré*, Paris, Minuit, présentation de Victor Karady.

Maxwell C., 2002, *Pro-Life Activists in America. Meaning, Motivation and Direct Action,* Cambridge, Cambridge UP.

McEvoy S., 1995, *L'invention défensive. Poétique, linguistique, droit,* Paris, Métailié.

McLaren A., 1984, *Reproductive Ritual s: the Perception of Fertility in England from the Sixteenth Century to the Nineteenth Century*, Londres et New York, Methuen.〔＝1989，荻野美穂訳『性の儀礼——近世イギリスの産の風景』人文書院〕

McLaren A., 1996, *Histoire de la contraception de l'antiquité à nos jours*, Paris, Noêsis.

Mead G. H., 1963, *L'esprit, le soi et la société*, Paris, PUF (première édition américaine 1934).〔＝1995，河村望訳『精神・自我・社会』人間の科学社〕

Meillassoux C., éd., 1975, *L'esclavage en Afrique précoloniale*, Paris, Maspero.

Meillassoux C., 1986, *Anthropologie de l'esclavage*, Paris, PUF.

Memmi D., 2003, *Faire vivre et laisser mourir*, Paris, La Découverte.

Merrick J. C., Blank R. H., éd., 1993, *The Politics of Pregnancy. Policy Dilemmas in the Maternal-Fetal Relationship*, New York, Haworth Press Inc.

Midgley M., 1994, « Duties concerning islands », in P. Singer, éd., *Ethics*, Oxford, Oxford UP, pp. 375-390.

Milliez J., 1999, *L'euthanasie du fœtus. Médecine ou eugénisme ?*, Paris, Odile Jacob.

Moisseeff M., 2000, « Une figure de l'altérité chez les Dentcico ou la maternité comme puissance maléfique », in J.-L. Jamard, E. Terray, M. Xanthakou (sous la direction de), *En substances. Textes pour Françoise Héritier*, Paris, Fayard, pp. 471-489.

Morgan L. M., Michael M. W., 1999, *Fetal Subjects, Feminist Positions,* Philadelphie, University of Pennsylvania Press.

Mossuz-Lavau J., 1991, *Les lois de l'amour. Les politiques de la sexualité en France de 1950 à nos jours*, Paris, Payot.

Nations Unies, 1997, *Droits liés à la procréation et santé génésique*, New York, Nations unies, Division de la population.

Nef F., 2002, *À propos du constructionnisme social. Contribution à une ontologie des objets sociaux*, Paris, Institut Jean Nicod.

Néraudau J.-P., 1984, *Être enfant à Rome*, Paris, Les Belles Lettres.

Newman K., 1996, *Fetal Positions. Individualism, Science, Visuality*, Stanford, Stanford UP.

Nisbet R., 1984, *La tradition sociologique*, Paris, PUF, traduction de M. Aruelos (première édition 1966).〔＝1975-1977，中久郎監訳『社会学的発想の系譜』アカデミア出版会〕

Nizard A., 1998, « Suicide et mal-être social », *Population et société*, n° 334, avril.

Noonan Jr. J. T., 1966, *Contraception. A History of its Treatment by the Catholic Theologians and Canonists*, Cambridge (Mass.), Harvard UP.

Novaes S., éd., 1991, *Biomédeçine et devenir de la personne,* Paris, Seuil.

Nozick R., 1988, *Anarchie, État et utopie*, Paris, PUF (édition américaine 1974).〔＝1995，嶋津格訳『アナーキー・国家・ユートピア——国家の正当性とその限界』木鐸社〕

Nye R., 1984, *Crime, Madness and Politics in Modern France*, Princeton, Princeton UP.

Okin S., 1989, *Justice, Gender and the Family*, New York, Basic Books.〔＝2013, 山根純佳・内藤準・久保田裕之訳『正義・ジェンダー・家族』岩波書店〕

Olasky M., 1992, *Abortion Rites. A Social History of Abortion in America,* Wheaton (Ill.), Crossway Books.

Paillet A., 2002, « Autour de la naissance : l'autorité du médecin en question », in I. Baszanger, M. Bungener, A. Paillet, éd., *Quelle médecine voulons-nous ?*, Paris, La Dispute, pp. 189-209.

Pasolini P. P., 1976, *Écrits corsaires*, Paris, Flammarion.

Paulme D., 1940, *L'organisation sociale des Dogons*, Paris, Domat-Montchrestien.

Philonenko A., 1986, *La théorie kantienne de l'histoire,* Paris, Vrin.

Pichot A., 1993, *Histoire de la notion de vie*, Paris, Gallimard.

Pichot A., 2000, *La société pure de Darwin à Hitler,* Paris, Flammarion,

Pick D., 1989, *Faces of Degeneration. A European Disorder, c. 1848- c. 1918,* Cambridge, Cambridge UP.

Picq F., 1993, *Libération des femmes. Les années-mouvement*, Paris, Seuil.

Pingaud B., 1975, *L'avortement. Histoire d'un débat*, Paris, Flammarion.

Polanyi K., 1983, *La grande transformation*, Paris, Gallimard.〔＝2009, 野口建彦・栖原学訳『［新訳］大転換』東洋経済新報社〕

Pollack Petchesky R., 1984, *Abortion and Woman's Choice. The State, Sexuality and Reproductive Freedom*, New York, Longman.

Pollack Petchesky R., 1987, « Fetal images : the power of visual culture in the politics of reproduction », *Feminist Studies*, 13, n° 2.

Pollak M., 1990, *L'expérience concentrationnaire. Essai sur le maintien de l'identité sociale,* Paris, Métailié.

Purdy L. M., 1996, *Reproducing Persons. Issues in Feminist Bioethics*, Ihaca, Cornell UP.

Ratcliffe J., éd., 1966, *The Good Samaritain and the Law*, New York, Anchor Book, Doubleday and Co.

Reagan L., 1997, *When Abortion was a Crime. Women, Medecine and Law in the United States, 1867-1973*, Berkeley, University of California Press.

Rémy C., 2004, « Une mise à mort industrielle "humaine" ? L'abattoir ou l'impossible objectivation des animaux», *Politix*, n° 64,janvier.

Renaut A., 2002, *La libération des enfants. Contribution philosophique à une histoire de l'enfance*, Paris, Calmann-Lévy, Bayard.

Revault d'Allonnes C., 1976, « Le conflit ambivalentiel », in *Le mal joli. Accouchements et douleur*, Paris, UGE, pp. 348-352.

Revault d'Allonnes C., 1991, *Être, faire, avoir un enfant*, Paris, Plon.

Richardson D., 2000, *Rethinking Sexuality*, Londres, Sage.

Ricœur P., 1950, 1988, *Philosophie de la volonté, vol. 1, Le volontaire et l'involontaire*, Paris, Aubier.〔＝1993, 滝浦静雄他訳『意志的なものと非意志的なもの——Ⅰ決意すること』

紀伊国屋書店〕

Ricœur P., 1985, *Le temps raconté. Temps et récit III*, Paris, Seuil.〔＝2004, 久米博訳『時間と物語〈3〉――物語られる時間』〕

Ricœur P., 1990, *Soi-même comme un autre*, Paris, Seuil.〔＝1996, 久米博訳『他者のような自己自身』法政大学出版局〕

Ricœur P., 1991, *Lectures I. Autour du politique*, Paris, Seuil.〔＝2009, 合田正人訳『レクチュール――政治的なものをめぐって』みすず書房〕

Ricœur P., 1995, *Le juste*, Paris, éditions Esprit.〔＝2007, 久米博訳『正義をこえて――公正の探求〈1〉』法政大学出版局〕

Ricœur P., 2000, *La mémoire, l'histoire, l'oubli*, Paris, Seuil.〔＝2004, 久米博訳『記憶・歴史・忘却』新曜社〕

Ricœur P., 2001, *Le juste II*, Paris, éditions Esprit.〔＝2013, 久米博・越門勝彦訳『道徳から応用倫理へ――公正の探求〈2〉』法政大学出版局〕

Ricœur P., 2004, *Parcours de la reconnaissance*, Paris, Stock.〔＝2006, 川崎惣一訳『承認の行程』法政大学出版局〕

Riddle J., 1992, *Contraception and Abortion from the Ancient World to the Renaissance*, Cambridge (Mass.), Harvard UP.

Rosch E., 1973, « On the internai structure of perceptual and semantic categories », in T. E. Moore éd., *Cognitive Development and the Acquisition of Language*, New York, Academie Press, pp. 111-114.

Rosch E., 1977, « Classification of real-world objects : origins and representation in cognition », in P. N. Johnson-Laird, P. C. Watson, éd., *Thinking. Readings in Cognitive Science*, Cambridge, Cambridge UP, 1977, pp. 212-222.

Ross E. B., 1998, *The Malthus Factor. Population, Poverty and Politics in Capitalist Development*, Londres, Z Books.

Rossiaud J., 1976, « Prostitution, jeunesse et société dans les villes du Sud-Est au xve siècle», *Annales ESC*, vol. 31, n° 2, mars-avril, pp. 289-326.

Roussel F., 1997, « L'eugénisme: analyse terminée, analyse interminable », *Esprit*, juin, pp. 26-54.

Rousselle A., 1983, *Porneia. De la maîtrise du corps à la privation sensorielle, IIe-IVe siècle de l'ère chrétienne*, Paris, PUF.

Rudy K., 1996, *Beyond Pro-Life and Pro-Choice. Moral Diversity in the Abortion Debate*, Boston, Beacon Press.

Schelling T. C., 1960, *The Strategy of Conflict*, New York, Oxford UP.〔＝2008, 河野勝訳『紛争の戦略――ゲーム理論のエッセンス』勁草書房〕

Scheper-Hughes N., 1992, *Death Without Weeping. The Violence of Evereday Life in Brazil*, Berkeley, University of California Press.

Schmitt J.-C., 1979, *Le saint lévrier. Guinefort, guérisseur d'enfants depuis le XIIIe siècle*, Paris, Flammarion.

SCHNEEWIND J. B., 2001, *L'invention de l'autonomie. Une histoire de la philosophie morale moderne*, Paris, Gallimard (première édition américaine 1998).〔＝2011，田中秀夫・逸見修二訳『自律の創成——近代道徳哲学史』法政大学出版局〕

SCHULDER D., KENNEDY F., 1972, *Avortement, droit des femmes*, Paris, Maspero.

SCIARDET H., 2003, *Les marchands de l'aube. Ethnographie et théorie du commerce aux Puces de Saint-Ouen*, Paris, Economica.

SEN A., 1991, *Éthique et économie*, Paris, PUF.

SÈVE L., 2000, « La condition humaine bouleversée par la biomédecine », *Nouveaux Regards*, n° 11, automne, pp. 3-7.

SFEZ G., 1999, *Machiavel, la politique du moindre mal*, Paris, PUF.

SFEZ G., 2000, *Les doctrines de la raison d'État*, Paris, Armand Colin.

SINGER P., 1994, *Rethinking Life and Death. The Collapse of our Traditional Ethics*, New York, St. Martin's Griffin.〔＝1998，樫則章訳『生と死の倫理——伝統的倫理の崩壊』昭和堂〕

SINGER P., 1999, *A Darwinian Left, Politics, Evolution and Cooperation*, New Haven, Yale University Press.

SINGLY F. de, 2003, *Les uns et les autres. Quand l'individualisme crée du lien*, Paris, Armand Colin.

SINTOMER Y., 2001, « Droit à l'avortement, propriété de soi et droit à la vie privée », *Les Temps modernes*, 615-616, septembre-novembre, pp. 206-239.

SLOTERDIJK P., 2002, *Bulles. Sphères I*, Paris, Pauvert.

SMITH A., 1982, *Théorie des sentiments moraux*, Plan-de-Tour (Var), éditions d'Aujourd'hui, (reproduction de l'édition Guillaumin de 1860 ; première édition 1759).〔＝2013，村井章子・北川知子訳『道徳感情論』日経BP社〕

SOLINGER R., éd., 2001, *Abortion War. A Half Century of Struggle, 1950-2000*, Berkeley, University of California Press.

STAROBINSKI J., 1971, *Jean-Jacques Rousseau. La transparence et l'obstacle*, Paris, Gallimard.〔＝2015，山路昭訳『ルソー——透明と障害』みすず書房〕

STRATHERN M., 1992, *After Nature: English Kinship in the Late Twentieth Century*, Cambridge, Cambridge UP.

SULLEROT É., 1997, *Le grand remue-ménage : la crise de la famille*, Paris, Fayard.

SUTTER J., 1950, *L'eugénique. Problèmes, méthodes, résultats*, Paris, PUF.

TAGUIEFF P.-A., 1989, « L'eugénisme, objet de phobie idéologique », *Esprit*, n° 156, novembre, pp. 99-115.

TATTERSALL I., 1998, *L'émergence de l'homme. Essai sur l'évolution et l'unicité humaine*, Paris, Gallimard.〔＝1999，秋岡史訳『サルと人の進化論——なぜサルは人にならないか』原書房〕

TEITELBAUM M., WINTER J., 1985, *The Fear of Population Decline*, San Diego Academie Press.〔＝1989，黒田俊夫・河野稠果訳『人口減少——西欧文明・衰退への不安』多賀出版〕

TESTARD A., 1998, « L'esclavage comme institution », *L'Homme*, n° 145, pp. 31-69.

Théry I., 1993, *Le démariage*, Paris, Odile Jacob.

Théry I., 1998, *Couple, filiation et parenté aujourd'hui*, Paris, Odile Jacob, La Documentation française.

Thévenot L., 1985, « Les investissements de forme », in *Conventions économiques. Cahiers du Centre d'études de l'emploi*, Paris, PUF, pp. 21-72.

Thévenot L., 1990, « L'origine sociale des enquêtes de mobilité sociale », *Annales ESC*, novembre-décembre, n° 6, pp. 1275-1300.

Thomas Y., 1995, « *Fictio legis*. L'empire de la fiction romaine et ses limites médiévales », *Droits*, n° 21, pp. 17-63.

Thomas Y., 1996, « Le ventre. Corps maternel, droit paternel », *Le Genre humain*, n° 14, pp. 212-235.

Thompson D., 2001, *Radical Feminism Today*, Londres, Sage.

Thompson E. P., 1988, *La formation de la classe ouvrière anglaise*, Paris, Hautes Études, Gallimard, Seuil (1963 pour la première édition de langue anglaise).〔＝2003，市橋秀夫・芳賀健一訳『イングランド労働者階級の形成』青弓社〕

Thomson J. J., 1971, « A defense of abortion », *Philosophy and Public Affairs*, vol. 1, n° 1, pp. 47-66.〔＝2011，塚原久美訳「妊娠中絶の擁護」江口聡編・監訳『妊娠中絶の生命倫理』勁草書房，11-35頁〕

Tillier A., 2001, *Des criminelles au village. Femmes infanticides en Bretagne (1825-1865)*, Rennes, Presses universitaires de Rennes.

Tong R., 1997, *Feminist Approaches to Bioethics*, Westview Press.

Tooley M., 1972, « Abortion and infanticide », *Philosophy and Public Affairs*, vol. 2, n° 1, pp. 37-65.

Tooley M., 1983, *Abortion and Infanticide*, Oxford, Clarendon Press.

Toulemon L., Leridon H., 1992, « Maîtrise de la fécondité et appartenance sociale : contraception, grossesses accidentelles et avortements », *Population*, n° 1.

Toulemon L., Leridon H., 1995, « Les pratiques contraceptives en France », *La Revue du praticien*, 45/2395.

Tribe L. H., 1990, *Abortion. The Clash of Absolutes*, New York, Norton.

Tronto J. C., 1993, *Moral Boundaries. A Political Argument for an Ethic of Gare*, New York, Routledge.

Turnbull C., 1965, *The Mbuti Pygmies. An Ethnographie Survey*, New York, American Museum of Natural History.

Turner V., 1990, *Le phénomène rituel. Structure et contre-structure*, Paris, PUF (première édition anglaise 1969).〔＝1976，冨倉光雄訳『儀礼の過程』思索社〕

Van Der Lugt M., 1998, *Le ver, le démon et la vierge. Les théories médiévales de la génération extraordinaire (vers 1100 - vers 1350). Une étude sur les rapports entre théologie, philosophie naturelle et médecine*, thèse de l'EHESS et de l'université d'Utrecht, sous la direction de Mayke de Jong et Jean-Claude Schmitt.

VENNER F., 1995, *L'opposition à l'avortement. Du lobby au commando*, Paris, Berg.

VERNANT J.-P., VIDAL-NAQUET P., 1985, *Travail et esclavage en Grèce ancienne*, Paris, La Découverte.

VIRNO P., 1999, *Le souvenir du présent. Essai sur le temps historique,* Paris, éditions de l'Eclat, traduction de M. Valensi.

WAGNER P., 1996, *Liberté et discipline. Les deux crises de la modernité*, Paris, Métailié, traduit de l'allemand par B. Grasset.

WALZER M., 1990, *Critique et sens commu*n, Paris, La Découverte.

WARREN M. A., 1997, *Moral Status. Obligations to Persons and Other Living Things*, Oxford, Oxford UP.

WEINDLING P., 1998, *L'hygiène de la race. I. Hygiène raciale et eugénisme médical en Allemagne, 1870-1932*, Paris, La Découverte.

YACK B., 1986, *The Longing for Total Revolution. Philosophic Sources of Social Discontent from Rousseau to Marx and Nietzsche*, Princeton, Princeton UP.

ZIZEK S., 1993, *L'intraitable*, Paris, Anthropos.

注

序論

1.　多くの文献の中でも、Henri Atlan, Marc Augé, Mireille Delmas-Marty, Roger-Pol Droit, Nadine Fresco, *Le clonage humain*, Paris, Seuil, 1999〔＝2001，工藤妙子訳『ヒト・クローン未来への対話』青土社〕と、Gérard Huber, *L'homme dupliqué. Le clonage humain : effroi et séduction*, Paris, L'Archipel, 2000 を参照のこと。後者の著作は、「ぞっとさせるフィクション」から始まる（それゆえ、この文献は、オルダス・ハクスリーが『すばらしい新世界』で創始した伝統に結びつけられる）。

2.　たとえば、土壌の研究（土壌学）を行う際、研究者は、一連の変換を通じて、誰もがみなその上を歩く経験的な土壌から、諸々の検査の対象となり、それによって科学的言表の対象となりうる土壌サンプルへと、徐々に移っていく。その際に用いられる諸々の操作については、Bruno Latour, *La clef de Berlin et autres leçons d'un amateur de science*, Paris, La Découverte, 1993 (pp. 145-171) を参照のこと。

3.　Luc Boltanski et Laurent Thévenot, *De la justification. Les économies de la grandeur*, Paris, Gallimard, 1991〔＝2007，三浦直希訳『正当化の理論――偉大さのエコノミー』新曜社〕.

4.　現代言語学の高度な専門性を考えると、この学問、とりわけチョムスキー言語学に負っているものを言うことがためらわれる。というのも、我々の借用が――ある学問から別の学問に図式が輸入される場合にしばしば起こることだが――類推的な性格しかもたないということが懸念されるからである。このような置き換えはおそらく本質的に隠喩的なものであり、そのことを認めることはやぶさかではない。とはいえ、このような置き換えの用語を明確にする際に大いに助けられた二つの著作を指摘しておきたい。それは、Jean-Élie Boltanski, *Nouvelles directions en phonologie*, Paris, PUF, 1999 と、とりわけ Jean-Élie Boltanski, *La révolution chomskyenne et le langage*, Paris, L'Harmattan, 2002 である。後者の著作に所収されている、古典的生成文法と競合関係にある最適性理論を扱った章は、我々の研究にとって大きな刺激となった。というのも、この理論を土台とする諸々の文法は、対立する諸々の要求を言語活動の中心に置き、諸々の普遍的制約から成る有限なレパートリーの存在を強調するからである。違反可能で、両立不可能なことが多いこれらの制約は、個々の言語において、予見不可能な形で序列化される。したがって、個々の言語は、競合する両立不可能な諸制約間の対立を解決する努力として描写される。この解決は、諸制約を序列化することを通じて、もしくは、それが可能なときは、諸制約の間に多かれ少なかれ脆い妥協を確立することを通じて行われる。しかし、完全に満足のいくよう

な解決は存在しない。「フロイトが用いた諸々の隠喩におけるように、遠ざけられていた諸制約は、それらが締め出された部屋のドアをノックする」、それゆえ、「あらゆる文法には不安定要因が存在するのである」(p. 161)。

5. たとえば、レヴィ＝ストロースによる交換分析に対して、モーリス・メルロ＝ポンティから着想を得ながらクロード・ルフォールが行った批判を参照のこと。Claude Lefort, *Les formes de l'histoire. Essai d'anthropologie politique*, Paris, Gallimard, 1978, pp. 15-29 に再録された « L'échange et la lutte des hommes ».

6. Paul Ricœur, *Le temps raconté. Temps et récit III*, Paris, Seuil, 1985〔＝ 2004, 久米博訳『時間と物語〈3〉――物語られる時間』〕.

7. 最近、完全に信頼できるある歴史学者が執筆した中世初期の母性に関する著作を読む中で、「自由意志に基づく妊娠中絶」という用語に出くわした。このとき感じた気詰まりと同じものを、我々は、社会階級の形成の問題に取り組んだ際にも経験した。それは、18 世紀半ばの社会構造を記述するために、1945 年から 1950 年の間に構築された職業別社会階層の用語体系を良かれと思って使用した歴史学の仕事に出くわした際に感じた気詰まりである。

8. 病院の外で接触した人びとの何人かは、中絶について我々と直接向かい合って話し合うことを拒否した。ここから、ある有意な偏りが存在すると結論づけることができるかもしれない。たとえば、インタビューに応じてくれた人びとは、それを拒否した人びとよりも中絶に深く関わっている、という偏りである。だが、中絶を経験したことのある人びとによって中絶がどのように記憶されているのかについてアメリカで行われた諸々の研究は、反対の内容を示す傾向がある。すなわち、中絶の痕跡は、この経験について語ることにそれほどためらいをもたない人びとよりも、それについて語ることを避ける人びとの方が、根強く残るというのである(Larry Cohen, Susa Roth, « Coping with Abortion », *Journal of Human Stress*, 1984, n° 34, pp. 140-144, cité in Carol J.C. Maxwell, *Pro-Life Activists in America. Meaning, Motivation and Direct Action*, Cambridge, Cambridge UP, 2002, pp. 164-165)。

第一章

1. George Devereux, *A Study of Abortion in Primitive Societies,* New York, International Universities Press, 1955.

2. 「もしもあらゆる種類の文化的行動に関する一覧表を作成することが人類学者にできるとすれば、その一覧表は、精神分析者が臨床という文脈の中で見つける衝動、欲望、幻想などを含む完全な一覧表と一つ一つ重なることになるであろうし、したがって、その一覧表は人間種の心的統一性を例証することになるだろう」(*ibid.*, 序論)。

3. 1940 年から 1943 年の間に、したがって、ジョルジュ・ドゥヴルーの著作の十年以上前に、地域別人間関係資料に基づいて行われた別の研究が存在する。この研究は、中絶に関する諸々のデータを含んでいるが (pp. 50-53)、より広い観点から行われたものである。なぜなら、「人間の生殖」一般を対象としているからであ

る。主として記述的である（そして、理論的平面においては機能主義から着想を得ている）この研究には、我々が使用した情報やデータから導き出された知見が含まれている。この研究書は1964年に再版されている（Clellan Stearns Ford, *A Comparative Study of Human Reproduction*, Yale University Publications in Anthropology, n° 32, Yale, Human Relations Area Files Press, 1964）。

4.　地域別資料の入手を手助けしてくれたフィリップ・デスコラと、研究の際にアドバイスをくれた彼の社会人類学研究室の共同研究者に感謝する。

5.　同様の事実をC・S・フォードも確認している（*op. cit.*, p. 50）。

6.　とりわけ John Riddle, *Contraception and Abortion from the Ancient World to the Renaissance*, Cambridge (Mass.), Harvard UP, 1992 を参照のこと。

7.　ウィリアム・R・ラフルーアの著作 William R. La Fleur, *Liquid Life. Abortion and Buddhism in Japan*, Princeton, Princeton UP, 1992〔＝2006, 森下直貴他訳『水子――〈中絶〉をめぐる日本文化の底流』青木書店〕を参照のこと。この著作は、人口統計学だけでなく人類学という点から、とりわけ前近代と近代と言われる時代の日本における中絶の実践を研究している。彼は、中絶の実践を、「流動的な」生命観と関係づけている。この生命観によれば、人間存在は、神々の世界から徐々に離れて人間界へと入り、老いがやってくると、また人間界から少しずつ離れて神々の世界へと戻る。かくして誕生と死は、「時間とともに広がり、部分的には人間界で達成され、部分的には神々の世界で達成される」社会過程として理解される。

8.　大半の社会で中絶が総非難の対象となることは、先に引用したC・S・フォードの著作によって確認される（*op. cit.*, p. 51）。

9.　ヤノマミ族にはとりわけ次のような信仰が存在する。それは、子どもがある女性の肉に宿るには、一回の性交ではなく、射精を連続して行うことが必要とされるという信仰である。この段階的な子づくりに、複数の男性が参加することが許される。しかし、このように幾人かで生むことが行われる際、生みの親の一人に主要な役割が与えられる（Catherine Alès, «A Story of unspontaneous generation», in Stephen Beckerman, Paul Valentine, ed., *Cultures of Multiple Fathers. The Theory and Practice of Partible Paternity in Lowland South America*, Gainesville, University of Florida Press, 2002, pp. 62-85）。

10.　このような事例は、たとえば、チャコに住むインディアンのマタコ族にも見られる。マタコ族は、女性が入浴しているときに悪魔が女性の身体に侵入して、女性を妊娠させる場合があると考えている（Rafael Karsten, *Indian Tribes of the Argentine and Bolvian Chaco : Ethnological Studies*, Helsingfors, Akademische Buchhandlung, 1932, pp. 77-78）。情報源は地域別資料。今後、この資料ファイルから抜粋された出典は、イニシャル（AF）で示すことにする。

11.　たとえば、祖先からの遺産の一部が母系を経て相続されるインディアンのトリンギット族は、父親のいない子どもを「不完全な存在」と呼び、それを、生育が途中で終わってしまっている木の地位と比べている（Seirgei Kan, *Symbolic Immortality : the Tinglit Potlach of the Nineteenth Century*, Washington, Smithsonian Institution Press, 1989-AF）。

12. しかしながら、中絶を実践していることが知られても告発されることはほとんどなく、告発はむしろ、人間や家畜の繁殖力、土壌肥沃度を低下させると考えられる実践としばしば結びつき、魔女と指示された人びとに向けられていたのではないかと考えることができる。16世紀と17世紀のヨーロッパで大規模に行われた魔女狩りの歴史を扱った多くの著作を検討した論文の中で、リチャード・ホースレイは、魔術を使ったかどで法廷で告発された人びとが果たした社会的役割とは何だったのかという問題を解明し、供述と告発をもとにした統計分析の概略を示すことを試みている。彼が示しているように、悪魔の魔術に関する公式理論に基づいて魔術を使ったという理由で教会当局に告発された人びとは、大半の場合、年輩で身寄りがなく、独身もしくは配偶者を亡くした女性たちであった。彼女たちは、治療師や占い師の役割を果たし、多くの場合、悪魔との関係に対する信仰を含まない「白魔法」を実践していた。他にも理由はあっただろうが、治療実践の失敗の結果、農民によって告発されるということもあったかもしれない。だが、農民たちによる告発の中に、――民間の治療実践が魔術の公式理論の用語で再解釈されることで生じる――悪魔的実践への言及は見つけられない。これらの治療師はまた、助産婦の役割を果たす場合もあり、これら二つの役割は明確には区別されていなかった。だが、助産婦と明確に指示される人びとの数は、治療師と指示される女性の数と比べると非常に少ない。最後に、食べるために新生児を殺害したり、生まれた直後の新生児を悪魔に捧げるために殺害することに対する告発は、政府当局によってなされてはいたが、農民が行う告発の中に現れることはなかった。また、R・ホースレイが指摘した告発の中に、中絶の実践への明確な言及も見つけられない（Richard Horsley, « Who were the witches ? The social roles of the accused in the European witch trials », *Journal of Interdisciplinary History*, vol. 9, n° 4, 1979, pp. 689-715）。

13. ボリビアに居住するインディアンのアイマラ族では、中絶の実践は証明されているものの明確に罰せられているわけではない。だからといって、アイマラ族は中絶に対して好意的であるというわけではない。なぜなら、アイマラ族は、中絶の実践が、大きな災害をもたらすような性質をもつ降雹と結びついていると考えているからである（Hans C. Buechler, *The Bolvian Aymara*, New York, Holt, Rinehart & Winston, 1971-AF）。

14. Pierre Bourdieu, *Esquisse d'une théorie de la pratique, précédé de Trois études d'ethnologie kabyle*, Genève, Droz, 1972, とりわけ第三研究「意志としての親族と表象としての親族」を参照のこと。

15. 最近の事例として、Pierre Bourdieu, *La Domination Masculine*, Paris, Seuil, 1997〔＝ 2017, 坂本さやか・坂本浩也訳『男性支配』藤原書店〕を参照のこと。

16. 「家の論理」と「都市の論理」との区別について、それから、「18世紀までの出産の大多数がその中で行われていたであろう女性社会の秘密」については、Jean-Pierre Baud, *Le droit de vie et de mort. Archéologie de a bioéthique,* Paris, Aubier, 2001, pp. 208-209 et 250-251 を参照のこと。

17. Philippe Descola, *Les lances du crépuscule,* Paris, Plon, 1998 を参照のこと。

18. Maurice Godelier, *La Production des grands hommes*, Paris, Fayard, 1996.

19. カトリーヌ・アレスは、ヤノマミ族での出産について、次のように語っている。「分娩は、男性のいないところで行われる。男性は恐れをなして、この場面の見えないところへとみな逃げ出すのである。夜を除いて、女性は、子どもを産むために定期的に森へと赴く。女性はたった一人でそこに行くか、もしくは別の女性を連れて行く。たいていの場合、付き添いの女性は母親か、母親がいなければ姉妹もしくは義理の姉妹である（大半の場合、同じ村に住んでいなければ、妻は、妊娠後期に母親のもとで生活をしに戻る）。そのとき、彼女たちは、様々な理由から、出産直後に子どもを亡きものにすることを決めることができる」（Catherine Alès, « Pourquoi les Yanomami ont-ils des filles? », in Maurice Godelier, Michel Panoff, éd., *La produciton du corps. Approches anthropologiques et historiques*, Amsterdam, Overseas Publishers Associations, édition des Archives contemporaines, 1998, pp. 281-315）。

20. アリストテレスによる都市国家（cité）の定義を参照のこと。彼は都市国家を、正義が行使されうる場所として定義している。なぜなら、人間存在はそこでは、バラバラに存在しながらも、公平な分配の基礎となりうる諸々の共通価値を利用することができるからである。都市国家は一方で家と対立する。なぜなら、家における諸存在は、あまりにも多くのことを分かち合っているため、正義を実践可能なものにすることができないからである。他方で、都市国家は、それと性質を異にする共同体とも対立する。というのも、今度は共通の尺度が存在しないために、公正な秩序を確立することができないからである（Aristote, *Éthique à Nicomaque, Paris*, Vrin, 1983, introduction de J. Tricot, pp. 248 et suiv.〔＝ 2002，朴一功訳『ニコマコス倫理学』京都大学学術出版会，226 頁以降〕）。また、この区別については、Hannah Arendt, *La condition de l'homme moderne*, Paris, Calmann-Lévy, préface de Paul Ricœur, édition de 1983 (traduction de *The Human Condition*, Chicago, 1958)、特に pp. 65-76〔＝ 1994，志水速雄訳『人間の条件』ちくま学芸文庫，81-94 頁〕を参照のこと。

21. Bronislaw Malinowski, *Trois essais sur la vie sociale des primitifs,* Paris, Payot, 2001 (première édition 1933), pp. 68-71〔＝ 1955，青山道夫訳『未開社会における犯罪と慣習』日本評論新社，67-70 頁〕（この事例に注意を向けるきっかけを与えてくれたダミアン・ド・ブリックに感謝する）。

22. Muriel Jolivet, « Derrière les représentations de l'infanticide ou *Mabiki Ema* », *Bulletin of the Faculty of Foreign Studies*, Sophia University, n° 37, 2002, pp. 81-115 を参照のこと。

23. G・ドゥヴルーは、B・ジュアンが研究した（*La Mort et la tombe, etc.*, travaux et mémoires de l'Institut d'ethnologie, 52, Paris, 1949, pp. 124-126）ラデー族による祈りを事例として挙げている（*op. cit.*, p. 46）。それは、「米も水も与えられなかった」中絶された胎児の霊の怒りを鎮めることを目的として唱えられたものである。

24. M. Jolivet, *loc. cit.*

25. M. Godelier, M. Panoff, éd., *op. cit.* を参照のこと。

26. 多くの著作の中でも、Jacques Gélis, *L'arbre et le fruit,* Fayard, 1984 を参照のこと。また、中世に関しては、Maaike Van der Lugt, *Le ver, le démon et la vierge. Les théories* mé-

diévales de la génération extraordinaire (vers 1100- vers 1350). Une étude sur les rapports entre théologie, philosophie naturelle et médecine, thèse de l'EHESS et de l'université d'Utrecht, sous la direction de Mayke de Jong et Jean-Claude Schimitt, 1988 も参照のこと。

27. Jacques Gélis, *La sage-femme et le médecin*, Paris, Fayard, 1988 の中にある多くの事例を参照のこと。

28. 確かに、胎内にイエスの表象を含んでいる聖母の図像は存在する。だが、その場合のイエスは、形をすでに成しており、神聖なる王権のしるしが与えられた子どもとしてのイエスである。このことは、受肉の象徴体系を指し示している（14世紀のロシアの図像であるしるしの聖母を参照のこと。これは、シュヴトーニュ〔修道院〕コレクションに保管されているイザヤ書7章14節の挿絵である）。

29. Yan Thomas, « Le ventre. Contre maternel, droit paternel », *Le Genre Humain*, n° 14, 1996, pp. 212-235 を参照のこと。

30. Ian Tattersall, *L'émergence de l'homme. Essai sur l'évolution et l'université humaine*, Paris, Gallimard, 1998〔＝1999, 秋岡史訳『サルと人の進化論——なぜサルは人にならないか』原書房〕を参照のこと。

31. しかし、20世紀後半に入って、「胚」を法的に規定するための言語を見つけなければならなくなると、現実態と可能態というアリストテレスが定式化した対立をかなり自由に解釈して、「潜勢態」という言説でそれを再翻訳するということが行われることになるだろう。Aristote, *De la génération et de la corruption*, Paris, Vrin, 1998 (trad. J. Tricot) を参照のこと。また、アリストテレス哲学の諸々のカテゴリーを受け継いだ者たちの歴史については、André Pichot, *Histoire de la notion de vie*, Paris, Gallimard, 1993 を参照のこと。

32. 実際、古典的と呼ぶことのできる社会的なものの存在論の大半は、死の危機に瀕している人間存在や、死の恐怖を抱いている人間存在を設定することによって構築されてきた。それは、ホッブズのように、他者からもたらされる暴力による死への恐怖に基づいて、君主（すなわち、断片化を食い止めることのできる全体化の原理）の必要性を打ち立てる場合がそうである。あるいは、暴力を経由せずとも誰もがみな平等に経験することになる死の可能性に基づいて、制度——すなわち、人間よりも耐久性があるように見える存在——を打ち立てる場合もそうである。後者の死は誰も逃れることができないものであり、王でさえも逃れることはできない。だが、第二の身体によって、王は、第一の身体を規定する有限性を克服することができる（Ernst Kantorowicz, *Les deux corps du roi,* Paris, Gallimard, 1989〔＝2003, 小林公訳『王の二つの身体』ちくま学芸文庫〕）。

33. ハンナ・アレントは、出生の形而上学を素描しようとした数少ない哲学者の一人であった。彼女は、出生の形而上学を、根本的に新しい出来事が時間の中で不意に出現することを説明するパラダイムとして捉えていた。H. Arendt, *La condition de l'homme modern, op. cit.*, pp. 277-278〔＝1994, 志水速雄訳『人間の条件』筑摩書房, 384-386頁〕を参照のこと。

34. Paul Ricœur, *La Mémoire, l'histoire, l'oubli,* Paris, Seuil, 2000, p. 465〔＝2004, 久米

博訳『記憶・歴史・忘却』新曜社，113 頁〕.

35. 法廷に配置されている絵画がいかなる役割を付与されているのかを検討したS・エジャートンの著作を参照のこと（S. Edgerton, *Pictures and Punishment. Art and Criminal Prosecution during the Florentine Renaissance*, Ithaca, Cornell UP, 1985）。

36. Luc Boltanski, *La souffrance à distance*, Paris, Métaillié, 1993 を参照のこと。

37. Cf. Luc Boltanski, *L'amour et la justice comme compétence*, Paris, Métailié, 1990, 特に第一部 « Ce dont les gens sont capables », pp. 37-63.

38. Jeanne Favret-Saada, *Les mots, la mort, les sorts*, Paris, Gallimard, 1977.

39. Ian Hacking, *Entre science et réalité : la construction sociale de quoi ?*, Paris, Découverte, 2001〔= 2006, 出口康夫・久米暁訳『何が社会的に構成されるのか』岩波書店〕.

40. Michel Foucault, *Histoire de la sexualité I. La volonté du savoir,* Paris, Gallimard, 1976, pp. 35 et suiv., 179 et suiv.〔= 1986, 渡辺守章訳『知への意志――性の歴史 1』新潮社. 35 頁以降と 172 頁以降〕を参照のこと。また、Hervé Le Bras (sous la direction de), *L'invention des populations. Biologie, idéologie et politique,* Paris, Odile Jacob, 2000 も参照のこと。

41. Luc Boltanski, *Prime éducation et morale de classe*, Paris, Mouton, 1969 を参照のこと。

42. 心的カテゴリーの構造を検討する中で、E・ロッシュは、なぜ心的カテゴリーが、学術用語の中に現れるカテゴリーとは異なり、境界によって縁取られた同質的な空間として理解されるべきではなく、焦点と周辺――両者の境界は曖昧である――という観点から理解されるべきなのかを示している（Eleanor Rosch, « Classification of real-world objects : origins and representation in cognition », in P. N. Johnson-Laird, P. C. Watson, ed., *Thinking. Reading in Cognitive Science*, Cambridge, Cambridge UP, 1977, pp. 212-222）。

43. 社会科学が個別性の問題と取り結んでいた少なくとも微妙な関係については、Nathalie Heinich, *Ce que l'art fait à la sociologie,* Paris, Minuit, 1998 を参照のこと。

44. だが、個人的アイデンティティが形成され、個別性が顕現する社会過程を検討した、社会科学の偉大な著作を指摘しておきたい。それは、ベアトリス・フレンケルが署名の歴史を検討した著作である（Béatrice Fraenkel, *La signature. Genèse d'un signe*, Paris, Gallimard, 1992）。この著作の中でベアトリス・フレンケルが強調しているように、身振りを通じて生まれる署名には、署名者の身体の痕跡が残る。署名は、〔署名者の〕現前を持続的に代理する役割を果たす。それゆえ、契約者や証人がその場にいなくても、署名を通じて契約が認証され続けることになるのである。

45. 精神分析は例外である――精神分析を「社会科学」と見なすことが認められるならば。精神分析は、〔一方の〕理論の一般体系を構築する作業と、〔他方の〕人びとが自身の最も個別的な部分――それはとりわけ、各人の伝記的行程の特殊性から生じるとされる――を示す過程に注意を払う作業を往復するために必要となる諸々の道具を、最初から備えていた。

46. 社会学は、いわば種が社会に与える無定形な基体として新生児を扱い、このような新生児に対して作用するものとして社会化を捉えた。このように考えることによって社会学が戦いを挑もうとしたのは、とりわけ次のような考え方に対してで

あった。すなわち、生物学的基盤の上に集団の存在を確立し、その結果、集団の成員に共通する諸々の特性を、同一の人種への帰属から導き出そうとする考え方である。このような考え方は、家畜に対して家畜飼育者がごく自然に用いていたモデルの派生物を土台とするものであった。

47. 誕生の人類学や生殖の人類学のような学問が明確に現れるようになったのは、かなり最近のことである。そのような学問が発展したのはおそらく、人類学者という職業に女性が就くようになったことが大きい。

48. 以下記述される親族の基本的な要素は、Maurice Godelier et Jacques Hassoun, éd., *Meutre du père, sacrifice de la sexualité. Approches anthropologiques et psychanalytiques,* Strasbourg, Arcanes, 1996, pp. 36-37 に基づいている。

49. これらの先祖がみな「親族の影響力」を同じようにもっているわけではないし、この個人と同じような子孫関係を取り結んでいるわけでもない。それは、その体系が父系的なものなのか（男系の子孫）、母系的なものなのか（女系の子孫）、それとも双系的なものなのか（男女の区別のない子孫）に応じて変わってくるのである。

50. 国家を伴う社会（いわゆる「政治」社会もしくは「複合」社会）の凝集性を説明するために政治哲学、次いで社会学が提示した諸々の解決策を、このモデルは、国家なき社会（いわゆる「未開」社会もしくは「単純」社会）の凝集性が提起する問題にまで広げる。人間が万人の万人に対する闘争から逃れることはいかにして可能かという問題は、ホッブズに由来している。交換は闘争の平和的代替物となるだろうという考えは、18 世紀の政治哲学、とりわけアダム・スミスのそれに由来している（後者に関しては、Albert Hirschman, *Les passions et les intérêts,* Paris, PUF, 1980〔＝ 1985, 佐々木毅・旦祐介訳『情念の政治経済学』法政大学出版局〕を参照のこと）。最後に、凝集性は分化を通じて達成されるだろうという考えは、デュルケムに由来している。たとえ、クロード・レヴィ＝ストロースがこの考えに大きな変更を加えているとしてもである。レヴィ＝ストロースは、デュルケムが立てた対立用語の一方（機械的連帯）を削り、有機的連帯を「未開」あるいは「単純」社会にまで広げている。これらの社会において、有機的連帯の発展が分業を通じて押し進められることはほとんどなかったとはいえ、これらの社会の凝集性が、（類似による）機械的連帯だけに依存していたわけではない。なぜなら、親族における分化の諸形態は、交換の論理に従って平和裏に表明される依存を引き起こすからである。

51. M.Godelier, « Meutre du père ou sacrifice de la sexualité? », in M. Godelier, J. Hassoun, éd., *op. cit.*, pp. 21-52.

52. あらゆる「起原の物語」――ルソーや契約主義者たちが提出したそれと同様に、フロイトやレヴィ＝ストロースが我々に語っていたそれ――と同じように、このシナリオは、（M・ゴドリエ自身も自発的に認めているように）仮説的で、しかも神話的な性質を呈している。だが、それは、社会生活の基本的な次元の一つに光を当てることができる。

53. セクシャリティが発情期の諸段階によって規定されるようなそれから、いつ

でも満たされうるようなそれへと移行することによって、記憶が形成され、それによって持続期間も形成され、持続期間が歴史の中に刻印されることになった。神話的とも言えるこのような生成過程を、カントが『人類の歴史の憶測的起源』の中で描いていたことを指摘しておこう。ルソーは、自然状態から歴史的状況への移行においてセクシャリティは何の役割も果たさなかったと考えていた。それに対して、カントは、――性的関係の可能な時期がもはやあらかじめ定められていないために常に生じうる――欲望の拒否を通じてセクシャリティは発生し、拒否によってより激しいものとなる欲望は想像へと向かうことになると考えていた。拒否によって引き起こされる不満は解消されなければならない。そこで用いられたのが、誘惑を通じて欲望への抵抗を弱めるという方策である。このような方策で不満を解消するという目的から、文明の技法（建築、装身具など）が発明され、感覚的魅力から――「美と崇高さに関する感覚を発展させる」方向へと向かう――理念的魅力への置き換えが生じた。だが、拒否という抵抗に打ち勝つために用いられる「誘惑」は、「他者の自由が自覚されていること」を前提とする。その意味で、このような文化の神話的生成は、法＝権利と承認の神話的生成でもあるのだ（Alexis Philonenko, *La théorie kantienne de l'histoire,* Paris, Vrin, 1986, pp. 155-159）。セクシャリティは人間化の過程において一定の役割を果たしたとカントが考えていた点に注目させてくれたエリック・ヴィーニュに感謝する。

54. G. Devereux, *op. cit.*, pp. 111-125. 実際、G・ドゥヴルーは、エディプス・コンプレックス的要因に対して反エディプス・コンプレックス的要因が優位を占めるという考えを採用している（我々はこの考えを自分の解釈の中に取り込むことはしなかった）。我々が今述べた理由から、幼年期の子どもに対して父親が示す攻撃性だけでなく、両親が示す攻撃性もまた、幼児が父親に対して示す攻撃性よりも勝るとされる。

55. Claude Lévi-Strauss, *La pensée sauvage*, Paris, Plon, 1962〔＝1976, 大橋保夫訳『野生の思考』みすず書房〕、とりわけ第七章「種としての個体」。

56. だが、B・フレンケルがE・カントロヴィチを引用しながら指摘しているように、神話上の存在ではあるものの、個体と種の性格を併せもっている動物が存在する。それは不死鳥である。だからこそ、個人の尊厳（*Dignitas*）は不死鳥にたとえられるのである――「国王との相似性」を現実の形にすることによって「種と個体」を一致させる国王印と同じように。B・フレンケルの引用によれば、E・カントロヴィチは次のように書いている。「比喩の選択は適切であった。たった一羽の不死鳥しかずっと生きていなかったのである。すなわち、どの新たな不死鳥も、先行する不死鳥と同じものであったし、後続する不死鳥と『同じもの』となるのである。さらに、――いわば天使と同じように――この鳥の場合、種と個体が合致していた。バルドゥスが強調しているように、『種全体が個体の中に保存されて』いるのであり、それゆえ、それぞれの不死鳥は、現存する不死鳥種全体を一羽で表していたのである」（E. Kantorowicz, *op. cit.*, p. 101, B. Fraenkel, *op. cit.*, p. 88 による引用）。

57. C・レヴィ＝ストロースがこの差異について総括しているページのほとんど

全てをここで引用しなければならない。「このような細かな説明が不可欠だと考えたのは、種の観念や個体の観念が社会学的でかつ相対的な性質のものであることを、誤解される心配なしに強調するためである。生物学的観点から見るならば、同一人種（人種という用語が明確な意味をもつと仮定して）に属する人間たちは、同じ一本の木の上に芽ぐみ、開花し、しぼむ個々の花に比べられる。その花はいずれも一品種の標本である。同様に、種ホモ・サピエンスの成員は全て、論理的には任意の動植物の種の成員に比べられることになる。ところが、社会生活のために、この体系には奇妙な変換が行われる。すなわち、社会生活の中では、生物学上の各個体がそれぞれ個性を発達させることになる。個性という観念が出てくれば、もはや一品種の標本という考え方は当てはまらない。それは、おそらく自然界には存在しない品種もしくは種の一タイプである（熱帯地方には、ときにそのきざしになるものがあるけれども）。個性とは、いわば『単一個体的（mono-individuelle）』観念である。ある個人が死ぬとき消滅する個性とは何かと言えば、それは色々なものの考え方と行動の一つの綜合体であって、まったく独自でかけがえのないものである。その点で、ある一種の花が、化学的には全ての植物種と同じ元素からできてはいても、他の種とは異なる独自の綜合体を成しているのと同じである」（C. Lévi-Strauss, La pensée sauvage, *op. cit.*, p. 284〔= 1976, 大橋保夫訳『野生の思考』みすず書房, 257-258頁〕）。

58. 未発表原稿である Frédéric Keck, « Individu et personne dans La pensée sauvage de Lévi-Strauss ». C・レヴィ＝ストロースの著作と、彼が設けている区別に我々の注意を喚起してくれたフレデリック・ケックに感謝の意を表したい。

59. もっとも、これほどまでに反事実的な立場は、反発を引き起こさないわけにはいかなかった。ただし、この反発も議論の余地のあるものだった。というのも、それは、同じ対立（社会対個別的な個人）に基づいて、他方の語〔＝個別的な個人〕を全面的に強調しようとするものだったからである。この種の反発は、「自律」や「責任」といった道徳的価値をもつものと理解される「人格」概念（カント主義的伝統の弱いバージョン）を、理念として掲げることが多かった。こうして、「人格」としての「主体」の「自律」や「責任」と、「集合体」への「順応的態度」が対置される可能性が生じた。当然ながら、これは、「個人」と「社会」のこの種の対立（「大衆」に反対する「エリート」）に潜む階級的偏見を暴くことで反撃するという安易な道を切り開くものだった。こういった対立はその後繰り返されることになる。

60. Saul Kripke, *La logique des noms propres*, Paris, Minuit, 1982 (traduction par Pierre Jacob et François Recanati de *Naming and Necessity*, publié une première fois aux Etats-Unis en 1972 ; republié en 1980)〔= 1985, 八木沢敬・野家啓一訳『名指しと必然性——様相の形而上学と心身問題』産業図書〕.

61. N. Heinich, *op. cit.*, p. 47 を参照のこと。

第二章

1. ジョン・ロールズの構成主義的戦略は、分析哲学との連続性が存在するけれ

ども、我々が行う直観的な道徳判断をメタ倫理的に明確化することだけにあるわけではない。ロールズは、歴史的に限定されながらも、普遍的妥当性の一形態を示す理論構成を確立しようとしているのである。ロールズは、正義の諸原理を確立する前に、彼が原初状態と呼ぶ虚構の状態から出発する（その中で人びとは、お互いを結びつけることになる契約を不確実性の下で選択する）。そのあと、ロールズは、そこで得られた結果を、「我々が今や直感的に行う判断」と突き合わせる。「この視点に立つと、ロールズ自身が指摘しているように、正義論の構築と正当化は、文法理論の構築と正当化と非常に類似しているように見える」（Philippe Van Parijs, « La double originalité de Rawls », in Jean Ladrière, Philippe Van Parijs, éd., *Fondements d'une théorie de la justice*, Louvain-la-Neuve, Institut supérieur de philosophie, 1984, pp. 1-36）。

2. 「触知可能な（tangible）」という概念の社会学的使用については、Christian Bessy, Francis Chateauraynaud, *Experts et faussaires*, Paris, Métailié, 1994 を参照のこと。

3. Bruno Latour, *Politiques de la nature*, Paris, La Découverte, 1999 を参照のこと。

4. Philippe Descola, *La nature domestique. Symbolisme et praxis dans l'écologie des Achuar*, Paris, éditions de la Maison des sciences de l'homme, 1986, 特に pp. 119-128。

5. この点を理解するための手がかりとして、ルソーが『社会契約論』で展開した社会の成立に関する議論を利用することができる。ルソーによれば、契約は各人を結びつけるが、この同じ経験的存在はそれぞれ異なる地位を占めており、特殊意志を支配する利害関心の赴くままにバラバラに行動するか、あるいは反対に、共通善へと向かい、ある集合体を構成する。後者の場合、諸個人の意志は、一つの一般意志を形成する形でまとまる。したがって、各人は、市民という地位——この地位にいる人間存在が結合すると、集合体がつくられる——と、利己的な意志をもつ特殊なものという地位——この地位にいる諸存在の相互作用は、政治社会の崩壊をもたらす——との間の差異によって貫かれているのである（Robert Derathé, *Jean-Jacques Rousseau et la science politique de son temps*, Paris , Vrin, 1970〔＝1986, 西嶋法友訳『ルソーとその時代の政治学』九州大学出版会〕を参照のこと）。

6. 嬰児殺しは、新生児の一方を殺すものであろうが両方を殺すものであろうが、双子が生まれる場合にとりわけ証明される（アフリカの事例については、Colin Turnbull, *The Mbuti Pygmies. An Ethnographic Survey,* New York, American Museum of Natural History, 1965, pp. 177-178-AF を参照のこと）。

7. Raymond Firth, *We, the Tikopia: a Sociological Study of Kinship in Primitive Polynesia*, Londres, George Allenm 1936-AF を参照のこと。子どもの顔を地面へと向けることで、窒息死させることが可能となる。

8. アルフレッド・メトローは、グランチャコに住むマタコ族で見られる同種の事例を指摘している。一人の捨てられた女性が男の子を産んだ。彼女は男の子に対して何の関心も示さず、その子を殺すつもりでいた。だが、彼女の家族の女性たちは反対し、圧力をかけて、子どもを胸の中に置くよう仕向けた。ひとたび母親の乳を吸うと、この子どもの命は助かった。なぜなら、他の多くの社会と同様に、この社会では、おっぱいを飲ませ始めた子どもを女性が殺すことは決してないからであ

る（Alfred Métraux, *Suicide Among the Mataco of the Grand Chaco*, Mexico, Instituto Indigenista Americano, 1943-AF）。

9. Richard G. Condon, *Inuit Youth: Groth and Change in the Canadian Artic*, New Brunswickm N.L., Rutger UP, 1987-AF。同様のことがエスキモーのクーパーにも言える（CS Ford, *op. cit.*, p. 74）。

10. ローマ社会で生まれた子どもがどのように選別されていたのかについては、Aline Rousselle, *Porneia. De la maîtrise du corps à la privation sensorielle, IIe-IVe siècle de l'ère chrétienne*, Paris, PUF, 1983, pp. 67-71 を参照のこと。

11. たとえば、ジョルジュ・ドゥヴルーが研究したセダン族は、母親の胸に抱かれる前の子どもは、「木片と多かれ少なかれ似たようなもの」（G. Devereux, *op. cit.*, p. 51）であるとはっきり述べている。アニック・ティリエは、19世紀のブルターニュにおける嬰児殺しに関する注目すべき研究を行っている。この研究も、同種のためらい――母胎から出てきたばかりの存在の人間性だけではなく、それが生きていることすらも、承認することがためらわれていた――を指摘している。たとえば、嬰児殺しの罪で裁判を受けたある未亡人――村では素晴らしい母親として知られていた（彼女は結婚しており、すでに二人の子どもがいた）――は、裁判官からの質問（「出産した直後に何をしましたか？」）に対して次のように答えていた。「私は、ベッドの下にあったお古のペチコートの中にそれを突っ込みました」（「その前に、あなたは、子どもが生きているかどうかを確かめましたか？」）。「少しも見ていませんでした。（…）子どもは全然泣いていなかったのです［泣きわめいている］、私は身じろぎもしませんでした［寒さで震えている］」（Annick Tillier, *Des Criminelles au village. Femmes infanticides en Bretagne (1825-1865),* Rennes, Presses universitaires de Rennes, 2001, pp. 143-143）。

12. *Ibid.*, pp. 23-25.

13. J.-P. Néraudau, *Être enfant à Rome*, Paris, Les Belles Lettres, 1984, pp 198-199 を参照のこと。ドニーズ・ポームは、ドゴン族で同様の点を確認している。彼女の指摘によれば、この社会では、その子どもが正統な生まれではないと考えられる場合、中絶と嬰児殺しが、公式的には厳密に禁止されているけれども、頻繁に行われているという。しかし、彼女は次の点も指摘している。もっと昔であれば、この問題は、平原からやってきたフラニ族の羊飼いに子どもを奴隷として売ることによって解決されていた（Denise Paulme, *L'organisation sociale des Dogon*, Paris, Domat-Montchrestien, 1940, p. 603-AF）。

14. Jean Bazin, « Guerre et servitude à Ségou », in Claude Meillassoux, *L'esclavage en Afrique précoloniale*, Paris, Maspero, 1975, pp. 135-181.

15. しかしながら、クロード・メイヤスーの指摘によれば、一部の中世アフリカ社会では、「捕虜の誘拐は、ある同一の共同体の成員間、すなわち親族や隣人との間で行われていた」。これは、メイヤスーが「強盗行為」と呼んでいるものであり、たとえばマンデ族の古い伝統に見られる。「強盗集団」は、「あらゆる人間を無差別に攻撃することによって権力を行使し、そうすることによって、同じ社会に所属す

ることで生じるあらゆるつながりの有効性を否定し」、社会崩壊の危機を引き起こしていた。強盗行為との闘いは、海外と奴隷貿易を行うマリ帝国が設立される一因となったように思われる（Claude Meillassoux, *Anthropologie de l'esclavage,* Paris, PUF, 1986, pp. 143-145）。

16.「ブラックアフリカで奴隷はどのように定義されているだろうか。バコンゴ人は奴隷のことをムアナ・ガタ（*mwana gata*）、すなわち『村の子ども』と呼んでいる——これは、我々であれば『ストリートチルドレン』と呼ぶものと多少似ている。すなわち、いわば『名前のわからない』子どもなのであり、より正確に言えば、『娼婦（fille publique）』という意味での『誰にでも開かれている（public）』子どもなのである。というのも、他のすべての人間、すなわち自由人は、誰かの息子であり、ある系族や氏族に所属しているからである。すなわち、彼らは名前や系族としてのアイデンティティをもっているのである」（Alain Testart, « L'esclavage comme institution », *L'Homme*, n° 145, 1998, pp. 31-69）。

17. Harris Memel-Fotê, *L'esclavage lignager africain et l'anthropologie des droits de l'homme,* leçon inaugurale au Collège de France (chaire internationale), Paris, Collège de France, 1996, p. 48. H・ムメル＝フォテはさらに次のように述べている。「自然死した奴隷には、いかなる運命が与えられることになるだろうか。奴隷に与えられるのは、公表されることのない死、体が清められることもなく、人目にさらされることもない死、人だかりもなく、費用もかからない、時間もかからず、食事も必要としない死である。自由な青年男女や奴隷の家族が流す非公式で私的な涙以外に、いかなる涙も流されない死、社会的に存在しないものや新生児と同じように、葬儀が執り行われることのない死、以上が奴隷の運命である」。

18. C. Meillassoux, *Anthropologie de l'esclavage, op. cit.*, p. 83.

19. V. Élisabeth Claverie, Pierre Lamaison, *L'impossible mariage*, Paris, Hachette, 1973.

20. Florence Dupont, Thierry Éloi, *L'érotisme masculin dans la Rome antique,* Paris, Belin, 2001.

21.「社会は二つに分かれていた。一方は、自らの身体と名誉、慎み深さを重んじる男女。他方では、名誉を失っており、みだらな存在であることが周知の事実となっているがゆえに、性的サービスを要求することが許される男女である。後者は、悪名高き娼婦に限られない。家で働く全ての奴隷や解放奴隷も存在した。上流階級の自由人は、性的奉仕をする使用人を自由に使うことができた。この目的のためだけに購入される使用人もいた。この使用人は、奉公先の主人もしくは自由人の快楽に奉仕する *ministri*〔召使い〕なのである。これはごく普通なことだった。この *ministri* は *concubinus* と *concubine*、すなわち『共に寝るもの』と呼ばれていた」。

22. したがって、自由な市民と性的関係をもった奴隷が人間存在を生む可能性があるということは、ギリシャ人にとって自明のことであり、そのような形で生まれた場合、その人間存在の地位は特定されなければならなかった。自由な市民と奴隷との結合が禁止されなければならなかったのは、まさしく、自由な人間存在と奴隷を区別するものが存在しなかったからである。「アテネ人の女性が奴隷と結婚する

なんてアテネ人には考えられないことであった」(Jean-Pierre Vernant, Pierre Vidal-Naquet, *Travail et esclavage en Grèce ancienne*, Paris, La Découverte, 1985, とりわけ、P・ヴィダル＝ナケによって書かれた章 « Esclavage et gynécocratie dans la tradition, le mythe, l'utopie » を参照のこと)。同様の傾向を示しているのが、古代ローマ帝国で実践された奴隷解放である。解放された奴隷は、その地位が「事物」から「権利の主体」へと移行することによって、「紛れもない人間」となった。このような地位の獲得はとりわけ、解放奴隷に親族を付与することによって達成された(Moses I. Finley, *Esclavage antique et idéologie moderne*, Paris, Minuit, 1979, pp. 128-129 を参照のこと)。

23. アリストテレスによる人間の定義(「*zôon logon ekhon*——言論のできる生ける存在」)に言及しながら、ハンナ・アレントは次のように書いている。「アリストテレスはただ、人間と政治生活に関してポリスで当時一般的だった意見を定式化したに過ぎなかった。そしてこの意見によれば、ポリスの外部にある全ての人——奴隷と野蛮人——は、aneu logou すなわちことばを欠いていた。言い換えると、当然ながら言語能力が奪われていたのではなく、言論だけが真に意味をもつような(…)生活様式が奪われていたのである」(H. Arendt, *Condition de l'homme modern, op. cit.*, pp. 64-65〔＝1994, 志水速雄訳『人間の条件』ちくま学芸文庫, 48 頁〕)。

24. Victor Turner, *Le phénomène rituel. Structure et contre-structure*, Paris, PUF, 1990 (première édition anglaise 1969), pp. 98-108〔＝1976, 冨倉光雄訳『儀礼の過程』思索社, 130-147 頁〕.

25. Yan Thomas, « Fictio legis. L'empire de la fiction romaine et ses limites médiévales », *Droits*, n° 21, juillet 1995, pp. 17-63.

26. Marcella Iacub, *Penser les droits de la naissance,* Paris, PUF, 2002, pp. 85-98.

27. このことはまた次のことを示している。奴隷制の場合のように、人間性を構築する象徴的な次元を人間存在から奪い取る操作は、やすやすと行われる自発的な運動では決してないし、たとえあったとしてもそれは極めてまれである。むしろ、この操作は、脱人間化という特殊な作業を要求するものである。それはおそらく、レヴィナス的パラダイムが示したように、人間存在が顔をもっているからである。人間存在は、自分の人間性を無視するような人びとと直面しても、そういった人びとにまなざしを向け、見つめることができるのである。ユダヤ人の被収容者の証言の中には時々、ひどく心をかき乱すものとして提示される、ある瞬間に関する語りを見つけることができる。それは、彼らの死刑執行人が、まるで言い間違いをするかのように、人間以下と規定した人びとの人間性を否定することを忘れるという瞬間である——たとえば、アウシュヴィッツのドイツ人医師が、強制収容所(Riever)に送られた女性の被収容者が服を脱いでいる部屋に入室したあと、「謝罪」をしながら大急ぎでそこをあとにする場合である。犠牲者が(たとえばまなざしを返すことによって)この承認を認めることで利益を得たり、命が救われるとき、このような記憶は、恥ずべき妥協の記憶として思い出されることになる(Michaël Pollak, *L'expérience concentrationnaire. Essai sur le maintien de l'identité sociale*, Paris, Métailié, 1990)。強制収容所では脱人間化が極限まで押し進められ、主人による残虐な行為が囚人に対

して行われたが、このような事実は、その残虐さによって（いわゆる「背理法によって」）、犠牲者の人間性を否認することが主人にとってどれだけ難しいことだったのかを証明している。実際、もしもナチス親衛隊の権力が物や動物に行使されていたならば、そのような残虐行為をする根拠が全くなくなってしまうだろう（とはいえ、この種の扱いが動物に対して行われることはありうる。だが、その場合、その動物に人間的な何かが認められなければならない――たとえば、今まさに屠殺しようとしている動物の「嘆願するようなまなざし」に言及される場合のように。Catherine Rémy, « Une mise à mort industrielle “humaine” ? L'abattoir ou l'impossible objectivation des animaux », *Politix* n° 64, avril 2003, pp. 51-73 を参照のこと）。

28. 権威を保持する者は、信用されることで利益を得る。この信用を正統化するために、権威の保持者は、原初状態の中に置かれた審級を引き合いに出す。この審級を考案する様々な仕方は、権威の様々な類型に対応している。Paul Ricœur, « Le paradoxe de l'autorité », in *Le juste II*, Paris, éditions Esprit, 2001, pp. 107-123〔= 2013, 久米博・越門勝彦訳「権威の逆説」『道徳から応用倫理へ――公正の探求〈2〉』法政大学出版局, 105-123 頁〕を参照のこと。

29. Hervé Sciardet, *Les marchands de l'aube. Ethnographie et théorie du commerce aux Puces de Saint-Ouen*, Paris, Economica, 2003 を参照のこと。

30. Marcel Mauss, « Essais sur le don », in *Sociologie et anthropologie*, Paris, PUF, 1960, pp. 145-284〔= 1973, 有地亨・伊藤昌司・山口俊夫訳『社会学と人類学 I 』弘文堂, 219-397 頁〕〔= 1976, 有地亨・山口俊夫訳『社会学と人類学 II 』弘文堂, 1-4 頁〕. 結論部で、モースは次のように書いている。「売り渡されたものであっても、それらの物は（…）その以前の所有者によって追求され、また、物そのものも以前の所有者のもとへ帰りたがる」（p. 259〔= 1973, 有地亨・伊藤昌司・山口俊夫訳『社会学と人類学 I 』弘文堂, 372 頁〕）。

31. 母親が自分の身ごもっている存在を家族として迎え入れるという考えは、半ば自明なものとして多くの文化で存在している。たとえば、タイの中心部では、流産が起きたとき、「母親は自分の子どものことを嫌っていたのだ」と言われる（Jane Richardson Hanks, *Maternity and its Ritual in Bang Chan*, Ithaca, Cornell UP, 1963, p. 35-AF）。

32. J. L. Austin, *Quand dire c'est faire*, Paris, Seuil, 1970 (première édition anglaise 1962)〔= 1978, 坂本百代訳『言語と行為』大修館書店〕.

33. 「約束することによって、私は、ある義務を自分自身に付け加えることを宣言する。この義務は、私が行った発話の二次的な（発話媒介的な）結果ではない。なぜなら、当該発話がひとたび約束と解釈されると、このような義務がつくり出される以前の意味をこの発話に付与することができなくなるからである」（Oswald Ducrot, Jean-Marie Schaeffer, *Nouveau dictionnaire encyclopédique des sciences du langage*, Paris, Seuil, 1995, p. 647）。

34. Paul Ricœur, *Soi-même comme un autre*, Paris, Seuil, 1990〔= 1996, 久米博訳『他者のような自己自身』法政大学出版局〕.

35. 約束と、我々がここで認証行為と呼んでいるものとの間には類似性が存在す

ることを先に指摘したが、母親の自律（母親は、性行為を介して自分の身に生じるものを承認することもできるし、承認しないこともできる）と、新たな存在に人間性を付与する個別性の譲渡との関係を明らかにするために、この類似性を再び取り上げ、敷衍することができる。ポール・リクールは、約束を、「自己性の範列的な例」と捉えている。なぜなら、約束をする者とは、「いかなる状況においても自分の言ったことを守る」ことを約束する者だからであり、また、この「約束以前の約束」によって自分を自分自身と結びつけることで、（たとえ、その存在が、たとえば老いの影響で、「同一性（mêmeté）」という点で変わったとしても）自分のアイデンティティの恒常性を個別的なものとして再認するからである。もしもリクールの主張に同意するならば、母親の与える認証と我々が呼んだものも、一つの約束として、この認証行為を通じて自分の個別性を他の存在に譲渡する者の自己性を認証することになるだろうし、それゆえその個別性を認証することになるだろう。Paul Ricœur, *Parcours de la reconnaissance,* Paris, Stock, 2004, pp. 187-197〔＝ 2006, 川崎惣一訳『承認の行程』法政大学出版局, 180-193 頁〕を参照のこと（残念なことに、この著作は、我々の仕事がほぼ完成したときに出版された。とはいえ、この著作は、我々が本書で展開した荒削りな企てを多くの点で精緻化してくれる）。

36. Georges Bataille, *L'érotisme,* Paris, UGE, 1974, pp. 65-67 (première edition 1957)〔＝ 2004, 酒井健訳『エロティシズム』ちくま学芸文庫, 94-98 頁〕.

37. W.R. La Fleur, *op. cit.*, pp. 99-100〔＝ 2006, 森下直貴他訳『水子――〈中絶〉をめぐる日本文化の底流』青木書店, 128-129 頁〕.

38. インド（約 3000 万人）と中国（約 3800 万人）における「失われた女性たち」については、Amartya Sen, *Éthique et économie*, Paris, PUF, 1991, pp. 230-231 を参照のこと。

39. 制度という用語はここでは、マルセル・モースが用いた意味で使われている。モースは、「制度、すなわち行為と思考の公的規則を理解し」たいと述べていた（Marcel Mauss, « Introduction à l'analyse de quelques phénomènes religieux», in *Œuvres*, vol I, *Les fonctions sociales du sacré*, Paris, Minuit, 1968, présentation de Victor Karady, p. 25）。

40. L. Boltanski, L. Thévenot, *De la justification, op. cit.*〔＝ 2007, 三浦直希訳『正当化の理論――偉大さのエコノミー』新曜社〕.

41. さらに、この論拠に依拠することによって、我々は、『資本主義の新たな精神』の中で、「強い意味での搾取」を定義することを提案した。この搾取は、ある世界（この場合、産業的世界）にいる人びとを、別の世界における偉大さに到達することができなくなるほどひどい形で取り扱うという行為によって定義される（Luc Boltanski, Ève Chiapello, *Le nouvel esprit du capitalisme*, Paris, Gallimard, 1999, pp. 450-451〔＝ 2013, 三浦直希他訳『資本主義の新たな精神　下』ナカニシヤ出版, 116-117 頁〕）。

42. Adam Smith, *Théorie des sentiments moraux*, Plan-de-Tour (Var), éditions d'Aujourd'hui, 1982 (reproduction de l'édition Guillaumin de 1860 ; première édition 1759)〔＝ 2013, 村井章子・北川知子訳『道徳感情論』日経 BP 社〕.

第三章

1.　したがって、たとえば奴隷は、自分自身がもっていない個別性を自分の子どもに与えることはできない。この制約は一般的な性格を有しており、それゆえ動物や植物、事物にもおそらく当てはまるという考えを、別の箇所で展開するつもりである。

2.　肉の中に到来した存在を認証する権力、あるいは——中絶によってにせよ、多くの社会では嬰児殺しによってにせよ——この存在を認証しない権力は、女性の非公式的な権力を構成する本質的な要素の一つである。それゆえこの権力は、男性のもつ公式的な権力と比較するならば、支配された権力なのである。たとえば、カトリーヌ・アレスが示すところによれば、ヤノマミ族には、父親（もしくは父親たち。なぜなら、ヤノマミ族は多父制を認めているからである）の役割を過大に評価する生殖の理論と、精霊に関する次のような信仰が存在する。「もし精霊がいなければ、子どもが出産予定日を迎え、生育力をもつということは起こらないだろう（…）精霊は、父親の精子だけを通過させるのである」。他方で、ヤノマミ族の女性は、「生命を破壊する手段を使用することは、これみよがしに行うにせよ、隠れて行うにせよ、認められていない。とはいえ、死の権力、すなわち、新生児に対してその出産時に行使するそれ」に関しては、ヤノマミ族の女性は依然としてもっている。「さらに、女性は、自分を隷属させるか、さもなければなおざりにした男性に対して復讐を行う際には、躊躇せずにこの権力を行使するのである」（C. Alès, « Pourquoi les Yanomami ont-ils des filles? », *loc. cit.*）。

3.　この類型学と、我々が『正当化の理論』で展開した六つの市民体のうちの少なくとも四つとの間には、明確に探究されることはなかったけれども、否定できないつながりが存在する。すなわち、タイプ（a）に対するインスピレーション的市民体、タイプ（b）に対する家政的市民体、タイプ（c）に対する公民的市民体と産業的市民体との妥協である。評判に基づいて打ち立てられる名声の市民体に関しては、おそらくタイプ（b）の理論構成に介在している。最後に、第四章で提示されるタイプ（d）は、我々が『資本主義の新たな精神』でその輪郭を描いたプロジェクトによる市民体から直接着想を得ている。商業的市民体と対応するものは、ここで提示されている理論構成にはない。だが、最近展開されているいくつかの議論——子どもにかかる費用に関する議論や、障害をもって生まれた子どもを扶養する重荷は、保険の論理に基づくと、一体誰が背負わなければならないのかという問題に関する議論——を考慮に入れれば、商業的市民体に対応するものの素描をつくることができるだろう。予測診断法の出現と結びついているこれらの議論は、アメリカでは展開され始めているが、今のところヨーロッパでは、我々が考慮に入れなければならないほどには展開されていない。

しかしながら、生むことに関する取り決めと、『正当化の理論』で用いられている意味での市民体との関係は、いくつかの問題を含んでいる。簡単に説明すれば、取り決めの種類が変わると、生まれてくる予定の子どもの偉大さを形づくるものの定義も変わってきてしまうということになるだろう。だが、中絶、嬰児殺し、もし

くは遺棄は、偉大さの試練〔テスト〕の結果生じるものであると考えるまでに類推を押し進めることはできない。というのも、これらの実践が正統な性格をもつことは、(あとで見るように、これらが合法的なものであるときでさえ) 決してないからである。もしも試練〔テスト〕概念を参照し続けたいのであれば、試練〔テスト〕を受ける対象が、生物学上の両親や、正統な形で生む条件——人間性の中に組み込む諸々の特性を備えた存在を生むか、それとも生まないかのどちらかしかない——に移動すると考えなければならない。

4. この点はジャン=ルイ・フランドランが指摘している。*Famille: parenté, maison, sexualité dans l'ancienne société,* Paris, Hachette, 1976, p. 175〔= 1993, 森田伸子・小林亜子訳『フランスの家族——アンシャン・レジーム下の親族・家・性』勁草書房, 265頁〕.

5. この段落は全て、アニタ・グロ=ジャラベールの傑出した論文に従っている。« Spiritus et caritas. Le baptême dans la société médiévale », in Françoise Héritier-Augé et Élisabeth Copet-Rougier, éd., *La parenté spirituelle,* Paris, Bâle, éditions des Archives contemporaines, 1995, pp. 133-204.

6. この点に関して、アニタ・グロ=ジャラベールは、M・ブロックとS・グッゲンハイムの論文を引用している。« Compadrazo, baptism and the symbolism of a second birth », *Man*, 16, 1981, pp. 376-386.

7. J.-L. Flandrin, *op. cit.,* p. 172〔= 1993, 森田伸子・小林亜子訳『フランスの家族——アンシャン・レジーム下の親族・家・性』勁草書房, 260 頁〕.

8. John Boswell, *Au bon cœur des inconnus. Les enfants abandonnés de l'Antiquité à la Renaissance*, Paris, Gallimard, 1993 を参照のこと。

9. Cf. Michael Gorman, *Abortion and the Early Church. Christian, Jewish and Pagan Attitudes in the Greco-Roman World*, Princeton, Paulist Press, 1982, pp. 35-46〔= 1990, 平野あい子訳『初代教会と中絶』すぐ書房, 35-50 頁〕.

10. 古代ローマ世界では、「単に物理的に誕生するだけでは」、新たな存在を共通の人間性の中に組み込むのに十分ではなかった。なぜなら、「そうなるためには、父親がその新たな存在を抱き上げなければならなかった」からである。「抱き上げられることのない場合、母親の子宮の中にいる胎児とほとんど変わらないその生きた小包は、他の誰かが父親の家の外部で自分を引き取ってくれるのを待たなければならなかった」。また、「胎児は、子宮の中にいる段階で、中絶を通じて殺される可能性があった」からでもある。古代キリスト教文明の末期では、事情は異なる。「性的関係の産物はもはや中立的な地帯におらず、家族が自分のことを人間社会で生きるに値する存在なのかどうかを決めるのを待つようになっていた。(…) 古代ローマの父親は、新生児を家族として迎え入れるかどうかを決める権利を有していたが、6 世紀になると、このような古代ローマの権利は、はるか昔の異教的な習わしとして言及されていた。テルトゥリアヌスがごく簡単に定式化したように、『人間になるものが人間なのである』」(Peter Brown, *Le renoncement à la chair. Virginité, célibat et continence dans le christianisme antique*, Paris, Gallimard, 1995, pp. 52 et 525)。

11. Élisabeth Claverie, *Les guerres de la Vierge. Une anthropologie des apparitions*, Paris, Gallimard, 2003 を参照のこと。

12. 我々はここで、（ジェローム・アレクサンドルが教えてくれた貴重な情報に加えて）テルトゥリアヌス、グレゴリウス、アウグスティヌス、マクシムス、カッシオドルス、アウグスティヌスと仮定される人物のテキストを選集した *L'enfant à naître*, Paris, Migne, 2000, とりわけ、マリー＝エレーヌ・コングルドーによる優れた序文を用いている。また、ジョン・T・ヌーナンの古典的な作品 *Contraception. A History of its Treatment by the Catholic Theologians and Canonists,* Cambridge (Mass.), Harvard UP, 1966 も参照のこと。

13. この論争の掛け金の一つは、原罪の伝達という問題であった。

14. この点については、バーバラ・ドゥーデンの著作、*Disembodying Women, Perspectives on Pregnancy and the Unborn,* Cambridge (Mass.), Harvard UP, 1993, pp. 78-83〔＝1993，田村雲供訳『胎児へのまなざし――生命イデオロギーを読み解く』阿吽社，120-126 頁〕を参照のこと。彼女は一章を割いて、胎動（quickening）の瞬間が、妊娠を公表することができる瞬間として、17 世紀と 18 世紀に重視されていたと説明している。彼女は、とりわけ、サミュエル・ピープスの日記が伝えている「王の側室」に関する逸話に依拠している。この逸話によれば、側室は夕食の最中に、自分が妊娠しており、子どもが「お腹の中で動いている」のを感じたことを知らせたという。

15. 医師は、胎動が胎児の発育の始まりを画する一つの関与的な境界となるという考えを放棄した。このことが、中絶の処罰化においてどのような役割を果たしたのかについては、アンガス・マクラレンの仕事（*Reproductive Rituals: the Perception of Fertility in England from the Sixteenth Century to the Nineteenth Century*, Londres et New York, Methuen, 1984, とりわけ pp. 102-107）〔＝1989，荻野美穂訳『性の儀礼――近世イギリスの産の風景』人文書院，183-192 頁〕に依拠することによって、あとでまた触れたいと思う。

16. B. Duden, *op. cit.*〔＝1993，田村雲供訳『胎児へのまなざし――生命イデオロギーを読み解く』阿吽社〕と A. McLaren, *op. cit.*, p. 102〔＝1989，荻野美穂訳『性の儀礼――近世イギリスの産の風景』人文書院，183 頁〕を参照のこと。

17. A. McLaren, *op. cit.*, pp. 102-103〔＝1989，荻野美穂訳『性の儀礼――近世イギリスの産の風景』人文書院，183-185 頁〕.

18. Nancy Scheper-Hughes, *Death Without Weeping. The Violence of Everyday Life in Brazil*, Berkeley, University of California Press, 1992, pp. 334-335.

19. Danièle Alexandre-Bidon, Didier Lett, *Les enfants au Moyen Âge, Ve-XVe siècle,* Paris, Hachette, 1997, p. 35.

20. 辺獄とは、洗礼を受けずに死んだ子どもの霊魂や、いくつかの解釈によれば、（40 日目を過ぎて）胎動した胎児の霊魂が赴く場所である。このような場所の存在は、17 世紀から認められるようになった。辺獄が認められた背景には、原罪を除いて何の罪も犯していない存在が地獄に送られるというスキャンダルを和らげるという目的があった。辺獄にいる霊魂は、地獄の業火による苦罰で苦しむのではなく、

神の喪失で苦しむ。洗礼を受けずに死んだ子どもは、「どこにも」、すなわちこの世にもあの世にも「居場所」をもたず、「途方に暮れて」さまよっており、危険な幽霊に変容する可能性があると信じられていたが、このような信仰が辺獄に関する熟考を促したように思われる。洗礼を受けずに死んだ小さな存在は、この場所で安らぎを見出すことができたのである（cf. Didier Lett, « La naissance du limbe : des lieux pour le fœtus et l'enfant mort sans baptême au Moyen Âge », in Études sur la mort, 1999, n^o^ spécial, *L'euthanasie Fœtale,* pp. 11-22）。

21. *Ibid.*, p. 53.

22. Jean-Claude Schmitt, *Le saint lévrier. Guinefort, guérisseur d'enfants depuis le XIIIe siècle,* Paris, Flammarion, 1979.

23. *Ibid.*, pp. 120-121.

24. N. Scheper-Hughes, *op. cit.*, pp. 342-351.

25. エリザベート・クラヴリーとピエール・ラメゾンの著作の中に（*op. cit.*）、非常に興味深い事例をいくつか見つけることができる。この著作は、18世紀と19世紀のジェヴォーダン地方（のウスタ）に位置するある家社会を研究対象としている。

26. Claude Grimmer, *La femme et le bâtard,* introduction de E. Le Roy Ladurie, Paris, Presses de la Renaissance, 1983, pp. 76-77.

27. ジャック・ロシオはこの点について次のように書いている。「南東部に位置する大多数の都市には公娼館が存在した。これは、王室当局にせよ市町村当局にせよ、公的当局によって建築され、維持され、運営されていた（…）。公娼館は、大半の場合費用分担で、すなわち公金で建築されたものであったが、女子大修道院長、もしくはこの職業を理論上独占していた借地農に、定額で賃貸しされていた。これらの人びとは女の子を――廷吏によって承認された子であるか否かにかかわらず――募集し、その子たちにいくつかの規則を守らせる責任を負っていた。この子たちを扶養することもあったが、彼らの責務は、常にこの小さな女性共同体の秩序を持続させることにあった。賃貸借契約中に女子大修道院長が亡くなったり辞任するといったやむをえない場合には、地方行政官はためらうことなくこの娼館を自分で管理した」（Jacques Rossiaud, « Prostitution, jeunesse et société dans les villes du Sud-Est au XVe siècle », *Annales ESC,* vol, 31, n° 2, mars-avril 1076, pp. 289-326）。

28. J.-L. Flandrin, *op. cit.,* p. 184〔＝1993, 森田伸子・小林亜子訳『フランスの家族――アンシャン・レジーム下の親族・家・性』勁草書房, 277頁〕.

29. この点に関する多くの事例を、E. Claverie, P. Lamaison, *op. cit.* の中に見つけることができる。

30. J.-L. Flandrin, *op. cit.,* p. 184〔＝1993, 森田伸子・小林亜子訳『フランスの家族――アンシャン・レジーム下の親族・家・性』勁草書房, 277頁〕. 別の文献でジャン＝ルイ・フランドランは次のように指摘している。司法文書に痕跡が残っているレイプのうち、その8割が、「独身者たちの一群――使用人、日雇い労働者、徒弟、従業員、職人の子ども、商人――が集団で、かつ公然と行ったものであった」。女性は夜に家から引っ張り出され、殴られ、暴行を受けた。女性はお金を受け取るこ

とを強制された。それは、彼女が売春婦になったことをはっきりと示すためであった（Jean-Louis Flandrin, « Repression and change in the sexual life of young people in medieval and early modern times », in Robert Wheaton, Tamara K. Hareven, éd., *Family and Sexuality in French History*, Philadelphie, University of Pennsylvania Press, 1980, pp. 27-48）。

31. 理想と虚構は、同一の条項に関する異なる描写として取り扱うことができる。このような考えを、我々はシリル・ルミューの指摘に負っている。

32. J.-L. Flandrin, *op. cit.*, p. 176〔＝1993，森田伸子・小林亜子訳『フランスの家族――アンシャン・レジーム下の親族・家・性』勁草書房，266頁〕から引用されたものである。「背徳行為」――すなわち、性行為をごく頻繁に行い、そこから過度の快楽を得るという行為や、非正統な関係の枠内で性行為を行うといった行為――を働くことが、女性に関しては不妊の原因の一つとなるという信仰が存在した。この点については、Pierre Darmon, *Le mythe de la procréation à l'âge baroque,* Paris, Seuil, 1981, pp. 25-30 を参照のこと。

33. 膣外射精の実践は、アンシャン・レジーム下の上流階級の間で始まったが、フランス大革命と帝政期に著しい進歩を遂げた。Emmanuel Le Roy Ladurie, *Le territoire de l'historien*, Paris, Gallimard, 1973 と、この論文集の中に所収されている論文 « Démographie et "funestes secrets". Le Languedoc, fin XVIIIe-début XIXe siècle », pp. 316-330 を参照のこと。

34. 避妊技術の歴史については、とりわけ、Angus McLaren, *Histoire de la contraception de l'Antiquité à nos jours*, Paris, Noêsis, 1996 を参照のこと。

35. 親族との取り決めという枠組みにおいて、嬰児殺しはたいていの場合、中絶の試みが失敗に終わったあとに行われていたようである（A. Tillier, *op. cit.*, pp. 337-340 を参照のこと）。

36. アニック・ティリエの研究によれば、1825年から1865年の間にブルターニュで裁判にかけられた新生児の殺害の総数は600件であり、その大半が独身女性や非正統なカップルによるものであった。「司法機関に知られることになり、訴訟にまで行き着いた事件の中で、安定して正統なカップルがそれに巻き込まれるというのはごくまれであった（…）。嬰児殺しという犯罪を引き起こす直接的な原因となっていたのは、その犠牲者である子どもの非嫡出的な性格であった。被告人の大多数は独身者であった（86.37%）。それに次いで多かったのは成人既婚女性であり（6.99%）、その次が未亡人であった（6.64%）」（p. 201）。ピーター・C・ホッファーとN・E・H・フルは、16世紀から19世紀初頭までの間にイギリスとニュー・イングランドで行われた嬰児殺しに関する統計学的研究を行い、同様の事実を確認している。たとえば、1558年から1623年までの間にエセックス、ミドルセックス、ハートフォード、サセックスで告発され、裁判にかけられた139件もの嬰児殺しを検討する中で、彼らは、その85.6%における犠牲者が非嫡出子であったこと、そして、被告人（89.2%が女性であった）がたいていの場合（79%）独身か未亡人であったことを発見している（Peter C. Hoffer, N. E. H. Hull, *Murdering Mothers: Infanticide in England and New England, 1558-1803*, New York, New York UP, 1981, pp. 96-97）。

37. 15世紀と16世紀のとりわけ南仏で見られた貴族同士の複婚のケースに対して、同様の指摘をすることができる（Mikhaël Harsgor, « L'essor des bâtards nobles au XVe siècle », *Revue historique,* avril 1975, pp. 319-354）。たとえば、M・ハースガーが示しているように、カトリック教会は、拒否──「スキャンダルを想起させるため」私生児を厄介払いにすること──と承認──なぜなら私生児は当然共通の人間性に属しているからである──という二つの立場の間で板挟みにあっていた。それゆえ、私生児は、たとえば、「嫡出子と同じ条件の下で結婚の秘跡を受ける権利は認められていた」。

38. それでもやはり、嬰児殺しそれ自体を証明することが難しいことに変わりはない。というのも、妊娠はしばしば隠され、出産は秘密裏に行われていたからである。この点を立証する多くの例の一つに、A・タルデューの著作がある（*Étude médico-légale de l'infanticide*, Paris, 1868, p. V）。アニック・ティリエはこの著作を次のように引用している（*op. cit.*, p. 41）。「大多数の嬰児殺しにおいて、妊娠は入念に隠され、出産は秘密裏に行われていた。それゆえ、嬰児殺しをめぐる状況は全て謎に包まれていた。状況を評価する仕事を任された専門家は、それに関する情報を得ようとしても、次のような主張しか手に入らなかった。すなわち、あまりにも欲得ずくのものであるために、弁護側の必要に応じて取りまとめることが多くの場合できないような主張、さらには完全に虚偽の主張である」。

39. A. McLaren, *Reproductive Rituals, op. cit.*, pp. 118-123〔＝1989, 荻野美穂訳『性の儀礼──近世イギリスの産の風景』人文書院, 212-219頁〕を参照のこと。フランソワ・ルブランも、フランスに関して同様の指摘を行っている。中絶は、「訴追に至ることは滅多にない」。たとえば、「レンヌ高等法院の刑事部は18世紀全体でこの種の事件を6件しか扱っていない」。それに対して、とりわけ「高級娼婦から街娼にいたる売春の世界では、堕胎は普通のことだった」（*La vie conjugale sous l'Ancien Régime*, Paris, Armand Colin, 1975, p. 149〔＝2001, 藤田苑子訳『アンシアン・レジーム期の結婚生活』慶應義塾大学出版会, 194頁〕）。

40. C. Grimmer, *op. cit.*, pp. 76-77を参照のこと。

41. J. Boswell, *op. cit.*, pp. 22-27.

42. J.-L. Flandrin, *op. cit.*, p. 196.〔＝1993, 森田伸子・小林亜子訳『フランスの家族──アンシャン・レジーム下の親族・家・性』勁草書房, 300頁〕.

43. *Ibid.*

44. 農業労働者、職人、小規模農場主が、どのようにして地域社会で占めていた地位を失い、1790年から1830年の間に綿紡績工場を中心にして形成された工業「大衆」に加わるようになったのかについては、Edward P. Thompson, *La formation de la classe ouvrière anglaise*, Paris, Hautes Études, Gallimard, Seuil, 1988 (1963 pour la première édition de langue anglaise)〔＝2003, 市橋秀夫・芳賀健一訳『イングランド労働者階級の形成』青弓社〕、とりわけ第二部を参照のこと。同じ頃、この「大衆」は、マルサスが用いた「人口」という語で包括的に検討され、彼らの生活条件については、「生計」や「生物学的法則」という語で経済学者によって考察されていた（Karl Po-

lanyi, *La grande transformation*, Paris, Gallimard, 1983, pp. 179-220〔＝2009，野口建彦・栖原学訳『［新訳］大転換』東洋経済新報社，219-281 頁〕を参照のこと）。

45. この現象が始まったのは、イギリスの方が少し早かったようである。P. Laslett, *Family Life and Illicit Love in Earlier Generations*, Cambridge, Cambridge UP, 1977, pp. 108-130.

46. 産科病院が拡大したのはこの文脈においてである。産科病院は、捨てられた女の子たちにとって、それから彼女たちが産む子どもにとって、自分を迎え入れてくれる場所であり、かつしばしば死を迎える場所でもあった。Scarlett Beauvalet-Boutouyrie, *Naître à l'hôpital au XIXe siècle*, Paris, Belin, 1999 と、Rachel G. Fuchs, *Poor and Pregnant in Paris. Strategies for Survival in the Nineteenth Century*, New Brunswick, Rutgers UP, 1992 を参照のこと。

47. 詳細な比較分析については、Peter Laslett, Karla Oosterveen, Richard M. Smith, ed., *Bastardy and its Comparative History*, Londres, Edward Arnold, 1980 を参照のこと。

48. P. Laslett, *op. cit.*, p. 43.

49. この機制については、Slavoj Zizek, *L'intraitable*, Paris, Anthropos, 1993, pp. 23-25 を参照のこと。スラヴォイ・ジジェクは、共産主義体制下の国家で行われた大規模な共同儀式を参照しながら、次のように書いている。「人びとは、誰も『本当は信じていない』儀礼化されたスペクタクルが次々と行われるのを見ていた。それを信じている者は誰もいないということを全員が知っていた。だが、それでも党の官僚たちは、うわべだけのものに過ぎない大文字の信仰が崩壊してしまうかもしれないと考えると、たまらない恐怖を覚えていた。官僚たちは、このような崩壊を、絶対的な破局、すなわち社会秩序全体の解体と考えていたのである。したがって、次のような問いが提起されるのは当然であった。すなわち、もし本当に誰も信じていないのであれば、もし誰も信じていないということを全員知っているのであれば、何がその要因なのか、大文字の信仰というスペクタクルが上演されるのを見るその眼差しとは何なのか」。

50. 「最後に、躓きの感情（*scandale*）が、階層的な関係に特徴的な感情として分類される。というのは、目下の者が上位者を躓かせる（scandaliser）ことは決してなく、常に上位者が下位者を躓かせるからである。（…）実際、（…）目下の者は目上の者を正す権利をもっていない」（J.-L., Flandrin, *op. cit.*, p. 144〔＝1993，森田伸子・小林亜子訳『フランスの家族――アンシャン・レジーム下の親族・家・性』勁草書房，217 頁〕）。

51. Michel Foucault, *Il faut défendre la société*, Paris, Hautes Études, Gallimard, Seuil, 1997, cours du 17 mars 1976〔＝2007，石田英敬・小野正嗣訳『社会は防衛しなければならない――ミシェル・フーコー講義集成〈6〉コレージュ・ド・フランス講義 1975-1976 年度』筑摩書房，239-262 頁〕．また、H. Le Bras, dir., *L'invention des populations, op. cit.*, とりわけ、H・ル・ブラーズによる序文「人民と人口」（pp. 9-54）を参照のこと。

52. R. Nisbet, *La tradition sociologique*, Paris, PUF, 1984 (traduction de M. Azuelos, première edition 1966)〔＝1975-1977，中久郎監訳『社会学的発想の系譜』アカデミア出版会〕を参照のこと。また、とりわけデュルケムにおける「社会」と国民国家との相

同性に関しては、Peter Wagner, *Liberté et discipline, Les deux crises de la modernité*, Paris, Métailié, 1996 (traduit de l'allemand par B. Grasset) を参照のこと。

53. このモデルに従えば、どのような生が生きるに値し、どのような生が生きるに値しないのかについて最終的に決断を下すのは、国家である。Giorgio Agamben, *Homo sacer. Le pouvoir souverain et la vie nue*, Paris, Seuil, 1997, pp. 147-166〔= 2007, 高桑和巳訳『ホモ・サケル――主権権力と剝き出しの生』以文社, 187-211 頁〕を参照のこと。

54. したがって、能力主義的原理は相続財産と緊張関係にある。だが、同時に、ひとたび人びとが自分の所属する親族全体や地域から切り離されると、この財産は、ロベール・カステルが適切に述べているように、「もはやこのような地位が割り当てられていない個人に『重みをつける』ために」必要なものとなる。この場合、「放浪者（vagabond）」は、人間の中で最も下等な存在となる。なぜなら、放浪者は、「自分を守ってくれる人が誰もおらず」、自分の身体以外何も所有していないからである（Robert Castel, Claudine Haroche, *Propriété privée, propriété sociale, propriété de soi. Entretiens sur la construction de l'individu moderne*, Paris, Fayard, 2001, pp. 36-40）。

55. ローラン・テヴノーが行ったように、教育政策と生殖政策とのつながりは、社会移動について行われた調査の系譜を再構成すると、はっきりと見えてくる。学校的要因を主要なものと見なすこれらの調査は、ゴルトンによって行われた社会的価値の優生学的構成を基盤とするものであった。Laurent Thévenot, « L'origine sociale des enquêtes de mobilité sociale », *Annales ESC*, novembre-décembre 1990, n° 6, pp. 1275-1300 を参照のこと。

56. モレルによって 1857 年に発明された変質概念については、Michel Foucault, *Les anormaux,* Paris, Hautes Études, Gallimard, Seuil, 1999, cours du 19 mars 1975〔= 2002, 慎改康之訳『異常者たち――ミシェル・フーコー講義集成〈5〉コレージュ・ド・フランス講義 1974-1975 年度』筑摩書房, 323-356 頁〕を参照のこと。

57. 大量にある文献の中でも、R. Nye, Crime, *Madness and Politics in Modern France,* Princeton, Princeton UP, 1984 を参照のこと。

58. M. Teitelbaum, J. Winter, *The Fear of Population Decline*, San Diego, Academic Press, 1985, pp. 18-35, 1870 年から 1914 年までの時期を対象とするページ〔= 1989, 黒田俊夫・河野稠果訳『人口減少――西欧文明・衰退への不安』多賀出版, 21-43 頁〕（フランスではとりわけ「量」が強調され、イギリスでは「質」が強調される）。

59. L. Chevalier, *Classes laborieuses et classes dangereuses à Paris pendant la première moitié du XIXe siècle*, Paris, Plon, 1958〔= 1993, 喜安朗訳『労働階級と危険な階級――19 世紀前半のパリ』みすず書房〕.

60. L. Boltanski, *Prime éducation et morale de classe, op. cit.*, と A. Carol, *Histoire de l'eugénisme en France. Les médecins et la procréation, XIXe-XXe*, Paris, Seuil, 1995, pp. 38-51 を参照のこと。たとえば、19 世紀から 20 世紀への転換期にフランスで育児学を最も推進した一人であるアドルフ・ピナールは、人権宣言に次のような表現を付け加えることを提案している。「全ての健康にして成人に達した市民には、二つの達成すべき

大きな義務がある。一つ目は生産すること（produire）、すなわち労働することである。二つ目は生殖すること（reproduire）であり、しかも首尾よく生殖することである」（A. Carol, *op. cit.*, p. 201 による引用）。

61. 人間として認められることを求めている存在の生物学的な質に応じて、国家が性的結合と生殖を行う機会を統制するという考えは、ドイツ人の医師ヨハン・ペーター・フランクによって体系的に導入されたように思われる。彼は、1779 年から 1819 年の間に 6 巻構成で出版された大作『完全なる医事警察体系』の著者である（Christian Hick, « “Arracher les armes des mains des enfants”. La doctrine de la police médicale chez Johann Peter Franck et sa fortune littéraire en France », in Patrice Bourdelais, éd., *Les hygiénistes. Enjeux, modèles et pratiques. XVIIIe-XXe siècle,* Paris, Belin, 2001, pp. 41-59 を参照のこと）。

62. A. Carol, *op. cit.*, pp. 172 et suiv., と Paul Weindling, *L'hygiène de la race. I. Hygiène raciale et eugénisme médical en Allemagne, 1870-1932,* Paris, La Découverte, 1998, pp. 261 et suiv. を参照のこと。とりわけアメリカ合衆国、ドイツ、スウェーデンで、生殖に不適格だと判断された個人に断種を施すという考え方が、20 世紀初めの三分の一で多くの反響を呼んだ。精管切除の優生学的使用——それは、再犯者や「変質者」に断種を施すためであった——は、アメリカ合衆国のインディアナ州にある刑務所で、20 世紀の初めに始まったようである。女性に対する去勢は、ほぼ同時期に始まった。今になって考えると数多く行われたように思えるかもしれないが（たとえば、1909 年から 1912 年までの間に、インディアナ州の若い囚人の間で、500 回もの精管切除が行われた）、それでも多くの優生学者（特にシャルル・リシェ）が絶賛していたような形でこれら多様な処置が大規模に行われたとは考えづらいようである。自由意志によるものにせよ強制されたものにせよ、断種が法的処置として実施されたのは、とりわけ両大戦間期だった（ボー州では 1928 年、デンマークでは 1929 年、スウェーデンでは 1935 年）。フランスではこの種の処置は一つも取られなかった。フランスでは、強制的な断種を介して人口の質を改良するというプロジェクトの多くが、激しい抵抗に突き当たったのである。優生学に基づく断種が大規模に行われたのは、1933 年に法律が制定されたあとのナチスドイツにおいてであった。それは 40 万人に達した。Alain Giami, Henri Leridon, éd., *Les enjeux de la stérilisation,* Paris, Inserm, 2000（特に、1930 年代以前の断種の歴史についてはミシェル・エルリッヒとアンドレ・ベジンの論考を、それ以降の時期の断種の歴史についてはジャン＝ポール・ゴディリエールとブノワ・マッサンの論考）を参照のこと。

63. たとえば、ジャン＝ルイ・フランドランは、バヴァリア国家が 19 世紀に、貧民に結婚することを禁ずる法案を提出したことを指摘している（*op. cit.*, p. 175〔＝1993，森田伸子・小林亜子訳『フランスの家族——アンシャン・レジーム下の親族・家・性』勁草書房，264 頁〕）。「年齢、美、健康に関する一定の条件と一致しない諸個人を結婚から排除」し、結婚許可証を交付するというプロジェクトは、19 世紀の初めにはもう出現していた。このプロジェクトは、ヴィシー政権の下で導入された婚前証明書という形態を除いては、実現されなかった（A. Carol, *op. cit.*, pp. 24 et

suiv. を参照のこと)。

64. J. Gélis, *La sage-femme ou le médecin, op. cit.*

65. 刑罰という措置は、中絶を受けて生き延びた女性に対してよりも、中絶を実践した不法堕胎医に対しての方が(とりわけ女性が亡くなった場合)、ずっと厳しく実施された。

66. 一つだけ例を挙げると、1905年にドイツ帝国議会で、遺伝的な欠陥とアルコール中毒との関係に関してある発言がなされた。それは、性行為と生殖を統制することを目指すものであった。「その発言者の主張によれば、アルコールによって引き起こされた遺伝的退化は、国家に深刻な経済的損失をもたらし、貧民保護システムに余計な負担を生んでしまっているため、国家には介入する義務がある。国家は未成年者、精神薄弱者、耳の不自由な者、口のきけない者、目の不自由な者の責任を負っているため、アルコール中毒を統制することによってこれらの問題をその根っこから対処しなければならない。公的扶助を行う診療所を国家が支援するということは、あるネットワークが形成されることを意味していた。それは、収容と治療の目的から病人を見つけ出し、選別することを役割とするネットワークである。このような診療所を優生学的な目的へと方向づけ直すことは、容易なことであった」(Paul Weindling, *op. cit.*, p. 146)。

67. Anne-Marie Dourlen-Rollier, *La vérité sur l'avortement, deux enquêtes inédites*, Paris, Maloine, 1963 を参照のこと。

68. たとえば、フランソワ=アンドレ・イザンベールは次のように指摘している。「1914年の大戦が起きる前に、法医学と社会医学の分野で研究のうねりが生じた。その結果、いくつかの実践的な結論」が提出されるに至った。その大半は、「不法堕胎医を組織的に追跡し、手厳しい非難を加えることによって、取り締まりをより効果的なものにすること」を目指すものであった。したがって、これらの社会衛生学者にとって、「中絶をする本人と子おろし女から女性を守る」ことが重要なのであって、「この分野の文献において子どもが言及されるのはごくまれであった」。さらに、F-A・イザンベールは次の点を付け加えている。「『社会の害悪』と捉えられることで、中絶は、アルコール中毒や自動車事故、さらには、市民に自分の身を滅ぼさせるあらゆる非合理的行動と同一の平面に置かれることになった。それゆえ中絶は、予防する必要があるもの、懲罰を科すことでそれを思いとどまらせる必要があるものと見なされるようになった」(F.-A. Isambert, « Une sociologie de l'avortement est-elle possible ? », *loc. cit.*, pp. 359-381)。

69. イギリスに関しては、J. Keown, *Abortions, Doctors and the Law. Some Aspects of the Legal Regulation of Abortion in England from 1803 in 1982*, Cambridge, Cambridge UP, 1988, p. 21 ; A. McLaren, *Reproductive Rituals, op. cit.*, p. 114〔= 1989, 荻野美穂訳『性の儀礼——近世イギリスの産の風景』人文書院, 205頁〕. フランスに関しては、Jean-Yves Le Naour, Catherine Valenti, *Histoire de l'avortement, XIXe-XXe siècle*, Paris, Seuil, 2003, p. 14 を参照のこと。

70. Leslie Reagan, *When Abortion was a Crime. Women, Medicine and Law in the United*

States, 1867-1973, Berkeley, University of California Press, 1997.

71. Agnès Fine, « Savoirs sur le corps et procédés abortifs au XIXe siècle », *Communication*, n° 44, 1986, pp. 107-119.

72. A. Tillier, *op. cit.*, pp. 330-331. レスリー・リーガン（*op. cit.*, p. 10）は、アニック・ティリエがフランスに対して行っているように、アメリカにおいて多くの専門的な堕胎医が現れた時期を、1840年代から1850年代の間と見なしている（とりわけこの時期に、婉曲的な表現がほとんど用いられない新聞広告が現れた）。

73. イギリスでは医師たちが議論で勝利を収め、1803年の法律が1828年と1837年に改正された。その結果、中絶は、胎動の前に行われるものであろうがそのあとに行われるものであろうが、処罰化された。

74. 中絶は女性を「傷つける」ものであり、女性の生殖能力にダメージを与える。19世紀に広まったこのような考えは、マルサスの中にすでに存在していた。たとえば、マルサスは、『人口論』の「アメリカ・インディアンにおける人口に対する妨げについて」（第1巻、第4章）の中で、次のように書いている。「この抑圧と絶え間のない労働という状況は、野蛮生活には避けられない辛苦に加えて、出産という務めにはきわめて不利であるにちがいない。そして、結婚前の女性の間で一般に広まっている不品行は、堕胎の習慣とともに、後年になって必ず彼女らを出産に適さなくする」（Thomas Malthus, *Essais sur le principe de population*, Paris, Flammarion, 1992, vol. 1, p. 95, édition de Jean-Paul Maréchal ; première édition 1798〔= 1985，大渕寛・森岡仁・吉田忠雄・水野朝夫訳『人口の原理』中央大学出版局，29頁〕）。

75. 治療としての中絶は、1852年のフランスでも認められていたが、アングロサクソン諸国よりもフランスの方がより厳密に定義されていたように思われる。この行為の妥当性は医学アカデミーによって認められ、この実践は明確に合法化されてはいなかったが容認されていた。手術は「公開」という条件の下で行われていた。「家族に前もって通知し、母親から同意を得るということが行われていた。さらに、他の二人の一般医に助言を求めたあとでしか、外科手術は行われなかった」（J.-Y. Le Naour, C. Valenti, *op. cit.*, pp. 29-36を参照のこと）。

76. A. McLaren, *Reproductive Rituals*, *op. cit.*, p. 143〔= 1989，荻野美穂訳『性の儀礼──近世イギリスの産の風景』人文書院，252-253頁〕.

77. *Ibid.*

78. J. Keown, *op. cit.*, p. 59.

79. L. Reagan, *op. cit.*, pp. 61-70.

80. 医師たちは、予測検査や胎児医学が発達する以前では、嬰児殺しを人目につかないところで実践するという形で、異常児や奇形児といった患者の治療を行う傾向にあった。その際、医師たちはまたしても、複数の医師の間で行われる協議と医療上の秘密の二つを隠れ蓑にしていた。フランスでは、20世紀初頭から──安楽死という名の下で行われる──この実践の合法化が要求された（A. Carol, *op. cit.*, p. 246）。

81. 19世紀以来、カトリック教徒は優生学に反対し続けている。この点につい

ては、A. Pichot, *La société pure de Darwin à Hitler,* Paris, Flammarion, 2000, pp. 158 et suiv. を参照のこと。ダーウィニズムは、カトリックの教義に敵対する革新的エリートの闘争の道具として使用された。この点については、D. Pick, *Faces of Degeneration. A European Disorder, c. 1848-c. 1918*, Cambridge, Cambridge UP, 1989, p. 29 を参照のこと。

82. ワイマール期のドイツについては、P. Weindling, *op. cit.*, pp. 225 et suiv. を参照のこと。

83. Jean Sutter, *L'eugénique. Problèmes, méthodes, résultats,* Paris, PUF, 1950.

84. このような分割はまた、貧困状態を減らすに違いないと考えられていた。なぜなら、自然淘汰のせいで、遺伝的に異常のある人間は貧者に多く、生物学的に健康な個人は金持ちに多いと考えられていたからである。いずれにせよ、国家による性行為の統制というプロジェクトは、社会的条件を考慮に入れること以上に、客観的な生物学的データのみを根拠とするものでなければならなかった。それゆえ、生むことができるほど有能なのに貧しい人間や、堕落しているのに裕福な人間が存在することを優生学者もしぶしぶ認めていたが、それは、親族と相続の社会的論理が不当にもその時点まで自然淘汰の論理に勝っていたからであるとされた。

85. この数字はとりわけ、中絶を行っている最中に突然体の具合が悪くなったために病院で治療を受けた女性の事例から推定された。

86. J.-Y. Le Naour, C. Valenti, *op. cit.*, pp. 160-164.

87. *Ibid.*, p. 14.

88. *Ibid.*, p. 186.

89. *Ibid.*, p. 198.

90. A.-M. Dourlen-Rollier, *op. cit.*, pp. 142 et 75.

91. *Ibid.*, pp. 69-70.

第四章

1. このことは、聖母マリアが出現した場所を巡礼する多くの女性に当てはまる(É. Claverie, *Les guerres et la Vierge, op. cit.*)。

2. 2001 年 7 月 4 日のオブリー法第 27 条を参照のこと。この法律は、非常に厳しい条件の下で断種を行う可能性を定めている。断種の対象となるのは、後見や保佐の下に置くことが正当化されるような、「知能の悪化」の見られた人びととされた。この場合、(「避妊法が形式上禁忌とされている、もしくは、避妊法を効果的に用いることができない」といった)「やむにやまれぬ医学的な理由」が引き合いに出されることがある。断種という医療処置が行われるかどうかは、後見裁判官の許可によって決まる。この許可は、後見裁判官が専門家委員会に意見を求め、「同意の真実性を検証するために」当該人物の話を注意深く聞いたのちに下される(2001 年 9 月 28 日に保健総局(DGS)/病院・医療組織局(DHOS)から提出された通達第 2001-467 号。この通達は、自由意志に基づく妊娠中絶と避妊に関する 2001 年 7 月 4 日の法律の諸条項の施行を主題とするものである)。

3. このように歴史を近代主義的に捉える際だった例の一つとして、Xavière Gau-

thier, *Naissance d'une liberté. Contraception, avortement: le grand combat des femmes au XXe siècle*, Paris, Robert Laffont, 2002, pp. 26-42 を参照のこと。

4. 避妊技術が有効なものとなることによって、生むことに対するあるエートスが発達し、生殖補助医療（PMA）が一層用いられるようになったように思われる。妊娠する危険を冒すことなく性行為を行うことができると確信されるようになると、妊娠するためには避妊をやめるだけで十分だという考えが生じてくる。数ヶ月以上待っても妊娠しない場合、ますます多くの女性がそのことを不安に思い、自分は子どもができないのではないかと心配になり、治療に期待をかけるようになっている。このような女性の数は増加している。何人かの専門家によれば、過去十年間に多胎出産の数が増加したのは、妊娠がこのように医療対象となったことを原因としているという。

5. 「実際、プランニング・ファミリアルは、教育的な避妊を目指す運動でした。それは、女性やカップルに、望んだ子ども、自分の意志で選んだ子どもという考えや、親としての責任という考えを教えることを目的としていたのです。プランニング・ファミリアルは、責任感をもってもらおうという思いから行われたものであって、女性の解放を意図した運動では全くありませんでした。MLF〔女性解放運動〕の到来とともに、中絶と避妊が同一の次元で扱われるようになりました。このときから、『中絶－避妊』が言われるようになりました。それが意味するのは、『子どもは私が欲しいときだけに』、です。ところで、プランニング・ファミリアルのチームをつくった際に我々がもともと望んでいたこととは、中絶が行われないようにするための避妊であり、1967年までそうでした。それは、社会学的・哲学的次元において全く異なるものだったのです」（プランニング・ファミリアルの創立者であり、幸福なる母性（Maternité heureuse）の女性医師とのインタビューの抜粋）。

6. J.-Y. Le Naour, C. Valenti, *op. cit.*, pp. 213 以降のページを参照のこと。F.-A・イザンベールとP・ラドリエールも、1965年から1974年までの間に発行された大新聞で繰り広げられた中絶に関する論争を分析した研究の中で、同様の点を指摘している。この研究によれば、「避妊が中絶に取って代わるはずだという見込み」は、中絶の自由化に賛同する主要な論拠の一つとなっていたという。中絶は、周縁的な実践になるはずだと考えられていたのである（François-André Isambert, Paul Ladrière, *Contraception et avortement. Dix ans de débats ans dans la presse 1965-1974*, Paris, CNRS, 1979, p. 78)。

7. インタビューの中で登場する名前と地名は、それによって病院で知り合った人物が同定されたり、我々と対談した人物が同定される恐れのある場合は、全て修正が加えられた。

8. 子どもはこれまで、親族を基準にして定義される結婚に組み入れられていた。だが、子どもは新たなタイプの関係に組み入れられるようになった。それは、「両親としての質の高さ」が、〔結婚生活の〕破綻という苦難においてとりわけ明確な形で示されると考えられているような関係である。この新たなタイプの関係への移行については、Irène Théry, *Le démariage*, Paris, Odile Jadob, 1993, pp. 140-147 を参照の

こと。

9. この表現はとりわけ、1994年に起草された生命倫理法の中で用いられることによって、一般に普及した。それ以降、生殖補助医療（PMA）の一環でつくられはしたが、再移植されることなく、今後利用されるかもしれないことを見越して冷凍され、生きたまま保存された胚を指示するために、「親となるプロジェクトの対象となっていない余剰胚」という言葉が用いられるようになっている（1994年の生命倫理法における「親となるプロジェクト」概念に関する分析については、Bernard Edelman, *La personne en danger,* Paris, PUF, 1999, pp. 461-469を参照のこと）。

10. Christophe Midler, « La révolution de la Twingo », *Gérer et comprendre,* juin 1993, pp. 28-36を参照のこと。

11. L. Boltanski, È. Chiapello, *Le nouvel esprit du capitalisme, op. cit.*〔= 2013，三浦直希他訳『資本主義の新たな精神　上・下』ナカニシヤ出版〕.

12. その際、我々はとりわけ、サビーヌ・シャルヴォン＝ドゥムルセイの仕事に依拠した（« Une société élective. Scénarios pour un monde de relations choisies », *Terrain,* n° 27, septembre 1996, pp. 81-100を参照のこと）。

13.『資本主義の新たな精神』の中で展開されたいくつかのテーマは、1990年代に出版されたマネージメントに関する文献の分析を出発点としていた。

14. Alain Ehrenberg, *La fatigue d'être soi. Dépression et société,* Paris, Odile Jacob, 1998を参照のこと。

15. ここ30年間で起きた家族の変動に関する様々な研究を最も完成された形で総合した仕事を、Irène Théry, *Couple, filiation et parenté aujourd'hui*, Paris, Odile Jacob, La Documentation française, 1998に見つけることができる。

16. 1985年に実施されはしたものの、1994年になってようやく公表された「家庭状況調査」（ESF）によれば、200万人の子どもが父親と離れて暮らしており、父親と一度も暮らしたことがない子どもは、その中のたった2%しかいなかった。したがって、この数字の高さは、父親が妊娠した母親を遺棄したことではなく、両親が別居したことと関連している。また、両親の別居に関する調査によれば、別居は子どもにとってますます早い時期に生じるようになっており、それに応じて、家族のつながりがほどけたあとに子どもが過ごさなければならない期間はますます長くなっている。ESF調査は、連れ子のある再婚家庭で生活する確率が数年後には倍になると考えている。その上、5年間に2度の家族の離別を経験したことのある子どもは、1966年から1970年までに生まれた子では3%、1971年から1975年までに生まれた子では8%、1976年から1980年までに生まれた子では11%と上昇している（Évelyne Sullerot, *Le grand remue-ménage : la crise de la famille*, Paris, Armand Colin, 1998, pp. 60-89）。

17. Jean-Hugues Déchaux, « Dynamique de la famille : entre individualisme et appartenance », in Olivier Galland, Yannick Lemel (sous la direction de), *La nouvelle société française. Trente années de mutation*, Paris, Armand Colin, 1998, pp. 60-89.

18. A. Nizard, « Suicide et mal-être social », *Population et société*, n° 334, avril 1998.

19. アンリ・ルリドンは、届け出のない中絶に関する推計も考慮に入れながら、毎年フランスで最大25万件もの自由意志に基づく妊娠中絶（IVG）が行われていると算定している。すなわち、彼によれば、3回の出産に1回の割合で、4回の妊娠に1回の割合で、IVGが行われている計算になる（Henry Leridon, *Les enfants du désir. Une révolution démographique,* Paris, Hachette, 1995, p. 130）。

20. これらの数字とあとに続く数字は、国立人口問題研究所（INED）が1996年版として公表したデータからの抜粋である。このデータは、統計報告書に記入されていた届け出のあった中絶をもとに作成された（1996年に16万2792枚の報告書が提出され、それによれば、中絶の推定数は22万件であった）。

21. このような上昇移動の道がどのようにしてここ30年で多かれ少なかれ崩壊したのかについては、L. Boltanski, È. Chiapello, *Le nouvelle esprit du capitalisme, op. cit.*〔＝2013, 三浦直希他訳『資本主義の新たな精神　上・下』ナカニシヤ出版〕を参照のこと。

22. 両親と子どもとの紐帯は、リベラルな社会であっても厳密に契約的なものとして扱うことのできない、数少ない紐帯の一つである。François de Singly, *Les uns et les autres. Quand l'individualisme crée du lien*, Paris, Armand Colin, 2003, pp. 55-58を参照のこと。

23. *Fiche d'actualité scientifique*, INED, novembre 2000, n° 2、Laurent Toulemon, Henri Leridon, « Les pratiques contraceptives en France », *La Revue du praticien*, 1995, 45/2395、Henri Leridon, « Trente ans de contraception en France », *Contraception. Fertilité. Sexualité*, 1998, vol. 26, n° 6, pp. 435-438を参照のこと。

24. Laurent Toulemon, Henri Leridon, « Maîtrise de la fécondité et appartenance sociale : contraception, grossesses accidentelles et avortements », *Population*, 1992, n° 1（この研究は、国立人口問題研究所が1978年と1988年に行った調査に基づいている）。

25. とりわけフィリップ・アリエスの著作『〈子供〉の誕生――アンシァン・レジーム期の子供と家族』をめぐって歴史家の間で論議が行われ、この著作の主要な結論が再検討に付された。最近の事例については、D. Alexandre-Bidon et D. Lett (*op. cit.*, p. 99) を参照のこと。フィリップ・アリエスが証明できたと信じていたこととは反対に、中世の女性が自分の子どもに対して抱いていた感情は、かなり強烈なものだった。数多くの資料が、愛情と思いやりが存在した痕跡を示している。

26. このフレーズは、*Télérama*, n° 2692, 15 août 2001の中に掲載されていた、乳幼児に関するドキュメンタリー映画の紹介からの引用である。

27. 子どもをいけにえとして捧げなければならないものは何一つ存在しない。ただし、中絶された胎児は例外である。デュルケムが聖と俗の対立の形成を説明する際に用いた形象に従えば、中絶された胎児とは、子どもの正反対の分身なのである。

28. 19歳の学生カップルとのインタビューの一節。「あなた方は周りの人間にそのことを話しましたか？――いいえ、誰にも話さなければ中絶をより簡単に行うことができると考えていましたから（…）人びとから評価を受けたくなかったのです。また、人びとが数年後私に話して、そのことを思い出させるというようなことがあって欲しくもありませんでした」。同様に、30歳薬剤師の女性は次のようにはっき

りと述べている。「いいえ、私はそのことについて話しませんでした。というのも、そのことについて話さなければ、私はそこまで悲しまずに済むからです。というわけで、他のことを話しましょうか」（パリの病院）。

29. Nathalie Bajos, Michèle Ferrand *et alii*, *De la contraception à l'avortement. Sociologie des grossesses non prévues*, Paris, INSERM, 2002, p. 4. 以下続く段落は、この素晴らしい仕事に多くを負っている。この仕事は、73名の女性に対して行われた調査に基づいており、73名のうち「53名は自由意志に基づく妊娠中絶（IVG）に訴え、20名は妊娠を中断しなかった」。

30. この年になって初めて、国立人口統計学研究所（INED）は、十分信頼のできる時系列統計データを作成することができるようになった。なぜなら、中絶が非処罰化され、国家によって枠づけられるようになったからである。

31. これらのデータは、N. Bajos et M. Ferrand, *op. cit.*, pp. 1-5 から再び取られたものである。データは国立人口統計学研究所（INED）を出所としている。ただし、避妊という語が、部分的にしか重ならない諸カテゴリーを指し示している点は指摘しておこう（避妊という語は、それを用いるのが人口統計学者なのか、それとも処方箋を出す医者なのかによって意味合いが異なってくる。人口統計学者は、統計的網羅性を求めて、どんなに機械化されていないものであっても、「方法」と多少なりとも類似点をもちうるもの全てを考慮に入れようとする）。それゆえ、避妊のミスや失敗に関する評価についても同様のことが言える。したがって、多くの医者にとって、膣外射精法、禁欲法、もしくは、基礎体温法と言われているものは、本当の避妊法とは見なされないのである。同様に、医学的観点から見ると、ピルを忘れることなく（もしくは、胃の調子が悪くて吐き出すということなく）服用していた中で不意に生じた妊娠だけが、もしくは、子宮内避妊器具を装着していた中で不意に生じた妊娠だけが、真の意味での避妊の失敗を意味するのである。つまり、真の意味での避妊の失敗とは、避妊技術それ自体と結びついたものなのである。このような失敗は、統計的にはほとんど起こりえない（およそ1000回に1回の割合である）。コンドームについて言えば、実験室内で試験が行われるかどうかとは別に、コンドームの使われ方が妥当かどうかを確定することは、非常に難しい。どの種類の避妊法が採用されたのかという観点から、1年間に100人の女性のうち何人が妊娠したのかを数値化した指数（パール指数）が存在する。コンドームに関して言えば、それがどれだけ厳密に用いられたのかどうかは考慮に入れられていないが、女性100人当たり1年間に1回から12回コンドームが破け（当然、破けたからといって必ず妊娠するというわけではない）、同じく女性100人当たり1年間に1.3回から3回妊娠したことを示す推算値が存在する。ピルについては、ピルの服用を忘れたということが全くなかったという条件で言うと、女性100人当たり1年間に0.1回妊娠している計算になる。子宮内避妊器具を用いた女性100人当たり1年間の妊娠回数は、0.3回から1.8回である。

32. 「避妊の失敗」とコード化される出来事の中で、（たとえばコンドームに欠陥があった、あるいは子宮内避妊器具を着けていたのに突然妊娠したなどのような）

避妊の方法それ自体に起因する技術的な失敗と、（コンドームの使い方がまずかった、ピルを「忘れていた」などの）避妊の仕方に帰せられるべき失敗を区別することは難しい。

33. Annie Bachelot, « Aspects psychologiques de la grossesse non prévue », in N. Banjos, M. Ferrand, *op. cit.*, p. 79.

34. これはおそらく、一つには、このような初めての性的関係が、感情的に強く惹きつけられている状態のときに不意に到来するからであろう。したがって、このような経験をする女性たちは、前もって、すなわち月経周期の初めにピルを服用することによって、中絶から身を守るということを行っていなかったのである。

35. N. Bajos, M. Ferrand, *op. cit.*, pp. 3-4.

36. A. Bachelot, *loc. cit.*, p. 100.

37. *Ibid.*, p. 103.「子どもが欲しいという欲望」と「自分の身体で妊娠を経験したいという女性の欲望」との区別については、Maria Michela Marzano-Parisoli, *Penser le corps*, Paris, PUF, 2002, pp. 109-115 を参照のこと。

38. だが、次の点は指摘しておこう。（ピルを飲み忘れたり、コンドームを誤用するといったように）避妊管理が徹底されず、そのことで妊娠して中絶することになったとしても、このような失敗の全てが、妊娠したいという欲望と子どもが欲しいという欲望との間の分裂を指し示すわけでは必ずしもない。このような失敗は、コントロールし難い緊張を引き起こすことがあるが、たいていの場合、この緊張は、「子どもなんていらなかった」といった発言があとになってなされることで緩和される。「あれは事故でしたが、私は実のところ子どもなんて欲しくなかったのです」。

39. Cyril Lemieux, *Mauvaise presse,* Paris, Métailié, 2000.

40.「生理、性行為、妊娠、出産、中絶といった、女性の身体、『雌の』身体に起こる出来事は、奇怪な現象へとつながる瞬間である。それはおそらく、これらの出来事が、女性とその母親との関係を呼び寄せるからであろう。しばしば指摘されることだが、現実的なものが突然姿を現わすこれらの出来事が生じると、女性は、閃きや直観、まぼろしもしくは強迫観念を通じて、母親が自分の身体に寄生しているのではないかと思えるほどの母親との身体的な近さを主観的に感じるのである」（Marie-Magdeleine Chatel, *Malaise dans la procréation. Les femmes et la médecine de l'enfantement*, Paris, Albin Michel, 1993, p. 57）。

41. インタビューの中で、23 歳の学生は次のようにはっきりと述べていた。「彼女（母親）は、私が子どもを堕ろさないことに対して、あまり賛成してくれませんでした。というのも、遠く離れたところにいるから私のことを助けてあげられないからだそうです……それから、彼女は 23 歳のときにとてもつらい状況で自由意志に基づく妊娠中絶（IVG）をしたことがあったそうです」。別の 19 歳の学生も同様の発言をしている。「仕方がないと思って受け入れました。母はとてもオープンなので大丈夫です。ここにいることは怖くないです。私の母にも同じ年齢のときに起きたようです、同じことが」。

42. インタビューの中で、「あなたは妊娠していることを母親に言いたいと思い

ますか？」という質問に対して、コートジボワール出身の23歳の学生は次のように答えた。「いえ、たとえ母親としっかりと協力関係が築けているとしても、私の国では無理です。理解してもらえないでしょうけれど」。

43. フランソワーズ・エリチエの議論を敷衍すれば、我々はこのとき第三の近親相姦という表現を用いることができるだろう。実際、我々の社会のように家系全体の妥当性が認められている社会において、父親の介入がなくなり（これは、たとえば、父親が子どもを認知したあと亡くなってしまうような状況とは異なる）、母方の祖母が父親に代わって父親の役割を果たすようになると、まるである同一の実体から生じた二つの存在から子どもが生まれたかのように全てが進行する。その結果、これら二つの存在の中に、「同一的なものの併合」が実現されることになる（Françoise Héritier, *Les deux sœurs et leur mère,* Paris, Odile Jacob, 1994, pp. 273-303）。

44. Pierre Bourdieu, Alain Darbel, « La fin d'un malthusianisme ? », in Darras, *Le partage des bénéfices,* Paris, Minuit, 1966, pp. 135-155.

45. アシスタントディレクターを務めていた37歳の女性は、インタビューの中で次のように述べていた。「私が産んだこの子の父親である男性は既婚者で、彼には子どもが二人います（…）。彼は奥さんと別れることを望んでいません。彼はこれまでに私に何も約束してくれたことはありませんでしたし、そのことは承知していました。でも、私は彼が奥さんと別れてくれるか、私ともっと関わってくれることを期待していたのです。でも、私たちが自由意志に基づく妊娠中絶（IVG）について話をしたとき、彼は私にこう言ったのです。『いや、僕は行動を起こすつもりはないよ』」（地方の病院）。

46. 29歳の学生は次のように述べていた。「彼からはもう何の音沙汰もありません。私たちは1月の終わりに知り合って、そこまでうまくいっていませんでしたが、いずれにせよ私は彼に話す前に決心しました。彼は無責任な態度を示して、私を脅すことさえしました、『たとえそれが君と一緒にいるためであっても、あとでうまくいかなくなるよ！』と言って。私はこう思っています。『私は運が良いのだ。彼がどういう人間なのかがわかったのだから』」（パリの病院）。

47. だが、反対の状況が存在する。それは、男性の生みの親は子どもをもちたいと思っているが、身ごもっている女性の方は産みたいと思っていないという状況である。だが、このような状況は、親族との取り決めには頻繁に見られたが、プロジェクトによる取り決めの場合はほとんど見られないものであるように思われる。それは、一つには、後者の場合、避妊技術を管理する責任が女性にあるからである。我々が行ったインタビューの中に見られるこのようなケースは、男性の生みの親がマグレブかブラックアフリカ出身であるほとんど全てのカップルに当てはまる。ヌビア出身のウルディアのケースがそれである。彼女は現在28歳で、職業に就いている。彼女は3年前に中絶を経験していた。妊娠の原因をつくった男性は、同じアパルトマンに住んではいなかったが、彼女と一緒に生活していた。彼女によれば、彼は「何が何でも子どもを産むこと」を欲していた。だが、彼女はその当時、この男性が「あらゆる水準で二重生活を送っていた」ことに気づいていたため、彼と別

れる決心をする。彼女は「この子を産みたかった」が、「一人で引き受け」たいとは思わなかった。

48.「私も夫も幸せな生活を送っています。私たちは、子どもがもう一人増えても、これ以上の幸せを私たちにもたらすことになるかはわからないわね、と話し合ったことがあります。いや、私は最上の幸福というものがわからないのです。全てがうまくいっています。私たちはたとえば末っ子と登山をすることができるようになって、全てを見直し始めていますが、それでも私の家族は順調なのです」(32歳、職業カウンセラー、既婚、二児の母)(パリの病院)。

49. たとえば、上で引用した論文の中でアニー・バシュロが同じことを行っている。

50. ここで取り上げられている問題に対する精神分析的アプローチに関しては、Monique Bydlowski, *La dette de vie. Itinéraire psychanalytique de la maternité*, Paris, PUF, 1997を参照のこと。

第五章

1. 隠在的分類学に関しては、B. Berlin, D. E. Breedlove, P. H. Raven, « Covert catégories and folk taxinomies », *American Anthropologist*, 72, (2), avril 1968, pp. 290-299を参照のこと。

2. マルセル・モースは、(マナとの関連で)彼が「カテゴリー」と名づけるこれらの「判断と推論の諸原理」について論じる中で、次のように指摘している。「それらは常に言語の中に存在しているが、明確に述べられることはまずない。それらはむしろ一般に、それ自体無意識的なものである、意識を主導する習慣という形で存在しているのである」(Marcel Mauss, « Introduction à l'analyse de quelques phénomènes religieux », in *Œuvres*, vol I, *op. cit.*, p. 28)。

3. たとえば、ベルナール・マルティノの著作、*Le bébé est une personne,* Paris, Balland, 1985を参照のこと。この著作の序文を書いているのは、トニー・ライネとジルベール・ローザンである。彼らは、同じタイトルのテレビ番組を監督し、この番組は大きな評判を得た。第1章(「母親の中心までの旅」)では、胎児が知覚能力をもつだけでなく、相互作用能力までももつ様子が描かれている。胎児は「聞いている」、「コミュニケーションをすることができる」、「覚えている」、「決して何も忘れない」、(母親のお腹を触ることによって)「ハプトノミー」を通じて「胎児と対話する」ことができる、など。

4. *L'événement* (Paris, Gallimard, 2000) の中で、アニー・エルノーは、1960年代に、妊娠3ヶ月目で行われた闇中絶について、次のように詳述している。「私は猛烈な便意を催した。廊下の向かいにあったトイレに駆け込み、ドアの方を向いて便器の前にしゃがんだ。両腿の間にタイル張りの床が見えた。全力で息んだ。それは手榴弾のように飛び出した。水しぶきが起こり、そのしぶきはドアにまでかかった。赤みを帯びた紐の先に小さなベビー人形が私の性器から垂れ下がっているのが見えた。自分の中にこれがあったなんて想像していなかった。自分の部屋までこれを持って

歩かなければならなかった。私はそれを手に取って——それには奇妙な重みがあった——、両腿でそれを締めつけながら廊下伝いに進んだ」(pp. 90-91)。

5. Bénédicte Champenois-Rousseau, *Éthique et moralité ordinaire dans la pratique du diagnostic prénatal*, thèse en socio-économique de l'innovation sous la direction de Madeleine Akrich, École nationale supérieure des mines, Centre de sociologie de l'innovation, Paris, 2003.

6. 1988年にRU486という名前で商品化されたピルの販売が許可されて以来、薬という技術を用いて中絶をすることがフランスで可能となっている。この技術は、無月経の期間が7週を超える妊娠には介入しないという条件で、ミフェプリストンと、48時間の間隔を置いてミソプロストールを服用することから構成される。一度目の薬の服用で妊娠の進行は原則として止まり、2日後、もしくはもう少しかかることもあるが、娩出が行われる。この方法はこれまで、私立病院にせよ公立病院にせよ、もっぱら病院で用いられていたものであり、ミソプロストールを服用したあとは最低でも3時間入院しなければならなかった。ついでに指摘しておくと、女性にとってこの方法は、予約をできるだけ早く取らなければならないことを意味していた。だが、いつもこの通りに物事が進むわけではなかった。なぜなら、この方法によってもたらされる猶予期間よりも前に中絶の決断を下す女性のうち、半分しかこの方法の恩恵に浴することができなかったからである。1993年から、フランスで約50万人もの女性がこの方法を使って中絶をした。この方法は、吸引法よりもしばしば好まれた。というのも、吸引法は、手術棟へと移動しなければならない(かつ、全身麻酔もしくは局所麻酔を行わなければならない)ため、人体により多くの害を及ぼす危険のある処置方法であると見なされていたからである。他方で、この薬を使う方法は、質問を受けてくれた医師たちによれば、考える時間がもっと欲しいと思っていた女性に、行為を促すことが時折あった。彼女たちは、つらい出来事に片をつけたいという強い思いから、中絶を決断することで生じる損失を顧みずに、方法の選択に全注意を傾けてしまうのである。実際、とりわけ予約の依頼で混雑している医療機関では、妊娠を止める1回目の薬が服用される日と同じ日にカウンセリングが行われ、自由意志に基づく妊娠中絶(IVG)を要求した心理的背景を可能な限り明確にする作業が行われることがある。

7. 医師は、中絶の前に行われるエコー検査で異なる態度を取ることもありえるが、それは同じ規範と結びついている。たとえば、我々が出会った人びとの一人は、医師がエコー検査を行う中で自分の見えているものを彼女に説明したこと(心臓が動いている、など)について、愚痴をこぼしていた。彼女は、医師によるこの行為を、ある種の「虐待」、さらには、「罪責感を与える」ことを目的とした「サディズム」と解釈していた。

8. とりわけ次を参照のこと。Pierre Bourdieu, Luc Boltanski, « Le titre et le poste », *Actes de la recherche en sciences sociales*, (2), 1975, pp. 95-107 ; Pierre Bourdieu, *La distinction*, Paris, Minuit, 1979〔= 1990, 石井洋二郎訳『ディスタンクシオン　I・II——社会的判断力批判』藤原書店〕; Luc Boltanski, *Les cadres. La formation d'un groupe social*, Paris, Minuit, 1982.

9. とりわけ、E. Rosch, « On the internal structure of perceptual and semantic categories », in T. E. Moore ed., *Cognitive Development and the Acquisition of Language*, New York, Academic Press, 1973, pp. 111-114 を参照のこと。

10. Claude Lévi-Strauss, *Anthropologie structurale*, Paris, Plon, 1958 (« La structure des mythes », pp. 227-255)〔= 1972, 田島節夫訳「神話の構造」荒川幾男・生松敬三・川田順造・佐々木明・田島節夫訳『構造人類学』みすず書房, 228-256 頁〕.

11. 分析を完全なものとするためには、様々な批判を交差させ、それらをひとまとめにし、ひとまとめにしたものをもとにして相関表を作成する、ということが行われなければならないだろう。批判の交差は、たとえば、プロジェクトによる取り決めの胎児は創造主との取り決めからどのような批判を受けることがあるのか、もしくは、国家の胎児は親族との取り決めからどのような批判を受けることがあるのか、などを示すことによって定式化することができる。だが、我々はこのような論証を断念した。というのも、この論証のうんざりするような性格に加えて、もし論証が行われていたら、今日ほとんど見られない批判的様態を過大視することにつながるからである。

12. フィアメッタ・ヴェネは、プロライフ運動を主題とした著作の中で、これらの集団のもつイデオロギーを、「伝統主義」と生物学に準拠した言説の二つと結びつけながら、次のように記述している。「胚は、母親がそれを受胎した時点で人と見なされる。というのも、受精が起きた時点で、胚は、自らの発達を可能にするあらゆる遺伝的潜在能力をもつからである。これは、ジェローム・ルジューヌが唱えていた推論である。彼は、アメリカ合衆国上院で、受胎した時点で胎児が人間性をもつ点に言及していた。(…) 接合子はおそらく人間ではないが、人間になる能力はもっているため、人として見なされなければならない。この立場は、胚について述べるために『潜在的な人』という表現を用いる倫理委員会の立場と関連づけることができる。このような胚の地位は、中絶に訴えることを犯罪と見なすことへとつながる (…)。伝統主義者たちの主張によれば、胚に手を加えることは、神の作品を改造したり略奪しようとする一つの試みであり、その完璧さを否定する行為となる。中絶あるいは避妊手段の使用によって、女性は自分の子どもを『殺している』だけでなく、神を暗殺しているのである」(Fiammetta Venner, *L'opposition à l'avortement. Du lobby au commando*, Paris, Berg, 1995, pp. 68-69)。

13. 未開の胎児が登場する文献は、ほとんどの場合、「父の法」の支配下にある社会秩序としての家父長制に対する批判を主題としている。「父の法」は、成人男性しか完全な人間とは認めないものでありながら、あらゆる人間に押しつけられる規範として現れる。このように先祖が子孫に対して行使し、男性が女性に対して行使する支配は、もっぱら家系を介して行われる。性的関係において、この支配は、ペニスに優位性を与え、それを挿入することを当然の権利として要求するという形で現れる。その帰結として女性の服従が生じる。女性は、母親や妻という地位に還元され、母性を義務として引き受けることを余儀なくされるのである (家父長制的秩序に関する文献をめぐる議論については、Denise Thompson, *Radical Feminism Today*,

Londres, Sage, 2001, とりわけ pp. 59-63 を参照のこと）。

14. 1994 年 9 月にカイロで開かれた国際人口開発会議の行動計画の中で、性と生殖に関する健康と権利が規定された。この法律は、「全てのカップルと個人」に、次のような権利を認めるものであった。それは、「子どもの数、妊娠の時期、出産を行う間隔を、自由にかつ責任をもって決める権利と、この権利を行使するための情報と手段をもつ権利」である。国際家族計画連盟が 1996 年に公布した憲章に関していえば、12 の権利と、（安全および自由についての権利のような）古典的な人権に加えて、結婚するかどうか、家庭を築くかどうか、家族計画を立てるかどうかを決める権利や、子どもをもつかどうか、その適切な時期はいつなのかを決める権利が明記されている。生殖に関する権利の中に中絶する権利を含めるかどうかは、激しい議論の的となっている。中絶する権利を認めていると解釈することのできる条項がいくつか存在するとしても、一般的には憲章の中にその明確な記載はない（cf. Département de l'information économique et sociale et de l'analyse des politiques, Division de la population, *Droits liés à la procréation et santé génésique,* New York, Nations unies, 1997）。

15. 共産主義体制下のルーマニアで公認されていた中絶は、1966 年に禁止された。それは、ニコラエ・チャウシェスクが政権の座に就いてからまもなくのことであった。人口を増やすという明確な目的から中絶が禁止されたが、その結果、闇中絶が大幅に増加した。Gail Kligman, *The Politics of Duplicity. Controlling Reproduction in Ceausescu's Romania*, Berkeley, University of California Press, 1998 を参照のこと。

16. Cf. Ann Anagnost, « A surfeit of bodies : population and the rationality of the state in post-Mao China », in Faye D. Ginsburg, Rayna Rapp, éd, *Conceiving the New World Order. The Global Politics of Reproduction*, Berkeley, University of California Press, 1995, pp. 22-41.

17. ロゼール・キュッソは、人口統計学が世界銀行の中でどのような位置を占めているのかを分析した、大変優れた学位論文を提出している。この学位論文は、1940 年代から 1960 年代に、政治的であると同時に科学的な教条＝定説（dogme）という形で、人口成長と人口調節との間のつながりがどのように構築されたのかについて、多くの情報を提供してくれる（Roser Cusso, *La démographie dans le modèle de développement de la Banque mondiale : entre la recherche, le contrôle de la population et les politiques néolibérales*, thèse de l'EHESS, sous la direction d'Hervé Le Bras, Paris, 2001, とりわけ pp, 32-47 を参照のこと）。

18. これらの論者一人であるピエール＝アンドレ・タギエフは、たとえば、新たな形態の優生学を導入する恐れがあるものとして出生前診断を批判する立場の中に、ある「イデオロギー化された恐怖症」を見ている。それに従えば、優生学は、「それ自体際立って全体主義的な体制と見なされる国家社会主義の大部分を特徴づける、絶滅の実践」と「同類扱いされる」。彼は、このような態度の中に、「教条的であると同時に表面的な反科学主義の立場を生み出す」、「遺伝子操作」の「神話化」を見ている。すなわち、彼が主張しようとしているのは、「優生学の全てが、（ナショナリズムにせよ人種差別主義にせよ）排他主義的であるというわけではないし、優生思想のもつ普遍主義的な指向性は、個人の意志の尊重と調和しうる」ということで

ある。彼は続けて次のように述べている。「したがって、優生学の全てが干渉主義的で強権的であるというわけではないし、優生学は本質的に全体主義的な生政治となることが運命づけられているというわけでもないのである」。強権的な優生学を非難しながらも、彼は、——この問題に取り組んだ1989年の論文の中では——「個人の自由を尊重する優生学というプロジェクト」を正統なものと見なしている。「もしも、近代の精神が、進歩のイデオロギーを形づくる諸々の信仰の総体を明確に否定しないとすれば、そのような近代の精神に対して、環境への働きかけや遺伝形質への干渉を通じて人間種が自らを際限なく改良していくという考えが、それ自体悪いものとして現れることは決してないだろう」(Pierre-André Taguieff, « L'eugénisme, objet de phobie idéologique », *Esprit*, nº 156, novembre 1989, pp. 99-115)。また、この論文に付随して生じた議論(とりわけ生物学者のジャック・テスタールとの議論)については、François Roussel, « L'eugénisme : analyse terminée, analyse interminable », *Esprit*, juin 1997, pp. 26-54 を参照のこと。

19. リベラルな優生学に関する最も完成された議論と、それに対する最も説得力のある批判を、ユルゲン・ハーバーマスの著作の中に見出すことができる。Jürgen Habermas, *L'avenir de la nature humaine. Vers un eugénisme libéral ?*, Paris, Gallimard, 2002, traduit de l'allemand par Christian Bouchindhomme〔= 2004, 三島憲一訳『人間の将来とバイオエシックス』法政大学出版局〕. J・ハーバーマスが展開した最も興味深い議論の一つは、遺伝的に選別されたり修正された特性がもつ不可逆的な性格に関するものである。彼は、この特性を、社会的出自や教育と結びついている特性と対置している。実際、人間にとって、自分が受けた社会的先行決定の効果に抵抗したり、さらにはそれに逆らうことは常に可能だが、遺伝子操作による決定は、その人間といわば一体を成しており、彼もしくは彼女は、先行世代が自分に対して決めたことを引き受けざるをえないのである。同時に、「両親の優生学的自由」は、「子どもの倫理的自由」と衝突する(とりわけ、pp. 71-82 を参照のこと〔= 2004, 三島憲一訳『人間の将来とバイオエシックス』法政大学出版局, 75-89 頁〕)。

20. 医学的理由に基づく妊娠への介入は、自由意志に基づく妊娠中絶(IVG)全体の 2% 以下である。

21. Jacques Milliez, *L'euthanasie du fœtus. Médecine ou eugénisme ?*, Paris, Odile Jacob, 1999 を参照のこと。ジャック・ミリエズ(産婦人科部長)は、医学的理由に基づく妊娠中絶と嬰児殺しとの境界線をどこに引くことができるのか、「胎児の安楽死」と「新生児の安楽死」との境界線をどこに引くことができるのかという問題を提起している。「したがって、胎児の安楽死は妊娠期間の最後まで認められている。だが、胎児という人間に対する安楽死——もちろん医学的根拠をもつそれ——が認められるのであれば、なぜ新生児という人間に対する安楽死は認められないのであろうか。9ヶ月の胎児と生まれたばかりの子どもを分かつものとは一体何だと言うのだろうか。(…)新生児はいかなる点で人間であり、臨月に達した胎児はいかなる点で人間ではないのか。両親の愛情をすぐに得られたとしても、それだけで胎児が人になるわけではないし、安楽死が否定されるわけでもない。なぜなら、不治の奇形はも

ちろん重い奇形のせいで安楽死の問題が提起されるような状況においては、それに耐えてでも子どもが生き続けることを両親自体が望まないからである」(pp. 158-159)。

22. 医学的理由に基づく妊娠中絶が実践されるのは、法律によれば、「生まれてくる子どもが、不治の病と診断された重篤な疾患に冒されている確率が高い」場合である。この種のケースは、出生前診断の発達とともに増大した。決定を下す権限は両親にあり、両親は医師との面談の中で情報が与えられる。両親の同意に、二人の医師が署名した証明書が付け加えられる。二人の医師のうち一人は、専門家として裁判所で証言をする資格をもつ。無月経が22週を超えるときには、生きて生まれてくることがないように、エコー検査の最中に致死性物質が胎児に注入される。分娩は、プロスタグランジンの投与によって引き起こされる(Bruno Carbonne, « L'interruption médicale de grossesse, comment ça se passe ? », *Études sur la mort,* n° spécial, *L'euthanasie fœtale,* 1999, pp. 23-31)。

23. 両親が望めば葬儀が執り行われることもある。今でもある条件の下では、子どもの出生届けを出して、家族手帳の中にその存在を記載することは可能である(B. Carbonne, *loc. cit.*)。医学的理由に基づく妊娠中絶が行われるときには、両親が子どもの名前をすでに選び終わっていることが多い。彼らの中には、パリ近郊の大きな産科医院に勤務する精神分析医のフレデリック・オティエ=ルーが言及している両親のように、「ハプトノミー」を実践することによって赤ちゃんを「先んじて迎え入れる」者もいた(Frédérique Authier-Roux, *Ces bébés passés sous silence. À propos des interruptions médicales de grossesse,* Ramonille-Saint-Agne, Érès, 1999, p. 36)。

24. Marc Grassin, *Le nouveau-né entre la je et la mort. Éthique et réanimation,* Paris, Desclée de Brouwer, 2001 を参照のこと。M・グラッサンは、この著作で主題化された問題を、次のような形で提示している。「蘇生努力を中止したり、『生命活動を停止させる』行為は、新生児の蘇生という枠組みの中ではどこまで正当化できるものなのか。私が検討したいのはこの点についてである。この正当化はある考えを根拠にしている。それは、一定の条件を満たしていれば、計画を立てた上で与えられる死は、正当化できるだけでなく、患者の利益と医療責任という点から考えて倫理的であると宣言することすらできるという考えである。このような道徳的正当化は、これらの実践の侵犯的性格が承認され、維持されることを前提としている。この行為が倫理的に正統化されるかどうかは、これらの実践の中心にある(侵犯の承認という)道徳的曖昧さがどのように維持され経験されるかによって変わってくるだろう。この意味で、生命活動を停止させるという手段に訴えることを厳密な意味で正当化することはできないし、ごくありふれた正常な実践として認められることもない。侵犯のもつ両義性と逆説性にさらされながらも、状況の人間的、社会的、道徳的、医療的複雑性を認め、それを積極的に引き受ける責任という点から、生命活動を停止させるという手段に訴えるとはどういうことなのかを考えること。このことが、この手段に訴えるための前提となっているのである」(p. 13)。医師がこのような決断をどのように下しているのかに関する社会学的分析については、Anne Paillet, « Autour de la

naissance : l'autorité du médecin en question », in Isabelle Baszanger, Martine Bungener, Anne Paillet, éd., *Quelle médecine voulons-nous ?*, Paris, La Dispute, 2002, pp. 189-209を参照のこと。

25. ストラスブールにあるヨーロッパ人権裁判所は、「妊娠期間中の子どもの死」を引き起こした交通事故に責任のある第三者を告訴する場合のように、出生前の生命を問題にした訴訟事件との関連で、生命権を扱うヨーロッパ人権条約第2条を解釈するよう命じられた。だが、このとき、ヨーロッパ人権裁判所は、大きな戸惑いを示すだけでなく、無管轄であると宣言することによって、提起されていたジレンマを解決することさえ拒否したのである。同様の当惑が、拷問、体刑、損傷を扱う第3条の解釈に関しても示された。たとえば、H・C・ノルウェー訴訟事件で、「中絶された胎児の『父親になる可能性のあった人物』である原告は、自由意志に基づく妊娠中絶が、第3条と相容れない苦しみを胎児に与えたと考えていた。(…) 委員会は、『当該中絶に関する記述の様態から考えて』、『第3条に違反した形跡は何一つ』見つけられないとした」。それゆえ訴えは却下されたわけだが、この事件を分析した著者は次のように述べている。「この言い回しは、胚に第3条の恩恵を認めることを許すものである。このことは、重大な影響をもたらさないわけにはいかないだろう」。実際、――第3条の文言に従えば、当該胎児は「その人格の尊厳に問題を生じさせるような」措置を受けたわけではないという判決を、裁判所がこのケースにおいて下していたとはいえ――中絶が実践された様態が引き合いに出されると、胎児とは第3条から恩恵を被ることのできる存在であると考える余地が生じうるのである(Cf. Béatrice Maurer, *Le principe de respect de la dignité humaine et la Convention européenne des droits de l'homme*, Paris, La Documentation française, 1999, pp. 348-370 et 380-389)。

26. 我々がこの著作の作成を終えようとしていたときに、議論が再燃した。そのきっかけとなったのは、2003年11月26日に国民議会で可決された、組織犯罪に関するある修正法案(ガロー修正法案)である。これは、「自由意志によらずに妊娠を中断した罪」の創設を特徴とするものである。自由意志に基づかない妊娠中絶とは、この場合、「不手際、過失、不注意、不用心、安全と慎重さに関わる義務の不履行」によって引き起こされた妊娠中絶を指す。この軽罪は、2001年と2002年に破棄院が下した決定の結果として創設されたものである。一人のドライバーの無謀な運転のせいで交通事故が起き、生まれてくるべき子どもが子宮内で命を落とした。当時6ヶ月であったこの胎児を亡くしたカップルから申請を受け、それを検討した破棄院は、2001年7月に、過失致死は生まれてくるべき子どもには適用されないという決定を一度下した。この決定は、2002年に、同じ裁判所の刑事部が下した判決によって追認された。破棄院は、胎児の業務上過失致死で訴追されていたある婦人科医と助産婦の有罪判決を無効にした。これらの決定は、明確な法文献が存在しないことを遺憾としながらも、民法は人格を生まれたときに獲得されるものとしているという点に依拠するものであった(刑法は、「他者」に与えられた損害についてしか語っていない)。ガロー修正法案は、女性の権利、この場合は母親としての女性の権利を強化するようになる措置として提示されたものであった。だが、

この修正法案は提示された直後に、中絶の権利の保護に熱心な活動団体から次のように解釈された。すなわち、それは、自由意志に基づかない妊娠中絶を罰する法律と自由意志に基づく妊娠中絶を認可する法律との間で生じる緊張を浮き上がらせることによって、自由意志に基づく妊娠中絶（IVG）の正統性を弱めることを目的とした兵器であると。多くの抗議に直面して、この修正法案は撤回された。

27. 立法者は、法律の文言に明白な矛盾が生じないようにしたり、「脈絡なく行われる人間の行為があまりにも一貫性のないもの」とならないように努める。この点については、Bruno Latour, *La fabrique du droit. Une ethnographie du Conseil d'État,* Paris, La Découverte, 2002〔＝2017，堀口真司訳『法が作られているとき——近代行政裁判の人類学的考察』水声社〕とりわけ pp. 283-286〔351-355 頁〕を参照のこと。

28. Robert H. Blank, « Reproductive technology : pregnant women, the foetus, and the courts », in Jonna C. Merrick, Robert H. Blank, ed., *The Politics of Pregnancy. Policy Dilemmas in the Maternal-Fetal Relationship,* New York, Haworth Press Inc., 1993, pp. 1-18 を参照のこと。

29. Monica J. Casper, *The Making of the Unborn Patient. A Social Anatomy of Fetal Surgery,* New Brunswick, Rutgers UP, 1998.

30. *Ibid.*, pp. 178-179.

31. 「胚の地位」をめぐって展開された法的議論の分析については、とりわけマリー＝アンジェル・エルミットの次の仕事を参照のこと。M.-A. Hermitte, « L'embryon aléatoire », in Jacques Testart, éd., *Le magasin des enfants*, Paris, François Bourin, 1990, réédition Gallimard Folio, 1994, pp. 327-367 と M.-A. Hermitte, « L'embryon humain : problèmes de qualification », *Revue générale de droit médical,* novembre 2000, pp. 17-40. この文献は、とりわけ、生命倫理に関する 1994 年の法律が制定されたことによって、「人ではないヒト」というカテゴリーがどのようにして民法典の中に初めて登録され、それゆえ、それ以後一般的射程をもつようなったのかについて分析している。

32. Marcela Iacub, Pierre Jouannet, éd., *Juger la vie. Les choix médicaux en matière de procréation*, Paris, La Découverte, 2001.

33. J.-Y. Nau, *Le Monde*, 9 août 2001.

34. それゆえ、たとえば、哲学者のリュシアン・セーヴは、「体外受精と胚移植」、「胚研究」、「遺伝子治療」、「生殖を目的としたクローニング」を検討する中で、次のように問うている。「我々はどのような人間になりたいと思っているのか。この問いこそが、我々に、既存の政治的もしくは道徳的陣営を選択するのとは全く異なる責任を引き受けること、すなわち、新たな普遍的価値をつくり出すことを促しているのである」（Lucien Sève, « La condition humaine bouleversée par la biomédecine », *Nouveau Regards,* n° 11, automne 2000, pp. 3-7）。

35. この対立については、Blandine Barret-Kriegel, *Les droits de l'homme*, Paris, PUF, 1995 を参照のこと。

36. Claire Ambroselli, Gérard Wormser, *Du corps humain à la dignité de la personne. Genèse, débats et enjeux des logos d'éthique médicale,* Paris, CNDP, 1999 を参照のこと。

37. B. Edelman, *op. cit.*, chapitre 29 : « La dignité de la personne humaine, un concept nou-

veau », pp. 505-514 を参照のこと。

38. Mireille Delmas-Marty, *Pour un droit commun,* Paris, Seuil, 1994.

39. Olivier Cayla, « Le coup d'État de droit ? », *Le Débat*, n° 100, 1998, pp. 108-133.

40. Olivier Cayla, Yan Thomas, *Du droit de ne pas naître. À propos de l'affaire Perruche*, Paris, Gallimard, 2002（二人の著者が書いた序文の中の p. 13）。

41. B. Edelman, *op. cit.*, p. 512.

42. *Ibid.*, p. 509.

43. O. Cayla, *loc. cit.*

44. Catherine Labrusse-Riou, Bertrand Mathieu, « La vie humaine comme préjudice ? », *Le Monde*, 24 novembre 2000.

45. O. Cayla, Y. Thomas, *op. cit.*, 第 1 部、オリヴィエ・カイラが書いた « Le droit de se plaindre », p. 35.

46. Marcela Iacub, « Il faut sauver l'arrêt Perruche », *Libération*, 8 janvier 2002.

47. 1989 年 11 月 20 日に国連によって採択された子どもの権利条約は、次の点を基本原理としている。「子どもは、身体的及び精神的に未熟であるため、その出生の前後において、適当な法的保護を含む特別な保護及び世話を必要とする」。アラン・ルノーが指摘しているように、「この資料は暗に、生まれてくる子どもの権利について、それゆえ、場合によっては胚の権利まで含めて熟考するよう促している」。同じ方向を示しているのが、「各人は人権宣言の中に記入されている全ての権利と自由を利用することができるという記載」であり、この記載は、子どもの権利条約を 1948 年の世界人権宣言を結びつけるものである。実際、我々は、胎児は一つの「存在」であり、この存在は「人間」であると、容易に主張することができる。たとえ、第六章で検討される道徳哲学の理論体系のように、「ヒト」という性質と「人」という性質の間にできるだけ頑丈な境界を打ち立てようとする試みが存在するとしても（Alain Renaut, *La libération des enfants. Contribution philosophique à une histoire de l'enfance,* Paris, Calmann-Lévy, Bayard, 2002, pp. 337-340）。

48. たとえば、ネットワークとフローという主題系を、あらゆる分類上の区別の妥当性を問い直すことに応用した仕事については、1980 年代と 1990 年代に大きな評判となったダナ・ハラウェイの仕事を参照のこと（Donna Haraway, *Simians, Cyborgs, and Women. The Reinvention of Nature,* Londres, Free Association Books, 1991〔＝ 2000, 高橋さきの訳『猿と女とサイボーグ——自然の再発明』青土社〕）。この「サイボーグ宣言」の概要版が 1990 年代半ばにフランスのある雑誌に掲載されたが、その中に次のような箇所を見つけることができる。「精神／身体、動物／人間、生き物／機械、公／私、自然／文化、男性／女性、未開／文明といった二元論はいずれも、イデオロギーとして問題とされている。（…）サイボーグとは、ある種の自己——解体・再組み立てされ、集合的・個的であるようなポスト近代の自己——である。こうした自己こそ、フェミニストたちがコードする必要のある自己である。我々の身体を創造しなおすうえでは、コミュニケーション・テクノロジーとバイオテクノロジーが必須のツールとなる（…）。ツールと神話、装置と概念、社会関係の歴史シ

ステムと知の対象をはじめとする身体／実体として可能な存在の歴史解剖学を隔てているのは、透過性の境界である。さらにまた、コミュニケーション科学と現代生物学も、共通の動向——世界を暗号化（*codage*）の問題へと翻訳するという、あたかも共通言語を探るような動向——によって構成されている。そして、こうした動向にあっては、装置を介したコントロールに対するあらゆる抵抗が消滅し、あらゆる異質性が、解体、再組み立て、投資、交換に屈服しうる存在となる」（Donna Haraway, « Manifeste cyborg : la science, la technologie et le féminisme socialiste vers la fin du XXe siècle », *Futur antérieur,* n° 12-13, 1992, pp. 155-197〔= 2000，高橋さきの訳「サイボーグ宣言——20 世紀後半の科学、技術、社会主義フェミニズム」『猿と女とサイボーグ——自然の再発明』青土社，285-348 頁〕）。

49. ところで、人権は誰に適用できるのかと問うこと、あるいは、——第六章の終わりに中絶の哲学的正当化を検討する際によりはっきりとわかることだが——人権という領域に参入すると主張しうるためには、ある存在はどのような種類の特性を有していなければならないのかと問うことは、人権批判を再開することを意味する。実際、この批判は、人びとが（現在「ポリティカル・コレクトネス」の基盤となっている）リベラルという枠組みを問い直すつもりがないように見える場合は、伝統という名においても（バーク）、摂理史という名においても（メーストル）、史的唯物論という名においても（マルクス）、「権利」を標的にすることはできない。したがって、考えられる唯一の戦略は、関係のもう一方の項、すなわち人間を攻撃することにある。だが、リベラルという枠組みを尊重しなければならないというイデオロギー上の必要性があるため、この操作が明確な反人間主義の方向に進むことはないし、「脱構築」の方向に進むこともない。このとき利用できるのは、次のような二つの段階から成る観念論的アプローチだけである。すなわち、この実体（人間）を思考実験にかけ、その定義を定めてから、次に、沢山の経験的存在を——人間種に属すると見なされているどうかを問わず——テストして、それらが「人権」の領域に参入する資格を有しているかどうかを判断するというアプローチである。このアプローチを採用しているのが、たとえば、功利主義的潮流、とりわけ、「反種差別主義的」バージョンのそれである——この潮流を代表する存在であり、かつ今日最も知られているのはピーター・シンガーである（人権批判の歴史については、Bertrand Binoche, *Critiques des droits de l'homme,* Paris, PUF, 1989 を参照のこと）。

50. オブリー法が予定していたいくつかの変更に対して様々な異論が提出された。その一つを次の記事の中に読み取ることができる。「12 週を超える必要があるのだろうか？（…）技術的にも心理的にも、我々にとって扱いにくい問題となるだろう。技術的問題とは、無月経の期間が 12 週を超えると、胚に対して吸引法を用いることがより難しくなるということを意味する。心理的問題とは、胚が人間の形を獲得してしまうと、中絶は胎児殺しと似たものとなってしまい、それが示すあらゆる感情的負荷を引き起こすことになるかもしれないということを意味する」（Dr A. Podevin, Mme Ch. Manessiez, Dr P. Marquis, Dr Cortet, Dr G. Richard, « Ne cassez pas la loi Veil », *Libération,* 7 août 2000）。

51.「ご理解頂けると思いますが、この段階が嫌なのです。というのも、何も残っていないことを確認するためには、吸引を行っている間にエコー検査をして、自分が取り除くものを全部見なければならないからです。エコー検査を使えばあなたにも見えますし、私たちにも……これがつらいのです。それから、この段階が嫌なのは、栄養膜や胚が残っている場合、うんざりする思いをすることになるのは私たちだからです」（医師 2、地方病院）。

52. 自由意志に基づく妊娠中絶（IVG）をしたあとに行われるエコー検査について解説をする中で、ある別の医師が、過去に思わず次のように言ってしまったことを我々に教えてくれた。「全て正常に戻りましたよ」。彼はこうも付け加えたという。「まるで妊娠したことが正常ではなかったかのようにね」。彼は、このように自分が言ってしまったことに対して、批判的に距離を取っていた。

53. 自由意志に基づく妊娠中絶（IVG）を自宅で行う手順については、結論部の pp. 323-325〔本訳書 447-451 頁〕を参照のこと。

54. この議論をより精緻化したものを、マリリン・ストラザーンの著作の中に見つけることができる。それによれば、胎児が医療用にせよ記録用にせよ画像へと変化するのに伴い、母親はいなくなるか、もしくは一つの環境として、さらには一つの資源として扱われることになる。だが、マリリン・ストラザーンによれば、それは、関係という様式とは異なる様式で二つの存在の関係性を理解することが我々の社会の中ではできないからである。もしくは、それぞれ独立したものであるかのように扱われる二つの存在の相互作用としてしか、両者の関係性を捉えることができないからである。我々は、包含もしくは相互依存という点からは考えないのである（この点については第七章で再び検討するつもりである）（Marilyn Strathern, *After Nature: English Kinship in the Late Twentieth Century,* Cambridge, Cambridge UP, 1992, pp. 47-53 を参照のこと）。

55. 本にせよ論文にせよ、胎児の写真を脱構築することを目的とした文献は数多く存在する。この種の批判が真に展開されるようになったのは、ロザリンド・ポラック・ペトチェスキーの論文の発表がきっかけであったように思われる。Rosalind Pollack Petchesky, « Fetal images : the power of visual culture in the politics of reproduction », *Feminist Studies,* 13 n° 2, 1987. この問題を扱った一章を次の著作の中に見つけることができる。Celeste Michelle Condit, *Decoding Abortion Rhetoric, Urbana,* University of Chicago Press, 1990 (Chapitre V : « Constructing visions of the fetus and freedom »). Rosemarie Tong, *Feminist Approaches to Bioethics,* Westview Press, 1997, pp. 150-152. Sarah Franklin, Celia Lury, Jackie Stacey, *Global Nature, Global Culture,* Londres, Sage, 2000, pp. 30-43. たいていどの文献にも非常に類似した議論を見つけられる。最も完成されたアプローチがカレン・ニューマンの（写真入りの）著作の中で展開されている。Karen Newman, *Fetal Positions. Individualism, Science, Visuality,* Stanford, Stanford UP, 1996（我々にこの著作を紹介してくれたブルーノ・ラトゥールに感謝の意を述べたい。また、ラトゥールは、彼が 2002 年 5 月にカールスルーエ・アート・アンド・メディア・センターで開催した企画展『イコノクラッシュ』の一環として、胎児の表象をめぐる論争をテーマに

して私とヴァレリー・ピエがつくった作品を受け入れてくれた。この点についてもラトゥールに感謝の意を述べたい）。

56. しばしば論争を生むような仕方で、社会学は「全ては社会的である」という合言葉を普及させた。文化主義を引き継ぐ形でこの合言葉が意味しているのは次の二点である。a）人間の行動は必ず、社会に住む人びとがそれに付与する意味に依存する（象徴主義の公準であり、それはたとえば生物学の自然主義と対立する）。b）人間の行動は必ず、明示的なものだろうがそうでなかろうが、それを他の諸実践と結びつける紐帯に依存する。これらの潮流によれば、ある同一集団内の行動と信仰の総体は、ある様式を定義する近接性の種類によって結びつけられているか、あるいは、体系を成していると見なされる。これらの公準を問題化しなくても、次の点を指摘することができる。それは、全員に帰せられる性質の一つを探究しても、大して面白くはないという点である。もし全てが社会的であるならば、ある存在や実践などを規定するために「社会的」という語を使っても、ほとんど何も得るものはない。このように定義される社会的なものは、外的観察者にとってはそうであっても、社会に深く関わっている人びとにとってはそうではないという点も付け加えておこう。彼らは、少なくともつい最近までは、つまり、まさにこの種の社会科学の影響によって印づけられる期間までは、自分の生活の中に全てのものが「社会的な」ものであるとは全然考えていなかったのである。

57. 我々はこの語をブルーノ・ラトゥールが『自然の政治学』の中で展開したものと近い意味で用いている。ただし、我々はここでは「集合体を構成する」人間存在しか考慮に入れていない。

58. 次の文献を参照のこと。L. Boltanski, *L'amour et la justice comme compétences, op. cit.*

59. 胎児の「脱構築」を試みた様々な著者の中で、最も明確にこのような企ての歴史主義的な基盤を築いたのは、おそらく歴史学者のバーバラ・ドゥーデンである。*L'invention du fœtus*（Paris, Descartes et Cie, 1996——この本は最初にドイツ語で1991年に出版された）〔＝1993，田村雲供訳『胎児へのまなざし——生命イデオロギーを読み解く』阿吽社〕の中で、彼女は自身が立てた計画を次のように表現している。「このエッセイは、今日誰もがごく普通に話している子宮のなかの胎児が、神の被造物でもなければ『自然』の産物でもなく、近代社会のつくり出したものにほかならないということを、大まかに理解できるように意図している。私が述べたいことは、（…）どのような人工的な方法で胎児はつくり出されたのかである」（Duden, [1991] 1996: 11〔14頁〕）。この種の脱構築主義的な企てによく見られることだが、批判がどのような規範的立場から行われているのかを特定することは難しい。というのも、現在通用している胎児の表象は「人工的なもの」——この語は「歴史の産物」と同義と見なされる——だからそれを批判するのだと言うことは、胎児は見せかけのものではないという視点に立つことを暗に意味してしまうかもしれないからである。なぜなら、「人工的なもの」という語を用いることは、ただちにその対となるもの、すなわち「自然に存在するもの（naturel）」という語を指し示してしまうからである。だが当然、このようになることはありえない。なぜなら、批判の中

心にあるのはまさに、胎児が何か「自然に存在するもの」を有しているかもしれないという考えだからである。

60. I. Hacking, *Entre science et réalité, op. cit.*〔＝ 2006，出口康夫・久米暁訳『何が社会的に構成されるのか』岩波書店〕.

61. 我々は、できものとしての胎児と真正な胎児が「存在しない」と言いたいわけではない。そうではなくて、両者はある同一の物理的事物に属しており、様々な慣行を介して社会的事物として存在していると言いたいのである。これらの慣行は、フレデリック・ネフによって取り上げられたサールの定義に従えば、「絶対的に（*simpliciter*）物理的な事物と、社会的事物としての（*qua*）物理的事物」を一致させる。我々が検討しているケースで言えば、ある同一の物理的事物に二つの社会的事物が、フレデリック・ネフの用語を用いると、「不意に到来した」のである。もしも胎児の条件を特徴づける場面において、諸慣行の一つ（胎児をできものと見なす慣行）に物理的事物を破壊する必要性が含まれておらず、しかもその物理的事物に別の慣行（胎児を生まれてくるべき子どもとして、すなわち、通約不可能な価値を備えた存在として見なす慣行）が同じように不意に到来するのであれば、このケースは何の珍しいことでもなく、特別に問題を生じさせることもないだろう（これは我々が『正当化の理論』の中で言及したケースである。この本の中に登場する事物はどれも、どの「世界」に埋め込まれているのかに応じて、その慣行上のアイデンティティを劇的に変化させるものであった）（素朴構築主義への批判と、社会的事物に関して「実在論」という語が何を意味しているのかについて展開された議論については、Frédéric Nef, *À propos du constructionnisme social. Contribution à une ontologie et objets sociaux,* Paris, Institut Jea Nicod, 2002 を参照のこと）。

62. L. Boltanski, L. Thévenot, *De la justification, op. cit.*〔＝ 2007，三浦直希訳『正当化の理論――偉大さのエコノミー』新曜社〕.

63. アリストテレスにおける存在の述語に関する言語学的基礎については、とりわけ Émile Benveniste, *Problèmes de linguistique générale*, Paris, Gallimard, 1966, chap. VI : « Catégories de pensée et catégories de langue », pp. 63-74〔＝ 1983，花輪光訳「思考の範疇と言語の範疇」岸本通夫監訳『一般言語学の諸問題』みすず書房，70-82 頁〕を参照のこと。

64. 我々はここで、P・オーバンクが展開したアリストテレスのカテゴリー分析に依拠している。P. Aubenque, *Le problème de l'être chez Aristote*, Paris, PUF, 1997 (première édition 1962), とりわけ pp. 134-139。

65. *Ibid.*, pp. 464-465.

66. Paolo Virno, *Le souvenir du présent. Essai sur le temps historique*, Paris, éditions de l'Éclat, 1999, traduction de M. Valensi.

67. Johann Gottfried Herder, *Traité de l'origine de langage*, Paris, PUF, 1992, traduit de l'allemand par Denise Modigliani (première édition 1772)〔＝ 1972，大阪大学ドイツ近代文学研究会訳『言語起源論』法政大学出版局〕.

68. 「動物の感受性・能力・造形衝動の虚弱は彼らの活動範囲の広さ・多様性に

反比例する」。だが、人間は、「ただ一つの仕事しか彼を待ちうけていないような単一の狭い生活圏をもっているのではない。いくつもの仕事や使命の世界が人間の周りを取り巻いている。人間の構造と感覚は一つのことだけに集中されていない。人間は全てに対して感覚をもち、従って当然のことながら、個々のものに対しては動物よりも弱くまた鈍い感覚をもっていることになる。人間の魂の力は宇宙にあまねく開かれている。従って彼の思考が一つのことだけに向けられることはない。従って一つのことに集中された造形衝動も造形能力もなく、そして当面の問題に密接に関係のある動物語のようなものはもっていない。(…) まさにそれによって人間はより多くの明晰さを得るのである。彼はある一点を目指して盲目的に進み、盲目的にそこにとどまるのではなくて、彼の行動は自由であり、自己を映しだす領域を探し求めることができるし、自分を自分の中に映してみることもできる。彼はもはや自然の手中にある完全無欠の装置ではなくて、彼自身が変革の目的・目標になる」(*ibid.* pp. 48 et 52)〔= 1972, 大阪大学ドイツ近代文学研究会訳『言語起源論』法政大学出版局, 24-25 頁と 30 頁〕。

第六章

1. 日常的道徳を正当化と批判の基盤として捉える考え方については、Michael Walzer, *Critique et sens commun*, Paris, La Découverte, 1990 を参照のこと。道徳と法=権利との関係については、Monique Canto-Sperber, *L'inquiétude morale et la vie humaine*, Paris, PUF, 2001, pp. 100-107 を参照のこと(M・カント=スペルベールは、まさしく中絶のケースを例として取り上げている)。

2. 法的正当化の領域と道徳的正当化の領域との接合という問題は、とりわけポール・リクールの正義に関する省察の中心を占めている。たとえば、P・リクールは、法の中に、道徳という場と政治という場との媒介を見出している。Paul Ricœur, *Le juste*, Paris, éditions Esprit, 1995〔= 2007, 久米博訳『正義をこえて——公正の探求〈1〉』法政大学出版局〕を参照のこと。また、Paul Ricœur, *Lectures I, Autour du politique*, Paris, Seuil, 1991: « Le juste entre le légal et le bon »〔= 2009, 合田正人訳「合法的なものと善きものに挟まれた正しきもの」『レクチュール——政治的なものをめぐって』みすず書房, 149-171 頁〕も参照のこと。

3. もし日常生活者が法的判断に対して何の判断も下さないとすれば、たとえば、「ユダヤ人財産」問題を解決するためにヴィシー政権下の国務院が下した——厳密に法律という面では完璧な——判断に対して、誰一人文句をつけることはなかっただろう。

4. 完全な文献目録を提示しようとしたら、何ページも必要になってくるだろう。そのため、主要なものを列挙するだけにとどめたい。Jean-Yves Le Naour, Catherine Valenti, *Histoire de l'avortement. XIXe-XXe siècle*, Paris, Seuil, 2003, とりわけ第 7 章。Françoise Picq, *Libération des femmes. Les années-mouvement*, Paris, Seuil, 1993. Xavière Gauthier, *Naissance d'une liberté. Contraception, avortement : le grand combat des femmes au XXe siècle*, Paris, Robert Laffont, 2002. Janine Mossuz-Lavau, *Les lois de l'amour. Les politiques de la sexualité*

en France de 1950 à nos jours, Paris, Payot, 1991 とりわけ pp. 75-133. 中絶の自由化に賛同する運動を分析し、その総括を行おうとした同時代的著作も参照することができる。とりわけ、Bernard Pingaud, *L'avortement. Histoire d'un débat*, Paris, Flammarion, 1975. *La bataille de l'eavortement* (avant-propos de Marc Ferro), Paris, La Documentation française, 1986. これらの多様な著作の中に、中絶に関する特定の論点を扱った他の文献への入り口を見つけることができるだろう。

5. たとえば中絶の合法化を求めるフェミニズム運動と、社会権（8 時間労働制、週休 2 日制、有給休暇、労組代表など）を求める労働運動を比較すると、その違いは明白である。

6. フランスで非処罰化という結果を導いた活動において主要な役割を果たしたのは、1971 年 4 月 5 日に『ル・ヌーヴェル・オブセルヴァトゥール』誌に掲載された、いわゆる「343 人の宣言」である。これは、343 人の女性によって署名されたものであり、彼女たちの多くは著名人だった。彼女たちはそこで、闇中絶を行った経験があることを公表した（X. Gauthier, *op. cit.*, pp. 119-134 を参照のこと）。その 2 年後、330 人もの医者が、自分は中絶を実践したことがあるとはっきりと述べた。この 1973 年 2 月 3 日の宣言もまた、象徴的な意味で重要なものだった。1973 年 2 月 7 日にフランス中絶学会（ANEA）の大物 206 名によって署名された宣言も同様である。「我々は中絶を行った。その理由は次の通りである」。アンヌ＝マリー・ドゥルラン＝ロリエは、学会創設メンバーの一人であった。ノーベル賞受賞者であるフランソワ・ジャコブ、ジャック・モノー、アルフレッド・カストレルも、そのメンバーであった（J.-Y. Le Naour, C. Valenti, *op. cit.*, pp. 223 と 240-244）。

7. Olivier Christin, *Les paix de religion*, Paris, Seuil, 1997.

8. グザヴィエ・ゴーティエによれば、カトリックの指導者たちとジスカール・デスタン内閣との間に、ヴェイユ法の可決に反対のキャンペーンを張らないという暗黙の合意が存在したという（X. Gauthier, *op. cit.*, pp. 119-134 を参照のこと）。いわゆる「左」界隈にいる数多くのカトリック教徒は、1960 年代からずっと、闇中絶の被害を抑えるために 1920 年の法律を緩和することに賛成していた。たとえば、『エスプリ』誌は 1970 年代初頭にこの立場を採用していた。

9. *Journal officiel*, 27 novembre 1974, p. 7010.

10. 1974 年 11 月 26 日の議会で行われた審議の中で、ジャック＝アントワーヌ・ゴーが残した発言（*ibid.*, p. 7005）。

11. Hannah Arendt, *Essai sur la révolution*, Paris, Gallimard, 1967, pp. 82-165〔＝ 1995, 志水速雄訳『革命について』ちくま学芸文庫, 89-175 頁〕.

12. たとえば、1920 年と 1923 年に可決された中絶に関する法律が、左派に対して否定的な反応を生み出すことがなかったことは知られている。J.-Y. Le Naour, C. Valenti, *op. cit.*, p. 164 を参照のこと。

13. それゆえ、たとえばピエル・パオロ・パゾリーニは、1975 年では様々な新聞記事（それらは、*Écrits corsaires*, Paris, Flammarion, 1976, pp. 143-179 の中にまとめられた）の中で中絶の合法化に強く反対する立場を取っていたが、「人口統計上の悲

劇」という論拠だけは、この措置に対して有利に働きうることを認めた。彼によれば、この悲劇は、「生態学的な観点から見て、人類が生き延びる上で最も深刻な脅威として現れる」(p. 147)。

14. 批判的分析については、Hervé Le Bras, *Les limites de la planète. Mythes de la nature et de la population*, Paris, Flammarion, 1994 と Éric B. Ross, *The Malthus Factor. Population, Poverty and Politics in Capitalist Development*, Londres, Z Books, 1998 を参照のこと。

15. 最も影響力のあった著作の一つとして、たとえば P. Ehrlich, *La bombe population*, Paris, Fayard, 1972〔= 1974, 宮川毅訳『人口爆弾』河出書房新社〕を参照のこと。

16. とりわけ、ローマ・クラブの研究が刺激となった (Club de Rome, *Halte à la croissance ?*, Paris, Robert Laffot, 1972〔= 1972, 大来佐武郎訳『成長の限界――ローマ・クラブ「人類の危機」レポート』ダイヤモンド社〕を参照のこと)。

17. フランソワ゠アンドレ・イザンベールは、ポール・ラドリエールとともに、中絶について書かれた「1965年から1974年までのフランスの全国紙における論争」を分析した (F.-A. Islambert, P. Ladrière, *Contraception et avortement. Dix ans de débats dans la presse 1965-1974, op. cit.*)。彼女の指摘によれば、人口に関する議論は一方で、少なくとも「生命の尊重」に関する議論と比べるとほとんど登場しなかったが、他方で、それが自由化を支持するために引き合いに出される際には、「極端な形でしか用いられなかった。すなわち、人口過剰国に対してしかほとんど用いられなかったのである」(F.-A Isambert, « Une sociologie de l'avortement est-elle possible? », *loc. cit.*, pp. 359-381)。

18. これには多くの事例が存在する。たとえば、1973年2月に、330名もの医師が、自分は中絶を実践すると主張する声明に署名をしたにもかかわらず、訴追されなかった (J.-Y. Le Naour, C. Valenti, *op. cit.*, pp. 240-243 を参照のこと)。

19. このような論法は、部分的には戦略的な理由からであったが、シモーヌ・ヴェイユが議会で自らの法案に対して行った擁護の中心にあったものである。「[現状は] 良くありません。なぜなら、法律が公然と踏みにじられており、さらに悪いことには嘲笑されているからです。違反が行われることと、それが訴追されることとの間にはあまりにも大きな隔たりがあり、そのため厳密な意味での取り締まりがもはや存在していないようなとき、そこで問い直されているのは市民による法律の尊重であり、それゆえ国家の権威なのです。医師が診察室の中で法律を違反し、そのことを公にする場合、訴追する前に検察がそのつど法務省の指示を仰ぐよう促されている場合、公的機関の福祉課が、悲嘆に暮れている女性に対して、妊娠中絶を容易に行うための情報を提供する場合、同様の目的から外国旅行が公然と、さらにはチャーター機を使って企画される場合、私でしたら次のように言います。私たちは無秩序で混乱した状況におり、そのような状況をこれ以上存続させてはならない、と」(1974年11月26日、国民議会の演壇でシモーヌ・ヴェイユが述べた発言、*Journal officiel*, année 1974-1975, n° 92 A N, mercredi 27 novembre 1974, p. 6998)。

20. ジゼル・ハリミ――彼女は、国会で可決された法案に賛成の運動を展開していた――が議長を務める団体「選択」とは対照的に、「中絶と避妊の自由化運動」

(MLAC) と「女性解放運動」(MLF) は法案可決に反対した。これらの団体は、中絶を完全に自由化することで、国家の力だけでなく医療機関の力も中絶に及ばないようにすることを要求した (J.-Y. Le Naour, C. Valenti, *op. cit.*, pp. 245-247 を参照のこと)。

21. フランソワ＝アンドレ・イザンベールが非常に適切に指摘しているように、ヴェイユ法が採択されたことによって、「中絶はそれ以降、法律によって引き受けられるものとなっている。中絶が行われる際にその展開を規定するのは法律なのである (…)。それゆえ、中絶はこの場合一つの制度となっていると言っても言い過ぎではない」(F.-A. Isambert, « Une sociologie de l'avortement est-elle possible ? », *loc. cit.*)。

22.「私は、委員会の公聴会で解決不可能な問題を提起していると言われた科学的・哲学的議論に加わるつもりはありません。厳密に医学的な観点から見て、胚があらゆる人間存在の潜在性をそれ自体で決定的に有しており、胚がいずれ人間存在となるということについて、疑義を挟む者はもはや誰もいないでしょう。ですが、胚はまだ生成でしかありません。というのも、胚は、出産予定日に到達する前に、不測の事態をしっかりと乗り越えなければならないからです。胚は、生が譲渡される脆い環でしかないのです」(1974年11月26日、国民議会の演壇でシモーヌ・ヴェイユが述べた発言、*Journal officiel*, année 1974-1975, n° 92 A N, mercredi 27 novembre 1974, p. 7000)。

23. Michèle Ferrand, Maryse Jaspard, *L'interruption volontaire de grossesse*, Paris, PUF, 1987, p. 32. 同様に、中絶は、「1967年にイギリスで制定された人工妊娠中絶法 (abortion act) によって完全に非処罰化されたわけではなかった」(F.-A. Isambert, « Une sociologie de l'avortement est-elle possible ? », *loc. cit.*)。

24. おそらく、これはとりわけ、国民議会での審議の際にジャン・フォワイエが投げかけた非難の効力を弱めるためであった。彼によれば、中絶の合法化は、「『人権と基本的自由の保護のための条約』の批准」を正式に認める法律——「フランス共和国大統領が承認し、1974年5月4日の『官報』で公布された」法律——に背くものであった。というのも、この条約は、「生命権を人権の最上位」に組み入れるものだったからである。だが、ジャン・フォワイエによれば、「この条約は、憲法第55条に従えば、個々の法律よりも大きな力を有しています。したがって、我々には一つの義務があるのです。それは、私の親愛なる同僚であるあなた方60名が今日審査請求をすることができる憲法評議会から潜在的に検閲を受けながらも、この国際公約から生じる責務を全うしなければならないという義務です」(*Journal officiel*, 27 novembre 1974, p. 7010)。

25. F.-A・イザンベールを参照のこと (« Une sociologie de l'avortement est-elle possible ? », *loc. cit.*)。「適応症 (indication)」という概念は、「医療行為が治療的理由による妊娠中絶に関してすでに確立していた考え方を延長するものであった (…)。母親の生命に危険が及ぶという理由から正当化が行われていたが、このような正当化に、女性の身体的健康だけでなく精神的健康にも危険がもたらされるという理由が付け加わることになり、そしてついには、医療－社会的勢力圏の中にいながらも経

済や家庭に行き詰まりが生じていることを示す『苦痛という状況』が、正当化に付け加わることになった」。

26. M. Ferrand, M. Jaspard, *op. cit.*, pp. 76-77.

27. シラク政権で保健相を担当していたシモーヌ・ヴェイユが1974年11月26日に国民議会に提出した法案は、まさにこの様相を帯びていた。「要するに私が申し上げたいのは次の点なのです。討論の中で私は、政府を代表して、何の下心もなく、確信をもってこの条文を擁護するつもりではあります。ですが、このような主題に関するこのような条文を――私の意見では、たとえそれが最良のものであっても――擁護することに深い満足感を抱く者など、誰一人いないのです。中絶はそれが惨事でないときでも一つの失敗であるという事実を疑ったことのある人間は、これまで一人もいなかったでしょう。保健相であればなおさらです」(*Journal officiel*, 27 novembre 1974, p. 7002)。

28. この箇所と以下続く数行は、ジェラルド・スフェーズの著作から着想を得ている。*Machiavel, la politique du moindre mal,* Paris, PUF, 1999, 特に pp. 317-323.

29. 「やむをえない」いくつかの「偶然的状況」において「法を逃れる法」として理解される国家理性は、それゆえ、最小悪の論理への準拠の極限的な形態なのである(Gérald Sfez, *Les doctrines de la raison d'État*, Paris, Armand Colin, 2000 を参照)。

30. L. Boltanski, É. Chiapello, *Le nouvel esprit du capitalisme, op. cit.*〔= 2013, 三浦直希他訳『資本主義の新たな精神』ナカニシヤ出版〕を参照のこと。

31. F.-A. Isambert, « Une sociologie de l'avortement est-elle possible ? », *loc. cit.*

32. アブラモウィッツ対レフコウィッツの裁判に関する解説の一つを、次の著作の中に見つけることができる。Diane Schulder, Florynce Kennedy, *Avortement, Droit des femmes*, Paris, Maspero, 1972(前年にアメリカで出版された *Abortion Rap* の訳)。

33. ボビニー裁判は多くの活動家によって語られてきた。とりわけ、Gisèle Halimi, *La cause des femmes*, propos recueillis par Marie Cardinal, Paris, Grasset, 1973 を参照のこと。

34. アブラモウィッツ対レフコウィッツのケースでは、17歳の若い女性が中絶を受けていたアパルトマンに警察が侵入して、手術を中断させた。何人もの人びとが、住所を提供した理由でブロンクス区の大陪審に召喚された。ボビニー裁判のケースでは、ある友人から(「レイプ」と規定されるのではなく)「暴行」を受けた16歳の若い女性が、母親とその二人の同僚の支援を受けて中絶をした。その若い女性は、彼女を妊娠させた張本人によって告発された。彼女は1972年10月11日にボビニーの幼年裁判所で裁判にかけられたが、釈放された。堕胎医のものを含む住所を教えることによって彼女を手助けした母親とその二人の同僚の裁判が、11月8日に行われた。二人の同僚は釈放されたが、母親は執行猶予つきの罰金500フラン支払いが命ぜられた。中絶を行った女性は、罰金支払いを含む禁錮1年が命ぜられた。

35. 政治的動員と政治的活動の様式としての事件という形態の起源と関与的特徴については、とりわけ Élisabeth Claverie, « La naissance d'une forme politique : l'affaire du chevalier de La Barre », in Philippe Roussin, éd., *Critique et affaires de blasphème à l'époque des*

Lumières, Paris, Honoré Champion, 1998 と L. Boltanski, « La dénonciation publique », in *L'amour et la justice comme compétence, op. cit.*, pp. 255-366 を参照のこと。

36. ボビニー裁判のケースでは、たとえばノーベル生理学・医学賞を受賞したジャック・モノーとミリエ教授が、被告人に有利な証言をするために法廷に立った。ミリエ教授の証言はとりわけ重要な役割を果たした。なぜなら、彼はカトリシズムの実践者として有名だったからである――カトリック教会は中絶を非難していた。実際、事件の論理が展開されるためには、非難されている被害者を擁護する人びとが、「公平」な存在であると見なされなければならない。すなわち、ある特定の集団の利益ではなく、一般利益（人類一般の利益）の名の下で自分の考えを表明しているのだと考えられなければならない。ところで、このような公平性が最も説得力をもって表明されるのは、被告人の無実を証明しようとしている人が、自分の所属している集団の立場や利益とどっちつかずの状態にいる場合である。

37. 独立宣言の一部を成し、それゆえ憲法に組み込まれている 1776 年のアメリカ人権宣言は、市民に次の権利を付与している。すなわち、国家や法律の侵害から身を守り、たとえ多数決で採択された法律であってもそれに異議を唱えることができるという権利である。

38. 手短に言えば、事件という形態――ドレフュス事件はその範例である――の基礎を成しているのは、「世の顰蹙を買う」なものと見なされる行為を行ったとして不当に非難されている被害者の擁護である。それは、無実の被害者を告発することにつながる起訴の制度的手続きを問い直すこと、あるいは被害者を起訴する根拠となっているものの違法性を問い直すことを目的としている。

39. 最高裁判所は、上院の合意の下にアメリカ合衆国大統領が任命した終身制の 8 名の成員と 1 名の長官から構成される。そこでは、連邦議会が可決した法案の合憲性が判断され、州と州の係争、州と連邦政府との係争、さらには市民と連邦政府との係争に裁定が下される。

40. Yves Sintomer, « Droit à l'avortement, propriété de soi et droit à la vie privée », *Les Temps modernes*, 615-616, septembre-novembre 2001, pp. 206-239.

41. Robert Nozick, *Anarchie, État et utopie,* Paris, PUF, 1988 (édition américaine 1974)〔＝1995, 嶋津格訳『アナーキー・国家・ユートピア――国家の正当性とその限界』木鐸社〕.

42. 自己所有権を制限するもう一つの方法が存在する。それは、ある特定の個人が特殊な状況で行えば、――たとえ少なくとも「形式上」は同意していたとしても――例外なく人間という種全体の「尊厳」を脅かすような実践がいくつか存在すると考えることである。我々は前章で、「尊厳」という概念がリベラリズムの枠組みを拡張しようとする法学者の側から激しい抗議を引き起こしたことに言及した際に、この点に触れていた。

43. Y. Sintomer, *loc. cit.*

44. 同書からの引用で、〈プランド・ペアレントフッド対ケイシー事件〉においてオコナー、ケネディー、スーター各判事が示した多数派寄りの発言。

45. Cour suprême, *United States Reports,* vol. 410, p. 180. F.-A. Isambert, *loc. cit.* からの引用。

46. アメリカで行われた中絶の合法化をめぐる紛争の歴史については多くの著作があるが、その中でもとりわけ以下を参照のこと。Rickie Solinger, éd., *Abortion War. A Half Century of Struggle, 1950-2000*, Berkeley, University of California Press, 2001. Laurence H. Tribe, *Abortion. The Clash of Absoutes*, New York, Norton, 1990. Marvin Olasky, *Abortion Rites. A Social History of Abortion in America*, Wheaton (Ill.), Crossway Books, 1992. Kathy Rudy, *Beyond Pro-Life and Pro-Choice. Moral Diversity in the Abortion Debate*, Boston, Beacon Press, 1996。Rosalind Pollack Petchesky, *Abortion and Woman's Choice, The State, Sexuality and Reproductive Freedom*, New York, Longman, 1984.

47. アメリカでは、中絶禁止を主張する活動家（彼らは自らを救援者と呼んでいた）の運動が大きな広がりを見せていた。この運動では、座り込みといった非暴力的な形態から（1990 年代始めに約 40 万人が座り込みに参加したと推定されている）、診療所への入場を妨害するといった最も頻繁に見られた行為（ピケッティング）を挟んで、暴力的な形態（中絶をした診療所の放火、医者への襲撃など）に至るまで、様々な抵抗活動が展開された。これらの行為を助長したのが、中絶の 83%が診療所で行われていたという事実である。しかも、中絶を実施した診療所のうち、60%がこの種の行為しか行っていなかった。したがって、中絶が実践されている場所を特定し、その位置を確定することは簡単なことだった。（1984 年から 1986 年の間に 1 年で 138 回起きた）激しい暴力行為と比べて、診療所への入場を妨害する行為はもっとずっと多かった。なぜなら、1997 年から 2000 年の間に、1 年でおよそ 8000 ものピケが確認されているからである。1997 年に、アメリカとカナダで中絶を行った診療所のうち 54%が、少なくとも週に 1 回ピケの対象となった。現代世界を研究対象としている人類学者が行ったフィールドワーク、とりわけフェイ・ギンズバーグによるノースダコタ州のファーゴ、そして、キャロル・マクスウェルがセント・ルイスで作成したモノグラフによれば、これらの行為を行う中絶反対の活動家（60%が女性）は、職業、エスニシティー、社会経済的地位、宗教といった点で、プロチョイス運動で積極的に活動している人びととはっきりとした違いはないようであった（これは、1980 年代初頭にクリスティン・ルーカーが行ったこの種の最初の研究の結論とは正反対だった）。座り込みやピケを含むこれらの行為は違法とされ、取り締まりの対象となっていた。だが、逮捕が抑止効果をもつことはなく、その反対になることはなかった。というのも、救援者は、法律を破り、逮捕されることを、これらの運動に参加するための通過儀礼と考えていたからである（cf. C. Maxwell, *Pro-Life Activists in America. Meaning, Motivation and Direct Action, op. cit.*, とりわけ pp. 19-25 と 72-89。また、より古いモノグラフに関しては、Faye Ginsburg, *Contested Lives : The Abortion Debate in an American Community,* Berkeley, University of California Press, 1989 と、Kristin Luker, *Abortion and the Politics of Motherhood*, Berkeley, University of California Press, 1984 も参照のこと）。

48. Susan Okin, *Justice, Gender and the Family,* New York, Basic Books, 1989〔＝2013,

山根純佳・内藤準・久保田裕之訳『正義・ジェンダー・家族』岩波書店〕.

49. Jean L. Cohen, « Harcèlement sexuel : les dilemmes de la législation americaine », *Esprit,* mars-avril 2001, pp. 137-155 を参照のこと。

50. Anne Philips, « Espaces publics, vies privées », in Thanh-Huyen Ballmer-Cao, Véronique Mottier, Lea Sgier (textes rassemblés et présentés par), *Genre et politique,* Paris, Gallimard, 2000, pp. 397-454.

51. これこそがヘルムズ＝ハイド法案であった。この法案は、胎児を憲法上の人にするように修正第 14 条を改正することを提案するものであった（Patricia D. White, « The concept of person, the law, and the use of fetus in biomedecine », in William B. Bondeson, H. Tristram Engelhardt Jr., Stuart F. Spicker, Daniel H. Winship, *Abortion and the Status of the Fetus*, Dordrecht/Boston/Lancaster, D. Reidel Publishing Company, 1984, pp. 119-158 を参照のこと）。この新たな修正案を憲法に導入することを要求する人びとは、（法学ではなく）生物学の考察に依拠することで、次の考えを擁護しようとした。それは、胚は、自らをかけがえのない存在にする特殊な遺伝コードを有しているがゆえに、受胎の瞬間から「人」なのだという考えである。

52. この点について、とりわけリベラリズムの枠組みの中で様々な立場が採用された。どのような立場が採用されたのかについて、次の著作が優れた解説を行っている。David Archard, Colin M. Macleod, éd., *The Moral and Political Status of Children,* Oxford UP, 2002.

53. Barbara Arneil, « Becoming versus being : a critical analysis of the child in liberal theory », *ibid.*, pp. 70-96.

54. 最高裁判所がロー対ウェイド判決によって決着をつけた議論の中で、憲法修正第 14 条――「何人もしかるべき手続きによらなければ、生命、自由、財産を奪われない（デュー・プロセス・オブ・ロー）」――が中絶の場合も適合的なのかどうかについての話し合いが、裁判官の間で行われた。「人」という用語を使うことによって立法者が言おうとしていたのはすでに生まれている存在だけだということを、アメリカの法学者たちは難なく示すことができた。合法化される以前の中絶に関するアメリカの判例を対象としたある研究も、「人」という用語が胎児を指すものではなかったことを示している（Leonard Glantz, « Is the fetus a person ? A lawyer's view », in W.B. Bondeson *et alii*, éd., *op. cit.*, pp. 107-118 ）。この意味で、胎児が「憲法上の人」ではないとする考えを支持することは全くもって可能なのである（Ronald Dworkin, *Life's Dominion. An Argument about Abortion, Euthanasia, and Individual Freedom*, New York, Knopf, 1993〔＝ 1998，水谷英夫・小島妙子訳『ライフズ・ドミニオン――中絶と尊厳死そして個人の自由』信山社〕）。実際、「憲法上の人」を特徴づけるのはまさしく、それが利害関心をもち、1776 年の独立宣言の中にある人権宣言に由来する「権利」を保持しているという事実なのである。

55. これは、たとえばロナルド・ドゥオーキンが採用した論証の流れである（*ibid.*, とりわけ pp. 50-68〔79–113 頁〕）。R・ドゥオーキンは、プロライフの立場を支持する人びとにとって受け入れ可能な表現を使いながらプロチョイスの立場を正

当化するという形で、両者の妥協案を探ろうとした。その際に彼が辿った道は、次のようなものであった。すなわち、胎児はいかなる点においても憲法上の人の地位を要求することはできない（それゆえ、胎児は母親の権利と対立しうるような権利を所有してはいない）ということは認められなければならないが、「人間の生命は固有内在的な価値を有しており」、この意味において人間の生命は保護に値するものであり、それゆえ「たとえ特定の人間に何の影響を与えなくても夭折はそれ自体悪である」ということも認められなければならない。R・ドゥオーキンは続けて次のように述べている。プロチョイスもプロライフも、人間の命には固有内在的な価値があると考えており、両者はこの点で対立を超えて一致することができると。人ではない存在でも「固有内在的な」価値をもつという考え（これは有用性に応じた価値という考えと対立する）を、R・ドゥオーキンはとりわけ芸術作品を例にして説明している。

56. たとえば、Jean-Claude Larchet, *Pour une éthique de la procréation. Éléments d'anthropologie patristique*, Paris, Cerf, 1998 を参照のこと。

57. Paul Ladrière, « La notion de personne héritière d'une longue tradition », in Simone Novaes, éd., *Biomédecine et devenir de la personne*, Paris, Seuil, 1991, pp. 27-86 を参照のこと。

58. たとえば、上述した子どもの権利に関する論争において正統主義的リベラリズムを主張するジェイムス・グリフィンにとって、「新生児（*infants*）は、動物、人間の胎児、障害者、アルツハイマー病を患っている人びとと同様に、自らの行為に責任のある行為者ではない（*are not agents*）」。ところで、人間の行為主体（すなわち、自律して行為することができる存在）はみな、「男性であろうが女性であろうが、白人であろうが黒人であろうが」、その他何であろうが、「ある種の自然的平等性」を有している。だが、この平等性は、――ロックを引用しながらジェイムス・グリフィンが言うところによれば――新生児と大人を区別する場合に問題を生じさせる。彼はそこから、新生児はたとえ自律していなくても、行為主体になる能力を根拠にすれば権利をもつことは可能なのかという問題へと移る。そして、彼は次のように主張することによって、この問題に否定的な結論を下している。もし権利が過去にまで拡散すること（*« a backward proliferation of rights »*）がないようにしたいのであれば――彼が胎児のケースを念頭に置いているのは言うまでもない――、権利が侵害されるのは、現在それを有する誰かがいる場合に限られると考えなければならない（James Griffin, « Do children have rights ? », in D. Archard, C. M. Macleod, *op. cit.*, pp. 19-29）。

59. フォーカル・ポイントへの収斂を通じた合意という概念については、Thomas C. Schelling, *The Strategy of Conflict*, New York Oxford UP, 1960, pp. 53-81〔＝2008，河野勝訳『紛争の戦略――ゲーム理論のエッセンス』勁草書房，57-84頁〕を参照のこと。

60. Michael Tooley, « Abortion and infanticide », Philosophy and Public Affairs, n° 1, pp. 37-65, reproduit in Helga Kuhsen Peter Singer, *Bioethics. An Anthology*, Oxford, Blackell, 1999, pp. 21-35〔＝2011，神崎宣次訳「妊娠中絶と新生児殺し」江口聡編・監訳『妊娠中絶の生命倫理』勁草書房，81-113頁〕と Michael Tooley, *Abortion and Infanticide*, Ox-

ford, Clarendon Press, 1983.

61. この点において、マイケル・トゥーリーはいわゆる「反種差別主義」の多様な潮流と結びつけられる。この潮流は、ピーター・シンガーを指導者としている。ここで議論している問題（中絶と嬰児殺しだけでなく、本人の同意を得た上での安楽死、あるいは障害が重すぎるために同意することできない人に対する安楽死）については、とりわけ Peter Singer, *Rethinking Life and Death. The Collapse of our Traditional Ethics,* New York, St. Martin's Griffin, 1994〔＝1998, 樫則章訳『生と死の倫理——伝統的倫理の崩壊』昭和堂〕を参照のこと。また、ピーター・シンガーの立場を論じたものについては、Daniel A. Dombrowski, *Babies and Beasts. The Argument from Marginal Cases,* Chicago, University of Illinois Press, 1997 を参照のこと。

62. マイケル・トゥーリーはこの基準を、多くの点で彼の立場と近い功利主義的潮流から取り入れている。

63. この論拠はその後広く普及した。とりわけ Laura M. Purdy, *Reproducing Persons. Issues in Feminist Bioethics*, Ihaca, Cornell UP, 1996, pp. 124 et suiv. を参照のこと。

64. M・トゥーリーは、このような能力は多かれ少なかれ発達しうるものであることを認めている。また、彼は「準 − 人（quasi-personnes）」の存在を認めている。それは、程度は低いがこれらの特性を有している存在であり、彼はこの存在を、全ての権利を有している人、すなわち「正常な成人」と対置している。後者は、準 − 人と異なり、生命権を完全に有しているとされる。

65. M・トゥーリーは、ヒトの発達に関する心理学や神経生理学のデータに依拠することによって、新生児が人となる瞬間を定義する。自己意識を生後 2 年か 3 年に行われる言語獲得と結びつけたあと、彼は、非言語的な自己概念が生後数ヶ月以内に出現することもあると示唆することによって、このテストを和らげる（このことによって彼は、分節言語を用いない高等動物でも人の地位に到達することができるという案を提示することができるようになっている）。

66. しかしながら、マイケル・トゥーリーが嬰児殺しについて下した結論が、同じ潮流に属する他の著者たちから疑問視されている点は指摘しておこう。彼らは、同様の前提を共有しており、おおよそ同様のアプローチを採用しているものの、誕生を無関連なものと見なすことを拒否する。彼らは、（他者との認知的相互行為に参加する能力をとりわけ強調することによって）新生児の認知能力を際立たせることを目的とした議論を展開している。そうすることで、彼らは、新生児には生命権がないという事実を少なくとも問題化しようとする（とりわけ、J. L. Bermudez, « The moral significance of birth », 1996, 106, janvier, pp. 378-403 を参照のこと）。

67. 進化概念については、Étienne Gilson, *D'Aristote à Darwin et retour*, Paris, Vrin, 1971 を参照のこと。

68. M・トゥーリーの立場とかなり近いローラ・パーディーの著作の中に、「潜在性原則」に異議を唱えることを目的とする幾分変わった議論を見つけることができる。L・パーディーは次のような問題を提起している。同じように厄介払いするために中絶するのに、なぜ我々は、2、3ヶ月の胎児の場合よりも7ヶ月の胎児の

場合の方が女性は確かな理由をもたなければならないと直観的に思うのだろうか。彼女は、この直観が「潜在性原則」に依拠していないことを示唆する（人になる潜在性であれば、3ヶ月の胎児よりも7ヶ月の胎児の中によりはっきりと現れるだろう）。彼女によれば、この直観はむしろ、我々が次の事実を知っているという点に依拠しているという。それは、女性が「移り気な生き物」ではなく理性的な存在であり、それゆえ、行為を行う際に、以前自分が行った投資を考慮に入れることができるという事実である。「妊娠に7ヶ月、8ヶ月、あるいは9ヶ月を投資してきた」女性は、2ヶ月しか投資していない女性よりもこの投資を失いたくないと思う傾向がある。それゆえ、前者の女性の方が、この投資を放棄するという決断をするための確かな理由が必要になるのである（p. 131）。

69. M・トゥーリーが取り上げる嬰児殺しの例はいつも、障害をもつ子どものケースを対象としている。だが、認知テストを根拠とする彼の議論は、より一般的な妥当性を有している。

70. Catherine Audard(textes choisis et présentés par), *Anthologie historique et critique de l'utilitarisme,* Paris, PUF, 1999, 3 vol（とりわけ、現代の著作が紹介され、議論されている第3巻）を参照のこと。

71. Alain Leplège, *Les mesures de la qualité de la vie*, Paris, PUF, 1999 を参照のこと。

72. Mary Anne Warren, *Moral Status. Obligations to Persons and Other Living Things*, Oxford UP, 1997.

73. Mary Midgley, « Duties concerning islands », in P. Singer, éd., *Ethics,* Oxford, Oxford UP, 1997.

74. M・A・ウォレンは、ポール・エーリックとアン・エーリックをとりわけ引用している（pp. 220-223）。彼らの残した多くの著作は、「人口爆弾」が表象する危険に直面していた西欧の政府当局に対して、ここ30年来ずっと注意を促し続けていた。

75. *Ibid.*, pp. 202-208.

76. Judith Jarvis Thomson, « A defense of abortion », *Philosophy and Public Affairs*, 1971, vol. 1, n° 1, pp. 47-66〔＝2011，塚原久美訳「妊娠中絶の擁護」江口聡編・監訳『妊娠中絶の生命倫理』勁草書房，11-35頁〕.

77. J・J・トムソンが確立したパラダイムに対してなされた数多くの論評の中でも、とりわけF・M・カムの著作を参照のこと。彼女は、J・J・トムソンのパラダイムを他の状況、とりわけ安楽死に拡大適用する。彼女は、「有名なバイオリン奏者」の教訓譚を足掛かりにして、安楽死を非帰結主義的な道徳的立場から検討している（F. M. Kamm, *Creation and Abortion. A Study in Moral and Legal Philosophy*, Oxford, Oxford UP, 1992）。

78. もう一人の哲学者、ホーリー・スミスは、胎児の状況により近い同様の議論を提示している。今回の物語は、母親を亡くした胎児をテーマとするものである。この胎児は、代理母を見つけられれば生き残ることができる。だが、女性は一人も現れない。ここで問われているのは、女性は志願して代理母の役割を果たす道徳的

義務をもっているのかという点である。我々の道徳的直観に従えばそうではないというのがこの問いに対する答えである（Holly M. Smith, « Intercourse and moral responsability for the fetus », in William B. Bondeson *et alii.*, éd., *op. cit.*, pp. 229-246）。

79. すでに見たように、M・トゥーリーの論証において対称性原則（殺すことと死ぬがままにしておくことは等価である）は重要な役割を果たしていた。だが、J・J・トムソンもH・スミスもこの原理を認めていないように見えることを指摘しておこう。実際、J・J・トムソンが取り上げた例において、女性はバイオリン奏者を殺しているわけではない。彼女は、バイオリン奏者が生き続けるために必要となる――彼女を過度に拘束すると言うべき――手段を与えることを拒んでいるのである。H・スミスも同様に、中絶をする女性について「胎児を殺している」と表現することは適切ではないと考えている。H・スミスによれば、彼女は、「自分の所有している資源が胎児と適合しないために、資源から胎児を引き離している」と表現するべきなのであり、「胎児の死はその結果」なのである。それゆえ、H・スミスは、「殺すこと」と「死ぬがままにしておくこと」との明確な違いを維持する必要性を強調する。

80. リベラルな枠組みにおいて、危機に瀕している人を助けることは法律によって義務づけられているわけではない。アメリカの判例について議論し、道徳という観点からこの問題を分析したものとして、次の仕事がある。A. Tunc, « The volunteer and the good Samaritain », in J. Ratcliffe, éd., *The Good Samaritan and the Law*, New York, Anchor Book, Doubleday and Co., 1966, pp. 43-62. 危機に瀕している人を助ける義務を主題とした道徳文学を論じたものとして、L. Boltanski, *La souffrance à distance, op. cit.*, とりわけ pp. 21-34 を参照のこと。

81. 上で引用したH・スミスの論文、とりわけ p. 234 を参照のこと。

82. Robert C. Solomon, « Reflections on the meaning of (fetal) life », in W. B. Bondeson *et alii*, éd., *op. cit.*, pp. 209-228.

83. ヘーゲルに見られる承認という主題（この主題は社会学や道徳哲学でたびたび取り上げられてきたが、十分な形で明確化されることはなかった）を最も優れた形で展開したのは、アクセル・ホネットの次の著作である。Axel Honneth, *La lutte pour la reconnaissance,* Paris, Cerf, 2000 (première édition allemande 1992)〔＝2003, 山本啓・直江清隆訳『承認をめぐる闘争――社会的コンフリクトの道徳的文法』法政大学出版局〕.

84. ベンサムが行った人権批判については、B. Binoche, *op. cit.* pp. 25-34 を参照のこと。

85. たとえば、フランスのカトリック医療センターで行われたシンポジウムでフィリップ・ロクエプロが擁護した立場と、それに対する解説を参照のこと。*Avortement et respect de la vie,* Paris, Seuil, 1972, pp. 93-123. Paul Ladrière, « Religion, morale et politique : le débat sur l'avortement », *Revue française de sociologie,* 1982, vol. XXIII, pp. 417-454.

86. Mary Boyle, *Re-Thinking Abortion*, Londres, Routledge, 1997.

87. *Ibid.*, pp. 27-45.

88. このようなテーマは、1970年代以降、とりわけシュラミス・ファイアーストーンとケイト・ミレットのような著者によってその輪郭が描かれた。このテーマは、1968年の5月の出来事を中心にして出現したフェミニズム運動を印づけた。マルクス主義的な枠組みを移し替えることで、これらの批判的分析は、女性が家父長的家族の中で物象化されていることを強調した。この種の家族において女性は、純粋に生殖機能という点から定義され、男性が繁殖するために搾取する資本として扱われる。それゆえ女性は、完全な人間性を獲得する可能性から切り離される。同じく「全体革命」というテーマ群に属するある枠組みに従えば、男性は女性に性的抑圧を課しているが、その性的抑圧によって女性と同様に疎外されている。それゆえ、女性革命は、抑圧された性的階級としての女性だけでなく、人間全体を解放することになる。1970年以降、『性の弁証法』の中で、シュラミス・ファイアーストーンは、人口生殖技術の発達を利用した生殖様式が変容し、社会全体に妊娠と教育という負担が分配されることによって、このような解放が起きることを予想していた（G. Castro, *Radioscopie du féminisme américain*, Paris, Presses de la FNSP, 1984）。

89. 周知のように、このような拡張はピーター・シンガーによってずっと以前から要求されている。Paolo Cavalieri, Peter Singer, éd., *The Great Ape Project*, New York, St. Martin's Griffin, 1993〔＝2001, 山内友三郎・西田利貞監訳『大型類人猿の権利宣言』昭和堂〕.

90. このような拡張はとりわけピーター・シンガーによって行われている。安楽死に関しては、とりわけ P. Singer, *Rethinking Life and Death, op. cit.*,〔＝1998, 樫則章訳『生と死の倫理――伝統的倫理の崩壊』昭和堂〕を参照のこと。政治に関しては、Peter Singer, *A Darwinian Left, Politics, Evolution and Cooperation*, New Haven, Yale University Press, 1999〔＝2003, 竹内久美子訳『現実的な左翼に進化する』新潮社〕を参照のこと。後者の著作はとりわけ、自然的不平等は存在するという事実の承認を、左翼の政治プログラムに再び導入できるようにすることを目的としている。このことはピーター・シンガーにとって、「弱きもの」や「貧しきもの」を助けるというプログラムが有効なものとなるための条件の一つなのである。

91. この批判に関する全般的説明を、すでに引用したフレデリック・ネフの著作の中に見つけられる。Frédéric Nef, *À propos du constructionnisme sociale.*

92. たとえばイアン・ハッキングは、すでに引用した構築主義の議論を扱った著作の中で、次のように指摘している。食欲不振に陥っている若い女性が、この問題から自由になる道を歩んでいないのであれば、食欲不振が「社会的に構築された」ものであることを示そうとしても、そこまで人を引きつけることはないだろう。

93. B. Edelman, *La personne en danger, op. cit.*, pp. 463-473.

94. 人格的依存関係からの解放というプロジェクトは、我々が『正当化の理論』の中で「公民的世界」と呼んだものの近代的概念において、中心的な位置を占めている。このことはとりわけルソーの中に見られる。他者から承認を全面的に受けている存在が被る不幸への注意は、ルソーの著作の中で頻繁に現れるテーマの一つである。このテーマは、『告白』といった個人的著作にも、『社会契約論』といった政

治的著作にも見られる（Jean Starobinski, *Jean-Jacques Rousseau. La transparence et l'obstacle*, Paris, Gallimard, 1971〔＝2015，山路昭訳『ルソー――透明と障害』みすず書房〕を参照のこと）。

95. 同様の指摘は明らかに「グローバルな市民権」の要求に当てはまる（たとえば、Michael Hardt, Antonio Negri, *Empire*, Paris, Exile, 2000, pp. 480 et suiv.〔＝2003，水嶋一憲他訳『〈帝国〉――グローバル化の世界秩序とマルチチュードの可能性』以文社，496頁以降〕）。この要求は、無国籍者の数の増大を考慮に入れたものであり、その目的は、フランス革命から生まれた諸々の政治的概念の中で人権と一国家の市民の権利が同一視されることによって生じた依存関係を、一時的にでも解消することにある。ハンナ・アレントはこの依存関係を40年以上前に指摘していた（Hannah Arendt, *L'impérialisme*, Paris, Fayard, 1982, pp. 243-270〔＝2017，大島通義・大島かおり訳『全体主義の起原2――帝国主義』みすず書房，273-303頁〕を参照のこと）。

96. ホーリー・スミスが擁護した反論が存在する（*loc. cit.* p. 34）。それによれば、たとえ子どもがまだ生まれていなくても、我々はある箱の中に宝石を入れて、それは子ども用のものであると述べることができる。

97. 参考までに、中絶の自由化に反対する人びとが用いた別の論証に言及しておこう。それは、差別というアメリカで活発に議論されているテーマに依拠するものである。胎児がある女性の子宮の中にいて、他でもなくそこに胎児が存在することをこの女性が望んでいないという事実に依拠することによって中絶を正当化しても、それは居住地に応じた差別をしていることになり、法律に違反しているとされる（Randy Alcorn, *Pro Life Answers to Pro Choice Argument*s, Grand Rapids, Multnomah, 1984, pp. 45-46）。

98. これはまた、キャロル・ギリガンが『もう一つの声』で擁護している立場である（*In a Different Voice,* Cambridge, Mass., Harvard UP, 1982〔＝1986，岩男寿美子訳『もうひとつの声――男女の道徳観のちがいと女性のアイデンティティ』川島書店〕）。よく知られているように、この著作の中でキャロル・ギリガンは、中絶しなければならない状況にいる女性とのインタビューに主に依拠しながら、ケアの倫理（*ethics of care*）（この用語は、フランス語で「気遣いの倫理」（éthique de la sollicitude）と訳されることが多い）を定義しようとしている。もともと社会心理学の本であったキャロル・ギリガンのこの影響力の大きい本が出版されて以降、ケアの倫理は政治哲学の領域へと移された。かくしてフェミニズム政治哲学の潮流の一つがつくられたわけだが、この潮流の目的は次の点にあった。すなわち、自律、公平性、あるいは無関心（どこでもない視点）といった概念――リベラリズムから影響を受けた政治哲学において中心的な概念――を使用することや、公私を厳密に区別して、女性を正統な政治秩序から排除することが行われないような政治秩序の輪郭を描き出すことである。この政治哲学の潮流がねらいとしているのは反対に、次のような概念道具をつくりあげることである。それは、あらゆる人間（身近な人だろうが遠い人だろうが）に当てはまる原理に基づく公平な正義概念との妥協や、憲法による保障に基づく諸権利の承認との妥協をつくりあげながらも、相互依存や他者――とりわけ

身近な他者——への気遣いの要求に基づいて政治秩序を築き上げることを可能にするような概念道具である。よく知られているように、次の点をいかにして両立させるかが問題となる。すなわち、(伝統社会において中心的な役割を果たしている)依存から生じる承認と平等の要求との両立、作用や原因の外在性(transitivité)と、民主主義社会の理想の中心にある自由との両立である(数ある文献の中でもとりわけ次のものを参照のこと。Joan C. Tronto, Moral Boundaries. *A Political Argument for an Ethic of Care,* New York, Routledge, 1993)。

第七章

1. この種の批判的議論の検証、とりわけフェミニズムの潮流に与する法律家たち(特にキャサリン・マッキノン)の著作で展開されたそれについては、R. Dworkin, *Life's Dominion, op. cit.* pp. 50-60〔= 1998, 水谷英夫・小島妙子訳『ライフズ・ドミニオン——中絶と尊厳死そして個人の自由』信山社, 79-94 頁〕を参照のこと。

2. 道徳的自律という概念が辿った長い歴史については、ジェローム・B・シュナイウィンドが次の著作の中で論じている。*L'invention de l'autonomie. Une histoire de la philosophie morale moderne,* Paris, Gallimard, 2001 (première édition américaine 1998)〔= 2011, 田中秀夫・逸見修二訳『自律の創成——近代道徳哲学史』法政大学出版局〕.

3. 親族のつながりに無関心であれという要求は、ある共通善に基づいて社会的紐帯をつくることを可能にするものとして、リベラリズムの中で中心的な位置を占めている。このことがとりわけ当てはまるのが、アダム・スミスが行った立論である。彼は、『道徳感情論』の中で、苦しむ存在と公平な観察者との関係に基づいて政治社会がつくられるための土台を打ち立てようとした。公平な観察者は、苦しむ存在と親族のつながりもなければ、共同体的なつながりさえもたない。

4. R・ドゥオーキンによる引用。R. Dworkin, Life's Dominion, *op. cit.,* pp. 54〔= 1998, 水谷英夫・小島妙子訳『ライフズ・ドミニオン——中絶と尊厳死そして個人の自由』信山社, 86 頁〕.

5. Jean Laplanche, J.-B. Pontalis, *Vocabulaire de la psychanalyse*, Paris, PUF, 1968,(「局所論」の項目)〔= 1977, 村上仁訳「局所論」村上仁監訳『精神分析用語辞典』みすず書房, 82-87 頁〕.

6. ミシェル・アンリの読解へと導いてくれたセバスチャン・ラウルーに感謝を申し上げたい。彼はアンリに関する重要な学位論文を書いている。Sébastien Laoureux, *L'immanence à la limite. Recherche sur la phénoménologie de Michel Henry*, thése de l'université de Liège et de l'université de Paris IV sous la direction de François Beets (Liège) et de Jean-François Courtine (Paris), mars 2003.

7. Michel Henry, « Phénoménologie de la naissance », *Alter*, 1994 (2), pp. 11-27. 我々は、数千ページにわたって展開された仕事の主要テーマに関する優れた解説となっている(M・アンリを特集した特別号で発表された)この論文に、とりわけ依拠していきたいと思う。より詳細な解説については、Michel Henry, *Phénoménologie matérielle,* Paris, PUF, 1990〔= 2000, 中敬夫・野村直正・吉永和加訳『実質的現象学』法政大学

出版局〕を参照のこと。

8. 「私は私自身のために存在している。より正確に言えば、私は、この私自身という存在に対して全く関わりをもつことなく、私自身なのである」。あるいは、「私は自分自身を感受するが、私がこの感受の源とはならない」（M. Henry, « Phénoménologie de la naissance », *loc. cit.*）。

9. 「(…) 触発されるのは私である。そして、私を触発してくる中身もまた私であるという意味において――他の何か、すなわち、〔私が〕感じたもの、触れたもの、意志したもの、望んだもの、考えたものなどが私を触発してくるわけではないという意味において――、私は自分を通じて触発される。だが、私の本質を規定するこの自己－触発は、私によってなされるものではない。したがって、私が絶対的に私を触発するというわけではなく、私は自己－触発されるのである。そして、このような形で私は、生の自己－触発において『《自己》』として生み出されるのである。『《自我》』(Moi) とは、つまるところ、自己－触発された存在、すなわち私がそうであるところの個別的『《自己》』のもつ、このような性格を示しているのである」(*ibid.*, p. 305)。

10. *Ibid.*, p. 306. ミシェル・アンリは、「われ完全に《能う》(Je Peux fondamental)」としてのエゴの構成を、メーヌ・ド・ビランの中に見出そうとしている。

11. Michel Henry, *Incarnation. Une philosophie de la chair*, Paris, Seuil, 2000, p. 60〔＝2007，中敬夫訳『受肉――「肉」の哲学』法政大学出版局，72 頁〕.

12. よく知られているように、M・アンリはフロイトの著作と、少なくとも微妙な関係を結んでいた。アンリは、フロイトの著作の中に、無意識概念を中心とする新たな人間学の始まりではなく、西洋哲学で展開された意識の歴史の最終段階を見ていた。それゆえ、アンリにとってフロイトは「遅れてきた相続人」であり、精神分析は「意識哲学」――すなわち、「経験」を「主観と対象の関係」として捉え、「表象の存在論」に依拠する考え方――の最後の権化なのである。実際、ミシェル・アンリによれば、フロイトが唱える無意識は、「表象的意識」との対比で、つまりそれから逃れるものとして定義されている。だが、この概念は、〔表象的意識に〕呼応する形で構築されているため、「表象の形而上学」を、たとえば「欲動の心的代理物」としての情感概念の中に、「密かに復帰させてしまう」。それゆえ、無意識は、「背後世界」として提示されてはいるものの、意識からその大半の性格を取り入れているのである。肉の自己－触発という概念のねらいは、まさにこの意識対無意識という対立を乗り越えることにある（Michel Henry, *Généalogie de la psychanalyse*, Paris, PUF, 1985〔＝1993，山形頼洋他訳『精神分析の系譜――失われた始源』法政大学出版局〕を参照のこと。引用符が囲まれているくだりは、この著作の導入部分からの引用である）。

13. Augustin Berque, *Écoumène. Introduction à l'étude des milieux humains*, Paris, Belin, 2000, pp. 20-25〔＝2002，中山元訳『風土学序説――文化をふたたび自然に，自然をふたたび文化に』筑摩書房，33-43 頁〕. オギュスタン・ベルクの著作の一部は日本文化（とりわけ日本の風景）を主題としたものだが、彼はコーラ概念を西田幾多郎の

場所概念と関連づけている。西田幾多郎のねらいは、二つの事物の関係以上のものに注意を向けることにあった。場所は、その中にいる存在と単に関わっているのではない。「存在は場所の中に包摂されており、場所なしでそれが存在することはない」。この「場所の論理」は「述語の論理」でもある。主語は述語の中に「飲み込まれている」。A・ベルクはこの点を、次のような疑似三段論法を用いて説明している。「地球は丸い。オレンジは丸い。それゆえ地球はオレンジである」。この三段論法において、述語「丸い」の同一性は、「主語を述語に飲み込んでしまう」ほどまでに、主語「地球」「オレンジ」の同一性をそれぞれ包摂している（Augustin Berque, « Lieu et modernité chez Nishida », *Anthropologie et Sociétés*, vol. 22, n° 3, 1998, pp. 23-34）。

14. コーラは、感覚可能なものと知解可能なものとの差異の問題に組み込まれている。「コーラによって打ち立てられるコリスモスは、もともと存在している諸形態とそのコピーとの間のずれを広げる」。実際、もしも媒介というものが存在しなければ、また、感覚可能なものが知解可能なものの単なるコピーでしかないのであれば、両者を区別することができなくなってしまうだろう。それゆえ、コーラは、「宇宙のように広大な分化の審級」として現れるのであり、その中で「意味があらかじめつくられ、知解可能なものが感覚可能なものの中に組み込まれることになる」。これは、生成の助けを借りることなく「瞬間的に」生じる。それゆえ、コーラは、（一つだったものをバラバラにして多数のものにする操作と同一視される）「夢を生み出す母胎」なのであり、また、「思考を原型の中に定着させる象徴的イメージの源」としての「神話」を生み出す母胎なのである。コーラは、「諸形態の型がその中に刻みつけられることになるカメラ・オブスキュラと比べることができる」（J.-F. Mattéi, *Platon et le miroir du mythe*, Paris, PUF, 1996, pp. 191-216）。

15. Cf. L. Brisson, *Le même et l'autre dans la structure ontologique du Timée de Platon*, Paris, Klincksieck, 1974, p. 212.

16. M・ハイデガーにおける「在り処」概念のプラトン的起源については、J.-F. Mattéi, *op. cit.*, pp. 199-200 を参照のこと。ペーター・スローターダイクは、「在り処」のトポロジーの修正と展開を行っている。*Bulles. Sphères I*, Paris, Pauvert, 2002.

17.「それゆえコーラは、無限の空白としての空間なのではない。それはむしろ、胎児に必要な栄養を付与することによって胎児をつくり出すことを可能にする空間の一部としての母胎と同じように、現象に一貫性を付与することによってそれを構築する空間的な何かとして現れるのである」（L. Brisson, *op. cit.*, p. 214）。

18. コーラとトポスの区別については、とりわけ次の著作を参照のこと。Edward S. Casey, *The Fate of Place. A Philosophical History,* Berkeley, University of California Press, 1997, とりわけ pp. 23-49〔= 2008, 江川隆男他訳『場所の運命——哲学における隠された歴史』新曜社, 45-78 頁〕.

19. たとえば、——オギュスタン・ベルクが使っているたとえを借りると——私が丘とそこに建っている家を眺めるとき、その家は丘の一部となっており、丘も家の一部となっている。もしも私が（トレーラーハウスのように）この家を取り上げ

て、隣接する平野に移動させるならば、その丘はもう同じ丘ではなくなる。そして、このことは家についても当てはまる。A・ベルクはこのたとえを使って、トポスとしての空間概念——すなわち、「物から分離可能」であり、「物は動かせても、それ自体は動かせないような」場所としての空間概念——と距離を取ろうとする。A・ベルクも述べているように、コーラは反対に、「そこにあるものの性質を帯びる場所である。また、コーラは動的な場所であり、そこからなにか異なるものが生じるような場所であって、物をその存在の同一性の中に閉じ込めるような場所ではない」(A. Berque, *Écoumène*, *op. cit.*, pp. 20-25〔＝2002，中山元訳『風土学序説——文化をふたたび自然に，自然をふたたび文化に』筑摩書房，33-43 頁〕)。

20. 場所は、事物としてそこを占めているものを保持しているわけではない（もしも「丘は家をその中に収めている」という表現が口にされれば、そういったことが意味されることになるだろう）。同様に、場所は、そこを占めているものの述語とはならない（どの家について話しているのかを明確にするために、もしも「丘の上にある家」という表現が口にされれば、そういったことが意味されることになるだろう）。

21. J.-F. Mattéi, *op. cit.*, p. 209.

22. Platon, *Lois*, 789 e 2-3, cité par L. Brisson, *op. cit.*, p. 215.

23. このような操作——コーラからトポスへの移行——は、リベラルな主体と、理念としての可動性（*mobilité*）を分かち難く結びつける操作でもある。

24. ポール・リクールの用語法で言えば、それは「前反省的な自己帰責」である。「分析の中心問題は、前反省的な自己帰責とでも呼べるような投企の一局面を明らかにすることである。まだ自己への眼差しとはなっていないが、それでも自己自身に対するある種の関わり方や態度の取り方となっているような自己指示——非観想的な、もっと適切に言えば非観察的な仕方であるような自己指示——があるはずである。それは、決意という行為——それ自体いわば自己自身に対する一種の行為である——が行われるときに全く同時に生起する、自己自身との関わりである。(…)言語は、自己と思念の対象に対するこの二重で不可分な関係を、代名動詞の形を取った他動詞で表現する——私は……するように私を決意させる（je *me* décide à…）〔私は……しようと決意する〕、私は私に……を表象させる（je *me* représente…）〔私は……を表象する〕、私は私に……を想い出させる（je *me* souviens de…）〔私は……を想い出す〕、私は私に……を喜ばせる（je *me* rejouis de…）〔私は……を喜ぶ〕。こうした多様な表現そのものに含まれている自己関係の多様性は、しばらくの間無視することにしよう。その多様性は、志向的関係の多様性と結びついているはずなのだ。しかし、この自己指示が、それがどんなものであるにせよ、投企、表象されるもの、想い出されるもの、楽しいものといったものの指示と切り離しえないことはすでに明らかだと思われる。(…) 決意するとは自分の行為を指定することだという、先に強調した投企の性格を出発点にしなければならない。自我は、なすであろうしまたなしうる主体として、投企のうちに姿を現わす。私は、なされるべき行為の中で自分自身を投企するのだ。投企する自我についてのいかなる反省にも先立って、自

我は自分自身を『関わらせる』のであり、なされるべき行為の輪郭におのれを差し入れる。つまり、自我は、本来の意味で、自分を関わらせる（*s'engager*）のである」（Paul Ricœur, *Philosophie de la volonté, vol. 1, Le volontaire et l'involontaire,* Paris, Aubier 1950, 1988, p. 57〔＝1993，滝浦静雄他訳『意志的なものと非意志的なもの――Ⅰ決意すること』紀伊国屋書店，100-102頁〕）。

25. ジョージ・H・ミードの「自我（soi）」論（アダム・スミスが『道徳感情論』で展開した意味での「共感」といくつかの点で非常に似通っている）において、自我には複数の「役割」が割り当てられていたことを思い出そう（「自分自身に対して対象になれるものとしての自我は、本質的に社会構造であり、それは社会的経験の中に生じる」）。この内面化された複数性は、想像を介して他者の立場に身を置くことを可能にする限りにおいて、人びとの間にコミュニケーションを生じさせることができる。「一般化された他者」とは、「個人に彼の自我の統一を与える組織化された共同体あるいは社会集団」である（George H. Mead, *L'esprit, le soi et la société,* Paris, PUF, 1963, pp. 119, 131 – première édition américaine 1934〔＝1995，河村望訳『精神・自我・社会』人間の科学社，175，192頁〕）。

26. これらの物語に含まれていた弁解と他の形態の正当化を区別するというアイデアについては、最初の草稿を読んでくれたシリル・ルミューのコメントに負っている。オースティンの論文（J. L. Austin, « A plea for excuses », *Philosophical Papers,* Oxford, Oxford UP, 1979, pp. 175-204〔＝1991，服部裕幸訳「弁解の弁」『オースティン哲学論文集』勁草書房，276-331頁〕）に注釈をつけていく過程で、セバスチャン・マケヴォイは、弁解がもつ二つの重要な特性を指摘している。〔第一に〕弁解は、その防衛的次元によって特徴づけられる。この次元は、批判としてだけでなく脅しとして暗に提示されるものに応答する際に、とりわけはっきりとしてくる。〔第二に〕弁解は、（正当化の場合のように）肯定的な形態で表明される道徳原理ではなく、行為者の意志から独立した諸々の外的制約に依拠する。人びとは、これらの外的制約のせいで自分の行為がどのようにして失敗するに至ったのかを示す――それゆえ、J・L・オースティンは、ある行為が失敗しうる仕方は弁解の様相と同じ数だけ存在し、それを記述することは可能であると考えることができた（S. McEvoy, *L'invention défensive, Poétique, linguistique, droit,* Paris, Métailié, 1995を参照のこと）。

27. 充足と不安は、ここでは、ミシェル・アンリの分析における受苦と享受と類似した役割を果たしている。アンリは受苦と享受を、生が自らに対して顕現する過程で生じる極限状態として捉えている。物事が自然に流れているとき、「《自己》」を生み出す肉の自己－触発は、肉自身に対して透過的である。なぜなら、肉の自己－触発は「《自己》」に内在しており、「《自己》」自体も「《われ》」と一致しているからである。このとき、「自分自身を感受すること」は、生の中で自己感受することの中に、何の抵抗もなく紛れ込む。だからこそ、ミシェル・アンリは、受苦と享受を構成する「限界事例」をこれほどまでに強調するのである。受苦と享受は、情動性から生じる感情として理解されており、この感情を通じて生の自己－触発は自らに対して自己を開示する。受苦という試練は、それ自体は何も語らないが、「こ

とば」という形を取って現れる（我々はここで、S・ラウルーの次の試論に依拠している。« Vers un régime de l'auto-affection ? Remarques sur la possibilité de formaliser un régime de passivité », in *Recherches Sociologiques*, 35 (2), pp. 155-166）。

28. 不完全な合理性に関する研究の導入部で、ヤン・エルスターはこの例を取り上げている。「ユリシーズは、完全に合理的であるというわけではなかった。というのも、合理的な存在であれば、このような策略に打って出ることはなかったからである。また、彼はもはや、不安定な意志や欲望に左右される受動的で非合理的な存在でもなかった。なぜなら、合理的な人間であれば直接手に入れていたであろうものを、間接的に手に入れることができていたからである」（Jon Elster, *Le laboureur et ses enfants. Deux essais sur les limites de la rationalité,* Paris, Minuit, 1986, p. 101）。

29. たとえば、次のようなケースを指摘することができる。「全てが自明であるように思われる場合も存在する。たとえば、女性や不妊のカップルが、どんな犠牲を払ってでも子どもが欲しいのだと頑なに主張する場合。あるいは、自由意志に基づく妊娠中絶（IVG）を申し込むことがすぐに決められる場合。だが……書類に「望んでできた子ども」と書いてあるのを読む。女性が『この子を産みたいんです！どうしても産みたいんです！』と述べる。我々は何を見ているのだろうか。堪え切れずに嘔吐する女性は、産みたいという思いと拒否したいという思い、二つの矛盾する欲望、欲望と恐怖との間に挟まれているのである」（C. Revault d'Allonnes, *Être, faire, avoir un enfant,* Paris, Plon, 1991, p. 49）。

30. C. Revault d'Allonnes, « Le conflit ambivalentiel », in *Le mal joli. Accouchements et douleurs,* Paris, UGE, 1976, pp. 348-352.

31. ガンジーはまだ高校生だった頃に、イギリス占領軍の風習に魅了されていたある友人の影響の下で、肉を食べるという計画を立てた。その様子を彼は自伝の中で詳細に書いている。「山羊の肉は皮をかむように固かった。私には、どうしてもそれが食べられなかった。むかむかしてきたので、食べるのをやめてしまった。それから後の夜は、非常に恐ろしかった。恐ろしい夢にうなされた。とろとろと眠ろうとすると、生きた山羊が私の身体の中で、メーメーと鳴いているような気がした。そして、後悔の念でいっぱいになって跳ね起きた」（Gandhi, *Autobiographie*, Paris, PUF, 1950, p. 32〔＝2004, 蠟山芳郎訳『ガンジー自伝』中央公論新社, 43 頁〕）。

32. 母親の身体の中に存在する父親の実体と痕跡という問題については、cf. F. Héritier, *Les deux sœurs et leur mère, op. cit.*, 2º partie, 特に pp. 135-252.

33. L. Boltanski, *L'amour et la justice comme compétences, op. cit.*, 2º partie, pp. 135-252.

34. アガペーのレジームとM・アンリにおける肉の自己－触発を関連づける可能性を私に示してくれたのは、セバスチャン・ラウルーだった（すでに引用した論文を参照のこと）。

35. 愛の分析論については次を参照のこと。Soeren Kierkegaard, *Les œuvres de l'amour, Œuvres complètes,* t. XIV, Paris, Orante, 1980, introduction et notes de Jean Brun (première édition 1847)〔＝1964, 武藤一雄・芦津丈夫訳『愛のわざ』白水社〕.

36. 中絶を（18 歳、20 歳、23 歳のときに）三度経験した 25 歳の学生のロザリ

ーは、三度目の中絶の際にエコー画像を見たときの反応について、次のように語った。「この三度目で私は胚を見ました。他の二度の中絶では何も見えなかったのですが、この三度目に私は小さなインゲン豆みたいなものを見たのです。そうしたら、それにすっかり心を惹かれてしまって。ジャック［彼女の恋人］にも一緒に見てもらいたかったんですけどね。なぜって、気持ちが落ち着かなかったからです。子どもの形をしてはいませんでしたが、何かがそこにあると思えるものでした。だからこそ、私にとってこの三度目の中絶が一番つらかったのです」。

37. カリーヌは、カウンセラーとの面談について次のように語っていた。「私を困らせたのは、中絶をする前に心理学者と行った面談の中でこう指摘されたことです。『これは病気ではありません。中絶なのです。あなたは妊娠しているのです。あなたはこの子を身ごもっているのです』。こんなこと全然言ってもらいたくありませんでした。先程も言ったように、おそらくこう言う必要があったのでしょう。何かの役には立つでしょうから。でも、私を担当した女性がとったアプローチは表裏のないもので、罪悪感を抱かせようとするものでは全くなかったとしても、私にはそのように感じられたのです。罪悪感を感じることは全くありませんでしたが、罪悪感を抱かせようとしているのだと感じたのです。そうではなかったと思ってはいますが」。

38. M. Bydlowski, *La dette de vie, op. cit.*, pp. 21-22.

39. モニーク・ビドロウスキーも、生年月日というより一般的なケースについて、同様の事実を確認している。生年月日はしばしば、「過去の別の出来事を祝う」という論理に基づいて解釈される。それは、トラウマとなっている出来事が起きた日付の場合もあれば、M・ビドロウスキーが提示している事例のように、以前に死産した子どもの生年月日、あるいは、妊婦の両親の一人――しばしば母親――の誕生日の場合もある（*ibid.*, pp. 111-115）。

40. このとき、中絶は、両親が同じ年齢のときに行ったものを指し示す、ある種の通過儀礼として提示されることがある。まるで、子どもをもったり夫婦関係を築いたりするためには、「自分を産んでくれた」人びとが歩んだ道を繰り返さなければいけないかのように。たとえば、ある学生のカップルは、インタビューの中で、「妊娠していることがわかったとき、どのような反応をしましたか？」という質問に対して次のように答えていた。「すぐにエコー検査を受けました。少し動揺しましたが、ちゃんと対応しました。すぐにそのことを私たちの両親に告げました。なぜなら、私たちの母親は同じ年齢のときに中絶をしていたからです。でも、そのあと、私たちの両親は、可愛らしい子どもを儲けたのです（…）。それは私たち〔が出会う〕よりも前に起きていたことですし、私たちの母親は、それを理由に結婚したわけではありません。でも、私たちの両親は今でも一緒なんですよ」（病院、地方）。

41. 人びとが自身の実践について行う解釈の分析と、これらの実践の文法を確立しようとする構成主義的アプローチとの間の往復運動については、Jocelyn Benoist, Bruno Karsenti (sous la direction de), *Phénoménologie et sociologie*, Paris, PUF, 2001（とりわけ、

Dany Trom, « Comment décrire un objet disputé ? », pp. 65-82）を参照のこと。

結論

1. Meredith W. Michaels, « Fetal galaxies : some questions about what we see », in Lynn M. Morgan, Meredith W. Michaels, *Fetal Subjects, Feminist Positions*, Philadelphie, University of Pennsylvania Press, 1999, p. 131（また、この問題について二人の編著者が採用している一般的な立場について書かれてある序論も参照のこと）。

2. Luc Boltanski, « Nécessité et justification », *Revue économique*, vol. 53, n° 2, mars 2002, pp. 275-289 を参照のこと。

3. とりわけ次の著作を参照のこと。L. Festinger, H. W. Riecken, S. Schachter, *When Prophecy Fails*, Mineapolis, University of Minnesota Press, 1956〔＝ 1995, 水野博介訳『予言がはずれるとき――この世の破滅を予知した現代のある集団を解明する』勁草書房〕. 1930 年代から 1950 年代までのアメリカ社会心理学を概観した優れた論文集が存在する。Eleanor Maccoby, Theodor Newcomb, Eugene Hartley, *Readings in Social Psychology*, New York, Holt, Rinehart and Winston, 1958 (troisième édition). この論文集の中に、「認知的不協和」理論を要約的に紹介している L・フェスティンガーの論文がある。

4. アーヴィング・ゴフマンの全ての著作、とりわけ *La mise en scène de la vie quotidienne*, Paris, Minuit, 1973〔＝ 1974, 石黒毅訳『行為と演技――日常生活における自己呈示』誠信書房〕.

5. 周知のように、C・レヴィ＝ストロースにとって神話とは、特に矛盾の各極の間に中間的カテゴリーを挿入する漸進的媒介によって、矛盾を解消するための論理モデルを提供するものであった。Claude Lévi-Strauss, *Mythologiques, IV. L'homme nu*, Paris, Plon, 1973 (particulièrement le « final », p. 562)〔＝ 2010, 吉田禎吾他訳『裸の人 2』みすず書房.（とりわけ「終曲」788 頁）〕を参照のこと。

6. Georges Duby, *Les trois ordres ou l'imaginaire du féodalisme*, Paris, Gallimard, 1978.

7. この場合、アーヴィング・ゴフマンが次の著作の中で与えている意味での「保護的策略」について語ることができるだろう。*Les cadres de l'expérience*, Paris, Minuit, 1991, pp. 108-111.

8. Laurent Thévenot, « Les investissements de forme », in *Conventions économiques. Cahiers du Centre d'études de l'emploi*, Paris, PUF, 1985, pp. 21-72.

9. Jean-Michel Chaumont, *La concurrence des victimes*, Paris, La Découverte, 1997.

10. 実際、我々は、法的禁止を伴う手段を用いることがなくても、いくつかの実践に苦情を述べ、それが二度と、あるいはできるだけ行われないようにすることができる。たとえば、たばこ中毒やアルコール中毒のケースでそのことを確認できる。同種の議論は、依存性の弱い麻薬についても起きた。

11.「フランス人の価値観」について定期的に実施されている調査によれば、いかなる場合でも中絶は非難されるべきであると考える人びとの割合は、1999 年では 13% であり、1981 年（20%）から 1997 にかけて 7 ポイント下落した。年齢の高いコーホートでは、中絶を非難する人びとの方が未だに多いものの、その割合は、

二つの時期の間にあらゆる年齢階級で減少した。Pierre Bréchon (sous la direction de), *Les valeurs des Français. Évolutions de 1980 à 2000*, Paris, Armand Colin, 2000, pp. 49-51 et pp. 157-163 を参照のこと。

12. 現代フランスにおける伝統的なカトリック文化の衰退、とりわけ、性行為と生殖に関わる分野での衰退を分析したものとして、Danièle Hervieu-Léger, *Catholicisme, la fin d'un monde*, Paris, Bayard, 2003, pp. 215-247 を参照のこと。

13. ガイアの意志を根本原理とする道徳的要求という観点から、新たな人間存在の創造にのしかかる諸々の制約について行われた議論については、cf. David Heyd, *Genethics. Moral Issues in the Creation of People,* Berkeley, University of California Press, 1994, pp. 203-210.

14. フランソワーズ・エリチエは、人間の数が劇的に減少するという仮説を、至極もっともなこととして捉えているようである。マックス・シンガーの論文（« Vers un monde ,oins peuplé que les Etats-Unis ? », *La Recherche*, 327, janvier 2000）を論評する中で、彼女は次のように明言している。「私は、アメリカの人口統計学者マックス・シンガーが述べた仮説を強く支持したいと思います。貧しい国々の多産に歯止めが利かなくなり、その結果世界人口が 21 世紀の間に爆発的に増加するという悲観的な仮説に同意することは全くせず、彼は、避妊技術の普及、女子教育の発展、乳幼児死亡率の低下、厚生概念の浸透によって、我々は反対に世界人口の減少に直面することになるかもしれないと考えています。そうなるまでに時間はかかるでしょうが、女性解放が進んでいますし、世界経済の関心も同じ方向へと進んでいるので、きっとそうなるでしょう」（フランソワーズ・エリチエとの対談、« Privilége de la féminité et domination masculine, » *Esprit*, mars-avril, 2001, pp. 77-95）。

15. Dominique Bourg, *Les scénarios de l'écologie*, Paris, Hachette, 1996, pp. 51-56.

16. Dominique Memmi, *Faire vivre et laisser mourir,* Paris, La Découverte, 2003, pp. 190-198.

17. 2001 年 7 月 4 日の法律第 2001-588 号第 1 章第 3 条と、2002 年 5 月 3 日の施行令第 2002-796 号（これを補う法令が 2004 年に日の目をみることになるだろう）を参照のこと。次のような形の法的規定が確立された。すなわち、自由意志に基づく妊娠中絶が保健医療施設で行われない場合、2002 年の政令によって定められた協定に従って、自由意志に基づく妊娠中絶は、保健医療施設で自由意志に基づく妊娠中絶（IVG）を定期的に実践している町医者と、公立あるいは私立病院との間で結ばれた協定の枠内でしか実践できない、というものである。この法的規定は、RH マイナスの女性には適用されない。このような協定の枠内で行われる医療処置は、主として、全国医療認証評価機構（ANAES）が推奨する薬剤投与という方法を通じて行われる。その際、医師は、妊娠年齢と医学的・社会心理的状態から見て、自宅での薬剤投与によって IVG を行うことは可能であると判断される女性から、文書による同意を得ることが必要となる。IVG の 10 日後か 15 日後に、術後検診が行われる。

18. この協定によれば、患者向けの申請手続きは、（全国医療認証評価機構

（ANAES）が現在妥当なものと認めている）議定書に記載されているいくつかの条件を満たすと同時に、――妊娠中絶を行うことや、入院をせずに妊娠中絶を行うことについて、文書という形で患者が同意を示すこと、考慮期間〔を設定すること〕などのような――法的条件を遵守しなければならない。また、次のようないくつかの基準も存在する。妊娠は最終月経日から49日を過ぎてはならない。患者は諸々の指示を理解し、それを遵守することができなければならない。患者が使用する宿泊施設は、最低限の快適な設備（トイレ、電話）を備えていなければならない。信頼できる人間が数時間付き添わなければならない。宿泊施設は、緊急の場合に患者を受け入れる用意ができている病院から1時間以内のところに位置していなければならない。政令の中に明確には書かれていないが、未成年者、双胎妊娠をしている女性、合併症を引き起こす可能性のある健康問題を抱えている女性、「精神薄弱」の女性は除外される。

19. たとえば、最近書かれた修士課程論文の結論は、このようなものであった。この論文は、中絶を経験したことのある女性に対して行った一連のインタビューに基づいて、次の事実を確認している。それは、質問を受けた人たちが示した「罪悪感」は維持されているだけでなく、増幅しているという事実である。しかも、1975年の法律が可決される以前に質問を受けた人びとと比べて、この傾向は強かった。著者は、この事実から、伝統的な母性の表象が強化されていると結論づけている。Viviane Albenga, *Le sentiment de culpabilité des femmes confrontées à l'avortement depuis sa légalisation en France en 1975*, mémoire de fin d'études, Institut d'études politiques de Lyon, 2002（この論文を我々に送ってくれたローズ＝マリー・ラグラーヴに感謝したい）。

20. Bernard Yack, *The Longing for Total Revolution Philosophic Sources of Social Discontent from Rousseau to Mark and Nietzsche,* Princeton, Princeton UP, 1986.

21. このような状況において、政治変動は、全体革命を生み出す原因ではなく、全体革命から機械的に生み出された結果であると考えられる。それゆえ、全体革命への憧れは、歴史主義的な性格を帯びることになる。あらゆる現象は、それが理解されるためには、人間の何らかの性質ではなく、その歴史的文脈と結びつけられなければならない。それぞれの歴史的時点には固有の「精神」が存在し、バラバラの諸個人による行為ではその「精神」を変えることはできない。一つにまとまった行為だけが、世界を変えることができるのである。だが、全体的な変容が起きるかどうかは、今現在展開されている歴史的世界の中で非人間的なものを生み出している主要な原因となっているものを特定する理論的作業がうまくいくかどうかで決まる。

22. Luc Boltanski, « The left after May 1968 and the longing for total revolution », *Thesis Eleven*, n° 69, mai 2002, pp. 1-20を参照のこと。

23. このようなユートピア、とりわけ、映画やテレビのシリーズ物で表現されるそれについての分析については、民俗学者であり精神科医であるマリカ・モワゼフの著作、とりわけ完全に想像の産物である「民族」――「ダンシコ」――について書かれている論文を参照することができる。この「民族」において、新たな人間存在は、「母胎の外部」でつくられることになっている。Marika Moisseeff, « Une figure

de l'altérité chez les Dentcico ou la maternité comme puissance maléfique », in Jean-Luc Jamard, Emmanuel Terray, Margarita Xanthakou (sous la direction de), *En substances. Textes pour Françoise Héritier*, Paris, Fayard, 2000, pp. 471-489.

24. 性的指向に連続的な変化を加える可能性は、クィア理論とその政治への拡張にとって中心的なものである。1990 年代に（とりわけジュディス・バトラーの著作の中で）登場したクィア的立場は、異性愛は正常で自然なものであるという信仰をラディカルに問題化し、そうすることによって、身体、欲望、家族関係、公私の区別、性的なものと政治的なものとの区別を再考することを試みる。それゆえ、クィア的態度は、フェミニストやゲイたちが以前行っていた主張、とりわけ、セクシャリティの問題系とジェンダーの問題系を分けて考える傾向に反対しようとする。アイデンティティの承認という政治的要求と結びついた性的アイデンティティの諸々の形態——諸々の原型を中核にして性的アイデンティティのカテゴリーを安定化させる行為は、「本質主義」と批判される一方で、政治的に有効なものと見なされる——に抗して、（ポスト構造主義を標榜する）クィア理論は、アイデンティティ、とりわけ性的アイデンティティ——別の性的指向や性的対象の選択へと移行する中で現れ、表現されるような性的アイデンティティ——の分裂と流動性を強調する（クィア理論の議論については、Diane Richardson, *Rethinking Sexuality*, Londres, Sage, 2000, 特に pp. 35-50 を参照のこと）。

25. J. Habermas, *L'avenir de la nature humaine. Vers un eugénisme libéral ?, op. cit.*〔= 2004, 三島憲一訳『人間の将来とバイオエシックス』法政大学出版局〕.

26. M. Iacub, P. Jouannet, éd., *Juger la vie, op. cit.*

27. M. Iacub, *Penser les droits de la naissance, op. cit.*

28. L. Boltanski, *Les cadres. La formation d'un groupe social, op. cit.*, とりわけ、エレノア・ロッシュが提唱したファジー分類のモデルを社会階級の問題に応用した箇所を参照のこと。

29. Maurice Godelier, « La sexualité est toujours autre chose qu'elle-même », *Esprit*, mars-avril 2001, pp. 96-104.

30. 1980 年代半ばに、ノースダコタ州にある小さな町（ファーゴ）で、中絶をめぐる対立が起きた。それについて研究した人類学者フェイ・ギンズバーグが示しているように、アメリカにおけるプロライフ運動の活動家たちは、フェミニズムを引き合いに出しながら——そして彼女たちの多くがフェミニズムを実践していた——、次のような議論を展開した。すなわち、中絶が容易に行われるようになると、男性は、生殖への影響に対するあらゆる感情的・財政的責任から解放された性的活動を行うことができるようになり、その結果、性的関係をもつ女性の利益を考慮に入れなくなるかもしれない、そうなると、女性の力は弱まるのではないか、という議論である。それゆえ、活動家たちは、中絶が自由に選択されることによってますます広がる性行為と生むことの分離の中に、利己的個人主義へと向かう男性支配の現れを見て取る。たとえば、子どもを一人で育てる女性の数が、とりわけアフリカ系アメリカ人の貧困家庭で増大していることが、その明白な兆候の一つとされる。

それゆえ、活動家たちは、性行為と生むこととの近さについての感覚を、少なくとも認知的な面で回復する枠組みを再構築しようとする（F. Ginsburg, *Contested lives, op. cit.*, とりわけ pp. 214-215）。

31. ユダヤ教とキリスト教の普遍主義が古代ローマ帝国の中で広まるにつれて、重大な変化が人間学の領域で生じた。この点については、P. Brown, *op. cit.* を参照のこと。この変化は、我々がすでに言及した奴隷制の問題や新生児の選別の問題に影響を与えるだけでなく、古代ローマに普及していた家父長的イデオロギーによって隠されていた女性に固有の苦しみを考慮に入れることにも影響を与えた。「このように、我々の知っている世界［古代ローマ世界］は、男性中心的な視点から捉えられる世界だった。だが、教養あるギリシャ人やローマ人が目にもしたくないし口にもしたくない物事が、彼らを取り巻く世界の中に多く存在した。夫婦円満という素晴らしい理想は、出産に関わる痛み、苦しみ、病気について、断固として耳を貸そうとしなかった。この理想は、結婚を、都市国家という上位の秩序に組み入れることを目指していた。だが、都市国家による死との戦いにおいて、20歳から30歳の女性は最前線で戦っていた。（…）既婚女性の身体的状態――出産の危険、授乳期の乳房の痛み、子どもの病気にかかること、不妊でひどく恥ずかしい思いをすること、夫の愛情が女中へと移るのを見る屈辱――が公然と語られるようになるためには、処女性に関するキリスト教の教義を待たなければならなかった」（pp. 48-49）。